メイヨー・クリニック
超音波ガイド下
神経ブロックの手引

監訳
岡本 健志
社会医療法人愛仁会 麻酔科部長

Mayo Clinic
Atlas of
Regional Anesthesia
and
Ultrasound-Guided
Nerve Blockade

EDITORS
James R. Hebl, M.D.
Robert L. Lennon, D.O.

ASSOCIATE EDITORS
Adam K. Jacob, M.D.
Hugh M. Smith, M.D., Ph.D.

ILLUSTRATOR
John V. Hagen

メディカル・サイエンス・インターナショナル

Authorized translation of the original English edition,
"Mayo Clinic Atlas of Regional Anesthesia and Ultrasound-Guided Nerve Blockade", First Edition edited by James R. Hebl, Robert L. Lennon

Copyright © 2010 by Mayo Foundation for Medical Education and Research.
All rights reserved.

本書は 2010 年に英文出版された Mayo Clinic Atlas of Regional Anesthesia and Ultrasound-Guided Nerve Blockade, First Edition の翻訳であり，オックスフォード大学出版局との契約により出版されたものである。

Mayo Clinic Atlas of Regional Anesthesia and Ultrasound-Guided Nerve Blockade, First Edition was originally published in English in 2010. This translation is published by arrangement with Oxford University Press.

© First Japanese Edition 2011 by Medical Sciences International, Ltd., Tokyo

Printed and Bound in Japan

我々は，患者の幸福と健康，研修医教育の強化，メイヨー・クリニック内外における神経ブロックに関する議論の活性化を目的として，本書を企画した。これらの目的が達せられて，初めて神経ブロックに関する技術と科学の進歩が得られるものと，信じている。

心からの感謝を込めて，本書を家族に捧げたい。家族の励ましと愛，それに助けがあってこそ，本書をつくることができた。

妻の Heather と 3 人の子ども達，Zachary，Matthew，Gabriela へ捧ぐ。
J. Hebl

妻の Kit，家族の Rob と Courtney，
そして Becky，Bill とその娘の Katie に捧ぐ。
R. Lennon

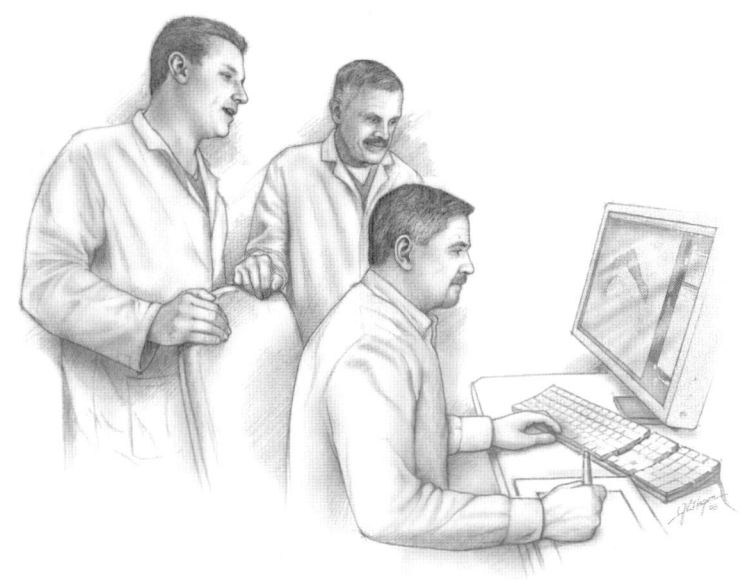

本書のためのイラストについて話し合う，Dr. James R. Hebl（左），Dr. Robert L. Lennon（中央）とメディカルイラストレーターの John V. Hagen（右）。

監訳者序文

今日，超音波画像診断が麻酔科領域に大きな変革をもたらしている。経食道心エコー法，超音波ガイド下神経ブロック，超音波ガイド下中心静脈穿刺などで術中超音波画像診断が頻繁に行われるようになった。ついに"麻酔科領域に超音波画像診断の到来"である。しかし，私を含め多くの麻酔科医はこの超音波技術に精通していないのが現状である(「どうやったら描出されるの？」「いまどこを診てるの？」「機械の使い方がわからない」…)。このような麻酔科医のジレンマを解消してくれる超音波ガイド下神経ブロック"虎の巻"の発刊が待たれていたが，本書がそれに応えていることを期待したい。

全身麻酔に神経ブロック法を併用することで，さらに優れた周術期疼痛管理が実現できることを麻酔科医は周知している。2000年以降，神経ブロックの分野は超音波技術やコンピューターテクノロジーの向上により著しく成長した。この超音波技術を応用した超音波ガイド下神経ブロックの台頭により，神経や血管などの解剖学的変異，局所麻酔薬の量やその浸潤と広がり方，末梢神経カテーテル留置の様子を視認できるようになった。超音波ガイド下神経ブロックを導入することで，"より安全に""より確実に""より速く"神経ブロックを行うことができる。このように周術期疼痛管理に大きな変化がもたらされ，多くの麻酔科医が超音波画像診断は臨床に不可欠な手法であると自覚するようになってきた。

本書は，超音波技術の基本原理や概念から始まり，解剖学や神経の描出技術の秘訣，合併症はもとより，上肢と下肢の末梢神経ブロックをとおして各ブロック技術のコツを詳細に記載している。本書がさらに素晴らしいのは"美しいイラスト"である。この柔らかいタッチで描かれているイラストは，神経ブロックの習得を目指す麻酔科医たちの理解を容易にするとともに，あらゆるジレンマから心を和ますことだろう。また翻訳版は，原著より一回り小さなサイズにすることで麻酔科医が小脇に抱えて手軽に手術室に持ち込めるようにした。こうすることで超音波画像とその模式図やブロックのコツをその場でリアルタイムに参照できる。

最後に，忙しい臨床診療にもかかわらず翻訳作業を精力的に進めてく

れた愛仁会グループ（千船病院，高槻病院，明石医療センター）の麻酔科医を始めとするスタッフ諸氏，ならびに協同作業を快く引き受けてくれた諸施設の麻酔科医の方々に，深く感謝する次第である．併せて，翻訳版の出版を可能にしてくださったメディカル・サイエンス・インターナショナル社にお礼申し上げる．

なお，本書を監修中の2011年3月11日，マグニチュード9.0を記録する大地震が東北地方太平洋沖で発生した〔東北地方太平洋沖地震（東日本大震災）〕．この地震による津波，火災，原子力発電所事故などで広範囲に甚大な被害がでた．被災された皆様に謹んでお見舞いを申し上げたい．

2011年3月

社会医療法人愛仁会　麻酔科部長
岡本　健志

刊行によせて

　1981年の1年間を，私はワシントン州シアトルのVirginia Mason Clinicで局所麻酔法のフェローとして過ごした．シアトルは素晴らしい街であったが，それ以上に印象的だったのは，神経ブロックという麻酔法との新たな出会いであった．そして神経ブロックは，技術的に難しく臨床的有用性もあやしいというような，いいかげんな麻酔法では決してないことを確信した．当時，手術室における日常の麻酔に神経ブロック法を用いる麻酔科は，非常に少なかった．しかし，Virginia Mason Clinicの外科医達は手術を神経ブロック下でやりたがり，患者も神経ブロックを用いた麻酔を希望していた．この結果，神経ブロックに関する高度な技術，仕事に対する高い倫理観，そして神経ブロックの利点に強い信念を抱く麻酔科医達が，患者に優れた麻酔を行っていた．さらに麻酔科医達は，患者の満足度とエビデンスに基づく論文発表によって，全身麻酔単独よりも神経ブロックを用いた方が優れていることを，外科医に納得させた．こうして，臨床研究と研修医教育に適した患者満足度の高い施設と，麻酔科医と外科医の良好な関係が生まれた．1982年にメイヨー・クリニック（Mayo Clinic）へ復職した際は，Virginia Mason Clinicと同じような神経ブロック志向の麻酔科づくりが目標であった．これは，同僚麻酔科医達の献身的な仕事ぶり，整形外科医との強い連携，そして診療の質の向上という究極の目標を共有することで成し遂げられた．

　この20年間は局所麻酔，特に神経ブロックのルネサンス期ともいえる．これには，周術期疼痛管理の重視，エビデンスに基づく研究論文の発表，医療機材の改良，神経ブロックのトレーニングの普及など，いくつかの要因が関与した．しかし，この10年に限れば，神経ブロックの進歩は技術革新に負うところが大きい．超音波による神経同定法と，それによる正確で安全な局所麻酔薬投与は，神経ブロックに刺激的で革命的ともいえる変化をもたらした．

　この『メイヨー・クリニック超音波ガイド下神経ブロックの手引』には，局所麻酔に熱心に取り組むMayo Clinicの麻酔科医たちが編み出した，革新的な神経ブロック法が記されている．本書は，神経ブロックに精通した麻酔科医達が，新しい技術を取り入れたブロック法を，斬新

な切り口で臨床家にすぐに役立つかたちで示したものである。超音波ガイド下神経ブロックは，先端技術をいち早く臨床に応用した好例である。超音波技術は神経ブロックに技術革新をもたらすものであろうか，それとも単に，特別な場合にだけ役立つツールであろうか。本書はそうした超音波ガイド下神経ブロック法の全貌を理解するのに役立ち，それゆえ研究者と臨床家の双方にとって有益な一冊となるであろう。

Denise J. Wedel, M.D.
Consultant, Department of Anesthesiology, Mayo Clinic, Rochester, Minnesota
Professor of Anesthesiology, College of Medicine, Mayo Clinic
Past-President, American Society of Regional Anesthesia and Pain Medicine

序文

「神経ブロックの時代が到来した。」

　William J. Mayo は 1922 年，『Regional Anesthesia : Its Technic and Clinical Application』（Gaston Labat 著）の序文でこう予言した。それから 85 年以上経った今日，この言葉は，神経ブロックと疼痛医学の分野で新たな意味をもつようになった。この 10 年間で，神経ブロックという専門分野は著しく成長し，関心を集めるようになった。これには，患者の高齢化，神経ブロックの臨床的有用性を示すエビデンス報告，関節置換術など整形外科手術数の大幅な増加，内視鏡手術の進歩，生体適合材料の開発，画像イメージング技術やコンピューターテクノロジーなど，いくつかの要因が関与した。実際，American Academy of Orthopaedic Surgeons と National Center for Health Statistics によれば，整形外科手術は 1 年間で 820 万件以上行われており，これは外科手術の 30％程度を占める。神経ブロックを用いた周術期管理は，こうした整形外科手術を受ける患者の多くで有益である。

　本書の第 1 の目的は，神経ブロックと急性期疼痛管理の技術と科学を発展させることにある。本書は，神経ブロックに関する知識獲得と技術習得を目指す医師や研修医のための実践的ガイドブックであり，神経ブロックに関する知見を網羅した成書ではない。また本書では，神経ブロックを安全に成功させるために，神経解剖学を熟知することの重要性を強調した。1922 年に Labat は，「神経ブロックは芸術である。解剖学を熟知し，さまざまなブロック法に習熟し，患者の扱いに長け，手術中は落ち着きを保つことが要求される」と述べている。John V. Hagen による印象的で美しいイラストからは，こうした要点が十分に伝わるとともに，神経ブロックに精通するうえで必要な解剖学的基礎知識が得られるものと期待している。

　本書の第 2 の目的は，新たに登場した超音波ガイド下神経ブロック法を概説することである。近年，超音波技術の進歩により神経や血管の描出が良好となるに従い，超音波ガイド下神経ブロックへの関心が非常に高まった。さらに臨床では，神経や血管の視認，解剖学的変異の速やかで正確な鑑別，神経周囲の局所麻酔薬浸潤の確認，末梢神経カテーテ

ル留置の視認など，超音波ガイド下ブロック法の長所が認められつつある．神経ブロックや急性期疼痛管理における超音波技術の有用性と新たな応用は，姿を現し始めたばかりである．神経ブロックの技術と科学を一層進歩させるうえで超音波技術がどのように役立つかは，今後の研究によりさらに明らかとなるであろう．

麻酔科医の多くが，超音波診断法や超音波ガイド下神経ブロックの正式なトレーニングをほとんど受けていないことは，明らかである．そこで，本書の第3部全体を超音波ガイド下神経ブロックの基礎的事項の解説にあて，その習熟を目指す研修医や医師のための入門編とした．すなわち第3部の6〜8章では，超音波画像の基本原理と基本概念，超音波解剖学と神経の描出，超音波ガイド下神経ブロックに必要な技術を習得するための秘訣を示した．さらに第4部「上肢の神経ブロック」と第5部「下肢の神経ブロック」を通して，ブロックを行う際の患者との位置関係，プローブのあて方，ブロック針刺入部位，良好な描出を得るためのコツなどの詳細を記した．また，それぞれの超音波断層像には，それに対応する正確な解剖学的模式図を付けた．超音波断層像とその模式図を対比することは，超音波解剖学と神経や血管の見え方を学ぶうえで有効であり，研修医教育や神経ブロックのトレーニングプログラムにおいて極めて有用で好評を博している．

神経ブロックは新たな関心を集め，広く行われるようになってきている．周辺技術の進歩，神経同定法，成功率，そして全体としての安全性向上は，術中麻酔管理，周術期疼痛管理，患者満足度，手術成績の向上をもたらした．「神経ブロックに技術と科学の時代が到来した」という先見の明は，1世紀近く前と同様，今日にもあてはまっている．

James R. Hebl, M.D.
Robert L. Lennon, D.O.

謝辞

本書は，Bradly J. Narr, M.D.（メイヨー・クリニック麻酔科部長，2005 年〜現在），と Mark A. Warner, M.D.（同，1999 〜 2005 年）によるところが大きい。彼らには，執筆のための十分な時間と援助，そして絶えざる励ましをいただいた。医学教育振興に対する彼らの献身に深謝したい。

各章を執筆された整形外科担当の麻酔科医達に対して，彼らの絶えざる援助と励ましに感謝する。彼らの思慮深い貴重な貢献なしでは，本書は実現できなかった。

Duane K. Rorie, M.D., Ph.D. には，我々の質問や懸念に対して，解剖学と神経ブロックに関する深い造詣から答えていただいた。また，研究室において詳細な解剖の指導を受けた。

John V. Hagen は，本書のための素晴らしいイラスト制作に献身してくれた。神経ブロックの習得を目指す医師や研修医の教育に，これらのイラストが役立つことを願っている。

『Mayo Clinic Analgesic Pathway: Peripheral Nerve Blockade for Major Orthopedic Surgery and Procedural Training Manual』（Lennon RL, Horlocker TT 編）のためのイラストを作成した Stephen N. Boyd と Joan Beck に感謝したい。主に本書の第 5 部において，彼らのイラストのいくつかを，一部修正のうえ収載した。

超音波画像の撮影に協力してくれた Parker C. Smith に感謝する。

編集スタッフへ：編集責任者の Roberta Schwartz，編集者の LeAnn Stee，科学出版専門家の Traci Post，編集助手の Jane M. Craig，校正と原稿整理担当の Kenna L. Atherton，そしてデザイナーの Ryan Ledebuhr に深謝する。医学の進歩に対する彼らの専門的な貢献なくして，本書は実現しなかった。

訳者一覧

監訳

岡本健志	社会医療法人愛仁会 麻酔科部長

訳者（担当章順）

坪　茂典	社会医療法人愛仁会本部 学術部（序文，刊行によせて，謝辞）
内藤嘉之	明石医療センター 麻酔科（1章）
井上慧人	明石医療センター 麻酔科（2，3章）
加藤洋海	兵庫県立がんセンター 麻酔科（4，7章）
波戸章郎	兵庫県立がんセンター 麻酔科（5章）
山本久美子	明石医療センター 臨床検査科（6章）
馬屋原拓	神戸掖済会病院 麻酔科・救急科（8章）
秋山浩一	明石医療センター 麻酔科（9〜11章）
三宅隆一郎	明石医療センター 麻酔科（12，13章）
久保田健太	明石医療センター 麻酔科（14章）
益田佳世子	明石医療センター 麻酔科（15章）
進藤一男	兵庫県立尼崎病院 麻酔科（16，17章）
坂本　元	明石医療センター 麻酔科（18章）
多田羅康章	明石医療センター 麻酔科（19章）
松尾佳代子	明石医療センター 麻酔科（20章）
星野和夫	愛仁会千船病院 麻酔科（21章）
木村好江	兵庫県立がんセンター 麻酔科（22，23章）
下薗崇宏	自治医科大学附属さいたま医療センター 麻酔科・集中治療部（24，25章）
篠村徹太郎	大津赤十字病院 麻酔科（26，27章）
中島正順	愛仁会高槻病院 麻酔科（28章）

目次

第1部：神経ブロックの原理 ... 1

1章 神経ブロックの歴史と今後の展望 ... 3
神経ブロックの歴史 ... 3
神経同定法 ... 5
神経ブロックの重要性 ... 13
神経ブロックの意義 ... 14
まとめ ... 14

2章 神経ブロックの薬理学 ... 17
作用機序 ... 17
薬物特性 ... 18
代謝 ... 18
毒性 ... 19
補助薬物 ... 20

3章 神経ブロックの合併症 ... 23
神経ブロックと神経合併症 ... 24
周術期の神経損傷 ... 26
神経ブロックと出血性合併症 ... 29
神経ブロックと感染性合併症 ... 30
末梢神経カテーテル留置による持続神経ブロックの合併症 ... 32
まとめ ... 33

4章 術中体位による障害 ... 35
術前の注意点 ... 35
術中の注意点 ... 37
まとめ ... 42

第2部：解剖と神経ブロック ... 43

5章 神経ブロックに必要な解剖学 ... 45
身体各部の位置関係とその運動に関する解剖学用語 ... 45
腕神経叢の解剖 ... 51
健常人にみられる解剖学的変異 ... 61
腋窩の神経血管鞘 ... 61
腕神経叢以外の神経解剖 ... 62
腰神経叢の解剖 ... 63
腰仙骨神経叢の解剖 ... 66
末梢神経の解剖 ... 70
感覚神経支配と運動神経支配 ... 71

第3部：超音波ガイド下神経ブロック ... 87

6章　超音波の基礎と装置 ... 91
- 歴史的背景 ... 91
- 超音波の基礎 ... 92
- 超音波装置と必要物品 ... 98

7章　四肢の超音波解剖学 ... 105
- 画像調整法 ... 106
- 超音波走査法 ... 107
- 上肢の超音波解剖学 ... 111
- 下肢の超音波解剖学 ... 123

8章　超音波ガイド下神経ブロックの適応 ... 143
- 超音波ガイド下神経ブロック ... 143
- 超音波ガイド下ブロックのコツ ... 152
- よくある間違いと落とし穴 ... 154
- 超音波ガイド下持続神経ブロック法 ... 157

第4部：上肢の神経ブロック ... 161

9章　頸神経叢ブロック ... 163
- 頸神経叢の解剖 ... 163
- 深頸神経叢ブロック ... 167
- 浅頸神経叢ブロック ... 171

10章　斜角筋間法による腕神経叢ブロック ... 175
- 臨床適応 ... 175
- 腕神経叢の解剖 ... 175
- 体表解剖 ... 176
- 患者体位 ... 176
- ブロック法 ... 180
- 超音波ガイド下斜角筋間法 ... 182
- 持続末梢神経ブロック用カテーテル留置 ... 185
- 副作用と合併症 ... 188

11章　肩甲上神経ブロック ... 191
- 臨床適応 ... 191
- 肩甲上神経の解剖 ... 191
- 体表解剖 ... 192
- 患者体位 ... 192
- ブロック法 ... 192
- 副作用と合併症 ... 195

12章　胸鎖乳突筋間法による腕神経叢ブロック ... 199
- 臨床適応 ... 199
- 腕神経叢の解剖 ... 200
- 体表解剖 ... 200
- 患者体位 ... 200
- ブロック法 ... 201
- 副作用と合併症 ... 205

13章　鎖骨上法による腕神経叢ブロック ... 207
- 臨床適応 ... 207
- 腕神経叢の解剖 ... 207
- 体表解剖 ... 208
- 患者体位 ... 208
- ブロック法 ... 208
- 超音波ガイド下鎖骨上法 ... 210
- 副作用と合併症 ... 215

14章　鎖骨下法による腕神経叢ブロック ... 217
- 臨床適応 ... 217
- 腕神経叢の解剖 ... 217
- 体表解剖 ... 218
- 患者体位 ... 218
- ブロック法 ... 220
- 超音波ガイド下鎖骨下法 ... 222
- 持続末梢神経ブロック用カテーテル留置 ... 223
- 副作用と合併症 ... 227

15章　腋窩法による腕神経叢ブロック ... 229
- 臨床適応 ... 229
- 腋窩の神経解剖 ... 229
- 体表解剖 ... 231
- 患者体位 ... 231
- ブロック法 ... 232
- 超音波ガイド下腋窩法 ... 238
- 持続末梢神経ブロック用カテーテル留置 ... 240
- 副作用と合併症 ... 247

16章　上腕でのブロック ... 249
- 臨床適応 ... 249
- 上腕の神経解剖 ... 249
- 体表解剖 ... 251
- 患者体位 ... 251
- ブロック法 ... 253
- 副作用と合併症 ... 254

17章　肘関節でのブロック ... 259
- 臨床適応 ... 259
- 肘関節の神経解剖 ... 259
- 体表解剖 ... 260
- 患者体位 ... 260
- ブロック法 ... 260
- 肘関節での超音波ガイド下神経ブロック ... 267
- 副作用と合併症 ... 270

18章　手関節でのブロック ... 277
- 臨床適応 ... 277
- 手関節の神経解剖 ... 277
- 体表解剖 ... 280
- 患者体位 ... 280

　　　　ブロック法 ………………………………………………… 280
　　　　副作用と合併症 …………………………………………… 281

19章　指ブロック …………………………………………………… 285
　　　　臨床適応 …………………………………………………… 285
　　　　指の神経解剖 ……………………………………………… 285
　　　　体表解剖 …………………………………………………… 286
　　　　患者体位 …………………………………………………… 286
　　　　ブロック法 ………………………………………………… 286
　　　　副作用と合併症 …………………………………………… 287

20章　静脈内区域麻酔 ……………………………………………… 289
　　　　臨床適応 …………………………………………………… 289
　　　　患者体位 …………………………………………………… 290
　　　　体表解剖 …………………………………………………… 290
　　　　ブロック法 ………………………………………………… 290
　　　　副作用と合併症 …………………………………………… 292

21章　傍脊椎ブロック ……………………………………………… 295
　　　　臨床適応 …………………………………………………… 295
　　　　傍脊椎腔の神経解剖 ……………………………………… 295
　　　　体表解剖 …………………………………………………… 296
　　　　患者体位 …………………………………………………… 298
　　　　ブロック法 ………………………………………………… 298
　　　　副作用と合併症 …………………………………………… 300

第5部：下肢の神経ブロック ……………………………………… 301

22章　大腰筋筋溝ブロック ………………………………………… 303
　　　　臨床適応 …………………………………………………… 303
　　　　大腰筋筋溝の神経解剖 …………………………………… 303
　　　　体表解剖 …………………………………………………… 305
　　　　患者体位 …………………………………………………… 306
　　　　ブロック法 ………………………………………………… 306
　　　　持続末梢神経ブロック用カテーテル留置 ……………… 308
　　　　副作用と合併症 …………………………………………… 309

23章　大腿神経ブロック …………………………………………… 315
　　　　臨床適応 …………………………………………………… 315
　　　　大腿神経の解剖 …………………………………………… 315
　　　　体表解剖 …………………………………………………… 317
　　　　患者体位 …………………………………………………… 317
　　　　ブロック法 ………………………………………………… 318
　　　　超音波ガイド下大腿神経ブロック ……………………… 322
　　　　持続末梢神経ブロック用カテーテル留置 ……………… 328
　　　　副作用と合併症 …………………………………………… 329

24章　腸骨筋膜ブロック …………………………………………… 331
　　　　臨床適応 …………………………………………………… 331
　　　　腸骨筋膜周囲の神経解剖 ………………………………… 331
　　　　体表解剖 …………………………………………………… 332

　　　　患者体位 ……………………………………………………… 332
　　　　ブロック法 …………………………………………………… 332
　　　　超音波ガイド下腸骨筋膜ブロック ………………………… 335
　　　　持続末梢神経ブロック用カテーテル留置 ………………… 340
　　　　副作用と合併症 ……………………………………………… 342

25 章　外側大腿皮神経ブロック，閉鎖神経ブロック，伏在神経ブロック …………………………………………………………… 347
　　　　外側大腿皮神経ブロック …………………………………… 347
　　　　閉鎖神経ブロック …………………………………………… 353
　　　　伏在神経ブロック …………………………………………… 358

26 章　坐骨神経ブロック ……………………………………… 367
　　　　臨床適応 ……………………………………………………… 367
　　　　坐骨神経の解剖 ……………………………………………… 368
　　　　体表解剖 ……………………………………………………… 369
　　　　患者体位 ……………………………………………………… 369
　　　　ブロック法 …………………………………………………… 370
　　　　超音波ガイド下坐骨神経ブロック ………………………… 375
　　　　副作用と合併症 ……………………………………………… 377

27 章　膝窩でのブロック ……………………………………… 383
　　　　臨床適応 ……………………………………………………… 383
　　　　膝窩の神経解剖 ……………………………………………… 384
　　　　体表解剖 ……………………………………………………… 385
　　　　患者体位 ……………………………………………………… 386
　　　　ブロック法 …………………………………………………… 386
　　　　膝窩での超音波ガイド下坐骨神経ブロック ……………… 392
　　　　持続末梢神経ブロック用カテーテル留置 ………………… 397
　　　　副作用と合併症 ……………………………………………… 399

28 章　足関節でのブロック …………………………………… 401
　　　　臨床適応 ……………………………………………………… 401
　　　　足関節の神経解剖 …………………………………………… 401
　　　　体表解剖 ……………………………………………………… 403
　　　　患者体位 ……………………………………………………… 403
　　　　ブロック法 …………………………………………………… 404
　　　　副作用と合併症 ……………………………………………… 408

索引 ……………………………………………………………… 411

図の目次

■神経ブロックに必要な解剖図

図 5-1	解剖学的な基準体位	46
図 5-2	正中矢状面と傍正中矢状面	47
図 5-3	冠状面と横断面	48
図 5-4	体表の方向を表す解剖学用語	49
図 5-5	四肢の方向を表す解剖学用語	50
図 5-6	上肢の屈曲と伸展	51
図 5-7	下肢の屈曲と伸展	52
図 5-8	外転と内転	53
図 5-9	内旋と外旋	54
図 5-10	回外と回内	54
図 5-11	内反と外反	55
図 5-12	腕神経叢の解剖	56
図 5-13	後頸三角の解剖	57
図 5-14	鎖骨下の神経と血管の解剖とその断面図	58
図 5-15	上肢の皮膚神経支配	59
図 5-16	頸部の神経，血管，筋肉の解剖	60
図 5-17	浅頸神経叢の解剖	63
図 5-18	腰神経叢の解剖	65
図 5-19	腰神経叢と周辺組織の解剖	66
図 5-20	下肢の皮膚神経支配	67
図 5-21	大腿の神経，血管，筋肉の解剖	68
図 5-22	伏在神経の解剖	69
図 5-23	足と足関節の皮膚神経支配	70
図 5-24	腰仙骨神経叢の解剖	71
図 5-25	坐骨神経の解剖	72
図 5-26	膝窩の神経，血管，筋肉の解剖	73
図 5-27	膝窩の解剖（横断面）	74
図 5-28	足と足関節の神経と血管の解剖（内側）	75
図 5-29	足関節の解剖（横断面）	76
図 5-30	末梢神経の解剖	77
図 5-31	上肢の脊髄神経皮膚分節	78
図 5-32	下肢の脊髄神経皮膚分節と骨分節	79
図 5-33	足と足関節の脊髄神経皮膚分節と骨分節	80
図 5-34	上肢の骨分節	81
図 5-35	上肢の筋分節	82
図 9-1	頸神経叢の解剖	164
図 9-2	浅頸神経叢の解剖	165

図 9-3	頸部の神経，血管，筋肉の解剖	166
図 9-4	深頸神経叢の皮膚神経支配	168
図 9-7	浅頸神経叢の皮膚神経支配	172
図 10-1	腕神経叢の解剖	176
図 10-2	上肢の皮膚神経支配	177
図 10-3	頸部の解剖	178
図 10-4	頸部の神経，血管，筋肉の解剖	179
図 10-5	斜角筋間溝周辺の筋肉解剖	180
図 11-1	腕神経叢の解剖	192
図 11-2	上肢の皮膚神経支配	193
図 11-3	肩甲上神経の運動支配	194
図 12-1	腕神経叢の解剖	200
図 12-2	後頸三角の解剖	201
図 13-1	腕神経叢の解剖	208
図 13-2	鎖骨上の神経，血管，筋肉の解剖	209
図 14-1	鎖骨下の神経と血管の解剖とその断面図	218
図 15-1	腕神経叢の解剖	230
図 15-2	腋窩の解剖（横断面）	231
図 15-3	腋窩の神経，血管，筋肉の解剖	232
図 15-4	上肢の皮膚神経支配	233
図 15-14	末梢神経の解剖	243
図 16-1	上肢の皮膚神経支配	250
図 16-2	上腕近位部の神経，血管，筋肉の解剖	251
図 16-3	上腕中央部の解剖（横断面）	252
図 17-1	腕神経叢の解剖	260
図 17-2	前肘窩の神経，血管，筋肉の解剖	261
図 17-3	前肘窩の解剖（横断面）	262
図 17-4	尺骨神経の解剖	263
図 17-5	上肢の皮膚神経支配	264
図 18-1	手関節の解剖（横断面）	278
図 18-2	上肢の皮膚神経支配	279
図 19-1	指の神経と血管の解剖（横断面と長軸方向）	286
図 21-1	傍脊椎腔の解剖（横断面）	296
図 21-2	脊椎背側と表在筋の解剖	297
図 22-1	腰神経叢の解剖	304
図 22-2	腰神経叢と周辺組織の解剖	305
図 22-3	下肢の皮膚神経支配	306
図 22-4	大腿の神経，血管，筋肉の解剖	307
図 22-9	腰部の解剖（横断面）	312
図 23-1	腰神経叢の解剖	316
図 23-2	大腿の神経，血管，筋肉の解剖	317
図 23-3	下肢の皮膚神経支配	318
図 23-10	末梢神経の解剖	325
図 24-1	腰神経叢の解剖	333
図 24-2	大腿の神経，血管，筋肉の解剖	334
図 24-3	下肢の皮膚神経支配	335

図 24-4	腸骨筋膜コンパートメントの解剖（横断面）	336
図 24-13	末梢神経の解剖	345
図 25-1	腰神経叢の解剖	348
図 25-2	外側大腿皮神経と閉鎖神経の解剖	349
図 25-3	下肢の皮膚神経支配	350
図 25-6	大腿の神経，血管，筋肉の解剖	354
図 25-9	伏在神経の解剖（膝内側）	358
図 25-10	伏在神経の解剖（足関節内側）	359
図 26-1	腰仙骨神経叢の解剖	368
図 26-2	下肢の皮膚神経支配	369
図 26-3	坐骨神経の解剖	370
図 26-4	膝窩の神経，血管，筋肉の解剖	371
図 27-1	腰仙骨神経叢の解剖	384
図 27-2	下肢の皮膚神経支配	385
図 27-3	足と足関節の皮膚神経支配	386
図 27-4	膝窩の神経，血管，筋肉の解剖	387
図 27-5	膝窩の解剖（横断面）	388
図 27-9	外側法によるブロック針の刺入方向を示す膝窩の解剖図（横断面）	392
図 28-1	足と足関節の神経と血管の解剖（内側）	402
図 28-2	足と足関節の皮膚神経支配	403
図 28-3	足関節の解剖（横断面）	404

■超音波画像と模式図

図 6-5	ブロック針の多重反射アーチファクト	95
図 6-7	血管周囲の両端にできた音響陰影アーチファクト	96
図 6-8	皮膚とプローブの接触不良による表在性音響陰影	97
図 6-10	動脈の深部にみられる音響増強アーチファクト	98
図 6-13	腕神経叢（従来の超音波断層法とコンパウンド超音波断層法）	100
図 7-1	各組織の超音波画像	106
図 7-3	マーカーを患者の右側に向ける標準的なプローブのあて方で描出される鏡面状の超音波画像	109
図 7-4	マーカーを患者の外側に向けてプローブをあてた場合の腋窩の超音波画像	110
図 7-6B	超音波の入射角が90度の場合の正中神経と屈筋腱	112
図 7-7B	超音波の入射角が70度の場合の正中神経	113
図 7-9	鎖骨上法で描出される腕神経叢	115
図 7-11	鎖骨下法で描出される腕神経叢	117
図 7-13	腋窩法で描出される腕神経叢	119
図 7-14	腋窩法で描出される腕神経叢において解剖学的変異を認める例	120
図 7-15	腋窩法で描出される腕神経叢において解剖学的変異を認める例	121
図 7-17	斜角筋間法で描出される腕神経叢	124
図 7-18	斜角筋間法で描出される腕神経叢において解剖学的変異を認める例	125

図 7-19	上腕顆上部で描出される橈骨神経	126
図 7-20	上腕顆上部で描出される正中神経	127
図 7-21	前腕で描出される正中神経（長軸像）	128
図 7-22	上腕顆上部で描出される尺骨神経	129
図 7-24	鼠径靭帯の高さで描出される大腿神経	131
図 7-25	鼠径部皮膚の皺の高さで描出される大腿神経	132
図 7-28	殿下部法で描出される坐骨神経	135
図 7-31	膝窩で描出される坐骨神経	138
図 7-32	膝窩で描出される脛骨神経と総腓骨神経	139
図 7-33	伏在静脈近傍に描出される伏在神経	140
図 7-34	縫工筋の上にプローブをあてて描出される伏在神経	141
図 8-4B	平行法によるブロック針の刺入	148
図 8-5B	直交法によるブロック針の刺入	149
図 8-6	神経全周への局所麻酔薬浸潤	151
図 8-7	ブロック針の刺入角度と信号の強さ	153
図 8-8	超音波反射加工と反射信号の強さ	155
図 8-9	ブロック針とプローブの位置関係による描出の変化	156
図 10-9	斜角筋間法で描出される腕神経叢	184
図 10-10	斜角筋間法で描出される腕神経叢において解剖学的変異を認める例	186
図 10-11	平行法での斜角筋間法による超音波ガイド下腕神経叢ブロック	187
図 13-6	鎖骨上法で描出される腕神経叢	213
図 13-7	鎖骨上法による超音波ガイド下腕神経叢ブロック	214
図 14-6	鎖骨下法で描出される腕神経叢	224
図 14-8	鎖骨下法による超音波ガイド下腕神経叢ブロックでの外側神経束周囲への局所麻酔薬浸潤	226
図 15-12	腋窩法で描出される腕神経叢	241
図 15-13	腋窩法で高エコー性に描出された正中神経と尺骨神経	242
図 15-15	腋窩法による超音波ガイド下腕神経叢ブロック	244
図 15-16	腋窩法による超音波ガイド下筋皮神経ブロック	245
図 15-17	腋窩法による超音波ガイド下カテーテル留置	246
図 17-13	肘関節での超音波ガイド下橈骨神経ブロック	272
図 17-14	肘関節で描出される正中神経	273
図 17-15	肘関節で描出される尺骨神経	274
図 23-9	鼠径靭帯の高さで描出される大腿神経	324
図 23-11	鼠径部皮膚の皺の高さで描出される大腿神経	326
図 23-12	直交法による超音波ガイド下大腿神経ブロック	327
図 24-11	鼠径部皮膚の皺の高さで描出される神経と血管	343
図 24-12	鼠径靭帯の高さで描出される大腿神経	344
図 25-12	傍静脈法で描出される伏在神経	362
図 25-13	経縫工筋法で描出される伏在神経	363
図 25-14	傍静脈法による超音波ガイド下伏在神経ブロック	364
図 26-13	殿下部法で描出される坐骨神経	380
図 26-14	超音波ガイド下坐骨神経ブロック	381
図 27-12	膝窩で描出される坐骨神経	395
図 27-13	膝窩で描出される脛骨神経と総腓骨神経	396

| 図 27-14 | 膝窩での超音波ガイド下坐骨神経ブロック | 398 |

■神経ブロック手技のイラスト

図 4-2	肘関節を90度以上屈曲した場合に尺骨神経障害が起こりうる部位	39
図 4-3	上腕外転と頸椎回旋で腕神経叢障害が起こりうる部位	40
図 4-4	側臥位での手術で神経障害が起こりうる部位	40
図 4-5	仰臥位での手術で橈骨神経障害が起こりうる部位	41
図 6-14	直線配列型（リニア）プローブ	101
図 6-15	曲線配列型（コンベックス）プローブ	101
図 6-17	超音波プローブスタンド	103
図 7-2	超音波装置，患者，ブロックを行う麻酔科医の位置	107
図 7-5	超音波プローブの動かし方	111
図 7-6A	超音波の入射角が90度の場合のプローブのあて方	112
図 7-7A	超音波の入射角が70度の場合のプローブのあて方	113
図 7-8	鎖骨上法でのプローブのあて方	114
図 7-10	鎖骨下法でのプローブのあて方	116
図 7-12	腋窩法でのプローブのあて方	118
図 7-16	斜角筋間法でのプローブのあて方	123
図 7-23	大腿神経ブロックでのプローブのあて方	130
図 7-26	殿下部法による超音波ガイド下坐骨神経ブロックでの患者と麻酔科医の位置	133
図 7-27	殿下部法による超音波ガイド下坐骨神経ブロックでのプローブのあて方	134
図 7-29	膝窩へのプローブのあて方と後方からの直交法による穿刺	136
図 7-30	膝窩へのプローブのあて方と外側からの平行法による穿刺	137
図 8-2	プローブの清潔カバー	145
図 8-3	超音波プローブの動かし方	146
図 8-4A	平行法によるブロック針の刺入	148
図 8-5A	直交法によるブロック針の刺入	149
図 8-10	超音波プローブスタンドを用いた末梢神経カテーテル挿入	158
図 9-5	深頸神経叢ブロックでの患者体位と体表ランドマーク	169
図 9-6	深頸神経叢ブロック	170
図 9-8	浅頸神経叢ブロックでの患者体位とブロック針の刺入部位	173
図 10-6	斜角筋間法での患者と麻酔科医の位置	181
図 10-7	斜角筋間法でのブロック針の刺入部位と刺入方向	182
図 10-8	超音波ガイド下斜角筋間法でのプローブのあて方とブロック針の刺入方向	183
図 11-4	肩甲上神経ブロックでの患者体位	195
図 11-5	肩甲上神経ブロックでの体表ランドマークとブロック針の刺入部位	196
図 12-3	胸鎖乳突筋間法での体表ランドマーク	202
図 12-4	胸鎖乳突筋間法での患者と麻酔科医の位置	203
図 12-5	胸鎖乳突筋間法でのブロック針の刺入方向	204

図13-3	鎖骨上法での体表ランドマークとブロック針の刺入部位	210
図13-4	超音波ガイド下鎖骨上法での患者と麻酔科医の位置	211
図13-5	超音波ガイド下鎖骨上法でのプローブのあて方とブロック針の刺入方向	212
図14-2	鎖骨下法（烏口法）での体表ランドマーク	219
図14-3	鎖骨下法での患者と麻酔科医の位置	220
図14-4	鎖骨下法（烏口法）でのブロック針の刺入方向	221
図14-5	超音波ガイド下鎖骨下法でのプローブのあて方とブロック針の刺入方向	223
図14-7	超音波ガイド下鎖骨下法での患者と麻酔科医の位置	225
図15-5	腋窩法での患者と麻酔科医の位置	234
図15-6	正中神経刺激で誘発される運動反応	235
図15-7	尺骨神経刺激で誘発される運動反応	235
図15-8	橈骨神経刺激で誘発される運動反応	236
図15-9	筋皮神経刺激で誘発される運動反応	237
図15-10	腋窩法でのブロック針の刺入方向	238
図15-11	超音波ガイド下腋窩法でのプローブのあて方とブロック針の刺入方向	240
図16-4	上腕でのブロックの患者体位とブロック針の刺入方向	253
図16-5	正中神経刺激で誘発される運動反応	255
図16-6	尺骨神経刺激で誘発される運動反応	255
図16-7	橈骨神経刺激で誘発される運動反応	256
図16-8	筋皮神経刺激で誘発される運動反応	257
図17-6	肘関節でのブロックの患者と麻酔科医の位置	265
図17-7	肘関節での尺骨神経ブロック	266
図17-8	正中神経刺激で誘発される運動反応	267
図17-9	橈骨神経刺激で誘発される運動反応	268
図17-10	尺骨神経刺激で誘発される運動反応	269
図17-11	肘関節での超音波ガイド下橈骨神経ブロック	270
図17-12	肘関節での超音波ガイド下正中神経ブロック	271
図18-3	手関節での正中神経ブロック	281
図18-4	手関節での尺骨神経ブロック	282
図18-5	手関節での橈骨神経ブロック	283
図19-2	指ブロック	287
図20-1	Esmarchバンドを用いた上肢の駆血	290
図20-2	ダブルカフ駆血帯を用いた静脈内区域麻酔	291
図21-3	傍脊椎ブロックに必要な体表解剖とランドマーク	297
図21-4	傍脊椎ブロックでの患者と麻酔科医の位置	298
図22-5	大腰筋筋溝ブロックでの体表ランドマーク	308
図22-6	大腰筋筋溝ブロックでの患者と麻酔科医の位置	309
図22-7	大腰筋筋溝ブロックでの体表ランドマークとブロック針の刺入部位	310
図22-8	大腰筋筋溝ブロックでのブロック針のウォーキング	311
図22-10	持続大腰筋筋溝ブロックのための末梢神経カテーテル挿入	313
図23-4	大腿神経ブロックでの体表ランドマーク	319
図23-5	大腿神経ブロックでの患者と麻酔科医の位置	320

図23-6	大腿神経ブロックでの解剖学的ランドマークとブロック針の刺入部位 ……………………………………………………………………… 321
図23-7	超音波ガイド下大腿神経ブロックでの患者と麻酔科医の位置 …… 322
図23-8	超音波ガイド下大腿神経ブロックでのプローブのあて方とブロック針の刺入方向 ……………………………………………………… 323
図24-5	腸骨筋膜ブロックでの患者と麻酔科医の位置 ………………………… 337
図24-6	腸骨筋膜ブロックでの体表ランドマーク ……………………………… 338
図24-7	腸骨筋膜ブロックでの解剖学的ランドマークとブロック針の刺入部位 ……………………………………………………………………… 339
図24-8	腸骨筋膜ブロックでのブロック針の刺入方向 ………………………… 340
図24-9	超音波ガイド下腸骨筋膜ブロックでの患者と麻酔科医の位置 …… 341
図24-10	超音波ガイド下腸骨筋膜ブロックでのプローブのあて方とブロック針の刺入方向 ……………………………………………………… 342
図25-4	外側大腿皮神経ブロックでの体表ランドマーク ……………………… 351
図25-5	外側大腿皮神経ブロックでのブロック針の刺入部位 ………………… 352
図25-7	閉鎖神経ブロックでの体表ランドマーク ……………………………… 355
図25-8	閉鎖神経ブロックでのブロック針の刺入部位 ………………………… 357
図25-11	周囲浸潤麻酔法による伏在神経ブロックでのブロック針の刺入部位（下肢内側から見た場合） ……………………………………… 360
図26-5	後方法による坐骨神経ブロック原法での解剖学的ランドマークとブロック針の刺入部位 ……………………………………………… 372
図26-6	後方法による坐骨神経ブロックでの患者と麻酔科医の位置 ……… 373
図26-7	前方法による坐骨神経ブロックでの患者と麻酔科医の位置 ……… 374
図26-8	殿下部法による坐骨神経ブロックでの解剖学的ランドマークとブロック針の刺入部位 ……………………………………………… 375
図26-9	傍仙骨法による坐骨神経ブロックでの解剖学的ランドマークとブロック針の刺入部位 ……………………………………………… 376
図26-10	前方法による坐骨神経ブロックでの解剖学的ランドマークとブロック針の刺入部位 ……………………………………………… 377
図26-11	超音波ガイド下坐骨神経ブロックでの患者と麻酔科医の位置 …… 378
図26-12	超音波ガイド下坐骨神経ブロックでのプローブのあて方とブロック針の刺入部位 ……………………………………………………… 379
図27-6	膝窩で行う後方法による坐骨神経ブロックでの体表ランドマーク ……………………………………………………………………… 389
図27-7	膝窩で行う後方法による坐骨神経ブロックでの患者と麻酔科医の位置 ……………………………………………………………… 390
図27-8	膝窩で行う外側法による坐骨神経ブロックでのブロック針の刺入部位 ……………………………………………………………………… 391
図27-9	外側法によるブロック針の刺入方向を示す膝窩の解剖図（横断面） ……………………………………………………………………… 392
図27-10	膝窩後方から直交法で超音波ガイド下坐骨神経ブロックを行う際のプローブのあて方とブロック針の刺入方向 ………………… 393
図27-11	膝窩外側から平行法で超音波ガイド下坐骨神経ブロックを行う際のプローブのあて方とブロック針の刺入方向 ………………… 394
図28-4	脛骨神経ブロックでの体表ランドマーク ……………………………… 405
図28-5	足関節でのブロックの患者と麻酔科医の位置 ………………………… 406

| 図 28-6 | 足関節でのブロックのブロック針刺入部位 | 407 |
| 図 28-7 | 深腓骨神経ブロック | 408 |

■その他の図

図 1-1	Gaston Labat	5
図 1-2	胸鎖乳突筋後縁から皮下へ現れる頸神経叢皮枝〔『Regional Anesthesia: Its Technic and Clinical Application』(1922) 原図〕	6
図 1-3	腕神経叢とその鎖骨上枝および鎖骨下枝の図解〔『Regional Anesthesia: Its Technic and Clinical Application』(1922) 原図〕	7
図 1-4	鎖骨上法による腕神経叢ブロック〔『Regional Anesthesia: Its Technic and Clinical Application』(1922) 原図〕	8
図 1-5	腋窩法による腕神経叢ブロック〔『Regional Anesthesia: Its Technic and Clinical Application』(1922) 原図〕	9
図 1-6	腕神経叢とその分枝のブロック法を示す概略図〔『Regional Anesthesia: Its Technic and Clinical Application』(1922) 原図〕	10
図 1-7	傍脊椎ブロック〔『Regional Anesthesia: Its Technic and Clinical Application』(1922) 原図〕	11
図 1-8	坐骨神経ブロック〔『Regional Anesthesia: Its Technic and Clinical Application』(1922) 原図〕	12
図 3-1	除神経に至る神経病変	27
図 4-1	肘関節屈曲と肘部管圧の関係	38
図 6-1	音波の特性：周波数，波長，振幅	92
図 6-2	音波の反射と伝播	93
図 6-3	音波の入射角と反射角	94
図 6-4	多重反射アーチファクトの原理	95
図 6-6	音響陰影アーチファクトの原理	96
図 6-9	音響増強アーチファクトの原理	97
図 6-11	従来の超音波断層法（リニアプローブ）	98
図 6-12	コンパウンド超音波断層法	99
図 6-16	超音波ビームの3領域：近距離音場，焦点領域，遠距離音場	102
図 8-1	超音波ガイド下神経ブロックに必要な知識と技術	144

執筆者一覧

Douglas R. Bacon, M.D., M.A.
Consultant, Department of Anesthesiology,
Mayo Clinic, Rochester, Minnesota
Professor of Anesthesiology and of History of Medicine,
College of Medicine, Mayo Clinic

David E. Byer, M.D.
Consultant, Department of Anesthesiology,
Mayo Clinic, Rochester, Minnesota
Assistant Professor of Anesthesiology,
College of Medicine, Mayo Clinic

Paula A. Craigo, M.D.
Consultant, Department of Anesthesiology,
Mayo Clinic, Rochester, Minnesota
Assistant Professor of Anesthesiology,
College of Medicine, Mayo Clinic

John A. Dilger, M.D.
Consultant, Department of Anesthesiology,
Mayo Clinic, Rochester, Minnesota
Assistant Professor of Anesthesiology,
College of Medicine, Mayo Clinic

Christopher M. Duncan, M.D.
Consultant, Department of Anesthesiology,
Mayo Clinic, Rochester, Minnesota
Instructor in Anesthesiology,
College of Medicine, Mayo Clinic

Edward D. Frie, M.D.
Consultant, Department of Anesthesiology,
Mayo Clinic, Rochester, Minnesota
Instructor in Anesthesiology,
College of Medicine, Mayo Clinic

James R. Hebl, M.D.
Consultant, Department of Anesthesiology,
Mayo Clinic, Rochester, Minnesota
Associate Professor of Anesthesiology,
College of Medicine, Mayo Clinic

Adam K. Jacob, M.D.
Consultant, Department of Anesthesiology,
Mayo Clinic, Rochester, Minnesota
Assistant Professor of Anesthesiology,
College of Medicine, Mayo Clinic

Thomas J. Jurrens, M.D.
Clinical Associate, Department of Anesthesiology,
Mayo Clinic, Rochester, Minnesota

Michelle A. O. Kinney, M.D.
Consultant, Department of Anesthesiology,
Mayo Clinic, Rochester, Minnesota
Assistant Professor of Anesthesiology,
College of Medicine, Mayo Clinic

Sandra L. Kopp, M.D.
Consultant, Department of Anesthesiology,
Mayo Clinic, Rochester, Minnesota
Assistant Professor of Anesthesiology,
College of Medicine, Mayo Clinic

Robert L. Lennon, D.O.
Supplemental Consultant, Department of Anesthesiology,
Mayo Clinic, Rochester, Minnesota
Associate Professor of Anesthesiology,
College of Medicine, Mayo Clinic

Carlos B. Mantilla, M.D., Ph.D.
Consultant, Department of Anesthesiology,
Mayo Clinic, Rochester, Minnesota
Associate Professor of Anesthesiology and of Physiology,
College of Medicine, Mayo Clinic

Steven R. Rettke, M.D.
Consultant, Department of Anesthesiology,
Mayo Clinic, Rochester, Minnesota
Professor of Anesthesiology,
College of Medicine, Mayo Clinic

Kenneth P. Scott, M.D.
Consultant, Department of Anesthesiology,
Mayo Clinic, Rochester, Minnesota
Instructor in Anesthesiology,
College of Medicine, Mayo Clinic

Hugh M. Smith, M.D., Ph.D.
Consultant, Department of Anesthesiology,
Mayo Clinic, Rochester, Minnesota
Assistant Professor of Anesthesiology,
College of Medicine, Mayo Clinic

Laurence C. Torsher, M.D.
Consultant, Department of Anesthesiology,
Mayo Clinic, Rochester, Minnesota
Assistant Professor of Anesthesiology
and of Medical Education,
College of Medicine, Mayo Clinic

Mark A. Warner, M.D.
Consultant, Department of Anesthesiology,
Mayo Clinic, Rochester, Minnesota
Professor of Anesthesiology,
College of Medicine, Mayo Clinic

Jack L. Wilson, M.D.
Consultant, Department of Anesthesiology,
Mayo Clinic, Rochester, Minnesota
Assistant Professor of Anesthesiology,
College of Medicine, Mayo Clinic

Kimberly P. Wynd, M.B., B.Ch.
Regional Anesthesia Fellow, Department of Anesthesiology,
Mayo School of Graduate Medical Education,
College of Medicine, Mayo Clinic

メイヨー・クリニック
整形外科麻酔グループメンバー

James R. Hebl, M.D., Section Head

Douglas R. Bacon, M.D., M.A.
David E. Byer, M.D.
Paula A. Craigo, M.D.
John A. Dilger, M.D.
Christopher M. Duncan, M.D.
Edward D. Frie, M.D.
Terese T. Horlocker, M.D.[1]
Adam K. Jacob, M.D.
Thomas J. Jurrens, M.D.
Michelle A. O. Kinney, M.D.
Sandra L. Kopp, M.D.
Robert L. Lennon, D.O.[1]
Carlos B. Mantilla, M.D., Ph.D.
Steven R. Rettke, M.D.[1]
Duane K. Rorie, M.D., Ph.D.[1,2]
Kenneth P. Scott, M.D.
Rungson Sittipong, M.D.[2]
Hugh M. Smith, M.D., Ph.D.
Laurence C. Torsher, M.D.
Jack L. Wilson, M.D.

[1]：元グループ長（Section Head）
[2]：名誉職員

◎注意

　本書に記載した情報に関しては，正確を期し，一般臨床で広く受け入れられている方法を記載するよう注意を払った．しかしながら，著者（監訳者，訳者）ならびに出版社は，本書の情報を用いた結果生じたいかなる不都合に対しても責任を負うものではない．本書の内容の特定な状況への適用に関しての責任は，医師各自のうちにある．

　著者（監訳者，訳者）ならびに出版社は，本書に記載した薬物の選択，用量については，出版時の最新の推奨，および臨床状況に基づいていることを確認するよう努力を払っている．しかし，医学は日進月歩で進んでおり，政府の規制は変わり，薬物療法や薬物反応に関する情報は常に変化している．読者は，薬物の使用にあたっては個々の薬物の添付文書を参照し，適応，用量，付加された注意・警告に関する変化を常に確認することを怠ってはならない．これは，推奨された薬物が新しいものであったり，汎用されるものではない場合に，特に重要である．

第1部

神経ブロックの原理

1章

神経ブロックの歴史と今後の展望

John A. Dilger, M.D.
Carlos B. Mantilla, M.D., Ph.D.
Douglas R. Bacon, M.D., M.A.

神経ブロックの歴史

　神経ブロック（nerve block）が医療の重要な1分野となってから，既に1世紀以上になる．実は，紀元前3000年に遡るエジプトの象形文字のなかで既に，医師が前肘窩の神経を圧迫しながら手の手術を行っている様子を示すものが，専門家によって確認されている．しかし，局所麻酔が可能となったのは19世紀後半になってからである．1884年にオーストリアの眼科医 Carl Koller（1857～1944）は，コカイン溶液が眼の局所麻酔薬として作用することを示した．Koller はこの発見を，ドイツのハイデルベルクで開催された眼科学会議で初めて報告した．その後1年間で，コカインを用いたさまざまな局所麻酔法に関する100以上の論文が発表された．米国ミネソタ州ロチェスターにあるメイヨー・クリニック（Mayo Clinic）の創設者，William J. Mayo（1861～1939）と Charles H. Mayo（1865～1939）の業績は，Koller の発見の重要性をさらに例証するものである．Mayo 兄弟は，1889年9月の Saint Marys Hospital 開院当初から，外科手術に際して局所浸潤麻酔を行っていた．C. H. Mayo による1890～92年の手術報告によると，9％の症例に局所麻酔が使用されていた．

　Johns Hopkins Hospital の外科学教授

William Halsted（1852〜1922）は，Mayo兄弟とは異なる麻酔法を用いた。Halstedは太い神経を露出し，そこにコカインを局所浸潤させた。つまり，太い神経の周囲にコカインを注入することにより，直視下の神経ブロックを行ったのである。多くの点で，この方法は今日の超音波ガイド下神経ブロックの先駆けといえる。20世紀初頭には，Mayo Clinicの外科医達は，Saint Marys Hospitalにおける外科手術の約7%を局所麻酔で行っていた。

コカインは麻酔薬として有用であったが，その使用により問題もいくつか生じた。Halstedは，コカインの最も有効な使用法を探して自分に投与するうちに，薬物依存に陥ってしまった。さらに，コカインによる神経ブロックは効果にむらがあり，使用開始後7年で13例の死亡が報告された。このような問題から，コカインに代わる麻酔薬の開発が始まった。1905年，ドイツの化学者Alfred Einhorn（1856〜1917）は，プロカインを合成した。間もなく，プロカインはコカインよりも安全でより効果が確実であることが明らかになった。プロカインが新たに登場したことにより，局所麻酔法もがらりと様変わりした。ドイツの外科医であり，脊髄くも膜下麻酔の父として知られるAugust Bier（1861〜1949）は1908年，ベルリンの外科学会で静脈内局所麻酔法を紹介した。この方法はいったん広まったが，やり方が難しいことと，駆血帯解除後すぐに痛み始めることから，間もなく廃れていった。

1911年，ドイツでは外科医のDiedrich Kulenkampffが神経ブロックに関する独自の研究を重ねており，体表解剖学を用いた腕神経叢の同定を行っていた。また，神経は筋膜鞘で囲まれており，局所麻酔薬はこの内側で神経周囲にとどまることを発見した。Kulenkampffは，鎖骨上法による腕神経叢ブロックを初めて報告した。第1肋骨上に針を刺入し，感覚異常を得た後に局所麻酔薬を投与する方法である。1919年にKarl Mulleyは，斜角筋間法による腕神経叢ブロックを報告した。彼は胸鎖乳突筋，斜角筋，鎖骨に基づくランドマーク法を用い，感覚異常で神経を同定した後に局所麻酔薬を投与した。

1920年，C. H. Mayoはフランス，パリの外科医であるVictor Pauchet（1869〜1936）を訪ね，新しい手術法を学んだ。Pauchetは，ドイツで開発された経皮的神経ブロックを習得していた。Pauchetの弟子であるGaston Labat（1876〜1934）は既に神経ブロックを学び終えており，MayoとPauchetが行った手術の麻酔を担当した。その麻酔法にいたく感心したMayoは，LabatをMayo Clinicへ招聘した。Mayo Clinicにおける仕事の一環として，Labatは外科医に神経ブロック法を教授し，経皮的神経ブロックに関する本を書いた（図1-1）。

1920年10月1日，Labatはミネソタ州ロチェスターにおいて，1年間の予定で仕事を開始した。彼の本には，Mayo Clinicのイラストレータによる図が豊富に使用された（図1-2〜8，原図の説明の一部をそのまま記載）。この本は，Labatがニューヨーク市のBellevue Hospitalに局所麻酔科医の地位を得て移った後に出版された。その大部分はPauchetの『L'Anesthesie Regionale』の翻訳であったが，Labatが神経ブロックの専門家として新たに書いた章も加えられた。Labat著の『Regional Anesthesia : Its

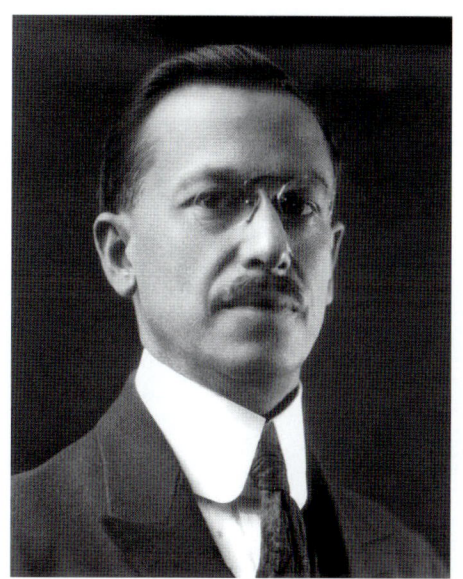

図 1-1　Gaston Labat, MD（1876〜1934）
（Physicians of the Mayo Clinic and Mayo Foundation. St. Paul [MN]: Bruce; c1923 より）

Technic and Clinical Application』は，20世紀において長い間，医学界のベストセラーであった．Labat は Mayo Clinic に在任中，William Meeker に神経ブロックを教えた．Meeker は 1924 年に Mayo Clinic を離職する直前に，John Lundy（1894〜1973）にLabat のテクニックを伝えた．その Lundy は局所麻酔科（1930 年までに麻酔科となった）部長として採用され，Mayo Clinic における麻酔全般と酸素投与療法，輸血の責任者となった．1931 年までには，Mayo Clinic における麻酔全体の約 30％に神経ブロックが用いられるようになり，これは今日まで続いている．

　1920 年代初頭のパリで，腋窩法による新しい腕神経叢ブロックが発表された．M. Reding は腋窩の解剖学的研究から，神経が筋膜鞘内を血管周囲を取り巻くように走行することを突き止めた．こうして彼は，動脈をランドマークとして神経血管鞘内に局所麻酔薬を投与すると腕神経叢ブロックが得られることを発見した．Reding は烏口腕筋に局所麻酔薬を浸潤させて，神経血管鞘の外を走行する筋皮神経をブロックした．興味深いことに，Labat の著書にはこの筋皮神経ブロック法について記載されていない．

　Labat の経皮的神経ブロック法は，徐々に米国内に広まっていった．Mayo Clinic とニューヨークの Bellevue Hospital において臨床的な成功を収めたことも，神経ブロックへの興味をかきたてた．こうして C. H. Mayo がその効果を認めたことにより，神経ブロックは米国中西部から東海岸へ広がり，さらに全米で行われるようになった．神経ブロックを行うと，術中術後の優れた鎮痛が得られ，また一方で，全身麻酔でよくみられる副作用の多くを避けることができた．

神経同定法

　経皮的神経ブロックを成功させるためには，局所麻酔薬を神経近傍に正確かつ再現性のある方法で投与する必要がある．神経ブロックが行われ始めた頃から，感覚異常誘発法，末梢神経電気刺激法，カテーテル刺激法，そして超音波ガイド下ブロック法など，さまざまな神経同定法が考案され，良好な結果が得られてきた．超音波で神経を視覚的に確認する方法は，かつて Halsted が腕神経叢を外科的に露出して視認した方法の 21 世紀版ともいえる．

　患者が感覚異常を訴えた部位に局所麻酔薬を投与するブロック法は簡便であり，神経ブロックの歴史において久しく用いられ，良好

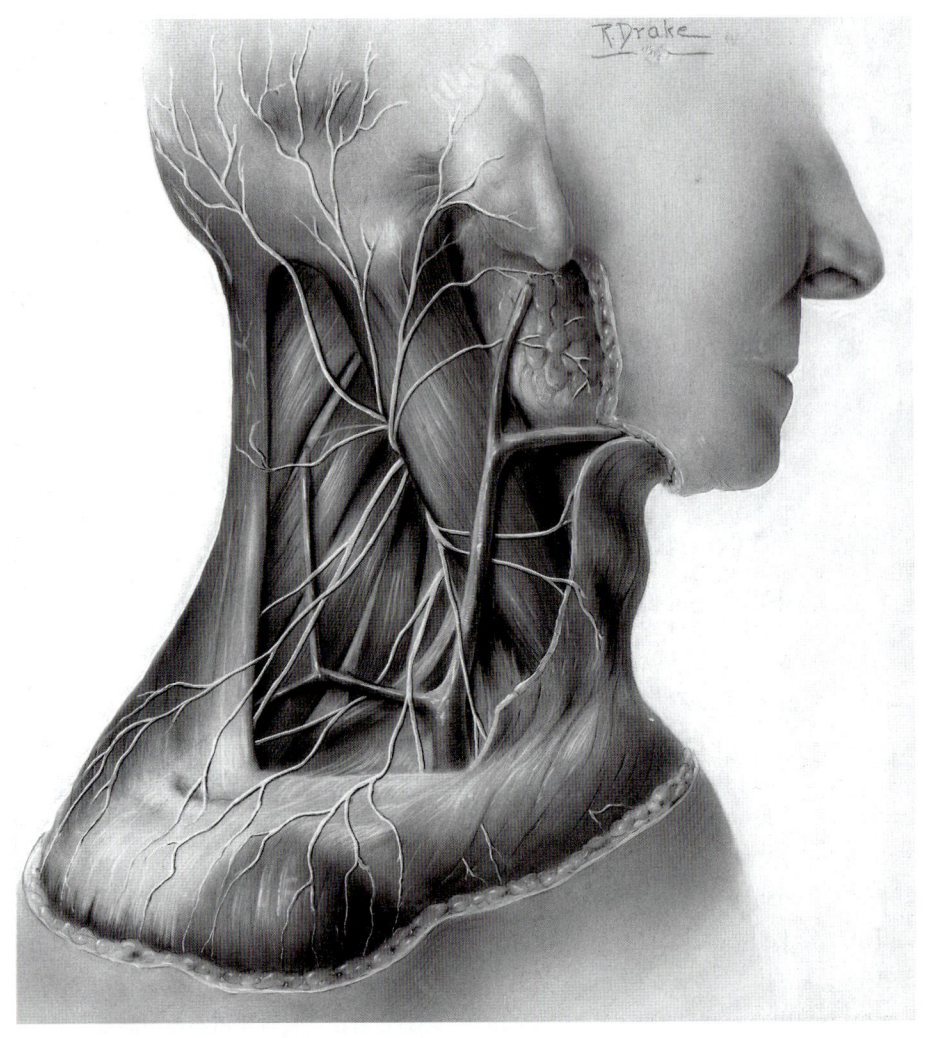

図 1-2　胸鎖乳突筋後縁から皮下へ現れる頸神経叢皮枝
(Labat G. Regional anesthesia: its technic and clinical application. Philadelphia and London: W.B. Saunders; c1922 より)

な結果が得られてきた。この方法は，ブロック針以外の特別な装置は不要であるが，神経解剖学を熟知する必要があり，また患者の協力も必須であることがポイントである。患者から適切で有用な情報を得るために，鎮静は最小限とすることが望ましい。これまで，ブロック針先端が神経に接触することにより，感覚異常が生じると考えられてきた。しかし，ブロック針の針管部分が神経をこすった場合や，ブロック針が神経周囲組織を牽引した場合にも，感覚異常は起こりうる。感覚異常誘発法は患者に苦痛を与えることもあるが，それによる神経障害の増加は臨床研究では認められていない。腋窩での神経ブロックのよう

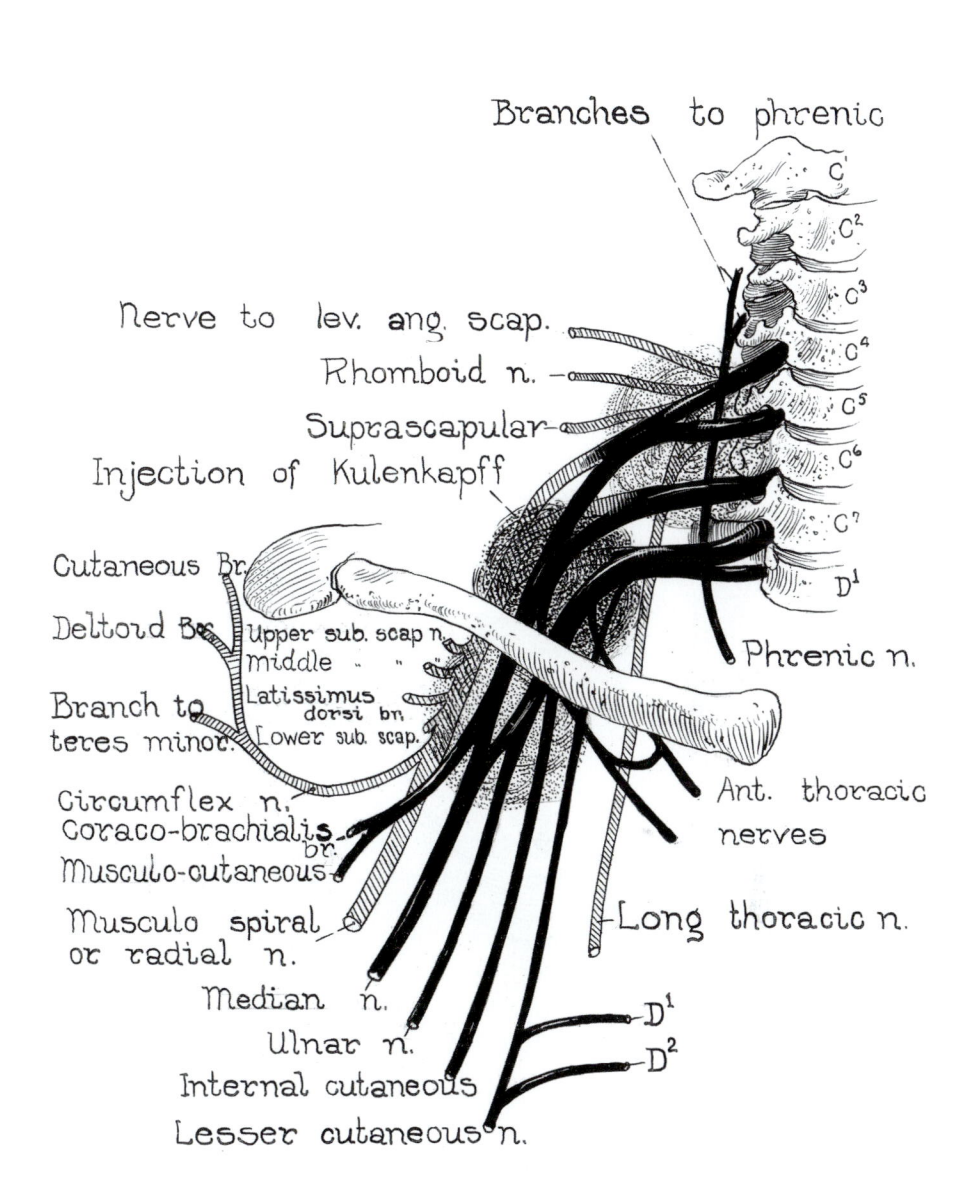

図 1-3 腕神経叢とその鎖骨上枝および鎖骨下枝の図解
(Labat G. Regional anesthesia: its technic and clinical application. Philadelphia and London: W.B. Saunders; c1922 より)

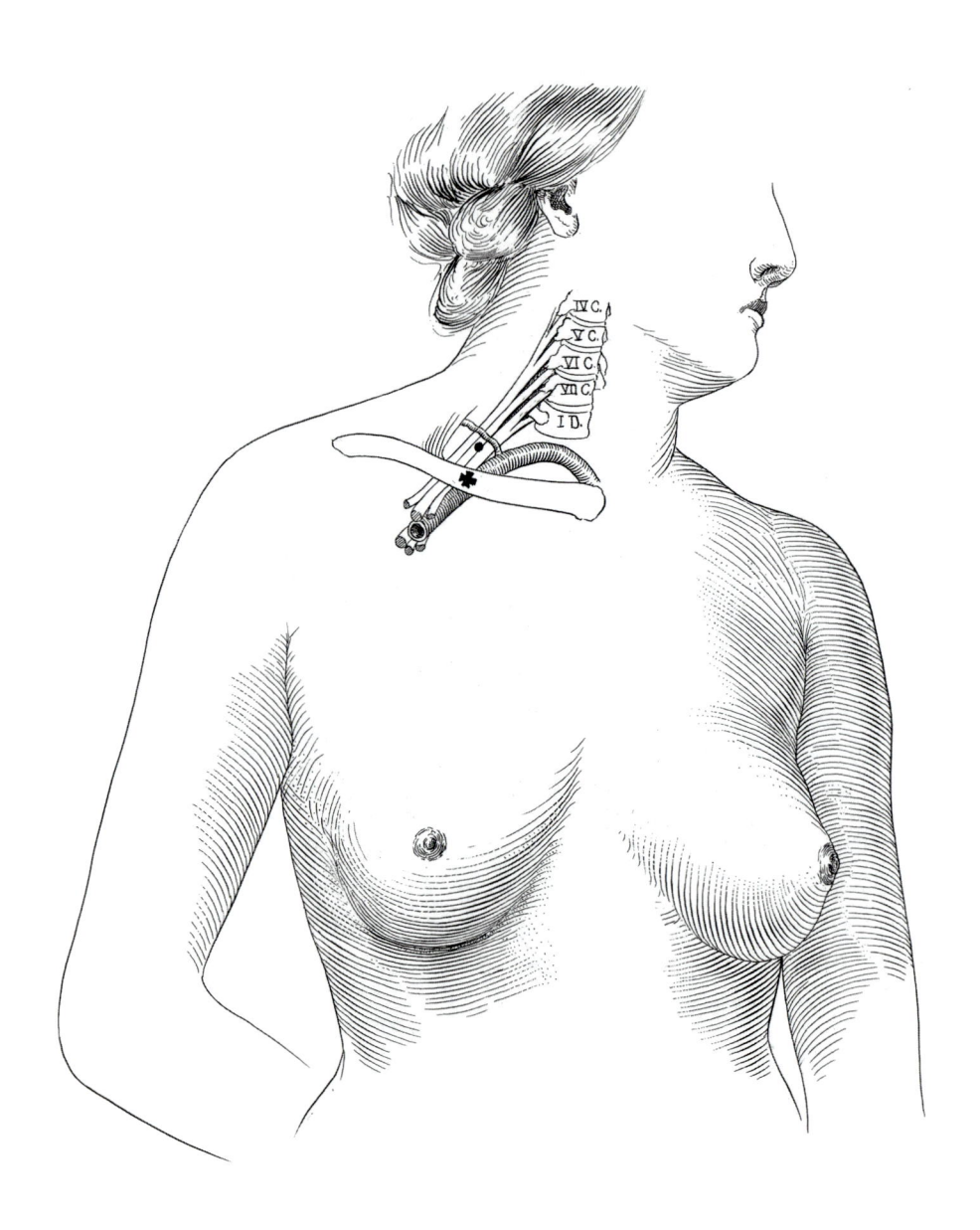

図 1-4　鎖骨上法による腕神経叢ブロック
(Labat G. Regional anesthesia: its technic and clinical application. Philadelphia and London: W.B. Saunders; c1922 より)

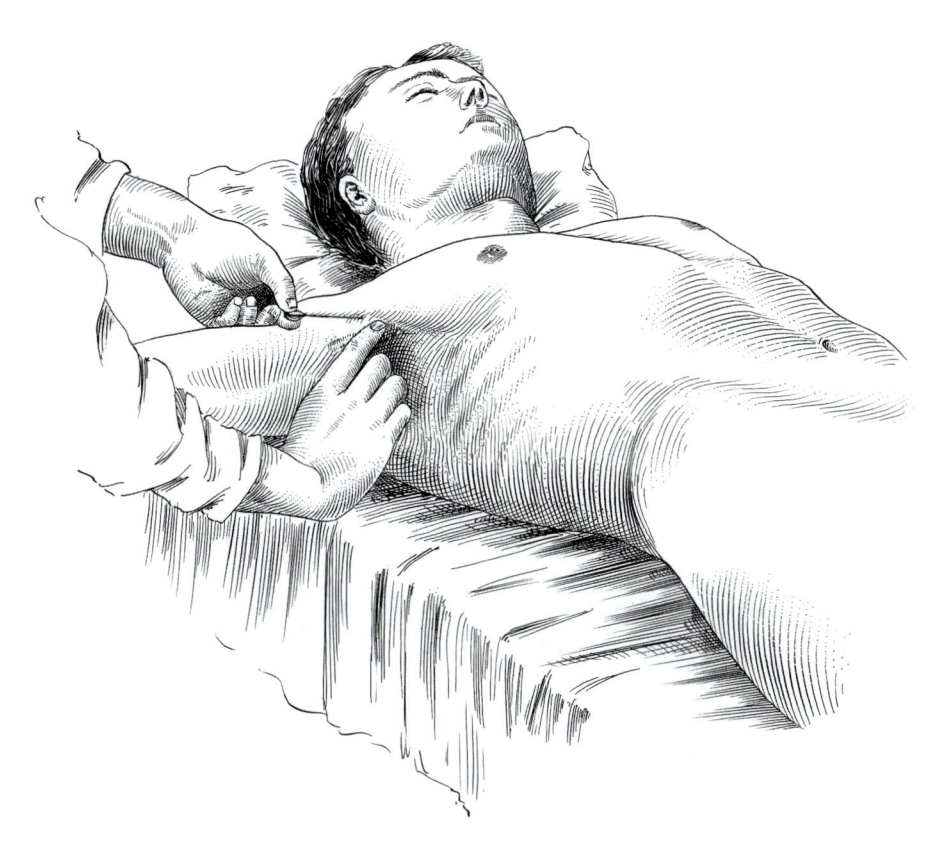

図 1-5　腋窩法による腕神経叢ブロック
(Labat G. Regional anesthesia: its technic and clinical application. Philadelphia and London: W.B. Saunders; c1922 より)

に，別々に枝分かれした末梢神経を感覚異常誘発法でうまくブロックするには，それぞれの神経の感覚異常を誘発して局所麻酔薬を投与するために数カ所で穿刺することが勧められている．

　1980年代に末梢神経電気刺激法が登場し，それまでの長期間にわたって麻酔科医が愛用してきた感覚異常誘発法に取って代わるようになった．その開発が進むにつれ，感覚異常を盲目的に誘発する方法に比べて，末梢神経電気刺激法は神経同定にさらに優れていると考えられるようになった．末梢神経刺激装置で刺激電極付きブロック針から微小電流を流し，ブロック針が神経近傍に達すると，神経の脱分極により筋収縮が起こる．電気刺激には，重要な原則がいくつかある．まず，適切な電気刺激は，Aα群運動神経を刺激してその脱分極を誘発するものである．Aα群神経線維は，Aδ群神経線維やC群痛覚神経線維に比べて，より小さな電流で脱分極を起こす．そのため，痛みの感覚異常を伴わずに，筋収縮が起こる．次に，刺激電極の選択が重要で

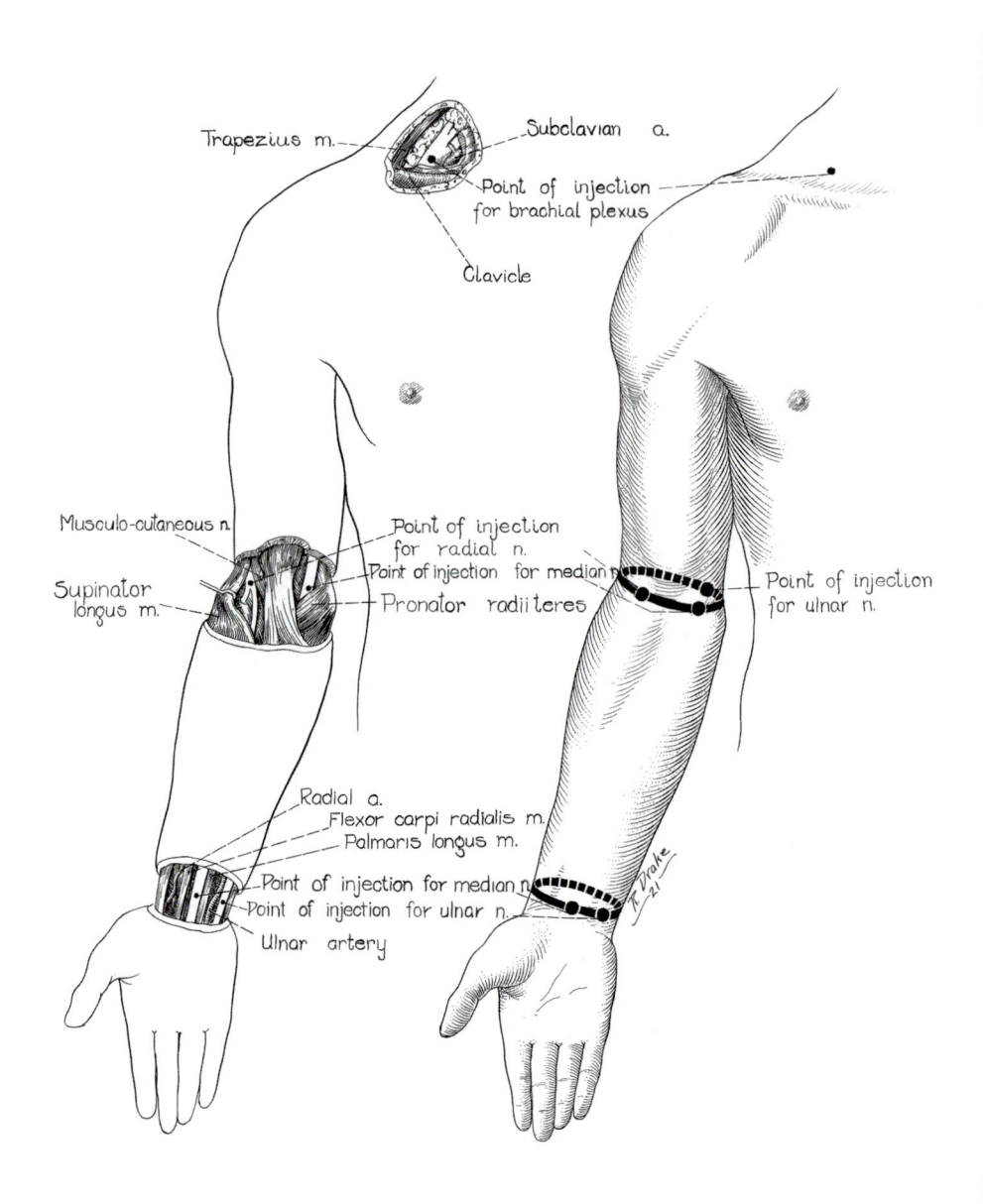

図 1-6　腕神経叢とその分枝のブロック法を示す概略図
(Labat G. Regional anesthesia: its technic and clinical application. Philadelphia and London: W.B. Saunders; c1922 より)

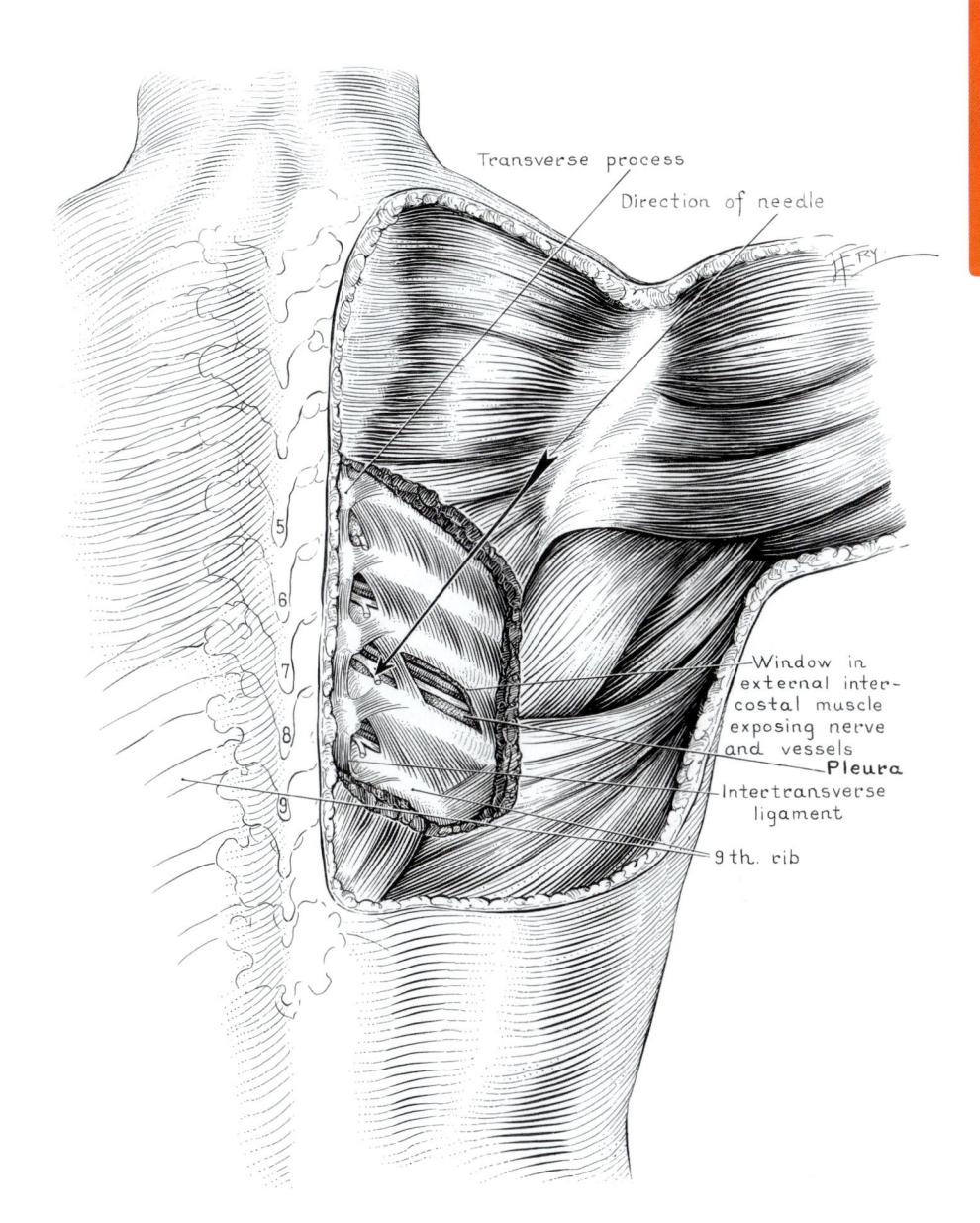

図 1-7　傍脊椎ブロック
(Labat G. Regional anesthesia: its technic and clinical application. Philadelphia and London: W.B. Saunders; c1922 より)

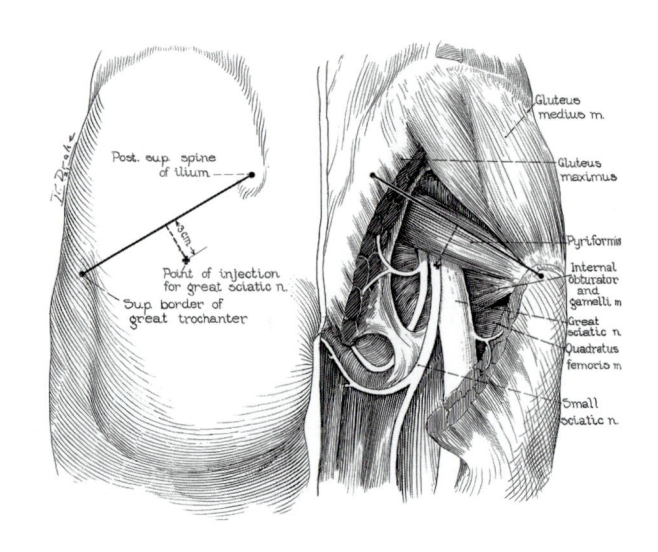

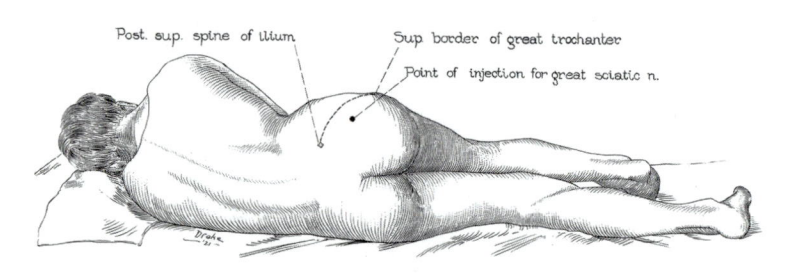

図 1-8　坐骨神経ブロック
(Labat G. Regional anesthesia: its technic and clinical application. Philadelphia and London: W.B. Saunders; c1922 より)

ある．刺激装置の陰極をブロック針に接続し，陽極は患者の皮膚に付ける．刺激装置の陰極からブロック針で近傍の神経組織へ向けて電流を流すことにより，神経の脱分極が起こる．刺激装置の電極を反対に接続した場合，電流はブロック針から体外へ流れ去り，過分極が起こる．神経刺激装置は，電流量，刺激周波数，持続時間などの電流特性を調節する機能と，電流が正しく流れていることを示す機能を備えている必要がある．

実際のブロックは一般的に，刺激電流の強さを調節しながら行う．1.5 mA を超える強い電流を流すと，ブロック針先端とは異なる組織層の神経も刺激されることがある．これは不必要に強い筋収縮を引き起こし，痛みを伴うこともある．最近の刺激電極付きブロック針はたいてい，先端部分以外が絶縁コーティングされている．このような構造により，電流はブロック針先端から球状に分布し，被刺激領域がより限定される．適切な運動刺激が認められたら，電流量を徐々に減らしながら，針を神経に向けて進めていく．ブロック

が必ず成功する電流閾値は明らかではないが，多くの専門家によると，0.5 mA 以下でも運動刺激が認められれば，局所麻酔薬投与やカテーテル留置を行ってよい．末梢神経は盲目的に刺激することもできるが，だからといって，関連する解剖学や適切な体表ランドマークを熟知する必要がなくなったわけではない．つまり，解剖学に精通するという 20 世紀前半に確立された方法は，今日の神経ブロックにおいても依然として必要不可欠ということである．

今世紀は，比較的強い術後痛の鎮痛目的で，持続末梢神経ブロック（continuous peripheral nerve block）の使用頻度が増加した．末梢神経へのカテーテル留置は，オピオイドの静脈内投与を基本とした術後鎮痛法と比較して，留置部分に限局した持続的な術後鎮痛を可能とし，オピオイドの副作用を軽減して患者満足度を向上させ，リハビリテーションと機能回復を促進し，入院期間を短縮することが明らかとなった．しかし，末梢神経の持続的なブロックを成功させるためには，カテーテルを神経周囲に留置する必要がある．神経周囲へのカテーテル留置には刺激電極付きカテーテルを用いるが，それ以外のカテーテルも留置可能である．刺激電極付きカテーテルを勧める専門家は，目標とする神経近傍にさらに確実にカテーテルを留置できると報告している．刺激電極付きカテーテルの電気生理学的な作用機序は，通常の刺激電極付きブロック針と同じである．刺激電極付きカテーテルは，刺激電極付きブロック針と同様，カテーテル先端に球状の電流分布域をつくりだす．刺激電極付きブロック針により適切な筋収縮が認められるところで，電流をカテーテルに切り替え，同様の筋収縮を確認

しながら，カテーテルを挿入する．こうすることで，局所麻酔薬を投与すべき神経の近傍に，カテーテルを確実に留置できる．

超音波ガイド下神経ブロックは，神経の探索同定法として急速に進歩した．超音波ガイド下に局所麻酔薬を投与すると神経周囲への浸潤が視認できるため，ブロックの成功率が高まる可能性がある．超音波装置の技術的進歩により画像の質が劇的に改善され，超音波画像を学ぶ医師であれば誰でも，神経とその見え方を識別できるようになった．腕神経叢は表在性であるため描出が良好であり，超音波ガイド下ブロックは上肢の手術の麻酔に最適である．さらに，超音波技術により神経解剖学的理解が深まり，それにより既存の神経ブロック法の教育が容易となり，新しい方法の開発も促進されると思われる．

神経ブロックの重要性

Carl Koller，Gaston Labat，William Halsted などの先達は，末梢神経ブロック（peripheral nerve block）により手術に適した麻酔ができるという貴重な知見を我々に伝えた．神経ブロックは今日，手術や術後鎮痛における全身麻酔の代替法として，ますます一般的になっている．優れた鎮痛と，全身麻酔とその合併症を避けうることから，神経ブロックは医師と患者双方の興味を引いた．さらに神経ブロックには，オピオイド投与の節減と，悪心，嘔吐，瘙痒，傾眠といったオピオイド副作用の軽減というメリットもある．また，神経ブロックを用いれば回復室入室時間が短縮あるいは不要となり，リハビリテーションが促進され，入院期間も短縮できる．神経ブロックや経口鎮痛薬を併用した多角的な術後鎮痛法を行うと，このような利点

が最大限に発揮され，手術成績が向上すると思われる。

　神経ブロックは，麻酔の臨床において飛躍的に進歩している分野である。臨床で末梢神経ブロックが行われる部位は広範囲に及び，さまざまなアプローチ法や特殊な装置，局所麻酔薬，麻酔補助薬などが用いられている。局所麻酔薬の単回投与法またはカテーテルを用いた持続投与法のいずれでも，術中麻酔と術後鎮痛が可能である。麻酔科医は，患者や手術術式，さらにそれぞれの技量に応じて適切な神経ブロックを行うことができる。

神経ブロックの意義

　今日の臨床では，神経ブロック法の社会経済的意義と臨床的重要性はますます増大している。例えば，患者満足度に関する研究によれば，神経ブロックによる悪心と嘔吐の回避は，常に患者にとって最大の関心事の1つである。医療における競争が激しくなると，患者の満足度が高く麻酔と手術の結果が良好であることは，患者が病院を選ぶうえで大きなウエートを占めるようになるだろう。さらに，全身麻酔に比べて神経ブロックは，回復とリハビリテーションを促進し入院を短縮することから，対費用効果に優れている。神経ブロックにより，さらに大掛かりで複雑な手術を，外科医が日帰りで行うことが可能になる。日帰り手術化は最近の趨勢であり，医療費増加の抑制に貢献すると考えられる。そのうえ，神経ブロック法とその長所のおかげで，以前なら合併症のため手術の適応外とされていた高齢患者に対して，手術の施行が可能になる。

　新たに開発された局所麻酔薬製剤法は，神経ブロックの可能性をさらに広げた。局所麻酔薬の単回投与による感覚遮断作用を延長させる可能性に関して，マイクロスフェア製剤，リピドマイクロスフェア製剤，さらにナノスフェア製剤といった新技術の研究が進められてきた。現在のところ，これらの新型製剤には，安全で一定した薬物放出，予測不可能な血中薬物濃度，局所麻酔薬の神経毒性といった点に関して問題がある。

まとめ

　神経ブロックの臨床に対する関心が再び高まり，幅広く用いられるようになっている。関連技術や神経同定法の進歩とブロックの成功率や安全性の向上により，周術期疼痛管理や患者満足度，手術成績や患者の生活の質が高まった。近年，神経ブロックは進歩を遂げたが，新しい治療法や製剤技術，神経ブロックの経済効果を評価するために，適切な前向き無作為化比較試験を中心としたさらなる研究が必要である。先達や現在の麻酔科医による努力は注目に値するものであり，これにより神経ブロックには，輝かしく実り豊かな将来が保証されつつある。1922年にWilliam J. Mayoは，「神経ブロックは十分定着する」と予言した。彼の先見の明は当時と同様，ほぼ1世紀たった現在でも正鵠を得たものである。

参考文献

Bacon DR. Regional anesthesia and chronic pain therapy: a history. In: Brown DL, editor. Regional anesthesia and analgesia. Philadelphia: W.B. Saunders; c1996. p.10-22.

Brown DL, Winnie AP. Biography of Louis Gaston Labat, M.D. Reg Anesth. 1992 Sep-Oct; 17(5): 249-62.

Côté AV, Vachon CA, Horlocker TT, Bacon DR. From Victor Pauchet to Gaston Labat: the transformation of regional anesthesia from a surgeon's practice to the physician anesthesiologist. Anesth Analg. 2003 Apr; 96(4): 1193-200.

De Andrés J, Sala-Blanch X. Peripheral nerve stimulation in the practice of brachial plexus anesthesia: a review. Reg Anesth Pain Med. 2001 Sep-Oct; 26(5): 478-83.

Ford DJ, Pither C, Raj PP. Comparison of insulated and uninsulated needles for locating peripheral nerves with a peripheral nerve stimulator. Anesth Analg. 1984 Oct; 63(10): 925-8.

Goerig M, Agarwal K, Schulte am Esch J. The versatile August Bier (1861-1949), father of spinal anesthesia. J Clin Anesth. 2000 Nov; 12(7): 561-9.

Halsted WS. Practical comments on the use and abuse of cocaine: suggested by its invariably successful employment in more than a thousand minor surgical operations. N York M J. 1885; 42: 294.

Horlocker TT. Peripheral nerve blocks: regional anesthesia for the new millennium. Reg Anesth Pain Med. 1998 May-Jun; 23(3): 237-40.

Horlocker TT, Wedel DJ. Ultrasound-guided regional anesthesia: in search of the holy grail. Anesth Analg. 2007 May; 104(5): 1009-11.

Ilfeld BM, Enneking FK. Continuous peripheral nerve blocks at home: a review. Anesth Analg. 2005 Jun; 100(6): 1822-33.

Koller C. Personal reminiscences of first use of cocain as local anesthetic in eye surgery. Anesth & Analg. 1928; 7: 9-11.

Kopp SL, Horlocker TT, Bacon DR. The contribution of John Lundy in the development of peripheral and neuraxial nerve blocks at the Mayo Clinic: 1925-1940. Reg Anesth Pain Med. 2002 May-Jun; 27(3): 322-6.

Kulenkampff D. Anesthesia of the brachial plexus. Zentralbl f Chir. 1911; 38: 1337-40. German.

Liu SS, Strodtbeck WM, Richman JM, Wu CL. A comparison of regional versus general anesthesia for ambulatory anesthesia: a meta-analysis of randomized controlled trials. Anesth Analg. 2005 Dec; 101(6): 1634-42.

Liu SS, Wu CL. The effect of analgesic technique on postoperative patient-reported outcomes including analgesia: a systematic review. Anesth Analg. 2007 Sep; 105(3): 789-808.

Marhofer P, Chan VW. Ultrasound-guided regional anesthesia: current concepts and future trends. Anesth Analg. 2007 May; 104(5): 1265-9.

Morin AM, Eberhart LH, Behnke HK, Wagner S, Koch T, Wolf U, et al. Does femoral nerve catheter placement with stimulating catheters improve effective placement? A randomized, controlled, and observer-blinded trial. Anesth Analg. 2005 May; 100(5): 1503-10.

Mulley K. A modification of Kulenkampff's brachial block technic in order to avoid pleural injury. Beitr Klin Chir. 1919; 114: 666-80. German.

Pham-Dang C, Kick O, Collet T, Gouin F, Pinaud M. Continuous peripheral nerve blocks with stimulating catheters. Reg Anesth Pain Med. 2003 Mar-Apr; 28(2): 83-8.

Pulido JN, Bacon DR, Rettke SR. Gaston Labat and John Lundy: friends and pioneer regional anesthesiologists sharing a Mayo Clinic connection. Reg Anesth Pain Med. 2004 Sep-Oct; 29(5): 489-93.

Reding M. A new method of regional anesthesia of the upper extremity. Presse Med. 1921; 29: 294-6. French.

Rodgers A, Walker N, Schug S, McKee A, Kehlet H, van Zundert A, et al. Reduction of postoperative mortality and morbidity with epidural or spinal anaesthesia: results from overview of randomised trials. BMJ. 2000 Dec 16; 321(7275): 1493.

Salinas FV, Neal JM, Sueda LA, Kopacz DJ, Liu SS. Prospective comparison of continuous femoral nerve block with nonstimulating catheter placement versus stimulating catheter-guided perineural placement in volunteers. Reg Anesth Pain Med. 2004 May-Jun; 29(3): 212-20.

Smith HM, Bacon DR. The history of anesthesia. In: Barash PG, Cullen BF, Stoelting RK, editors. Clinical anesthesia. 5th ed. Philadelphia: Lippincott Williams & Wilkins; c2006. p.3-26.

Urmey WF, Stanton J. Inability to consistently elicit a motor response following sensory paresthesia during interscalene block administration. Anesthesiology. 2002 Mar; 96(3): 552-4.

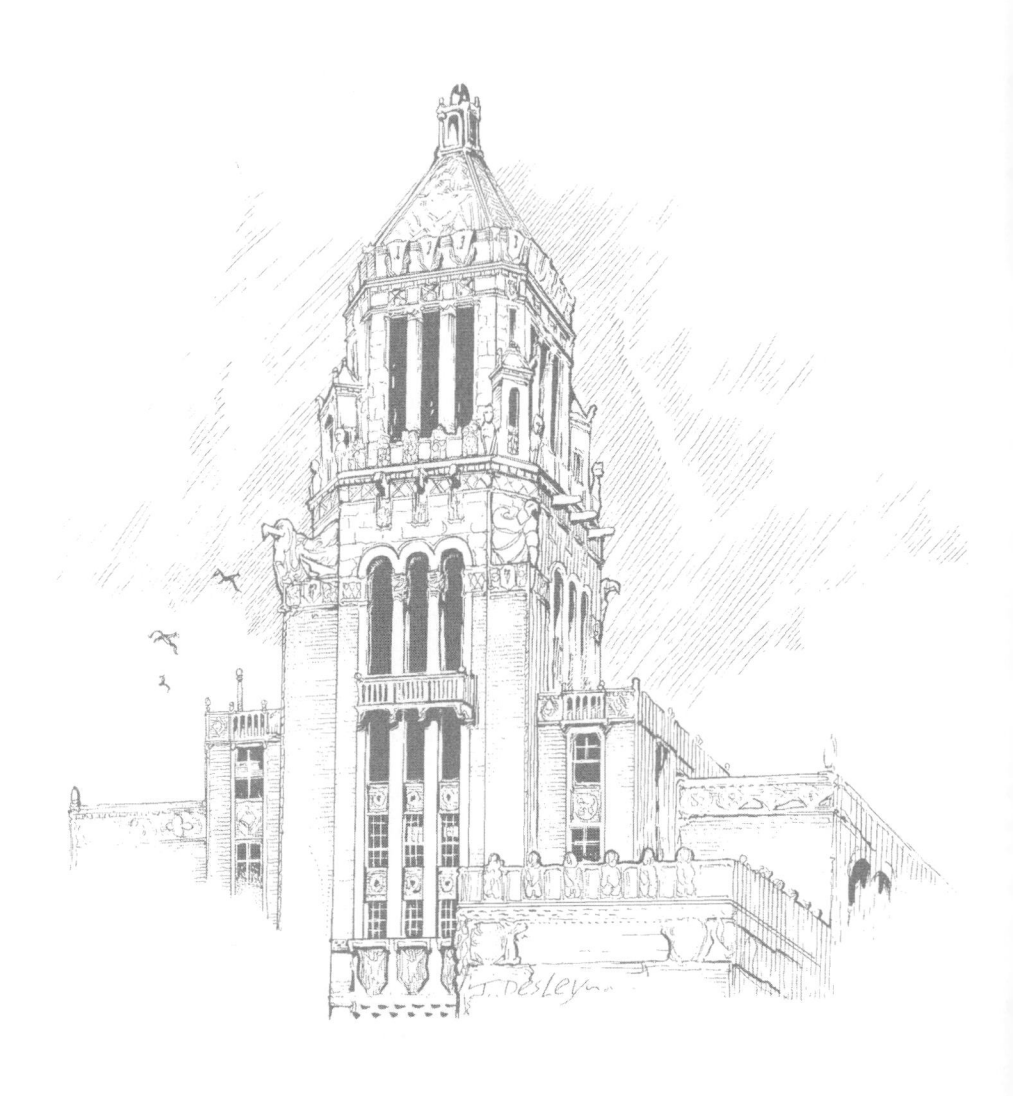

2章

神経ブロックの薬理学

Christopher M. Duncan, M.D.
Paula A. Craigo, M.D.

　局所麻酔薬は1世紀以上にわたって，手術患者の麻酔目的に使われ続けている。1884年に William Halsted は，手術の麻酔を行うために，初めてコカインを感覚神経周囲に直視下注入した。それ以来，局所麻酔薬やその他の補助的薬物は，四肢の手術における麻酔や周術期疼痛管理において重要な役割を果たしてきた。今日では使用可能な局所麻酔薬も多種類となり，麻酔科医はこれらを状況に応じて使い分けて，神経ブロックの手技，患者満足度，安全性に関する問題解決をはかることができる。補助的な薬物を併用して，局所麻酔薬の効果を増強することもできる。

作用機序

　局所麻酔薬は，神経細胞膜の電位依存性ナトリウムチャネルを介したナトリウム流入を阻害する。ナトリウム流入阻害は活動電位発生を抑制し，神経伝達をすべて遮断する。局所麻酔薬の作用部位は，ナトリウムチャネルの細胞質側であると考えられている。そのため，局所麻酔薬が細胞質側の作用部位に結合するには，まず神経細胞膜を通り抜ける必要がある。局所麻酔薬のうち，脂質二重層を容易に通過する脂溶性化合物は，非脂溶性の薬物よりも迅速に受容体部位と結合する。さらに，局所麻酔薬は，ナトリウムチャネルが"開口状態"にある場合の方が，容易に結合する。

そのため，局所麻酔薬に曝露した場合，高頻度で興奮する神経細胞は伝達遮断が速やかに起こりやすい。

薬物特性
力価
　局所麻酔薬の力価，すなわち目的とする効果を発揮する能力は，主として脂溶性に関連する。脂質親和性の高い局所麻酔薬は，神経細胞膜を通過しやすい。その結果，より少量の薬物でより高度な伝導遮断が起こる。このように，ブピバカインなどの脂質親和性が高い局所麻酔薬は，クロロプロカインなど脂質親和性の低いものに比べて，より力価が高い。

作用発現
　局所麻酔薬のpK_aと総投与量は，その作用発現に大きく影響する。イオン化されていない局所麻酔薬は，イオン化されたものより容易に脂質二重層を通過する。そのため，神経組織への透過性は，pK_aが生体のpHに近い局所麻酔薬，つまり非イオン化型の濃度が高いものの方が優れている。リドカイン（pK_a = 7.8）やメピバカイン（pK_a = 7.7）の伝導遮断作用が早く発現するのは，このためである。

持続時間
　局所麻酔薬の作用持続時間は主として，血漿タンパク（α_1酸性糖タンパク）結合率と関連する。ブピバカインのようにタンパク親和性の高い局所麻酔薬は，リドカインのように低親和性のものに比べて，作用持続時間が長い。最近，局所麻酔薬のリポソーム内封入により，麻酔鎮痛作用の持続時間が大幅に延長することが示された。

用量
　表2-1に，神経ブロックに頻用される局所麻酔薬を示した。局所麻酔薬の最大投与量は製薬会社によるもので，エビデンスに基づいたものではない。一般論として，全身毒性や神経毒性のリスクを最小化するため，最小有効量と最小有効濃度で使用するべきである。

　局所麻酔薬の投与量は，個々の症例に応じ，注入部位，患者の年齢と体重，薬理作用や毒性に影響を与えうる術前合併症などに基づいて調節すべきである（表2-2）。局所麻酔薬の大量投与を行う場合は，局所麻酔薬が蓄積するリスクがあるため，これらの条件を考慮することが特に重要である。同様に，局所麻酔薬の反復投与や持続投与を行う際も，これらを考慮に入れる。

代謝
　局所麻酔薬はアミド型とエステル型に分類

表2-1　神経ブロックに頻用される局所麻酔薬と最大投与量

局所麻酔薬	最大投与量（mg）
リドカイン	300
アドレナリン添加	500
メピバカイン	400
アドレナリン添加	550
ブピバカイン	175
アドレナリン添加	225
持続投与	400/24時間
ロピバカイン	225
アドレナリン添加	225
持続投与	800/24時間

Lennon RL, Horlocker TT, editors. Mayo Clinic analgesic pathway: peripheral nerve blockade for major orthopedic surgery. Rochester (MN): Mayo Clinic Scientific Press and Boca Raton (FL): Taylor & Francis; c2006 より改変して引用。

表 2-2　局所麻酔薬の薬理作用に影響を与える患者因子

因子	投与量の調節
年齢 　＜4カ月 　＞70歳	 15％減量 10〜20％減量
腎機能障害	持続投与の場合を含め，10〜20％減量
肝機能障害	10〜20％減量。持続投与の場合はさらに減量
うっ血性心不全	持続投与の場合を含め，10〜20％減量
妊婦	局所麻酔薬への感受性が亢進しているため，低濃度で投与する

Lennon RL, Horlocker TT, editors. Mayo Clinic analgesic pathway: peripheral nerve blockade for major orthopedic surgery. Rochester (MN): Mayo Clinic Scientific Press and Boca Raton (FL): Taylor & Francis; c2006 より改変して引用。

される。これら2つは，代謝される臓器とそのメカニズムが異なる。エステル型は，偽コリンエステラーゼの加水分解により代謝される。エステル型の加水分解は非常に迅速で，その代謝産物は水溶性で尿中に排泄される。パラアミノ安息香酸（PABA）は重要な代謝産物の1つであり，アレルギー反応と関連する。一方アミド型は，肝臓のミクロソーム酵素により代謝される。代謝速度は薬物によってそれぞれ異なるが，エステル型の加水分解よりははるかに遅い。肝機能低下，あるいはうっ血性心不全などで肝血流が減少した場合，代謝速度が低下して全身毒性が起こりやすくなる。現在，四肢の神経ブロックはほとんどすべてアミド型局所麻酔薬を用いて行われている。

毒性

神経ブロックの合併症はまれではあるが，局所麻酔薬の使用にリスクがないわけではない。これらの薬物は，特に大量投与の場合に，有害な全身性や局所性の副作用を起こしうる。

局所毒性

局所麻酔薬は投与された神経筋組織の微細構造に変化を引き起こす可能性が示唆されている。まれに，これらの変化が強く起こり，臨床的に問題となる神経筋障害が生じることがある。局所麻酔薬の大量投与とアドレナリンなどの添加は，神経障害と筋障害のリスクを高める可能性がある。

全身毒性

中枢神経系と末梢神経系，および心筋刺激伝導系における電気的興奮の伝導機序は，すべて同じである。局所麻酔薬の作用は末梢神経に特異的ではないため，重篤で致命的となりうる副作用が中枢神経系や心筋で起こるリスクがある。局所麻酔薬中毒は，局所麻酔薬が血管内へ直接注入されるか，あるいは間接的に吸収されることで起こる。一般に腕神経叢ブロックでは，仙骨麻酔や肋間神経ブロックなど他の部位への局所麻酔薬投与に比べて，血管内への吸収が相対的に少ない。それゆえ，腕神経叢ブロックに伴う局所麻酔薬中毒の大部分は，不用意な血管内投与によって引き起こされている。

局所麻酔薬中毒の症状と徴候は，進行性に現れる。最初に，耳鳴りや口唇部のしびれなど，興奮性の中枢神経症状が現れる。続いて，意識レベル低下や意識消失など中枢神経抑制と心電図異常が起こり，最終的に心停止となる。中毒症状の進行は薬物血中濃度の上昇と相関し，急激な上昇はより重篤な中毒を引き起こす。局所麻酔薬がいくつか同時に使用された場合，薬物濃度や有害作用には相加的な傾向が認められる。

治療

患者に局所麻酔薬中毒の症状や徴候が現れたら，それ以上の局所麻酔薬投与は直ちに中止する。局所麻酔薬中毒の治療は他の救急処置と同様であり，気道，呼吸，循環を適切に維持することが中心となる。十分な酸素化と換気は，アシドーシスの進行を避けるために最も重要である。痙攣を起こした場合，チオペンタール，プロポフォール，ベンゾジアゼピンなどを少量投与すれば，循環抑制を起こすことなく全身性の強直性間代性痙攣を治療できる。心毒性の場合は，局所麻酔薬が十分に代謝排泄され，心拍調律と血行動態が安定するまで，主に対症療法を行う。ブピバカインはタンパク結合率が高いため，人工心肺を含めた長時間の蘇生が必要となることがある。最近のエビデンスによると，局所麻酔薬の心毒性に対する治療法として，脂肪乳剤静注の有効性が示されている。

補助薬物

adjuvant（補助薬）という言葉はラテン語由来であり，英語の "to" を意味する "ad" と，同じく "help" を意味する "juvare" からなる。局所麻酔薬による神経ブロック効果の延長や増強を目的として併用されてきた補助薬がいくつかある。

アドレナリン

神経ブロックで最もよく併用されるのは，アドレナリンである。局所麻酔薬に添加した場合，アドレナリンの交感神経刺激活性は次の2点で役立つ。まず，血管内への誤投与や吸収が，頻拍と全身の血管収縮により早期に発見できる。次に，血管を収縮させて局所麻酔薬の血管内吸収を遅らせる。その結果，血中濃度上昇が抑制され，神経と局所麻酔薬の接触時間が増加し，神経ブロックの効果が延長する。

アドレナリンは，局所麻酔薬1 mLあたり$1.7 \sim 5 \mu g$（1：60,000〜1：20,000）を添加する。アドレナリンの濃度が$5 \mu g/mL$までは，その効果は用量依存性に増大する。これより高い濃度で用いても，神経ブロックのさらなる質の向上や持続時間の延長は得られず，副作用だけが増加するリスクがある。アドレナリン添加済みの市販製剤は，使用直前に添加する場合に比べてpHが低い。pHが低いと，イオン化された局所麻酔薬分子の割合が高くなる。イオン化型は神経細胞膜を通過しにくいため，局所麻酔薬の作用発現が遅れる。ロピバカインのように，もともと血管収縮作用をもつ局所麻酔薬にアドレナリンを添加しても，ブロックの持続時間は延びない可能性がある。しかし，全身への吸収や血管内注入は，アドレナリン添加により容易に発見できる。

アドレナリンの添加にはリスクがあり，四肢の遠位末梢や指の神経ブロックには使用すべきでない。血管収縮作用により神経の血流が減少し，虚血による神経障害が起こりやす

くなる可能性がある。これは，術前に微小血管障害や神経障害を認める患者で，特に問題となる。低濃度のアドレナリン（1.7〜2.5μg/mL）は，神経の血流にほとんど影響しないことが明らかにされており，高リスク患者に神経ブロックを行う際の安全な選択肢として考慮するべきである。また，アドレナリンの血管内注入や全身吸収により頻脈を起こすと，高リスク患者の心筋虚血を引き起こしかねない。血管内注入を発見するためのアドレナリン添加は，神経虚血や心筋虚血のリスクと天秤にかけて考慮する。一般に，神経ブロックでは局所麻酔薬が大量に投与されるため，アドレナリン添加のメリットは，そのリスクを上回ると考えられる。

クロニジン

　クロニジンは $α_2$ 刺激薬であり，神経ブロックの効果を延長する可能性がある。その正確な作用機序は解明されていないが，局所投与でも全身投与でも有効に作用すると考えられる。しかし，おそらくクロニジンは末梢性に作用して効果を発揮し，その作用は用量依存性であるとされている。クロニジンは，メピバカインなど中間時間作用性の局所麻酔薬に添加した際に最も効果的であると考えられ，術後に鎮痛薬投与が必要となるまでの時間が確実に延びる。ブピバカインなど長時間作用性の局所麻酔薬と併用した場合は，それほどはっきりとした効果は得られない。神経ブロックにおける投与量（1〜1.5μg/kg）では，徐脈，低血圧，鎮静など，一般的に報告されている副作用は起こらないと思われる。

他の補助薬物

　トラマドール，オピオイド，ベラパミル，ネオスチグミン，ヒアルロニダーゼなどの併用に関して，文献報告がある。しかしこれらの薬物で，神経ブロックの質を明らかに改善したり，持続時間を大幅に延長するような作用を有するものは見あたらない。

参考文献

Auroy Y, Narchi P, Messiah A, Litt L, Rouvier B, Samii K. Serious complications related to regional anesthesia: results of a prospective survey in France. Anesthesiology. 1997 Sep; 87(3): 479-86.

Faccenda KA, Finucane BT. Complications of regional anaesthesia: incidence and prevention. Drug Saf. 2001; 24(6): 413-42.

Korevaar WC, Burney RG, Moore PA. Convulsions during stellate ganglion block: a case report. Anesth Analg. 1979 Jul-Aug; 58(4): 329-30.

Neal JM, Hebl JR, Gerancher JC, Hogan QH. Brachial plexus anesthesia: essentials of our current understanding. Reg Anesth Pain Med. 2002 Jul-Aug; 27(4): 402-28. Erratum in: Reg Anesth Pain Med. 2002 Nov-Dec; 27(6): 625.

Rosenberg PH, Veering BT, Urmey WF. Maximum recommended doses of local anesthetics: a multifactorial concept. Reg Anesth Pain Med 2004 Nov-Dec; 29(6): 564-75.

Rosenblatt MA, Abel M, Fischer GW, Itzkovich CJ, Eisenkraft JB. Successful use of a 20% lipid emulsion to resuscitate a patient after a presumed bupivacaine-related cardiac arrest. Anesthesiology. 2006 Jul; 105(1): 217-8.

Singelyn FJ, Gouverneur JM, Robert A. A minimum dose of clonidine added to mepivacaine prolongs the duration of anesthesia and analgesia after axillary brachial plexus block. Anesth Analg. 1996 Nov; 83(5): 1046-50.

© John W. Desley -73

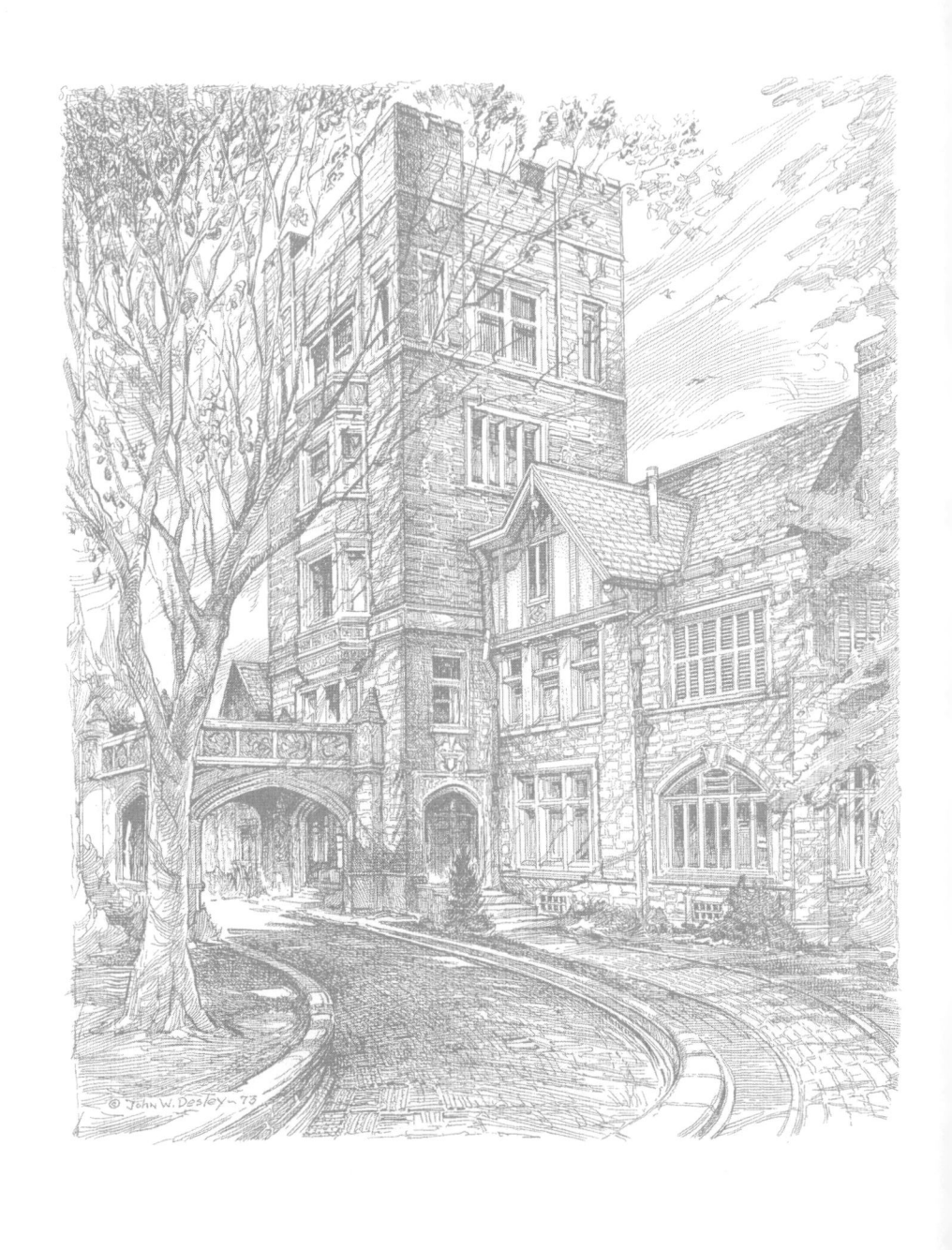

3章

神経ブロックの合併症

James R. Hebl, M.D.

　周術期の麻酔，鎮痛目的で神経ブロックが行われる機会が，ここ数年で劇的に増加している。神経ブロックが増加した理由は，表3-1にあげたような利点に加えて，脊髄くも膜下麻酔や硬膜外麻酔のような従来法につき物の合併症を避けられるためである。つまり，周術期の抗凝固療法，感染性合併症とそのリスク，交感神経遮断による循環動態の不安定化，外来手術患者の在院時間延長などの問題が軽減される。

　それでも，神経ブロックには特有の合併症が起こりうる。周術期の積極的な抗凝固療法，新しいブロック法，持続カテーテル留置などの診療やブロック法の変化，またブロック件数の増加に伴い，合併症報告も多くなり始めている。これらの合併症の多くは，末梢神経損傷や局所麻酔薬中毒といった神経合併症，出血や血管傷害，感染，末梢神経カテーテル

表3-1　神経ブロックの利点

- 優れた術後鎮痛
- 鎮痛効果によるリハビリテーション促進
- 周術期の悪心と嘔吐の減少
- 全身麻酔からの迅速な覚醒と回復
- 早期離床（片側性ブロックの場合）
- オピオイド使用の回避による清明な意識状態の維持
- 早期退院
- 在院期間短縮
- 持続カテーテル法が利用可能

留置による持続神経ブロック法に関連するもの，などに分類される。

神経ブロックと神経合併症

　神経ブロックの合併症として周術期の神経損傷が起こりうることは，以前から知られていた。Neuhofは1914年，原疾患によるとは考えられない橈骨神経麻痺が腕神経叢ブロック後に発生した症例を報告している。その後，WoolleyとVandamは文献レビューで，腕神経叢ブロック後に遷延性の神経障害をきたした数症例について報告した。このレビューでは，神経損傷の頻度は0.1〜5.6％であり，その多くは機械的損傷か局所麻酔薬の神経毒性によるとされた。WoolleyとVandamは「細いブロック針を使用して神経損傷を避けることと，血腫形成を避けること」を，第一目標としてあげた。さらに彼らは，「患者が神経ブロックを不快に感じず，詳細まで鮮明に思い出すことがないように，適切に鎮静すること」を勧めた。

神経合併症の発生とその原因

　Auroyらはフランスで大規模な前向き調査を行い，局所麻酔に関連する重大な合併症の発生率と特徴を検討した。5カ月にわたって総計103,730件の局所麻酔症例が集められたが，そのうち脊髄くも膜下麻酔や硬膜外麻酔が71,053件，神経ブロックが21,278件，静脈内区域麻酔が11,229件であった。局所麻酔に関連した神経合併症は34件（0.03％）認められた。これは局所麻酔に関連した全合併症の26％に相当した。34件の神経合併症のうち，24件（70％）は脊髄くも膜下麻酔，6件（18％）は硬膜外麻酔，4件（12％）は神経ブロックで起こった。その他の神経ブロックの合併症として，心停止（0.01％），死亡（0.005％），痙攣（0.08％），神経根障害（0.02％）が認められた。神経合併症はすべて手術後48時間以内に起こり，85％の症例で3カ月以内に軽快した。脊髄くも膜下麻酔後の神経根障害19件のうち12件（63％）と，硬膜外麻酔や神経ブロック後の神経根障害全例で，ブロック針刺入時の感覚異常や局所麻酔薬投与時の疼痛が認められた。術後の神経根障害はすべて，感覚異常と同じ部位で発生した。

　Auroyらは10カ月間の追跡調査を行い，神経ブロック50,223件を含む158,083件を追加して検討した。局所麻酔と関連した重大な合併症の発生率は，全体として約1万件中4件（0.04％）であった（表3-2）。興味深いことに，神経ブロックに限ってリスクを検討した結果も，発生率は全く同じ1万件中4件（0.04％）であった。しかし，大腰筋筋溝ブロックは，他の神経ブロックと比較して，合併症発生率がかなり高かった（表3-3）。

　Auroyらはまた，他の局所麻酔に比べて，脊髄くも膜下麻酔で心停止と神経損傷の発生率が非常に高いことを見いだした（表3-2）。同様の結果は，最初の論文でも報告されている。明らかに局所麻酔法が原因と考えられる神経合併症は26件（0.02％）であり，このうち16症例は6カ月以内に完全に回復した。神経ブロック後に神経合併症を認めた12人の症例のうち，7例では症状が6カ月以上持続した。この12症例のうち9例で，電気刺激法によるブロックが行われていた。

　こうした知見に基づいて，Auroyらは，ブロック針による神経損傷と局所麻酔薬の神経毒性が大部分の神経合併症の主要な原因であると結論した。さらに，重大な麻酔関連合

表 3-2　局所麻酔に関連する重大な合併症[*1]

麻酔法	心停止	呼吸不全	死亡	痙攣	神経損傷
脊髄くも膜下麻酔（41,251 件）	10（2.4）	2（0.5）	3（0.7）	1（0.2）	14（3.4）
硬膜外麻酔（35,379 件）	0	3（0.8）	0	3（0.8）	0
神経ブロック（50,223 件）	1（0.2）	2（0.4）	1（0.2）	6（1.2）	12（2.4）
静脈内区域麻酔（4,448 件）	0	0	0	0	0
眼球周囲麻酔（17,071 件）	0	0	0	0	0
合計（158,083 件）[*2]	11（0.7）	7（0.4）	4（0.3）	10（0.6）	26（1.6）

[*1] 各合併症の項の（　）内は 1 万例あたりの発生率を示す。
[*2] その他のブロック法による 9,711 件は，この表には示していない。

Auroy Y, Benhamou D, Bargues L, Ecoffey C, Falissard B, Mercier F, et al. Major complications of regional anesthesia in France: the SOS Regional Anesthesia Hotline Service. Anesthesiology, 2002 Nov; 97(5): 1274-80.

表 3-3　神経ブロックに関連する重大な合併症[*1]

麻酔法	心停止	呼吸不全	死亡	痙攣	神経損傷
斜角筋間法による腕神経叢ブロック（3,459 件）	0	0	0	0	1（2.9）
鎖骨上法による腕神経叢ブロック（1,899 件）	0	0	0	1（5.3）	0
腋窩法による腕神経叢ブロック（11,024 件）	0	0	0	1（0.9）	2（1.8）
上腕骨中央部でのブロック（7,402 件）	0	0	0	1（1.4）	1（1.4）
大腰筋筋溝ブロック（394 件）	1（25.4）	2（50.8）	1（25.4）	1（25.4）	0
大腿神経ブロック（10,309 件）	0	0	0	0	3（3）
坐骨神経ブロック（8,507 件）	0	0	0	2（2.4）	2（2.4）
膝窩神経ブロック（952 件）	0	0	0	0	3（32）
合計（50,223 件）	1（0.2）	2（0.4）	1（0.2）	6（1.2）	12（2.4）

[*1] 各合併症の項の（　）内は 1 万例あたりの発生率を示す。

Auroy Y, Benhamou D, Bargues L, Ecoffey C, Falissard B, Mercier F, et al. Major complications of regional anesthesia in France: the SOS Regional Anesthesia Hotline Service. Anesthesiology, 2002 Nov; 97(5): 1274-80.

併症の発生率は非常に低いが，ベテラン麻酔科医でも起こしうることを示した。こうした知見から，周術期の神経損傷を最小限にするためには，局所麻酔下の患者を持続的に監視することが当然であるばかりか決定的に重要であることが示唆される。

Closed Claims 調査

Cheney らは，麻酔に関する賠償請求において神経損傷が占める割合を明らかにするため，American Society of Anesthesiologists（ASA）の Closed Claims データベースの調査を行った。4,183 件の賠償請求について調査した結果，そのうち 670 件（16％）が麻

酔に関連した神経損傷によるものであった。最も障害が起こりやすい部位は尺骨神経（28％），腕神経叢（20％），腰仙部の神経根（16％），脊髄（13％）であり，残り（22％）はその他の単ニューロパチーによるものであった。全体として，神経障害に対する損害賠償請求は，局所麻酔の方が全身麻酔に比べて頻度が高かった。唯一の例外は尺骨神経の損傷であり，これは主に全身麻酔時に関連して起こっていた（85％）。

腕神経叢損傷の16％では，腋窩法，斜角筋間法，鎖骨上法などの神経ブロック法が原因と特定された。こうした患者の31％は，ブロック針の刺入時や局所麻酔薬の注入時に，感覚異常を経験していた。一方，尺骨神経損傷の30％が神経ブロックによるとされたが，これは機械的損傷によることが明示された。興味深いことに，これらの尺骨神経損傷患者は，感覚異常を経験していない。末梢神経障害は，21％の患者で術後直ちに症状が出現し，62％の患者では術後1～28日（中央値3日）の間に遅れて出現する。術後24時間以内に出現する神経学的欠損症状は，神経内外の血腫，神経内の浮腫，あるいは神経線維損傷が広範で直ちに診断可能な症状として現れた，などの可能性がある。一方，症状が術後数日から数週かけて進行する遅発性の神経障害では，神経線維の変性をきたす組織反応や瘢痕形成など，別の原因が考えられる。しかし，このような反応が機械的損傷によるものか，局所麻酔薬の神経毒性によるものか，あるいはその両方が関与するのかに関しては，明確に結論できるような十分なデータが得られていない。

より最近のClosed Claimsデータベース調査で，Leeらは1980～99年に発生した局所麻酔関連の重大な障害を中心に検討した。その期間には，局所麻酔に関する賠償請求が1,005件届けられた。そのうち368件（37％）は産科関連であり，637件（63％）は産科以外のものであった。産科関連の請求はすべて，脊髄くも膜下麻酔や硬膜外麻酔の合併症に関連していた。一方，産科以外の637件のうちの134件（21％）は，特に神経ブロック中に起こった合併症に関連していた。腋窩法による腕神経叢ブロックが最も多く（44％），次いで静脈内区域麻酔法（21％），斜角筋間法（19％）および鎖骨上法（7％）による腕神経叢ブロックの順であった。50％以上の症例で，神経損傷はブロック手技と関係があった。全体としてみると，一過性や遷延性の末梢神経損傷は，神経ブロックに関する賠償請求134件中の79件（59％）でみられた。末梢神経損傷に関する賠償請求は，上肢のブロックの方が下肢より多い。末梢神経ブロックの他の合併症は，死亡や脳障害（13％），気胸（10％），精神的苦痛（2％），皮膚の炎症反応（2％），その他（14％）などであった。

周術期の神経損傷

神経損傷に関する基礎医学的ならびに臨床的研究が行われ，術後神経機能障害と関連する一般的なリスク因子の同定が試みられた。その結果，周術期の神経損傷のリスクとなりうる患者因子，手術因子，麻酔因子が多数同定された（表3-4）。

患者のリスク因子

周術期の神経損傷に最も関連が高い患者のリスク因子は，男性，加齢，病的なるい痩や肥満，糖尿病既往，などである。また，神経

表3-4 神経損傷のリスク因子

患者のリスク因子	神経障害の既往，加齢，糖尿病の既往，男性，病的なるい痩や肥満
手術のリスク因子	外科的な傷害や伸展，周術期の炎症，ギプスによる圧迫や刺激，駆血帯による虚血，術後感染や膿瘍，患者体位，血流障害，血腫形成
麻酔のリスク因子	局所麻酔薬の神経毒性，ブロック針やカテーテルによる機械的傷害，神経周膜の炎症，血管収縮による虚血性障害

障害の既往を認める患者も，リスクが高い可能性がある。圧迫などの機械的要因，末梢血管障害などによる虚血，シスプラチンによる化学療法などの神経毒性，糖尿病などの代謝異常が原因で神経に慢性的で潜在性の機能低下を認める場合，さらに神経損傷が悪化するリスクが理論上高くなる。"double-crush phenomenon" を初めて報告したのは Upton と McComas であるが，それによれば，神経の機能低下を認める患者は，新たな神経損傷要因となる侵襲によって，別の部位でも神経損傷が起こりやすいことが示唆される（図3-1）。患者のリスク因子，手術のリスク因子，麻酔のリスク因子などさまざまな要因が相伴って，こうした新たな神経損傷性侵襲となりうる。Osterman は，1本の末梢神経上に2カ所で軽度の侵襲が加わった場合，それによる障害は1カ所のみの侵襲に比べて大きいだけでなく，2カ所の障害を足したものよりはるかに大きな影響が出ることを強調している。さらに，同一の神経だけでなく，その神経が関与する伝導系路のどこかに新たな侵襲が加わっても，もとの神経に障害をきたす可能性があることも主張した。それゆえ，神経障害の既往を有する患者に脊髄くも膜下麻酔，硬膜外麻酔，神経ブロックを行うと，理論上は"double-crush phenomenon" のリスクを増加させることになる。

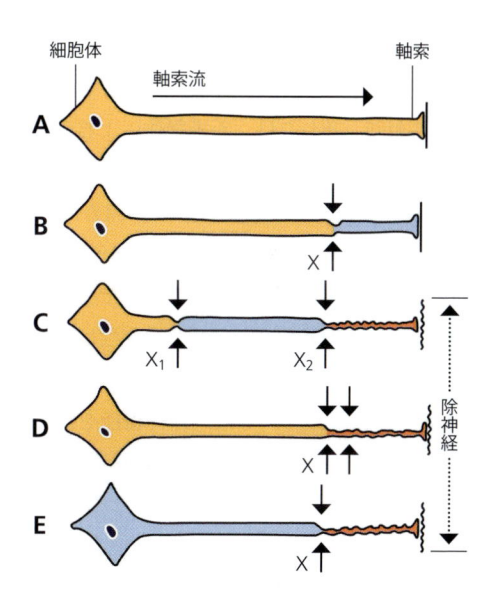

図3-1　除神経に至る神経病変。軸索流を色の違いで示す。軸索流の完全な停止は除神経を招く（C，D，E）。A は，正常神経細胞。B は，軽度の神経損傷を1カ所（X）に生じているが，損傷部位の遠位の除神経を招くほどではない。C は，離れた2カ所（X_1，X_2）に軽度の神経損傷を生じており，遠位の除神経を招く，すなわち "double-crush（二重挫傷）" のリスクがある。D は，深刻な神経損傷を1カ所（X）に生じており，これもまた遠位の除神経を招きうる。E は，中毒，代謝性疾患，虚血性疾患などで軸索の広範囲に潜在性病変が存在し，神経のいたるところで軸索流が損なわれている。症状の有無によらず，X でのわずかな神経損傷により軸索遠位の除神経を招きやすい，つまり double-crush のリスクが高くなっている。

手術のリスク因子

手術のリスク因子には，手術操作による組織の傷害や伸展，血流障害，周術期の感染，血腫形成，長時間の駆血による虚血，ギプスや包帯による圧迫などがある。Horlockerらは，上肢の手術を受けた607症例における1,614件の神経ブロックを対象として，周術期神経損傷の原因を調査した。62件の神経合併症が確認され，そのうち55件（88.7％）が何らかの手術要因によるものと考えられた。それらは，手術操作による直接的な傷害や伸展が40件（73％），炎症や感染が6件（11％），血腫や血流障害が4件（7％），ギプスによる傷害が3件（5％），駆血による虚血が2件（4％）であった。興味深いことに，運動障害を認める合併症はすべて手術要因によって引き起こされていた。14人の患者（25％）では，神経機能を回復するために，さらなる外科的治療が必要であった。

麻酔のリスク因子

周術期の神経損傷を直接的あるいは間接的に引き起こしうる神経ブロックのリスク因子には，ブロック針やカテーテルによる機械的損傷，血管収縮薬や神経浮腫による虚血性の神経損傷，局所麻酔薬の神経毒性が直接引き起こす化学的損傷などがある。ブロック針の太さ，種類，ベベルの形状など，機械的損傷の要因が末梢神経損傷に及ぼす影響を検討した研究がいくつかある。神経束を包む神経周囲組織が破壊されると，血液神経関門が障害される。また，神経内膜で包まれた有髄神経線維が神経周囲腔へ脱出し，ヘルニアとなる。しかし，ブロック針が神経と接触しても，局所麻酔薬を注入しなければ，臨床的な機能異常が生じることはまれである。むしろ，2つの要因が重なる場合，すなわち貫通したブロック針から神経束内へ局所麻酔薬を注入することが，神経軸索の変性とそれに続く神経損傷を引き起こすと考えられる。

局所麻酔薬に添加した薬物や神経周囲の浮腫による神経の虚血もまた，周術期の神経損傷の原因となりうる。アドレナリンは，神経ブロックの効果延長，血管内注入の鑑別，局所麻酔薬の全身への吸収抑制といった目的で，局所麻酔薬に添加されることが多い。しかし，局所麻酔薬の血管収縮作用を増強し，神経周囲の血管のアドレナリン受容体に作用して神経への血流を減少させるため，アドレナリン添加は神経損傷の原因となりうる。虚血による神経障害のリスクは，神経障害の既往がある患者で最も問題となる。

結論として，局所麻酔薬は推奨濃度で正しく投与すれば極めて安全であることが，臨床経験から判明している。しかし，局所麻酔薬の濃度が非常に高い場合，持続注入，ブロックの繰り返し，アドレナリン添加などで曝露時間が長くなる場合，神経内注入の場合などでは，神経線維内に強い変性が生じ，長期にわたって神経後遺症が残ることがある。いくつかの動物実験モデルで，局所麻酔薬の急性毒性が示されている。その結果に関しては一般的に，神経毒性は濃度依存性であり，最高濃度の局所麻酔薬で最も重篤な神経損傷が発生することが判明している。さらに，運動神経の伝導阻害効果が高い局所麻酔薬ほど，神経毒性も強い。そのため，局所麻酔薬の神経毒性は麻酔効果と直接相関すると考える専門家が多い。

神経ブロックと出血性合併症

　神経ブロックの出血性合併症はまれであるが，ときに重大な結果を招くことがある。斜角筋間法，鎖骨上法，鎖骨下法，および腋窩法による腕神経叢ブロック，肋間神経ブロック，大腿神経ブロック，腸骨鼠径神経ブロック，大腰筋筋溝ブロック，腰部交感神経ブロックなどさまざまなブロック法で，出血性合併症が報告されている。低分子ヘパリン，抗血小板薬，血栓溶解薬療法，といった止血に影響する薬物を投与されている患者は，リスクが高い。しかし，こうした患者に神経ブロックを行った後に出血性合併症が起こるリスクに関しては，データがほとんどない。

　一般的に，限局した皮下出血や圧痛は神経ブロック後に非常によくみられ，その頻度は8～23％と報告されている。しかし，臨床的に問題となる出血性合併症と呼べるものは比較的まれである。例えば，腕神経叢ブロックにおける血腫形成の頻度は0.2～3％と報告されている。たいていの場合，血腫は小さくて診断されず，臨床的に問題となることはない。しかし，大量出血や血腫形成による重篤な神経障害の報告もある。

単回投与法

　Stanらは，腋窩法による腕神経叢ブロックにおいて，動脈貫通法を用いた1,000症例を連続的に調査し，神経合併症と血管合併症を検討した。血管合併症は，一過性の動脈攣縮が10例（1％），血管内誤投与が2例（0.2％），0～2cmの小さな血腫形成が2例（0.2％）であった。これらの合併症で周術期に問題となったものはなく，経過観察以外の治療も必要なかった。一方Ben-DavidとStahlは，腋窩法で血管貫通法を用い，単回投与法で腕神経叢ブロックを行った症例で，腋窩部の大きな血腫による橈骨神経障害の発生を報告している。血液検査所見は，プロトロンビン時間と部分トロンボプラスチン時間ともに正常値を示した。血腫の増大傾向が認められ，上腕挙上，副子，可動域を維持するための受動的理学療法などによる保存的治療が行われた。神経機能はその後数週間で次第に改善し，術後6カ月で神経後遺症もなく回復した。

末梢神経カテーテル留置による持続神経ブロック

　末梢神経カテーテル留置による持続神経ブロック法での血腫形成も報告されている。Ekatodramisらは，斜角筋間法による持続ブロック後に，頸部血腫による遷延性のHorner症候群を起こした2症例を報告した。いずれの症例においても，カテーテル留置後24～72時間以内に，椎前筋と前斜角筋の間に血腫拡大を認めた。両症例とも，カテーテル留置は問題なく行われ，出血も認められていない。自覚症状は視覚障害と，頸部外側の有痛性腫脹であった。どちらの患者にも，縮瞳，眼瞼下垂，眼球陥没，無汗症などHorner症候群の特徴的な所見が，ブロック側に認められた。興味深いことに，両症例とも症状が6カ月以上持続したが，1年でほぼ完全に治癒した。頸部の超音波検査やMRIでは，腕神経叢圧迫はどちらの患者にもみられなかった。Ekatodramisらは，脊椎前方の血腫が頸部の節前交感神経線維を圧迫損傷し，遷延性のHorner症候群を起こしたものと結論した。症状の自然治癒に要する1年間は，神経線維の完全再生に必要な時間を示している。

これらの症例から，神経ブロック後の神経障害では，血腫形成を鑑別診断として考慮すべきことが示唆される。(1)血腫拡大が持続する場合，(2)神経機能障害が進行する場合，(3)血腫消失後も神経機能障害の改善を認めない場合，(4)血管やリンパ管の閉塞を伴う場合には，外科的な減圧と血腫除去が必要になることがある。こうした基準にあてはまらない症例では，経過観察と保存的治療が適切であろう。

抗凝固療法中に脊髄くも膜下麻酔や硬膜外麻酔を行うと血腫のリスクが高まることが知られているが，神経ブロックを行う場合のリスクは不明であり，ガイドラインも存在しない。American Society of Regional Anesthesia and Pain Medicine が脊髄くも膜下麻酔や硬膜外麻酔と抗凝固療法に関するガイドラインを発表しており，これは神経ブロックにも適応しうるが，ブロックの施行条件を緩和するには，穿刺部位が圧迫可能かどうか，またどの血管への穿刺が起こりうるかについて考慮すべきである。つまり，血液凝固障害のある患者に神経ブロックを行う場合は，慎重にそのリスクとベネフィットを検討したうえで，注意しながら行うべきである。例えば，斜角筋間のように血腫拡大が気道圧迫を起こしうる部位や，腰部神経叢のように血腫が圧迫不可能で数時間から数日間発見されない可能性のある部位では，ブロックを行う際にこうした注意が特に重要である。

神経鞘内への出血による神経損傷の重症度や影響は，脊柱管内への出血ほど重篤ではない。心臓カテーテル治療では，大腿や上腕の血管に太いカテーテルを留置し，続いて抗凝固療法を行うが，神経障害はまれである。実際，抗凝固療法を受けていた患者には，脊髄くも膜下麻酔や硬膜外麻酔の代替法として，単回投与法や持続投与法による神経ブロックが適している。血栓予防目的で抗凝固療法を受けている患者では，重篤な出血性合併症のリスクを軽減させるために，周術期管理に関わる医師間のコミュニケーションが不可欠である。疼痛，感覚低下，筋力低下といった神経圧迫の初期徴候を発見するため，周術期の患者は綿密に観察する。診断と治療が遅れると，不可逆的な神経虚血を招きうる。

神経ブロックと感染性合併症

すべての神経ブロックで，感染が合併しうる。不潔な器具や薬物といった外因性の感染源による場合や，遠隔の感染源からブロック針刺入部位やカテーテル留置部位へ細菌が移行するような内因性感染の場合もある。感染部位へのブロック針刺入は絶対的な禁忌であるが，蜂巣炎，リンパ管炎，紅斑などが広がる部位での穿刺を避けるのも常識である。

カテーテル留置は，感染性合併症のリスクを高める。いくつかの総説によると，上肢および下肢のブロックにおけるカテーテル留置では，両者とも0～3.2％に感染性合併症が起こる（表3-5）。Gaumannらによれば，平均3.7±0.7日間の腋窩カテーテル留置では，27％に細菌のコロニー形成が認められた。しかし，局所的あるいは全身的な感染徴候は，すべての患者でみられなかった。Bergmanらの報告も同様であり，腋窩カテーテル留置例を連続して405例検討した結果，1例（0.2％）で表在性感染が起こった。興味深いことに，この患者は反射性交感神経性ジストロフィの治療中であり，通常の手術患者と異なり，標準的な2日間の抗菌薬投与を受けていなかった。

表 3-5　末梢神経カテーテル留置による持続神経ブロックの感染性合併症

文献	症例数 (*n*)	カテーテル留置部位	カテーテル留置期間	抗菌薬投与	感染性合併症発生率 (%)
Cuvillon (2001), Anesthesia & Analgesia	211	大腿	48 時間	あり	1.4
Bergman (2003), Anesthesia & Analgesia	405	腋窩	55 時間	あり	0.2
Borgeat (2003), Anesthesiology	700	斜角筋間	4 日	あり	0.8
Borgeat (2004), Regional Anesthesia	237	膝窩	60 時間	不明	0
Capdevila (2005), Anesthesiology	1,416	四肢	56 時間	不統一	0.07
Buckenmaier (2006), British Journal of Anaesthesia	305	四肢	10 日	あり	0.7
Borgeat (2006), Anesthesia & Analgesia	1,001	膝窩	48 時間	あり	0
Neuburger (2007), Acta Anaesthesiologica Scandinavica	2,285	四肢	4 日	あり (97%)	3.2
Wiegel (2007), Anesthesia & Analgesia	1,398	四肢	4〜6 日	あり	0.2

　Cuvillon らは，大腿神経周囲にカテーテルを留置した 211 例を連続して調査し，その感染リスクを評価した．術後鎮痛と抗菌薬投与は，統一された方法で行われた．48 時間後にカテーテルを抜去し，半定量的な細菌培養を行った．細菌のコロニー形成は 57% のカテーテルでみられ，表皮ブドウ球菌が最も多かった．そのうちの 53% では，1 種類の細菌のみによるコロニー形成が認められ，蜂巣炎や膿瘍は認められなかった．一時的な菌血症 3 例 (1.4%) が，カテーテルと関連して起こったと考えられた．菌血症患者では，24 時間後と 48 時間後の両方で，体温上昇や菌血症症状を認めた．血液培養と大腿カテーテルの培養から，同じ微生物が検出された．カテーテル抜去により菌血症症状と発熱は軽快し，抗菌薬の追加投与は行われなかった．また，遷延性で重篤な感染性合併症は起こらなかった．

　現在のところ，末梢神経カテーテル留置時の予防的抗菌薬投与に関して，明確なガイドラインは存在しない．局所的あるいは全身的な感染症状や徴候を認めた場合は，カテーテル抜去と抗菌薬の経口投与を行うべきである．カテーテルの一部が体内に残れば，それも感染源となりうる．Bergman らは，カテーテル断片による腋窩膿瘍に対して，外科的治療を要した症例を報告している．この症例では，神経後遺症はみられなかった．

末梢神経カテーテル留置による持続神経ブロックの合併症

　近年ヨーロッパにおいて，Capdevilaらによる大規模多施設試験が行われ，末梢神経カテーテルを用いた持続ブロック法に関連する合併症の発生率と特徴が検討された。整形外科的大手術を受ける1,416例を対象として，持続末梢神経ブロック法による神経合併症，出血性合併症，感染性合併症，技術的問題のリスクが前向き研究で検討された。調査中に，軽度の有害事象394件（28％）が報告された。これらの大部分を占める253件，すなわち有害事象の64％は，カテーテルや注入用ポンプに関連する技術的問題であった。最もよくみられた技術的問題は，カテーテルの事故抜去，カテーテルの折れ曲がりや挿入位置のずれ，カテーテルからの薬液漏出，注入用ポンプに関係した問題などであった。

カテーテル留置法に直接関係する重篤な有害事象は，13件（0.9％）報告された（表3-6）。すべての有害事象は，後遺症を残すことなく解決した。

　培養試験に提供されたカテーテル検体969件（68％）のうち，定量培養において1つ以上の微生物増殖が認められるような細菌コロニー陽性検体は278件（28.7％）であった。その大部分（242件，87％）では，1種類の微生物のみが検出され，表皮ブドウ球菌（61％）が最も多かった。42症例（3％）では，カテーテル刺入部位に，紅斑，圧痛，硬結などの局所炎症反応の所見が認められた。このような症例のカテーテル培養結果は44.2％が陽性であったが，局所炎症所見を欠く症例の陽性率は18.6％で，有意に低かった（$p = 0.001$）。人工膝関節全置換術のために大腿神経カテーテルを留置した糖尿病患者で，

表3-6　末梢神経カテーテル留置による持続神経ブロックに関係する重篤な有害事象

有害事象	斜角筋間法による腕神経叢ブロック (n=256)	腋窩法による腕神経叢ブロック (n=126)	大腰筋筋溝ブロック (n=20)	大腿神経ブロック (n=683)	腸骨筋膜ブロック (n=94)	坐骨神経ブロック (n=32)	膝窩でのブロック (n=167)	肘窩など遠位でのブロック (n=38)
神経障害	0	0	0	3(0.4%)	0	0	0	0
急性呼吸不全	2(0.8%)	0	0	0	0	0	0	0
喉頭神経麻痺	2(0.8%)	0	0	0	0	0	0	0
高度低血圧	0	0	3(15%)	0	0	0	0	0
局所麻酔薬中毒	0	1(0.08%)	0	0	0	0	0	1(2.5%)
膿瘍	0	0	0	1(0.14%)	0	0	0	0

Capdevila X, Pirat P, Bringuier S, Gaertner E, Singelyn F, Bernard N, et al; French Study Group on Continuous Peripheral Nerve Blocks. Continuous peripheral nerve blocks in hospital wards after orthopedic surgery: a multicenter prospective analysis of the quality of postoperative analgesia and complications in 1,416 patients. Anesthesiology. 2005 Nov; 103(5): 1035-45 より許可を得て改変。

表 3-7　持続神経ブロック後の神経合併症と感染性合併症のリスク因子

有害事象	リスク因子	オッズ比（95%信頼区間）	p 値
神経合併症	ICU 入室	9.8（2.02〜38.5）	0.004
	年齢＜ 40 歳	3.9（1.6〜9.8）	0.006
	ブピバカイン投与	2.7（1.06〜6.8）	0.02
感染性合併症	ICU 入室	5.07（0.33〜18.1）	0.004
	カテーテル留置期間＞ 48 時間	4.61（1.57〜15.9）	0.008
	男性	2.1（1.07〜4.1）	0.008
	抗菌薬の予防投与を行っていない	1.92（1.03〜3.9）	0.01

Capdevila X, Pirat P, Bringuier S, Gaertner E, Singelyn F, Bernard N, et al; French Study Group on Continuous Peripheral Nerve Blocks. Continuous peripheral nerve blocks in hospital wards after orthopedic surgery: a multicenter prospective analysis of the quality of postoperative analgesia and complications in 1,416 patients. Anesthesiology. 2005 Nov; 103(5): 1035-45 より許可を得て改変。

腸腰筋膿瘍が 1 件判明した。菌血症は認められず，感受性のある抗菌薬の投与で完全に回復した。この研究では，出血性合併症は起こっていない。神経合併症と感染性合併症に関する独立したリスク因子を表 3-7 に示す。

まとめ

　神経ブロックには，神経合併症，出血性合併症，感染性合併症の報告がある。これらの合併症のなかでは，末梢神経損傷が最も重篤な周術期合併症と考えられる。患者要因，手術要因，麻酔要因などのリスク因子が判明しており，複数の要因が関与することが多い。double-crush phenomenon 説によれば，周術期神経合併症のリスクは，これらのリスク因子をいくつか抱える患者で最も高いと考えられる。複雑な周術期神経損傷を十分に理解しておくことは，患者の評価，原因の特定，そして術直後に適切な治療を行ううえで必須である。患者と医師が妥当な見通しをもち，それぞれの症例に応じた集学的治療を行うことが，長期にわたる治療を成功させるためのポイントである。

参考文献

Auroy Y, Narchi P, Messiah A, Litt L, Rouvier B, Samii K. Serious complications related to regional anesthesia: results of a prospective survey in France. Anesthesiology. 1997 Sep; 87(3): 479-86.

Auroy Y, Benhamou D, Bargues L, Ecoffey C, Falissard B, Mercier FJ, et al. Major complications of regional anesthesia in France: the SOS Regional Anesthesia Hotline Service. Anesthesiology. 2002 Nov; 97(5): 1274-80. Erratum in: Anesthesiology. 2003 Feb; 98(2): 595.

Ben-David B, Stahl S. Axillary block complicated by hematoma and radial nerve injury. Reg Anesth Pain Med. 1999 May-Jun; 24(3): 264-6.

Bergman BD, Hebl JR, Kent J, Horlocker TT. Neurologic complications of 405 consecutive continuous axillary catheters. Anesth Analg. 2003 Jan; 96(1): 247-52.

Capdevila X, Pirat P, Bringuier S, Gaertner E, Singelyn F, Bernard N, et al; French Study Group on Continuous Peripheral Nerve Blocks. Continuous peripheral nerve blocks in hospital wards after orthopedic surgery: a multicenter prospective analysis of the quality of postoperative analgesia and complications in 1,416 patients. Anesthesiology. 2005 Nov; 103(5): 1035-45.

Cheney FW, Domino KB, Caplan RA, Posner KL. Nerve injury associated with anesthesia: a closed claims analysis. Anesthesiology. 1999

Apr; 90(4): 1062-9.
Cuvillon P, Ripart J, Lalourcey L, Veyrat E, L' Hermite J, Boisson C, et al. The continuous femoral nerve block catheter for postoperative analgesia: bacterial colonization, infectious rate and adverse effects. Anesth Analg. 2001 Oct; 93(4): 1045-9.
Ekatodramis G, Macaire P, Borgeat A. Prolonged Horner syndrome due to neck hematoma after continuous interscalene block. Anesthesiology. 2001 Sep; 95(3): 801-3.
Enneking FK, Benzon H. Oral anticoagulants and regional anesthesia: a perspective. Reg Anesth Pain Med 1998 Nov-Dec; 23(6 Suppl 2): 140-5.
Gaumann DM, Lennon RL, Wedel DJ. Continuous axillary block for postoperative pain management. Reg Anesth. 1988; 13(2): 77-82.
Horlocker TT, Kufner RP, Bishop AT, Maxson PM, Schroeder DR. The risk of persistent paresthesia is not increased with repeated axillary block. Anesth Analg. 1999 Feb; 88(2): 382-7.
Horlocker TT, Wedel DJ. Neuraxial block and lowmolecular-weight heparin: balancing perioperative analgesia and thromboprophylaxis. Reg Anesth Pain Med. 1998 Nov-Dec; 23(6 Suppl 2): 164-77.
Lee LA, Posner KL, Domino KB, Caplan RA, Cheney FW. Injuries associated with regional anesthesia in the 1980s and 1990s: a closed claims analysis. Anesthesiology. 2004 Jul; 101(1): 143-52.
Liu SS, Mulroy MF. Neuraxial anesthesia and analgesia in the presence of standard heparin. Reg Anesth Pain Med. 1998 Nov-Dec; 23(6 Suppl 2): 157-63.
Löfström B, Wennberg A, Wién L. Late disturbances in nerve function after block with local anaesthetic agents: an electroneurographic study. Acta Anaesthesiol Scand. 1996; 10(2): 111-22.
Myers RR, Heckman HM. Effects of local anesthesia on nerve blood flow: studies using lidocaine with and without epinephrine. Anesthesiology. 1989 Nov; 71(5): 757-62.
Neal JM, Hebl JR, Gerancher JC, Hogan QH. Brachial plexus anesthesia: essentials of our current understanding. Reg Anesth Pain Med. 2002 Jul-Aug; 27(4): 402-28. Erratum in: Reg Anesth Pain Med 2002 Nov-Dec; 27(6): 625.
Neuhof H. Supraclavicular anesthetization of the brachial plexus: a case of collapse following its administration. JAMA. 1914; 62: 1629-31.
Osterman AL. The double crush syndrome. Orthop Clin North Am. 1988 Jan; 19(1): 147-55.
Rosenquist RW, Brown DL. Neuraxial bleeding: fibrinolytics/thrombolytics. Reg Anesth Pain Med. 1998 Nov-Dec; 23(6 Suppl 2): 152-6.
Selander D, Brattsand R, Lundborg G, Nordborg C, Olsson Y. Local anesthetics: importance of mode of application; concentration and adrenaline for the appearance of nerve lesions. An experimental study of axonal degeneration and barrier damage after intrafascicular injection or topical application of bupivacaine (Marcain). Acta Anaesthesiol Scand. 1979 Apr; 23(2): 127-36.
Stan TC, Krantz MA, Solomon DL, Poulos JG, Chaouki K. The incidence of neurovascular complications following axillary brachial plexus block using a transarterial approach: a prospective study of 1,000 consecutive patients. Reg Anesth. 1995 Nov-Dec; 20(6): 486-92.
Upton AR, McComas AJ. The double crush in nerve entrapment syndromes. Lancet. 1973 Aug 18; 2(7825): 359-62.
Woolley EJ, Vandam LD. Neurological sequelae of brachial plexus nerve block. Ann Surg. 1959 Jan; 149(1): 53-60.

4章

術中体位による障害

Mark A. Warner, M.D.

　上肢や下肢の手術を受ける患者は，通常の手術とは異なる体位が必要となるため，さまざまな術中合併症の危険にさらされる。中枢性や末梢性の神経障害，コンパートメント症候群，軟部組織損傷などは，体位によって生じうる障害のほんの1例にすぎない。さらに，肩や上腕など上肢の手術を受ける患者の多くは頭部挙上位や半側臥位をとるため，低血圧や末梢静脈うっ滞など，循環動態に問題が起こる可能性がある。このような，場合によっては重篤になりうる合併症に関する情報は，散発的な1例報告や小規模な臨床研究によるものが多い。したがって，これらの合併症が起こりうる頻度を総合的に評価することは困難である。

術前の注意点

　体位による神経や軟部組織の障害を避けるために臨床医がとるべき基本原則は，患者が覚醒状態で楽に耐えられる可動域を超えるような無理をしないことである。上肢手術を受ける患者の多くは高齢であったり変形性やリウマチ性の病変があるので，1つまたはそれ以上の関節で可動域が小さくなっている。問題なのは，こうした関節可動域の制限が，頭頸部に及ぶ場合が多いことである。症例によっては，肥満などの体型や体格により，安全な体位確保が一段と難しくなる。特に末梢

神経や軟部組織を伸展したり圧迫したりする可能性がある場合など，予定された手術体位について，常に十分な検討を行うことが望ましい。予定の手術体位が禁忌となる解剖学的または病的障害が患者にあるかどうか，術前に確認する。

体位に関する一般的な問題はすべての患者で検討するべきであるが，上肢の手術を受ける患者では，さらに以下の問題についても注意する。

ビーチチェア体位での肩手術

肩手術は，手術台をビーチチェアに似た形とし，患者の頭部を挙上して行うことが多い。この体位をとる場合は，患者が頸椎の回旋，屈曲および伸展に耐えられるかを評価することが極めて重要である。頸椎の動きは最小限にするべきであるが，リウマチ性疾患などの患者は，ほんの少し頸部を動かすことにも耐えられない場合がある。術前に頸椎神経根障害のある患者で頸椎屈曲，伸展や回旋が長時間に及んだ際，遷延性または永続性の神経障害が，術側上肢と健側上肢のどちらにでも起こることが報告されている。肥満，正確にいうと腹部の突き出た症例も，体位をとる際に注意が必要である。ビーチチェア体位では腹圧が上昇し，短躯で肥満の患者では換気が困難になることがある。肥満患者は，ビーチチェア体位程度の上半身挙上にも十分に耐えられないことがある。このような場合は，体位を修正する必要がある可能性について，外科医に知らせるべきである。

側臥位での肩手術

肩手術を受ける患者は，完全な側臥位をとることが困難な場合がある。例えば，手術側とは反対の肩にも，強い痛みや不快感がある患者などである。このような患者では，下になる肩の荷重を軽減するため，体位固定時に胸郭と手術台の間にロール枕や毛布を挿入するなど，体位の調整が必要になることがある。上体の重みをかけることなく肩を下にできるよう，手術台のマットに段差をつけるなどの改造を施すのも有用である。いずれにしても，どうすれば患者が楽に横向きになれるかを術前に評価して，その患者の可動制限に応じた計画を立てるべきである。

仰臥位での上肢手術

仰臥位手術のほとんどで，腕や前腕は手台や側方延長台の上に伸展位で置かれる。変形性関節炎，骨棘形成，その他の骨変形性疾患により肘部で前腕が完全に伸展しない患者では，この体位がとれないことがある。さらに，拘縮，柔軟性を欠いた軟部組織，瘢痕などで可動域が制限されている患者もいる。このような患者で，全身麻酔や神経ブロック下に肘関節を完全に伸展すると，特に正中神経障害を起こす可能性が高い。例えば，重量挙げ選手など，20〜40歳の男性で上腕二頭筋が異常に発達している場合，肘関節で前腕を完全に伸展させることができない。このような状況で麻酔導入後に前腕を無理に伸展させると，術後正中神経障害を起こす。この理由は十分には解明されていないが，前腕の可動域が制限されるにつれて，正中神経の長さが徐々に可動域に合わせて短縮する可能性が考えられる。短縮した神経を無理に伸展すると，神経が正常な長さを超えて一過性に引き伸ばされる。哺乳類の神経は安静時の長さの5％以上引き伸ばすと急性虚血性障害が起こり，長時間の伸展は永続的な障害を残すこと

がある。

術中の注意点

　覚醒時に苦痛を伴う体位でも，術中短時間なら，ほとんどの患者で問題は起こらない。しかし，こうした体位を，一過性または永続性の神経麻痺や軟部組織合併症を起こさずに維持できる時間についての明確な指針は存在しない。したがって，患者が覚醒時に耐えられないような体位は，麻酔下でもとらないことが推奨される。通常は行わない手術体位の計画をする場合には，術前に患者を注意深く評価し，麻酔科医と外科医が直接話し合うことが極めて重要である。この場合，麻酔を導入して体位変換を始めた後では，全員が納得するような体位調整法をその場で工夫することが難しくなるため，予定されたものとは別の体位を用いる代替案を術前に作成して検討しておくべきである。

　上肢手術のための特異的な体位やその変法は，それぞれ神経障害や軟部組織圧迫のリスクを避けるために，十分な注意を払う必要がある。以下に注意すべき問題をいくつか取り上げ，検討を加えておく。

ビーチチェア体位での肩手術

　全身麻酔下で気管内チューブやラリンジアルマスクで気道が確保されている患者は，体位変換中と変換後にトラブルが起きないよう，チューブや呼吸回路をしっかり保持する必要がある。患者がビーチチェア体位となった際は頭頸部に注意し，過剰な頸椎の回旋，屈曲，伸展を避ける。患者が覚醒時には耐えられないような無理な頸椎位置の角度が持続すると，重篤な神経損傷を生じることがある。頭部をしっかりと固定した場合には，一時でも，頭で上半身を支えるような状態にしてはならない。術側と反対側の上肢は，覚醒時の患者にとって快適と思われる可動範囲内に固定すべきである。一般的に，肘部管で尺骨神経に内因性の圧力がかかるのを避けるために，肘関節の屈曲は 90 度以下にしなければならない。肘関節を 90 度以上屈曲すると，滑車上肘靱帯下の内因性圧力が上昇することを示した報告がある（図 4-1）。滑車上肘靱帯は，尺側手根屈筋の内側上顆付着部と肘頭付着部の間の筋膜基部が肥厚した組織である。肘関節を 90 度以上屈曲すると滑車上肘靱帯が伸展され，靱帯の下を通って内側上顆と尺骨肘頭の間を走行する尺骨神経を圧迫する（図 4-2）。

　同様に，腋窩を通り抜ける腕神経叢の伸展を避けるため，上腕の外転は 90 度以下にすべきである（図 4-3）。頸椎が対側に回旋する場合は，腋窩内での神経組織の伸展がさらに強くなる。また，腹囲が大きくて換気が困難な患者では，頭部の挙上角度（背もたれの傾き）を小さくする必要が生じることもある。

側臥位での肩手術

　最新の手術台にはたいてい，厚くて荷重吸収性のよいマットレスパッドが載せられている。このようなマットレスを使ったうえで，側臥位患者の胸壁下に入れるロール枕やクッション（いわゆる，腋窩枕）を使用しても，神経合併症の発生率や下になった上肢のコンパートメント圧が下がるというデータはない。これらの枕は手術台上で注意深く位置を決める必要がある。また，下になった腋窩内へずれて入り込んで神経血管性合併症を起こさないように，繰り返し確認しなければならない。

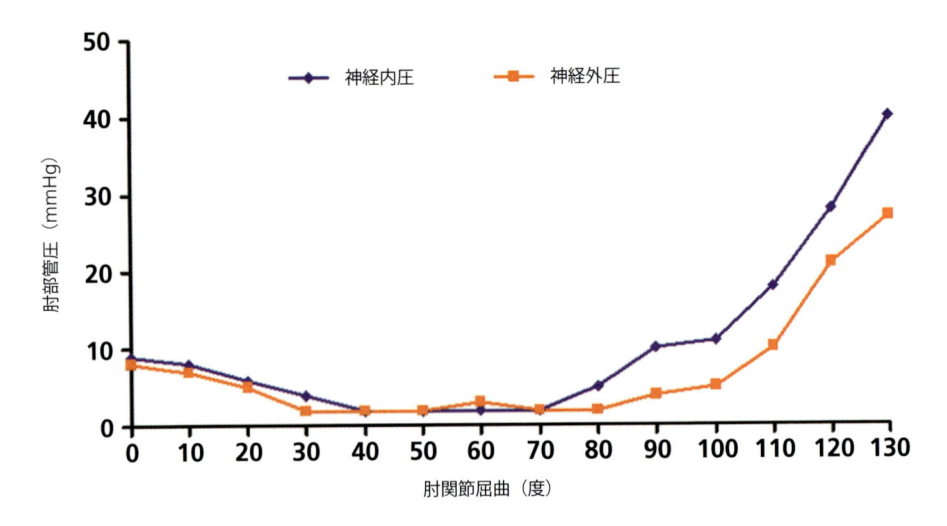

図 4-1　肘関節屈曲と肘部管圧の関係
(Gelberman RH, Yamaguchi K, Hollstein SB, Winn SS, Heidenreich FP Jr, Bindra RR, et al. Changes in interstitial pressure and cross-sectional area of the cubital tunnel and of the ulnar nerve with flexion of the elbow: an experimental study in human cadavera. J Bone Joint Surg Am. 1998 Apr; 80(4): 492-501 より許可を得て改変)

　麻酔を受ける患者のなかには，胸壁の下に入れたパッドやロール枕が役に立つ場合もある．極端なるい痩や肥満の場合，側臥位で全身麻酔や深い鎮静を行うと，下になった四肢にコンパートメント症候群を起こすリスクが増す．このような患者の麻酔では，パッドやロール枕は肩を下方へ押す力を軽減し，下になった上肢のコンパートメント圧を低下させる助けになる．胸壁パッドやロール枕に代わる手段として，半側臥位など側臥位に類似した体位や，患者の可動制限域に応じたマットレスの改造がある．

　手術中に上になる上肢を手台で支える場合，手台との間に十分なパッドをあてがい，神経血管構造に局所的な圧力がかからないよう，慎重に上肢の位置を決める必要がある（図4-4）．

仰臥位での上肢手術

　肘関節で前腕を完全に伸展することができない患者は，術中に前腕や手の支えが必要となる場合がある．腕神経叢は腋窩を通り抜けるので，神経の伸展を避けるために，長時間にわたって上腕を90度以上外転させないようにする（図4-3）．加えて，固定器具や金属棒，その他の支持器具などを取り付けるための留め具が，軟部組織の局所圧迫を起こさないようにする．手術台に取り付けた支持棒によって重篤な術後橈骨神経障害が発生した事例が，症例報告や医事訴訟などで報告されている（図4-5）．また，上肢手術を受ける患者の一部では手術が長時間に及ぶことがあり，体位全般に対して綿密な注意を払うことが有益であると思われる．例えば，手術時間が10時間を超える手指再接着術では，軟部組織圧迫による障害発現のリスクがある．こ

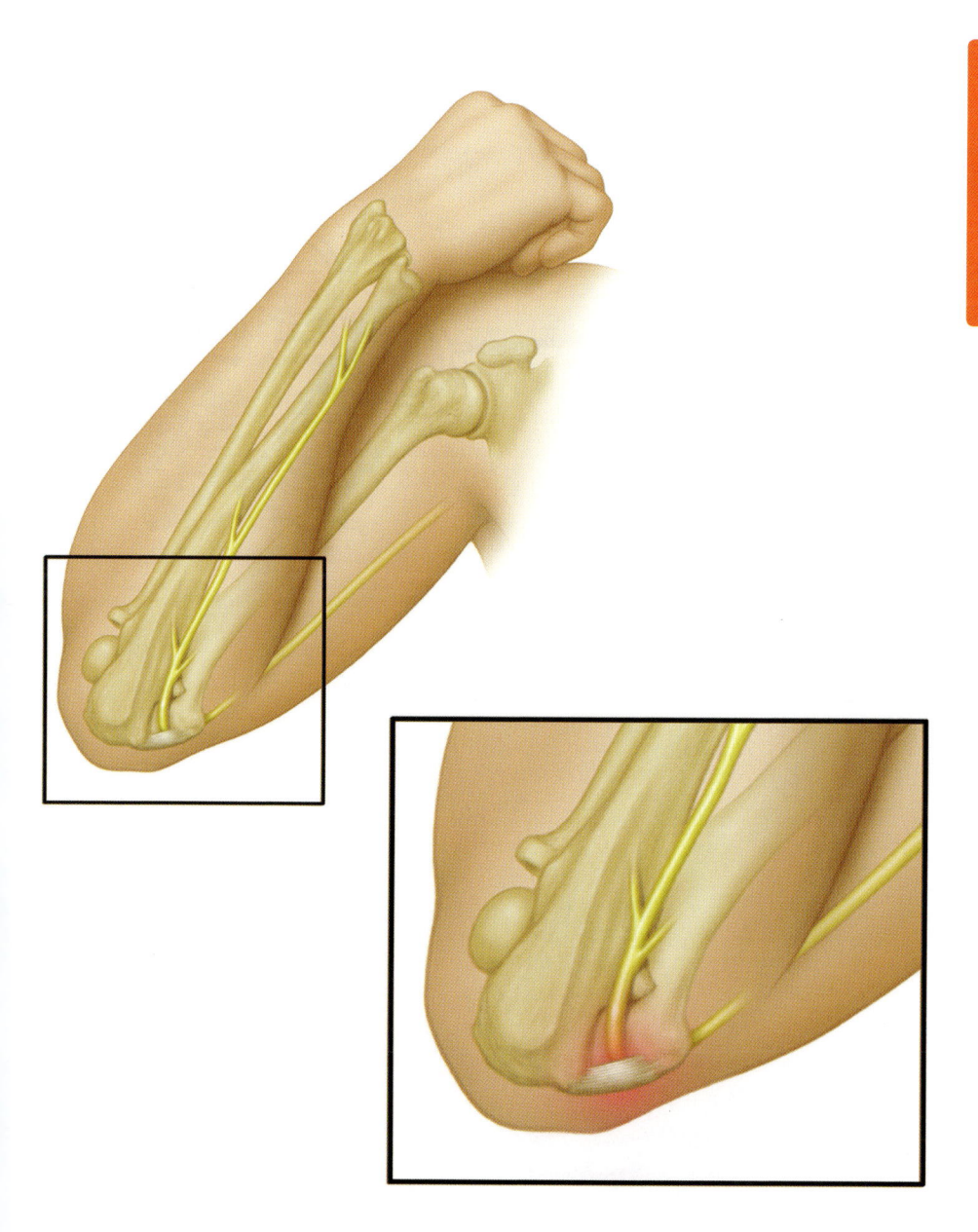

figure 4-2　肘関節を 90 度以上屈曲した場合に尺骨神経障害が起こりうる部位

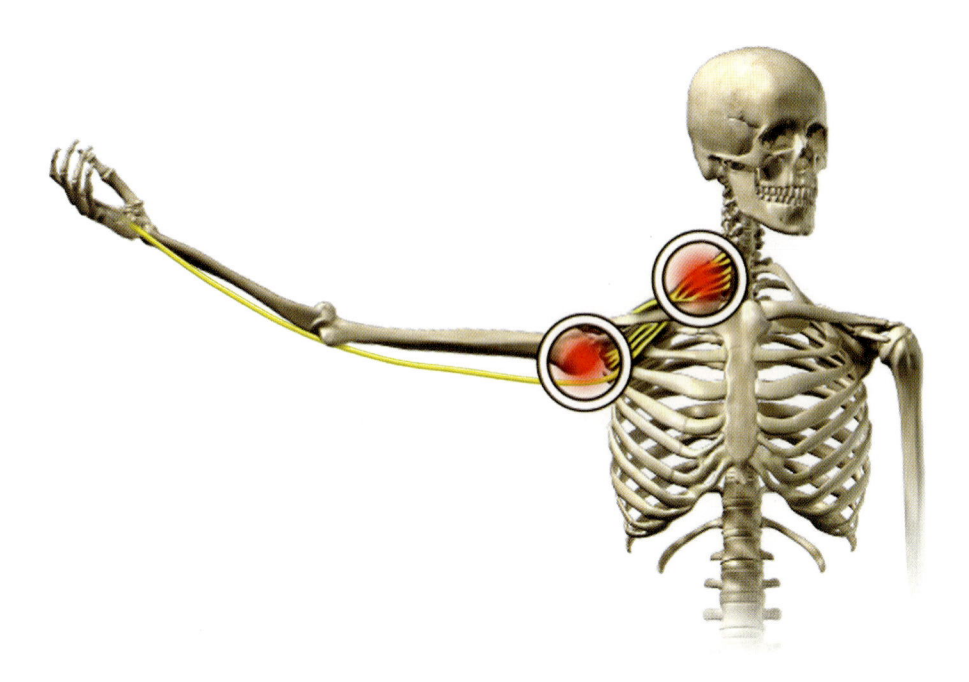

図 4-3　上腕外転と頸椎回旋で腕神経叢障害が起こりうる部位

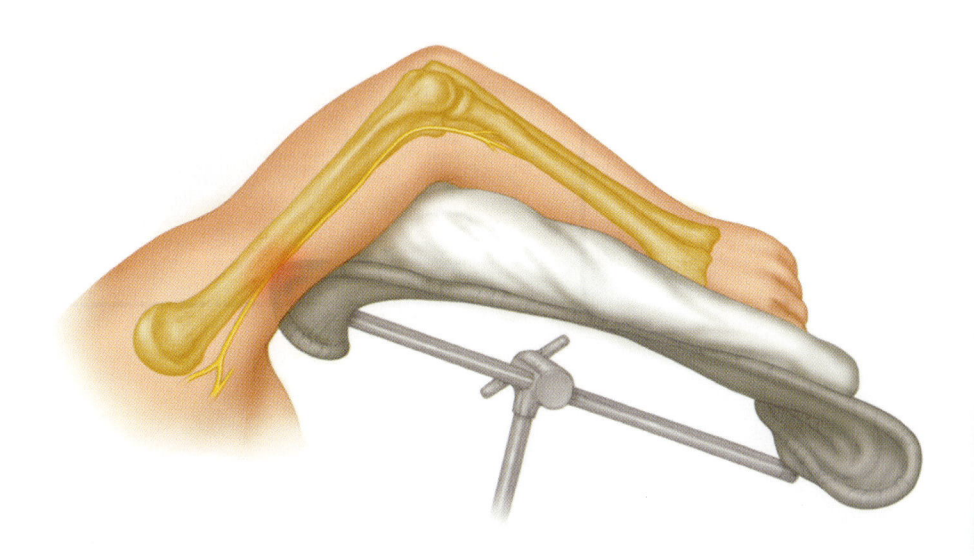

図 4-4　側臥位での手術で神経障害が起こりうる部位

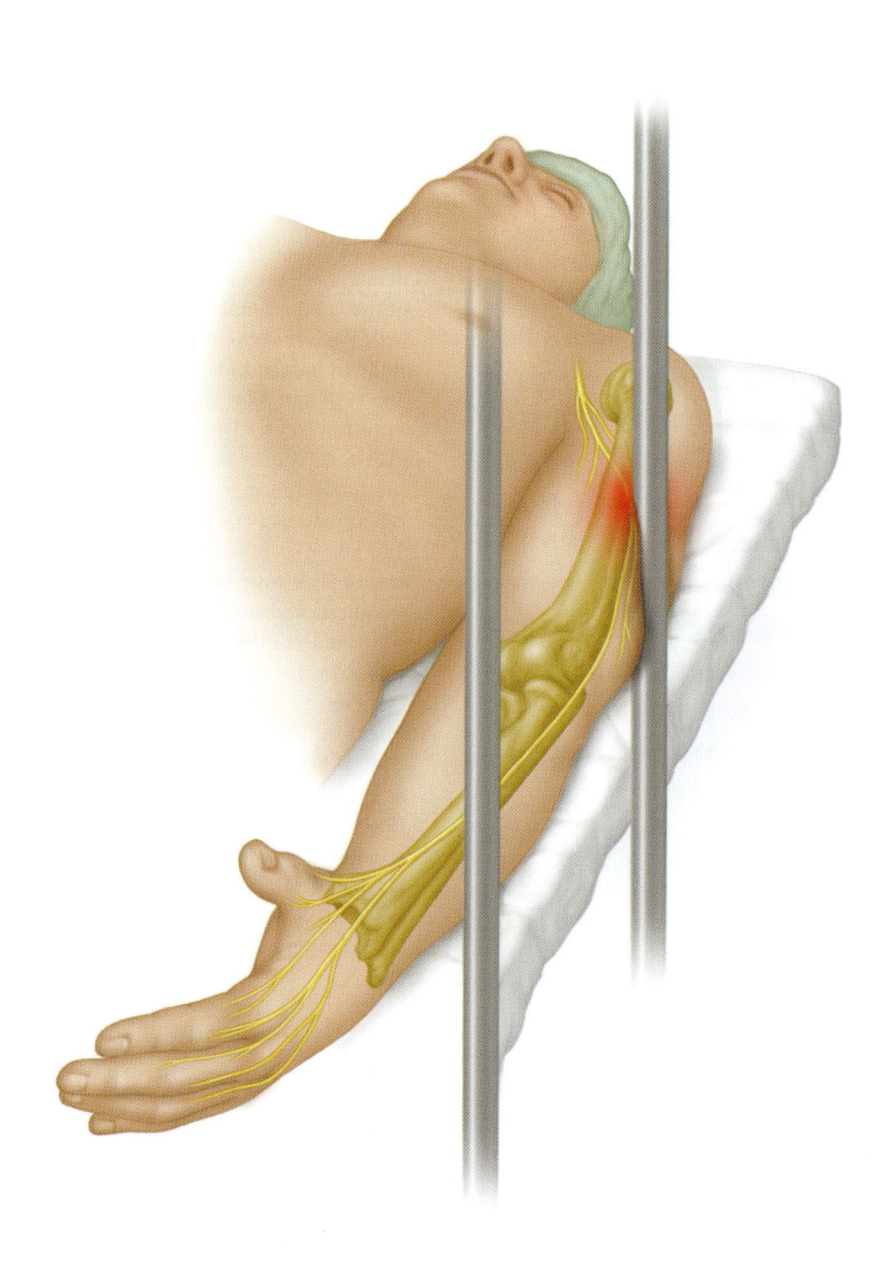

図 4-5　仰臥位での手術で橈骨神経障害が起こりうる部位

のような症例では，軟部組織圧迫が長時間に及ばないよう，患者の体位をときどき変更することが望ましい。下肢の位置をわずかに変える，術側と反対の上肢を動かす，頭部を回旋させる，などで軟部組織の虚血やコンパートメント症候群，さらに脱毛も予防できる。

まとめ

　上肢や下肢の手術を受ける患者の術中体位は，安全な患者管理の重要ポイントである。術中は体位に関連する問題を見落としがちだが，これらは術前評価を進めるなかで簡単に見極めることができる。四肢や頸を動かしにくい患者の術中体位に関して，完璧な計画を立てるための手がかりは，詳細な術前評価で十分に得られる。外科医や麻酔科医などの手術チームは，術中神経障害，コンパートメント症候群，その他の軟部組織障害のリスクが最小で，患者の循環動態や呼吸状態に影響が小さい術中体位を配慮するべきである。「患者が覚醒しているときに，予定された術中体位を楽に耐えられるか」という原則を遵守するのが，通常は最も有益である。

参考文献

Practice advisory for the prevention of perioperative peripheral neuropathies: a report by the American Society of Anesthesiologists Task Force on Prevention of Perioperative Peripheral Neuropathies. Anesthesiology. 2000 Apr; 92(4): 1168-82.

Gelberman RH, Yamaguchi K, Hollstein SB, Winn SS, Heidenreich FP Jr, Bindra RR, et al. Changes in interstitial pressure and cross-sectional area of the cubital tunnel and of the ulnar nerve with flexion of the elbow: an experimental study in human cadavera. J Bone Joint Surg Am. 1998 Apr; 80(4): 492-501.

Lawson NW, Meyer DJ Jr. Lateral positions. In: Martin JT, Warner MA, editors. Positioning in anesthesia and surgery. 3rd ed. Philadelphia: WB Saunders; c1997. p.127-52.

Milde LN. The head-elevated positions. In: Martin JT, Warner MA, editors. Positioning in anesthesia and surgery. 3rd ed. Philadelphia: WB Saunders; c1997. p.71-94.

Warner MA. Perioperative neuropathies. Mayo Clin Proc. 1998 Jun; 73(6): 567-74.

Warner MA, Warner DO, Matsumoto JY, Harper CM, Schroeder DR, Maxson PM. Ulnar neuropathy in surgical patients. Anesthesiology. 1999 Jan; 90(1): 54-9.

Warner ME, LaMaster LM, Thoeming AK, Marienau ME, Warner MA. Compartment syndrome in surgical patients. Anesthesiology. 2001 Apr; 94(4): 705-8.

第2部

解剖と神経ブロック

5章

神経ブロックに必要な解剖学

James R. Hebl, M.D.

身体各部の位置関係とその運動に関する解剖学用語

　神経ブロックは解剖学の臨床応用といえる診療行為であり，人体の構造や位置関係に関する詳細な知識が要求される．身体各部の解剖学的位置関係やその動作を表すための解剖学用語を理解することは，神経ブロックを教えるうえでも学ぶうえでも，非常に重要である．こうした解剖学用語はすべて，頭を中間位とし，腕は両体側に付け，手掌を前に向けて直立した人体を基準にして決められている（図5-1）．

　正しい解剖学的位置関係を十分に理解するためには，解剖学的な描写や観察を行う際に用いられる，人体の主要な4つの断面を識別できなければならない（図5-2，図5-3）．

- 正中矢状面：身体の中央を通り左右均等に分割する垂直断面．
- 傍正中矢状面：身体の中心線の右側あるいは左側で正中矢状面に平行な垂直断面．
- 冠状面：正中矢状面と直角に交わる垂直断面．
- 横断面：正中矢状面および冠状面と直角に交わる水平断面．

　体表や運動の方向を示す基本的な解剖学用語に関する知識は，人体各部の解剖学的位置関係を効果的に伝達し理解するうえで必須で

ある。体表面の方向を示す基本的な解剖学用語は以下のとおりである（図5-4, 図5-5）。
- 前方（腹側）：体の前面。
- 後方（背側）：体の後面。
- 頭側（上方, 吻側）：体の上方（頭部方向）。
- 尾側（下方）：体の下方（足方向）。
- 手掌側, 手背側：それぞれ手の前面, 手の後面を指す。
- 足底側, 足背側：それぞれ足の裏, 足の上面を指す。
- 仰臥位：体の後面を下にして横たわること。
- 腹臥位：体の前面を下にして横たわること。
- 近位：四肢の起始方向に近い位置や, 体幹に近づく運動。
- 遠位：四肢の起始方向から遠い位置や, 体幹から離れる運動。
- 内側：体や四肢の中心線に近い位置や, 中心線に近づく運動。
- 外側：体や四肢の中心線から遠い位置や, 中心線から離れる運動。

四肢の基本的な運動に関する解剖学用語は以下のとおりである（図5-6〜11）。
- 屈曲：矢状面における前方への運動。一般に関節の前方運動を指す。
- 伸展：矢状面における後方への運動。一般に関節の後方運動を指す。
- 外転：冠状面における体幹から離れる運動。
- 内転：冠状面における体幹に近づく運動。
- 回旋（内旋, 外旋）：上肢または下肢の長軸を中心に内方や外方へ回転する運動。
- 回外：手掌面を上方へ向けるような上肢の外旋運動。

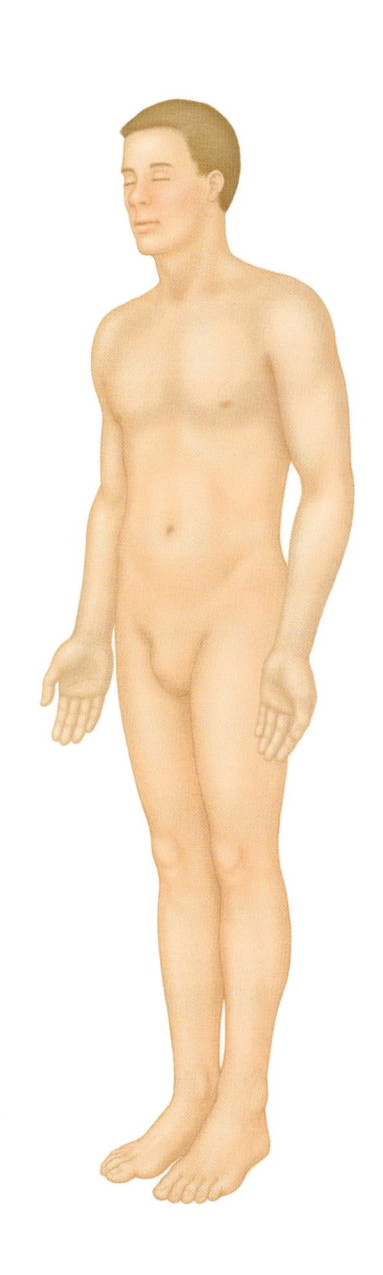

図 5-1　解剖学的な基準体位

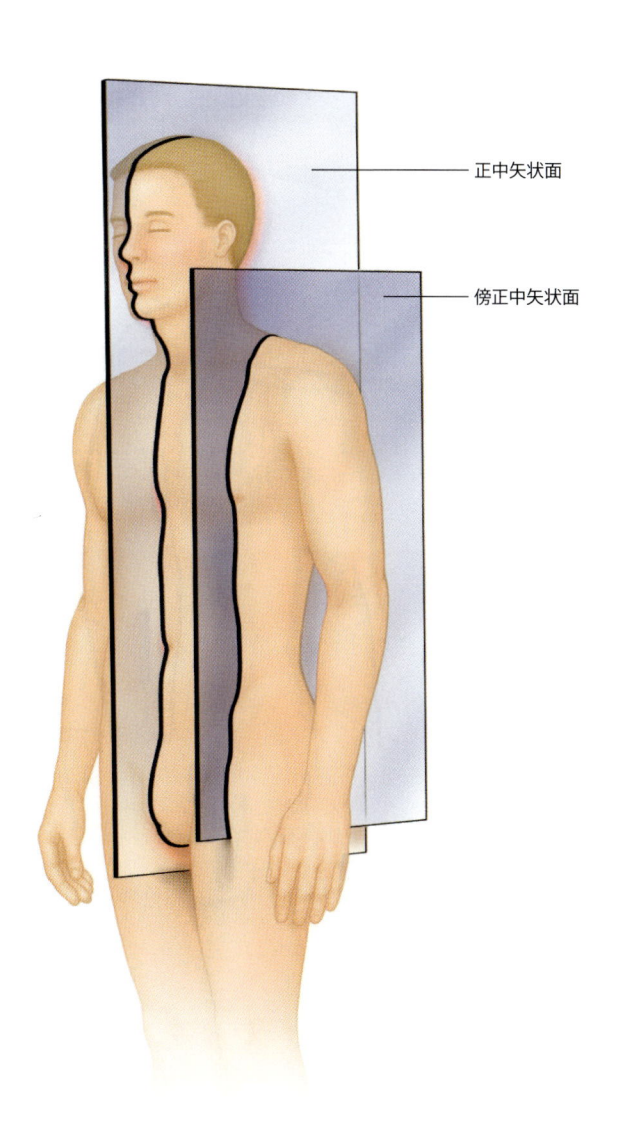

図 5-2　正中矢状面と傍正中矢状面

図 5-3　冠状面と横断面

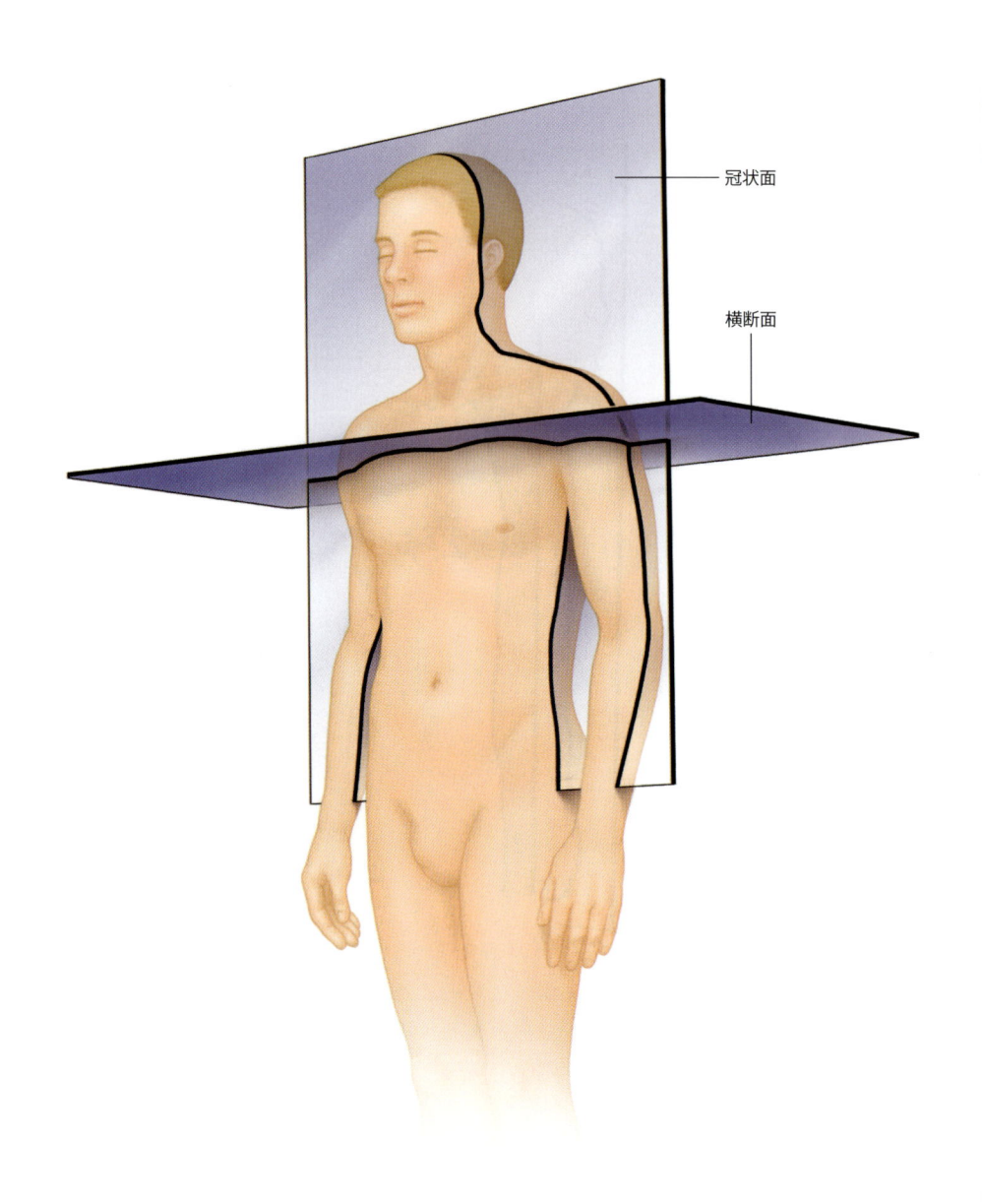

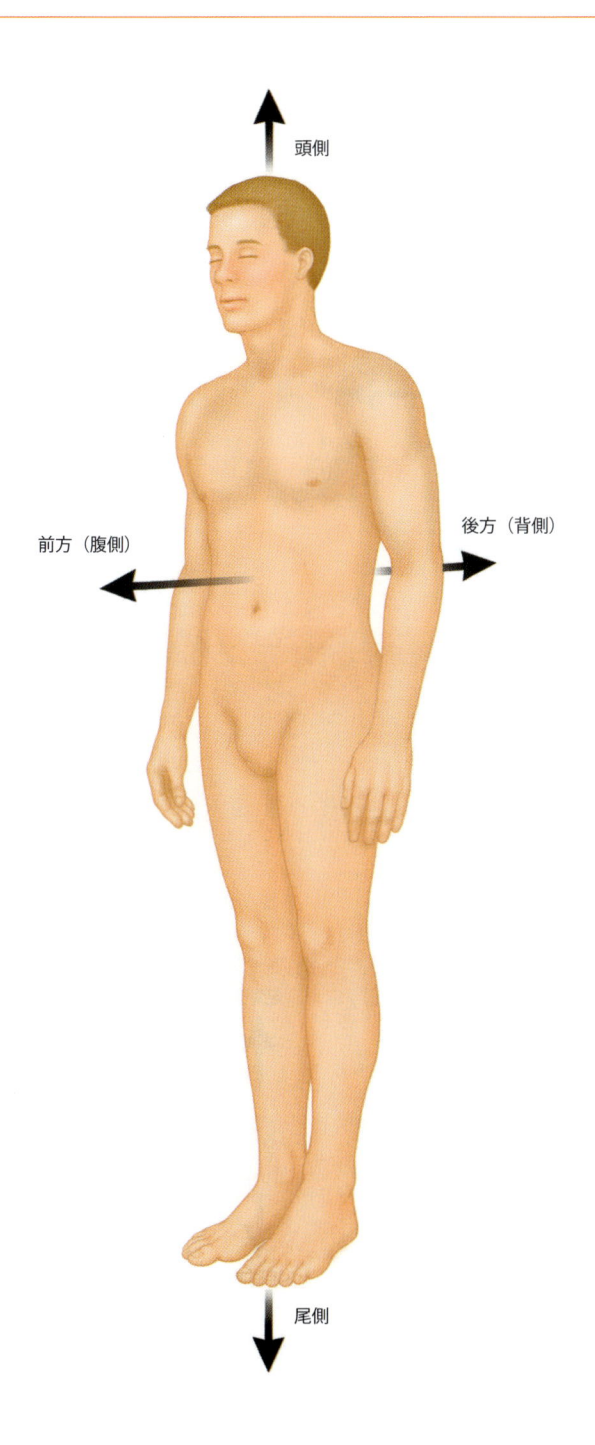

図 5-4　体表の方向を表す解剖学用語

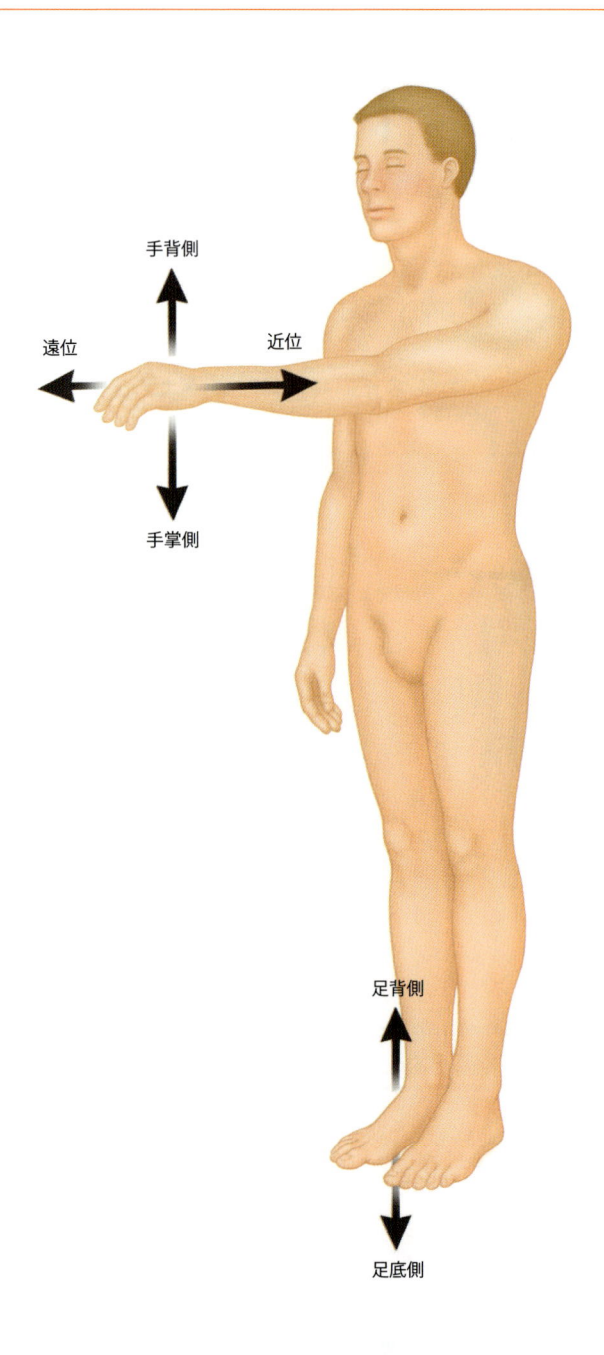

図 5-5　四肢の方向を表す解剖学用語

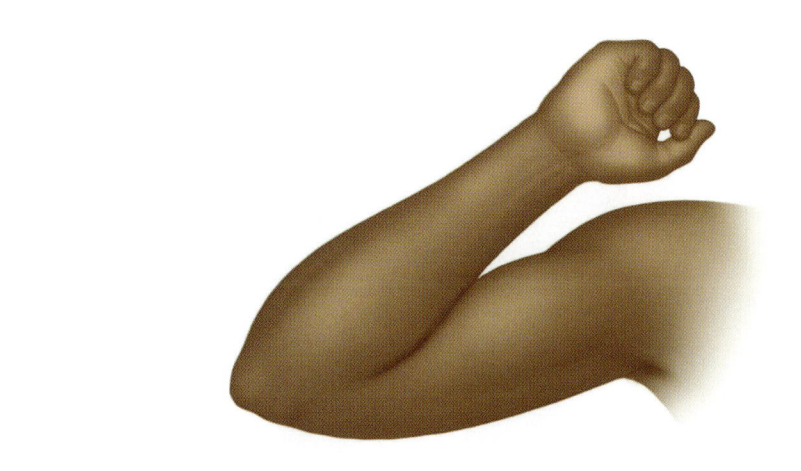

屈曲

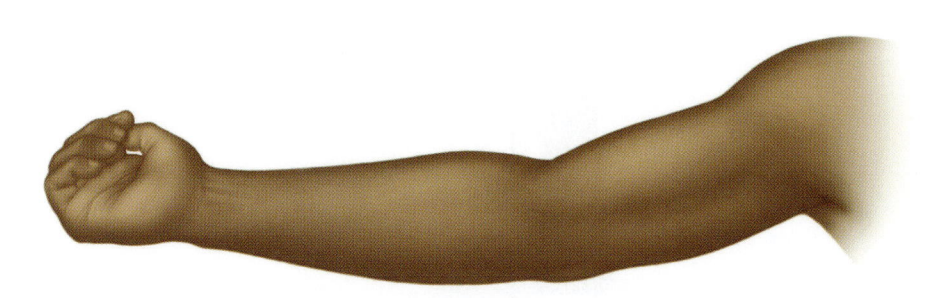

伸展

図 5-6　上肢の屈曲と伸展

- 回内：手掌面を下方へ向けるような上肢の内旋運動。
- 外反：足底を外側へ向けるような足の運動。
- 内反：足底を内側へ向けるような足の運動。

腕神経叢の解剖

上肢の手術に対して適切な神経ブロックを行うためには，腕神経叢（brachial plexus）の解剖についての十分な知識が必要である。さらに，腕神経叢を熟知しておくことで，さまざまなブロック法を，それぞれの患者に応じて使い分けることが可能になる。

腕神経叢の最も近位部は，後頸三角（posterior triangle of neck）内に位置する。後頸三角の境界は，下方が鎖骨，後方が僧帽筋，前方が胸鎖乳突筋よりなる。後頸三角の

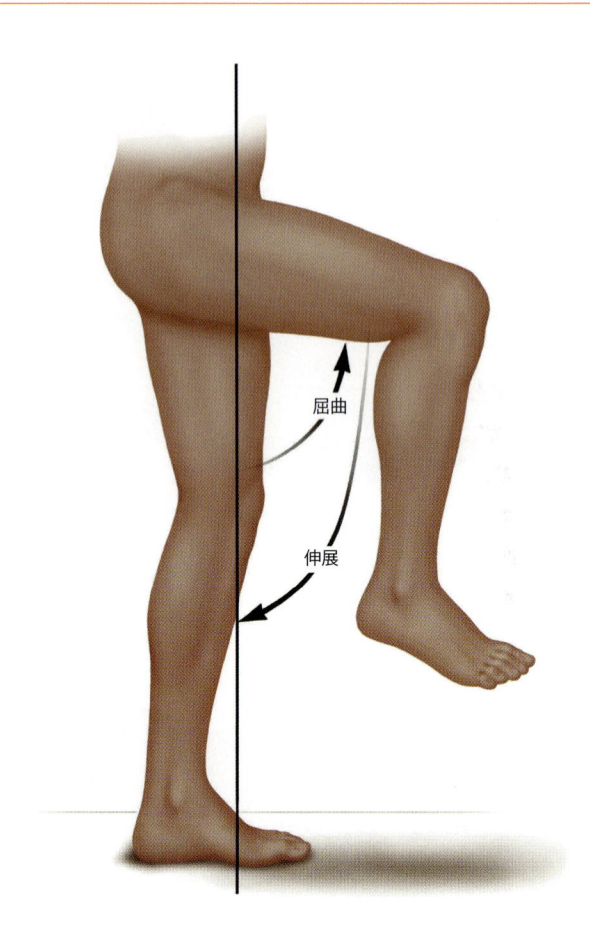

図 5-7　下肢の屈曲と伸展

表面は皮膚で覆われ，皮下には広頸筋，深筋膜がある．腕神経叢は第 5～第 8 頸神経（C5～C8）前枝，および第 1 胸神経（T1）前枝の大部分から形成される．第 4 頸神経（C4）と第 2 神経（T2）からの分枝も合流することがあるが，その程度はさまざまである．腕神経叢根部は，ほとんど同じ太さの脊髄神経前枝からなるが，それらの合流の仕方は多様である（図 5-12）．C5 頸神経前枝と C6 頸神経前枝は外側へ走行して中斜角筋外縁付近で合流し，腕神経叢の上神経幹となる．

C7 頸神経前枝は中神経幹となり，C8 頸神経前枝と T1 胸神経からの枝が前斜角筋の後面で合流して下神経幹となる（図 5-12）．斜角筋間溝は前斜角筋と中斜角筋との間の領域で，輪状軟骨，すなわち C6 頸椎の高さに相当する部分である．腕神経叢神経ブロックの際に斜角筋間溝を解剖学的ランドマークとして用いると，容易かつ確実に神経根部と神経幹部へ到達できる．

　腕神経叢の 3 本の神経幹は，後頸三角下部を第 1 肋骨に向けて外側下方に走行する．

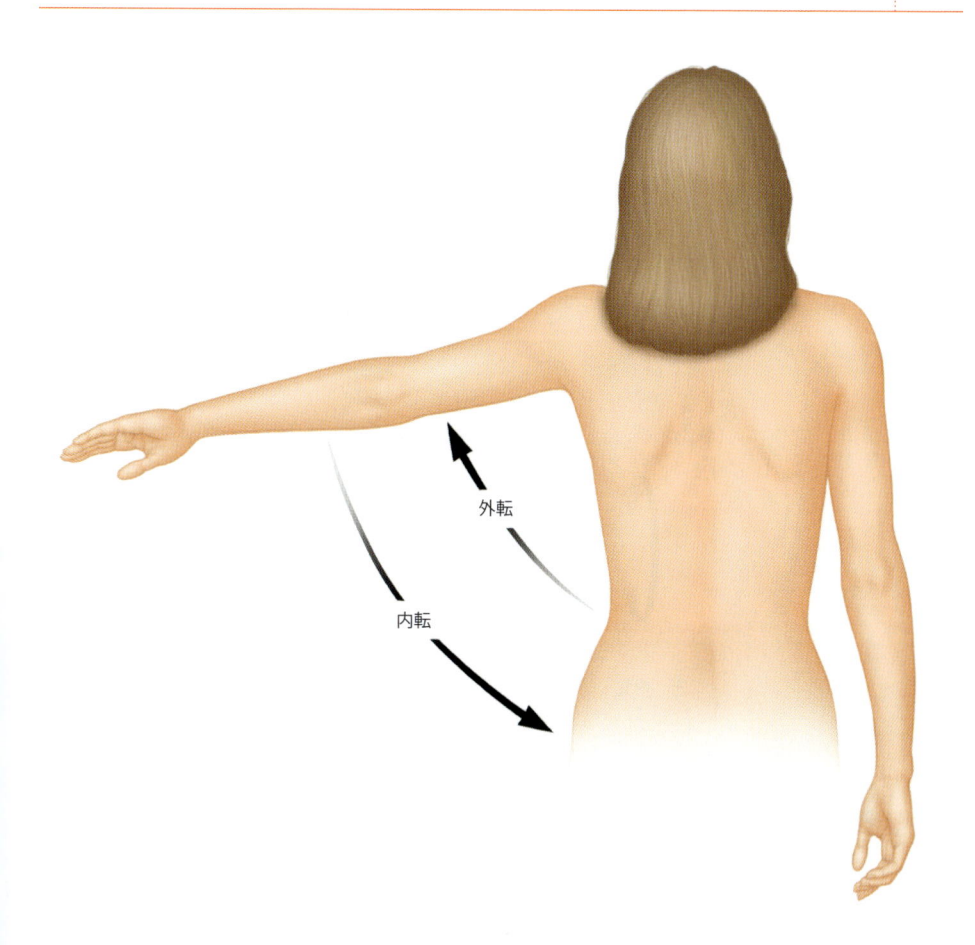

図 5-8　外転と内転

　第 1 肋骨外側縁で鎖骨を 3 等分した中央部の上方あるいは後方において，3 本の神経幹はそれぞれ前後に分岐する（図 5-12，図 5-13）。ここで，最終的に上肢の腹側（屈筋）部分を支配する神経と背側（伸筋）部分を支配する神経が分かれるため，この分岐が重要になる。腕神経叢分岐部は腋窩頂部に入り，再び合流して神経束となる。上神経幹前枝と中神経幹前枝は外側神経束を形成し，3 本の神経幹後枝がすべて合流して後神経束を形成する。下神経幹前枝は，内側神経束となる（図 5-12）。これら 3 本の神経束の名称は，小胸筋後方を走行する腋窩動脈との位置関係に由来する（図 5-14）。

　3 本の神経束は小胸筋外側縁で分岐し，腕神経叢の末梢枝となる。各々の神経束が 2 本の太い末梢枝に分岐するまでに，何本かの細い神経枝が分枝する（図 5-12）。これらの神経枝の皮膚神経支配を図 5-15 に示す。

　外側神経束は 3 本の神経枝に分枝する。

- 筋皮神経（C4 〜 C7）：太い末梢枝で烏口腕筋に入り，上腕二頭筋群に筋枝を

外旋

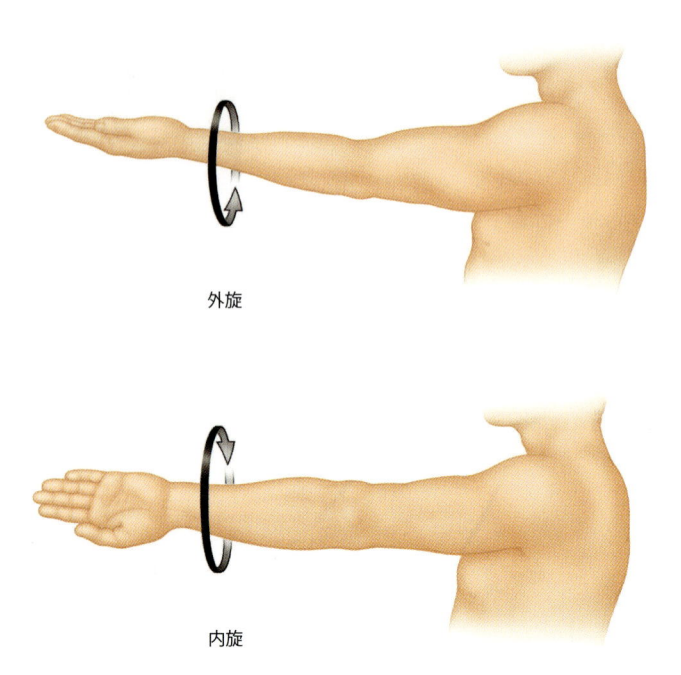

内旋

図 5-9　内旋と外旋

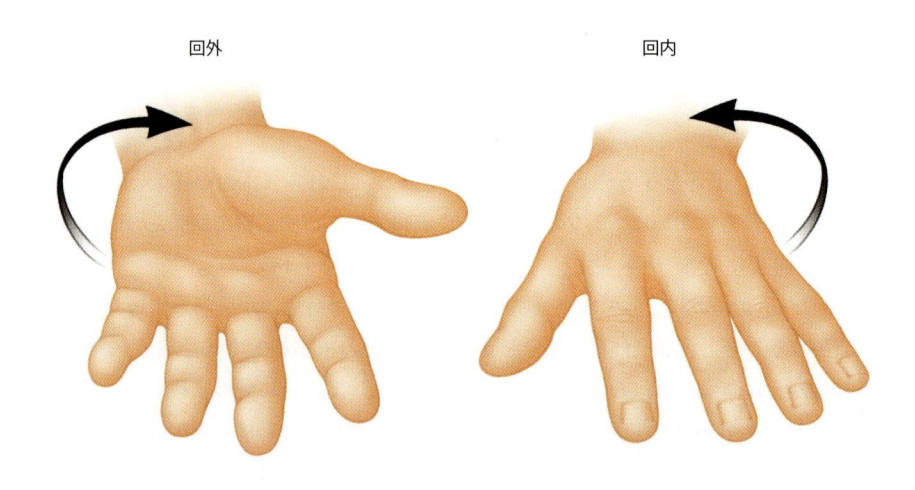

回外　　　　　　　　　　回内

図 5-10　回外と回内

内反

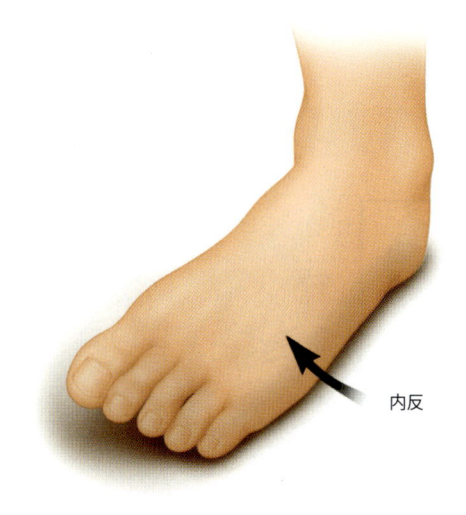

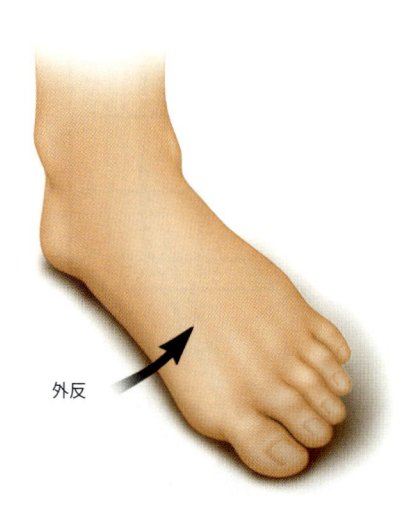

外反

図 5-11　内反と外反

送った後，外側前腕皮神経となって前腕の皮膚感覚を司る。
- 正中神経外側根（C5～C7）：太い末梢枝。
- 外側胸筋神経（C5～C7）：細い神経枝で鎖骨胸筋筋膜を貫き大胸筋に筋枝を出す。

後神経束は5本の神経枝に分枝し，上肢背面の広い範囲にわたって皮膚の感覚を司る。
- 腋窩神経（C5～C6）：太い末梢枝で三角筋と小円筋群の運動を支配し，肩の三角筋領域の皮膚と上腕上部の皮膚の感覚を司る。
- 橈骨神経（C5～T1）：太い末梢枝。
- 上肩甲下神経（C5～C6）：細い神経枝で肩甲下筋の運動を支配する。
- 胸背神経（C6～C8）：細い神経枝で下外側に走行して腋窩の脂肪組織を貫き，広背筋群の運動を支配する。
- 下肩甲下神経（C5～C6）：細い神経枝で大円筋の運動を支配する。

内側神経束は5本の神経枝に分枝する。
- 尺骨神経（C7～T1）：太い末梢枝。
- 正中神経内側根(C8，T1)：太い末梢枝。
- 内側前腕皮神経（C8，T1）：太い神経枝で前腕内側皮膚の感覚を司る。
- 内側上腕皮神経（C8，T1）：細い神経枝で上腕および前腕内側皮膚の一部の感覚を司る。腋窩部ではT2由来の肋間上腕神経と交通し，上腕の内側と腋窩底部の皮膚の感覚を司る。

図 5-12 腕神経叢の解剖

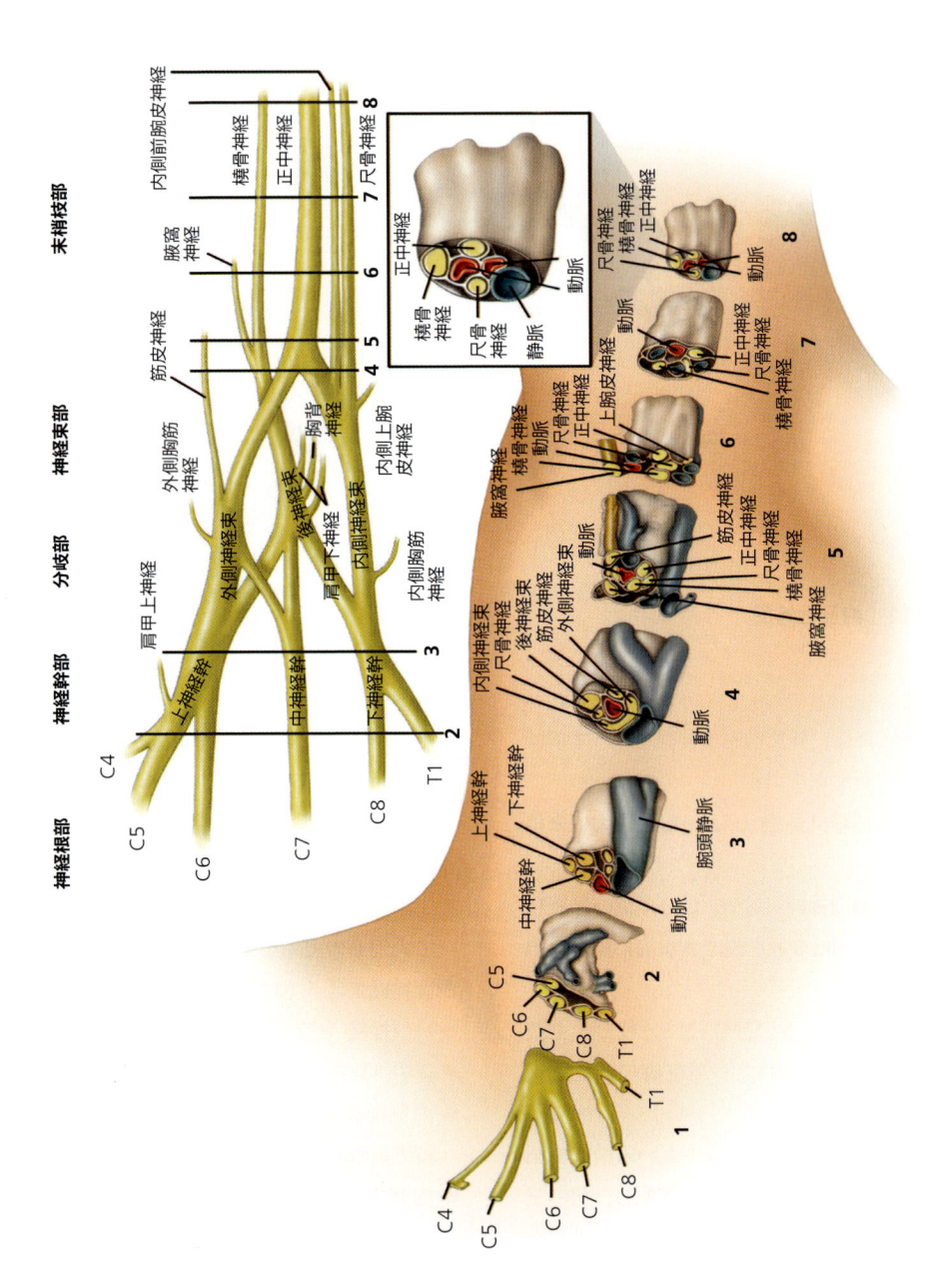

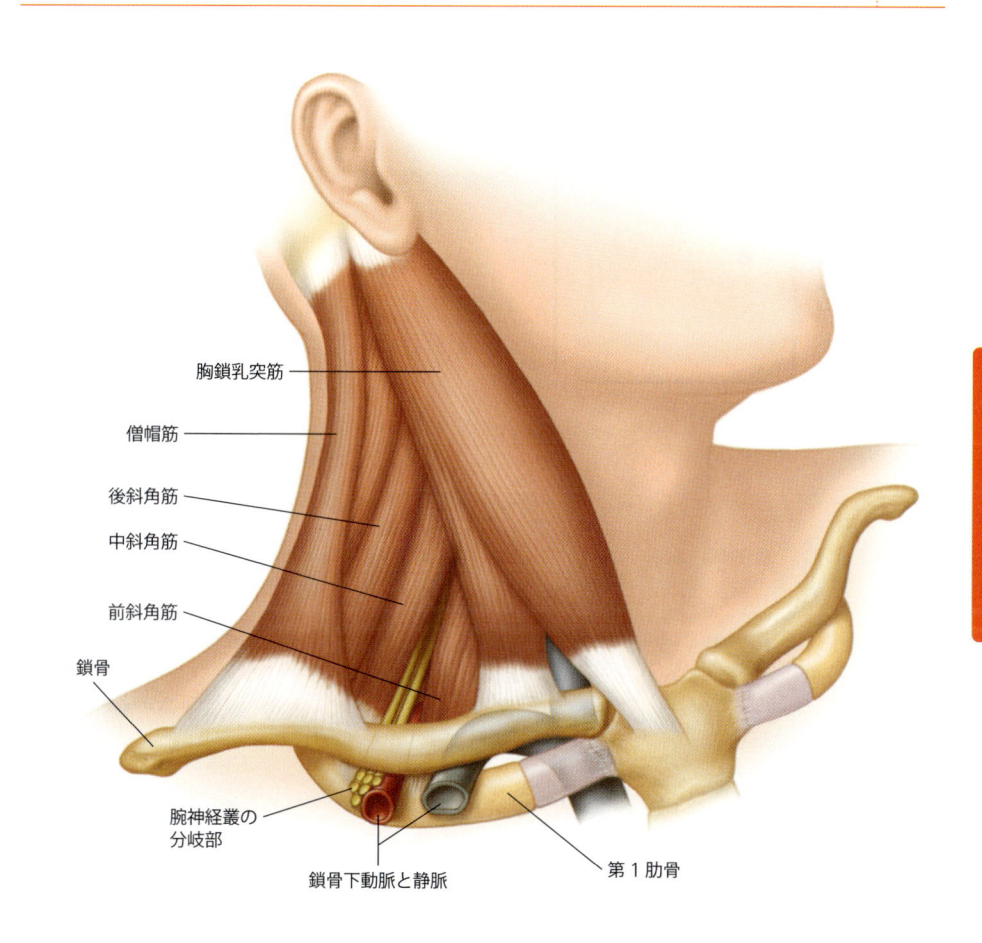

図中ラベル:
- 胸鎖乳突筋
- 僧帽筋
- 後斜角筋
- 中斜角筋
- 前斜角筋
- 鎖骨
- 腕神経叢の分岐部
- 鎖骨下動脈と静脈
- 第1肋骨

図 5-13　後頸三角の解剖

● 内側胸筋神経（C8, T1）：細い神経枝で小胸筋を貫通して大胸筋に入り，これらの筋群の運動を支配する。

　臨床的には，腕神経叢そのものだけでなく，周辺の血管も重要である。神経近傍に存在する血管の多くは，ブロック時に誤って穿刺しないよう，注意を払う必要がある。しかし，こうした血管が神経ブロック法のランドマークとして用いられることがあり，また血管貫通法でブロックが行われることもある。右椎骨動脈（right vertebral artery）は腕頭動脈から，左椎骨動脈（left vertebral artery）は鎖骨下動脈から起始する。両動脈は頭側に走行し，C6 椎体の高さで骨性の横突起孔に入る（図 5-16）。

　横隔神経（phrenic nerve）は C3〜C5 頸神経根に由来し，頸部では前斜角筋の腹側を，椎骨動脈と並走する（図 5-16）。腕神経叢に合流する頸神経根は横突起を出た後，椎骨動脈のすぐ後方を走行する。このため斜角筋間法による腕神経叢ブロックでは，血管内注入のリスクを避けるために，ブロック針の

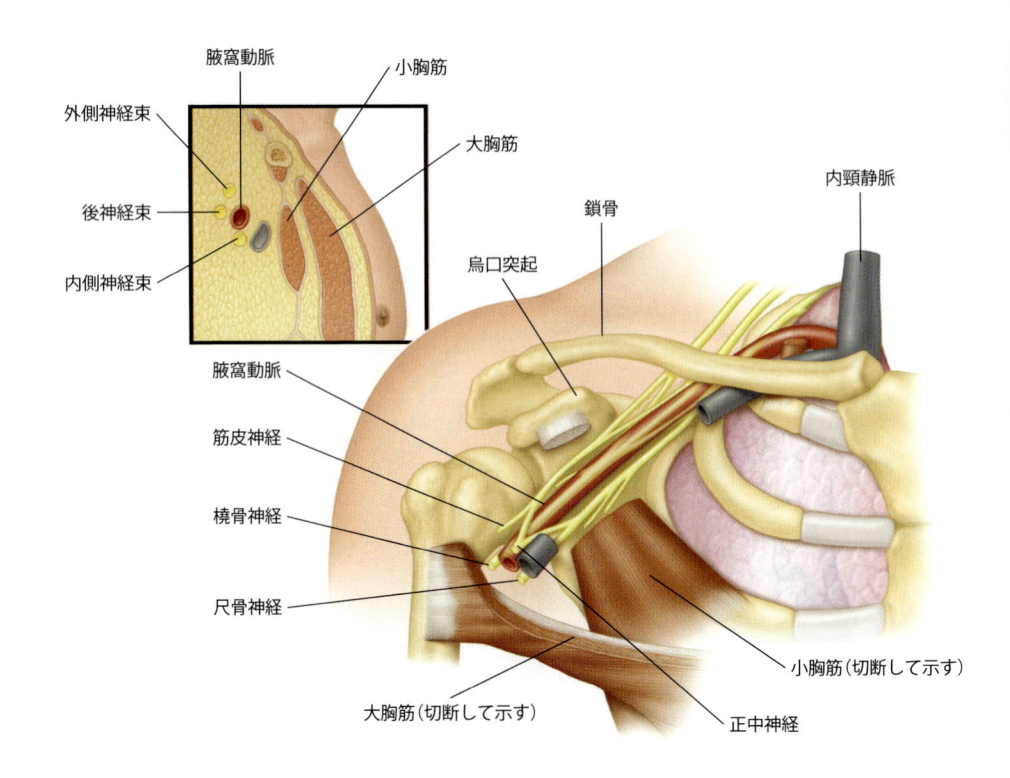

図 5-14　鎖骨下の神経と血管の解剖とその断面図

先端位置が非常に重要となる。斜角筋間法ではまた，外頸静脈をランドマークとして使うことがある。外頸静脈は C6 椎体の高さで，斜角筋間溝上にあることが多い。ただし，外頸静脈の走行には個人差があり，一定した確実なランドマークとはならない。

鎖骨下動脈（subclavian artery）は後頸三角に入り，前斜角筋外側縁で腕神経叢と並ぶ。次いで鎖骨後方を通り，前斜角筋後方，腕神経叢下神経幹下方で第 1 肋骨直上を走行する。この部位から腕神経叢分岐部が始まり，神経は鎖骨下動脈の後方頭側に位置するようになる（図 5-16）。緊急時，あるいは動脈を誤穿刺した場合は，第 1 肋骨に向けて鎖骨下動脈を圧迫すると止血できる。

第 1 肋骨外側縁で鎖骨下動脈は腋窩動脈（axillary artery）となる。腋窩動脈は，腋窩法による腕神経叢ブロックに必須の解剖学的ランドマークである。小胸筋外側縁では，腕神経叢の外側神経束，後神経束，内側神経束が腋窩動脈周囲を，それぞれの名称に一致した位置で囲む（図 5-14 の挿入図）。腋窩動脈と腕神経叢末梢枝が特徴的な位置関係をとるようになるのは，腋窩部に入ってからとされている。すなわち腋窩部では，腋窩動脈は橈骨神経の前方，正中神経の後内側，尺骨

図 5-15　上肢の皮膚神経支配

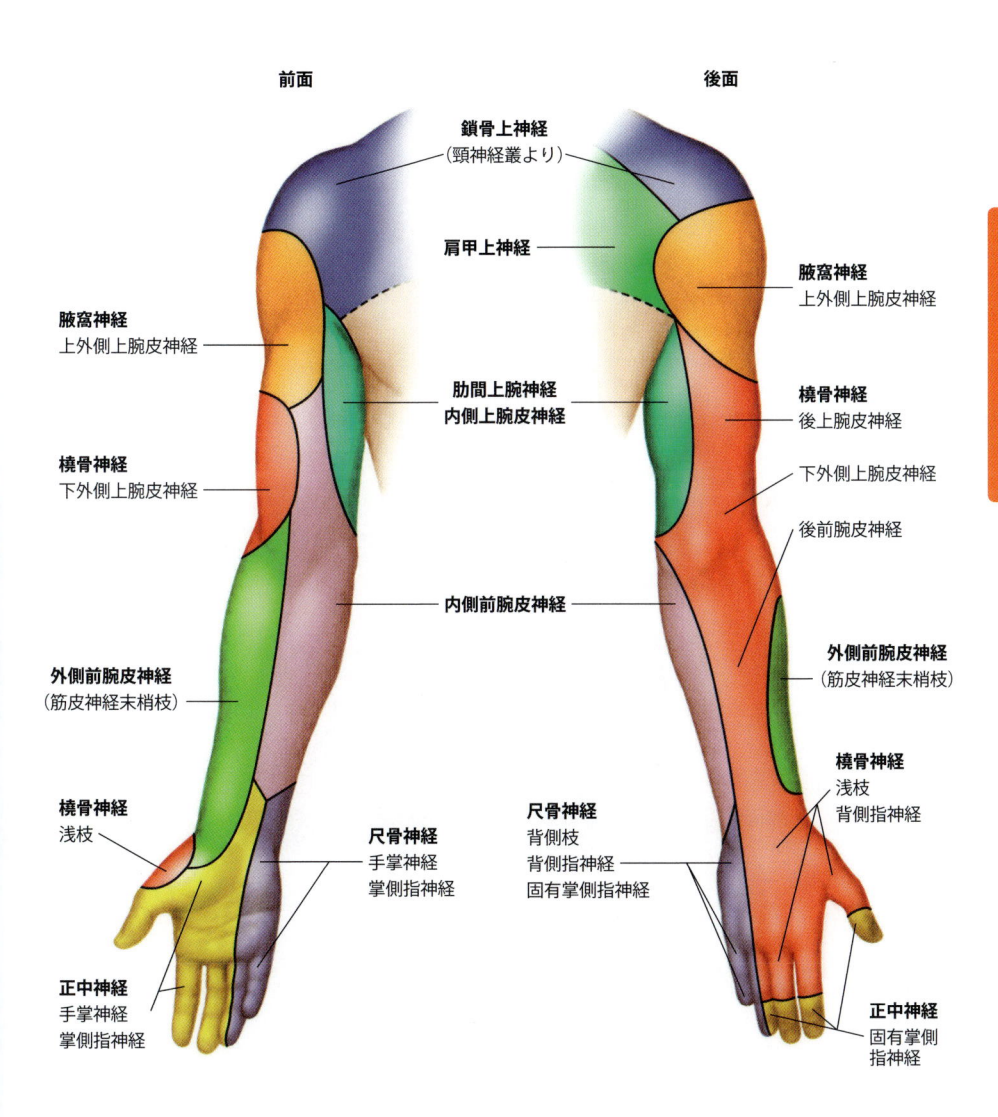

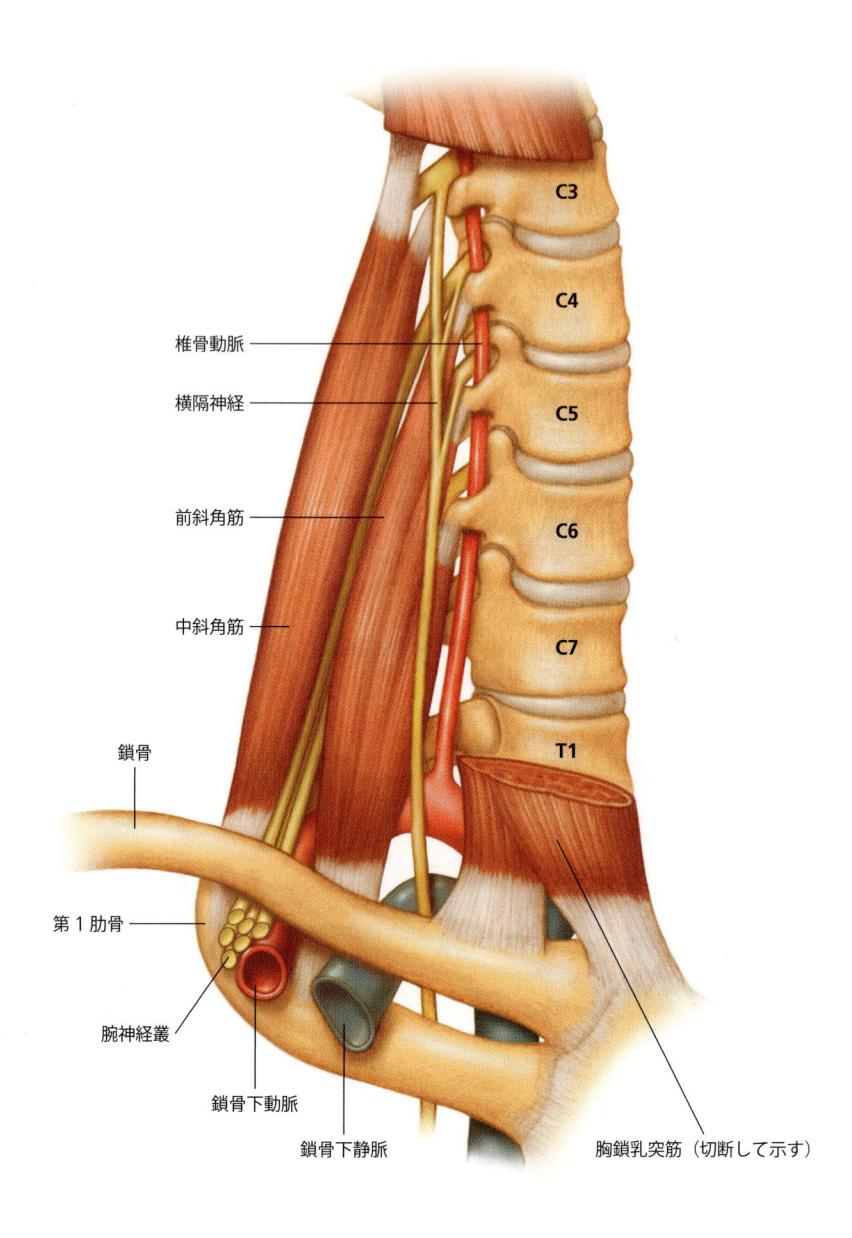

図 5-16　頸部の神経，血管，筋肉の解剖

神経の前外側に位置する(図5-12の挿入図)。腋窩動脈は，大円筋下縁を通過して上腕動脈となる。

健常人にみられる解剖学的変異

腕神経叢の解剖学的変異は極めてよくみられ，変異は例外的ではなく，一般的であると考えた方がよい。頸神経根から腕神経叢への合流とその分布に，変異がよくみられる。前述したように，腕神経叢はC5～C8頸神経根とT1胸神経根から形成される場合が最も多い。しかし，C4頸神経根とT2胸神経根からの枝も合流することがあり，その程度はさまざまである。Kerrは156例の腕神経叢の解剖学的研究を行い，62％でC3頸神経根あるいはC4頸神経根からの合流がみられると報告した。このような変異では，T2胸神経根からの合流はみられず，T1胸神経根からの合流も乏しかった。この変異は"prefixed plexus"と呼ばれる。反対に，C5頸神経根からの合流が減少，あるいはみられず，T1胸神経根とT2胸神経根からの合流がより多くみられる場合を，"postfixed plexus"と呼ぶ。McCannとBindelglassは，最大で60％程度がpostfixed plexusであると報告している。

骨の異常も，腕神経叢に大きな影響を与えることがある。第1肋骨や鎖骨の異常，頸肋など，頸部下部から胸郭入口部における骨の変異は神経を圧迫し，神経症状を引き起こす。頸肋は全人口の1％にみられるが，症状を認めるのはそのうち10％だけである。男女比は1：2で女性に多く，50～80％が片側性である。頸肋の長さはさまざまであり，第1肋骨と線維帯でつながっていることもある。Reedeによれば，腕神経叢が頸肋に傷害される機序には，以下の2つが考えられるとしている。(1) 神経と鎖骨下動脈が走行する第1肋骨後面と前斜角筋との間隙が頸肋で狭小化する。(2) 神経と血管が頸肋の骨隆起上を通過する。後者の場合，腕神経叢の下神経幹が頸肋に強く押し付けられて症状が現れる。

最小斜角筋の存在や，後頸三角の神経や血管と斜角筋との位置関係異常も，胸郭出口症候群の原因となりうる。最小斜角筋は副次的な筋肉束であり，前斜角筋に由来する場合が多い。最小斜角筋はC7頸椎横突起から起始し，鎖骨下動脈後方，腕神経叢の下神経幹前方で第1肋骨内側縁に付着する。その大きさは多様であり，数本の筋線維が胸膜上膜を補強する程度のものから，非常に発達した筋肉束までさまざまである。Harryらは51例の解剖を行い，46％で最小斜角筋の存在が確認されたとしている。興味深いことに，腕神経叢と斜角筋の間の標準的な解剖学的位置関係が両側で認められたのは，32％にすぎなかった。

腋窩の神経血管鞘

腋窩内の腕神経叢は，結合組織からなる神経血管鞘(axillary sheath)に包まれている。この神経血管鞘は，前斜角筋と中斜角筋を分ける頸筋膜椎前葉と連続する組織である。腋窩の神経血管鞘は当初，第1肋骨上方から始まり腋窩遠位で内側筋間中隔前面に移行する，管状の密な結合組織と考えられていた。腋窩動静脈，正中神経，尺骨神経，橈骨神経はすべて，その神経血管鞘の中心付近をばらばらに走行すると考えられた。そのため臨床的には，神経血管鞘のどこかに局所麻酔薬を1回投与すれば上肢の神経ブロックは可能で

あり，神経ブロックの成否は主に局所麻酔薬の薬液量で決まるとされていた。

しかし，こうした考えに疑問を抱いた研究者がいた。Thompson, Rorie, Partridgeらは，腕神経叢を囲む薄い結合組織膜が神経叢内部まで伸びており，これらが隔壁となって神経血管鞘内はいくつかのコンパートメントに分画されると主張した。この考えによれば，各々の神経に対して1つずつコンパートメントがあり，このコンパートメントがそれぞれの神経を解剖学的に隔てることになる（図5-12の挿入図）。彼らは，こうしたコンパートメント構造により薬液の広がりが制限されるため，完全にブロックするためには，各々のコンパートメントに分割注入する必要があると論じた。しかし，近位部でこれらのコンパートメント間に交通があることが知られており，単回投与法が成功するのは，この交通による可能性もある。腋窩神経血管鞘のコンパートメント構造は広く支持されているが，その臨床的意義はいまだ不明である。

腕神経叢以外の神経解剖

上肢と肩の手術では，頸神経叢の鎖骨上神経（supraclavicular nerve）も重要である。C3頸神経前枝とC4頸神経前枝の枝が合流して鎖骨上神経幹となり，胸鎖乳突筋後縁の中央で浅層に現れる（図5-17）。鎖骨上神経幹は広頸筋と深頸筋膜の後方を下降し，内側枝，中間枝，外側（後）枝に分岐する。これら3本の分枝は，鎖骨のすぐ頭側で深頸筋膜を貫く。

鎖骨上神経内側枝は外頸静脈，胸鎖乳突筋鎖骨頭と胸骨頭を横切って内側下方へ走行し，中心線より外側で第2肋骨より上方の皮膚感覚を司る。鎖骨上神経中間枝は鎖骨を横切り，大胸筋上と三角筋上の皮膚のうち，第2肋骨より上方部分の感覚を司る。鎖骨上神経中間枝の支配領域は，腋窩神経および肋間上腕神経の支配領域に隣接する（図5-15）。鎖骨上神経外側（後）枝は，僧帽筋と肩峰の表層を横切って下方へ走行し，肩の上面と後面の皮膚感覚を司る（図5-15）。

上肢と肩は，肩甲上神経（suprascapular nerve）の支配も受ける。肩甲上神経はC5頸神経とC6頸神経に由来し，腕神経叢上神経幹から分枝する（図5-12）。肩甲上神経は僧帽筋と肩甲舌骨筋の深部を外側に走行し，肩甲切痕を通って棘上窩に入る。次いで肩甲棘外側縁を走行して棘下窩に至り，上腕の外転を司る棘上筋と，上腕の外旋，部分的な外転，および内転を司る棘下筋の運動を支配する。肩甲上神経はまた，肩と肩鎖関節に感覚枝を送ることがあり，約10％の患者では，腋窩神経が支配する上腕の近位3分の1の領域にも皮枝を送る（図5-15）。

肋間上腕神経（intercostobrachial nerve）は腕神経叢に属さないが，上肢に関して臨床的に重要な神経である。肋間上腕神経は第2肋間神経の外側皮枝であり，T2胸神経前枝に由来する。小胸筋後方を外側に走行し，広背筋前方を通って腋窩に入る。さらに腋窩を通過して上腕内側に至り，ここで内側上腕皮神経と合流する。この2つの神経は深在膜を貫通し，上腕後面上半分と内側面上半分の皮膚感覚を司る（図5-15）。肋間上腕神経の太さとそれによる神経支配は，内側上腕皮神経の太さとそれによる神経支配に逆比例する。この部位の皮膚は複数の神経が重複して支配し，T3胸神経前枝の枝である外側皮枝から分枝する第2肋間上腕神経も支配することに注意する。第2肋間上腕神経もまた，

図中ラベル：
- 小後頭神経
- 大耳介神経
- 胸鎖乳突筋
- 僧帽筋
- 鎖骨上神経外側枝
- 頸横神経
- 鎖骨上神経内側枝
- 腕神経叢
- 鎖骨上神経中間枝

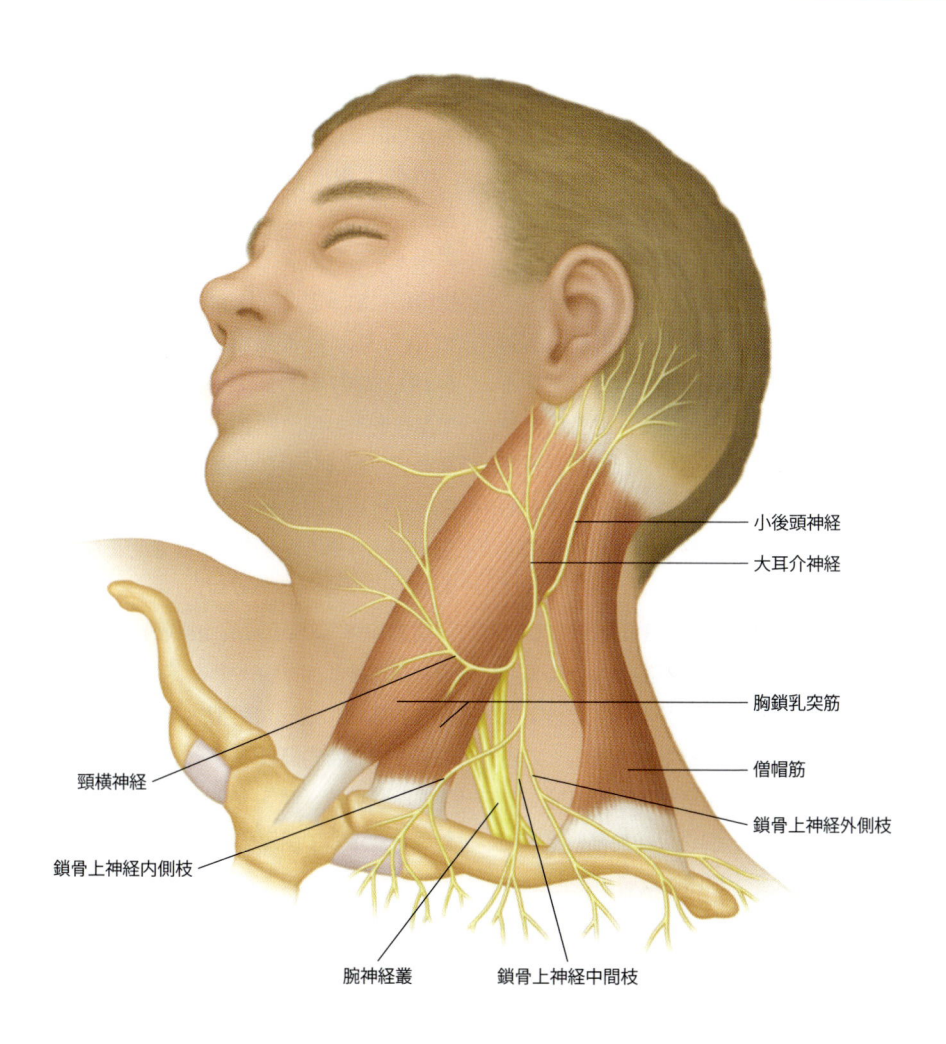

図 5-17　浅頸神経叢の解剖

上腕内側と腋窩底部の皮膚感覚を司る。

腰神経叢の解剖

　下肢手術のための適切な神経ブロックには，腰神経叢（lumbar plexus）と腰仙骨神経叢（lumbosacral plexus）の解剖学に関する十分な知識が必要である。これら二大神経叢を熟知しておくことで，さまざまなブロック法を，それぞれの患者に応じて使い分けることが可能になる。

　腰神経叢は第1～第4腰神経前枝（L1～L4）から形成され，第12胸神経（T12）と第5腰神経（L5）の枝をさまざまに受ける（図5-18）。これらの神経前枝が合流して，腰椎横突起の前面で，大腰筋内深部または大腰筋と腰方形筋の間において腰神経叢を形成する

(図 5-19)。T12 胸神経と L1 腰神経に由来する腰神経叢の頭側部分は，すぐに上枝と下枝に分岐する。次いで上枝は腸骨下腹神経と腸骨鼠径神経に分岐するが，下枝は L2 腰神経からの細い枝と合流し，陰部大腿神経となる（図 5-18）。

腸骨下腹神経（iliohypogastric nerve）は L1 腰神経前枝に由来し，腰方形筋の前面を走行した後，腸骨稜の近くで腹横筋を貫通する。さらに腹壁に沿って進み，恥骨結合の高さで終止する。腸骨下腹神経は腹筋群の運動を支配し，末梢枝のうち前皮枝は恥骨上部の皮膚感覚を，また外皮枝は腸骨稜近傍の皮膚感覚を，それぞれ司る。

腸骨鼠径神経（ilioinguinal nerve）は L1 腰神経前枝に由来し，腰方形筋前方で腸骨下腹神経のわずかに下方を走行する。腸骨下腹神経と同様，腸骨鼠径神経も腸骨稜近くで腹横筋を貫通し，次いで鼠径管後壁を貫通して浅鼠径輪を通過する。腸骨鼠径神経の終末皮枝は，男性では大腿上部内側皮膚，陰茎根部，陰嚢前面を支配し，女性では恥丘と大陰唇の感覚を支配する。

陰部大腿神経（genitofemoral nerve）は L1～L2 腰神経前枝に由来し，大腰筋内を外側下方に走行したのち陰部枝と大腿枝に分岐する。陰部枝は深鼠径輪を通過して鼠径管に入り，精巣挙筋と精巣挙筋筋膜の運動を支配する。陰部枝はまた，陰嚢，大陰唇，それらに隣接した大腿内側の皮膚感覚を司る（図 5-20）。大腿枝は鼠径靭帯下方を走行し，鼠径管の前壁を貫通した後，陰部枝と腸骨鼠径神経の支配領域より外側の大腿三角部皮膚の感覚を司る（図 5-20）。

L2～L4 腰神経に由来する腰神経叢の尾側部分は，下肢への太い 3 本の神経，すなわち外側大腿皮神経，大腿神経，閉鎖神経となる（図 5-18）。これらの太い神経は骨盤前方から出て，主に下肢前部を支配する。

外側大腿皮神経（lateral femoral cutaneous nerve）は L2～L3 腰神経前枝後部に由来する（図 5-18）。外側大腿皮神経は腹壁後部に沿って走行し，腸骨稜を横切って骨盤に入り，腸骨筋前方を下行する（図 5-19）。この神経は，上前腸骨棘よりも内側で鼠径靭帯外側部の下を通過し，大腿外側皮膚の近位側 3 分の 2 の感覚を司る（図 5-20，図 5-21）。外側大腿皮神経は，大転子より遠位の殿部外側の皮膚感覚もさまざまな程度に司る。

閉鎖神経（obturator nerve）は L2～L4 腰神経前枝前部に由来する（図 5-18）。大腰筋後内側縁に沿って骨盤へ下行し，L5 椎体の高さで腸骨動静脈の下を走り，恥骨上枝の下方を横切る（図 5-19）。閉鎖神経は閉鎖動静脈と並走して閉鎖孔を通過し，大腿の内側部分に至って前枝と後枝に分岐する。閉鎖神経前枝は恥骨筋と長内転筋の深部，短内転筋と外閉鎖筋の前方を走行し，薄筋内に末梢枝を送る（図 5-21）。閉鎖神経前枝は，短内転筋，長内転筋，恥骨筋，薄筋など下肢の浅在内転筋群の運動を支配し，関節枝は股関節包の前内側部の，皮枝は大腿の後内側面皮膚の感覚をそれぞれ司る（図 5-20）。ただし，皮膚の神経支配は個人差がかなりある。閉鎖神経後枝は短内転筋後方で大内転筋前方を走行する（図 5-21）。閉鎖神経後枝は，外閉鎖筋，大内転筋，短内転筋など下肢の深在内転筋群の運動を支配し，関節枝は膝関節後面を支配する。また，閉鎖神経後枝には皮枝はない。

大腿神経（femoral nerve）は腰神経叢最大の枝で，L2～L4 腰神経前枝後部に由来

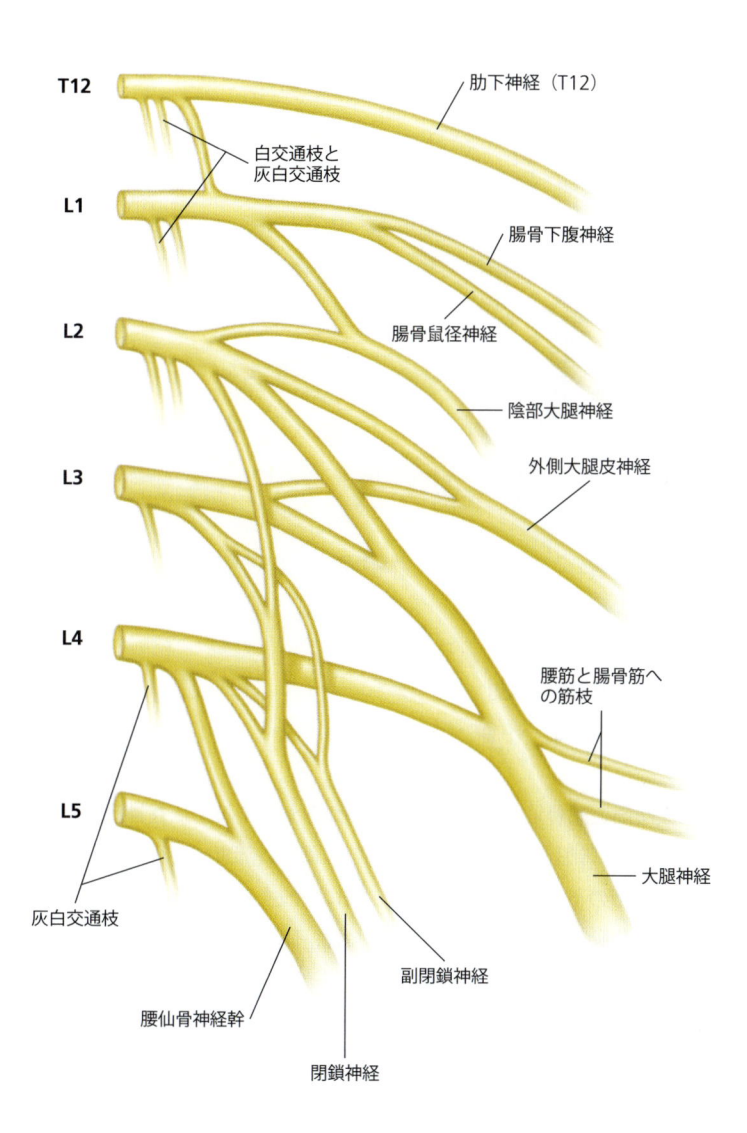

図 5-18　腰神経叢の解剖

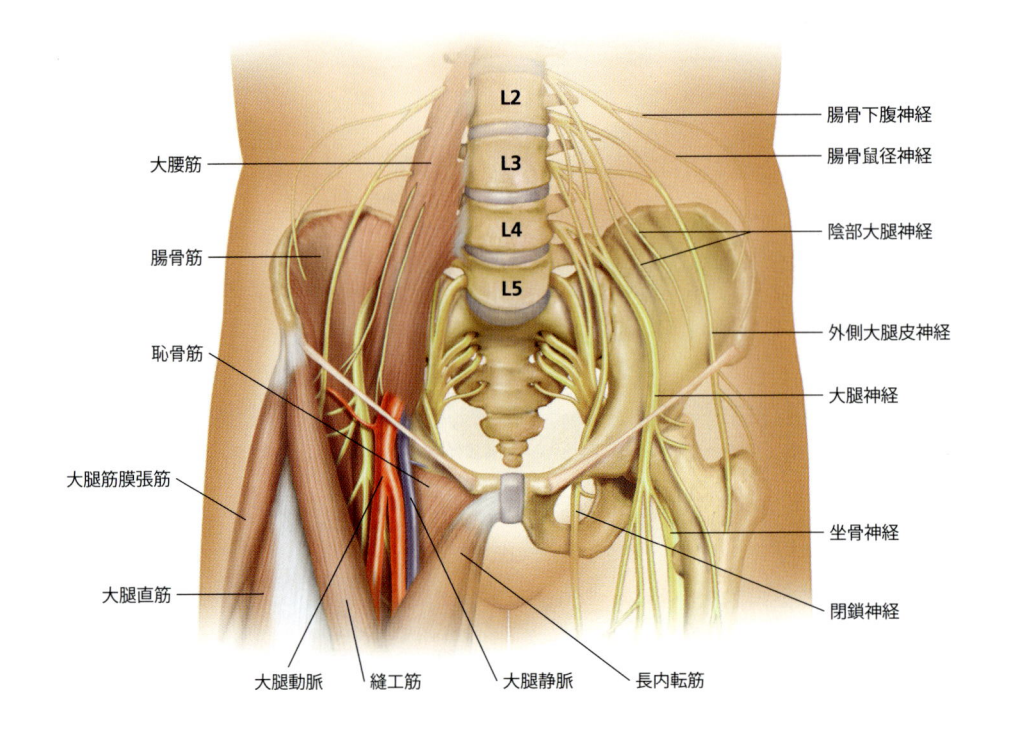

図 5-19 腰神経叢と周辺組織の解剖

する（図 5-18）。大腰筋と腸骨筋の間の溝を大腰筋外縁沿いに下行し，骨盤内を通過する。腸骨筋膜深部で鼠径靱帯の下を通過し，大腿三角に入り，そこで大腿動静脈の外側を走行する（図 5-21）。さらに大腿三角内で大小の筋枝や皮枝に分枝し，下肢前部を支配する。大腿神経の主要な 2 分枝は前（浅）枝と後（深）枝である。大腿神経前枝は縫工筋と恥骨筋の運動を支配し，中間大腿皮神経と内側大腿皮神経として大腿前面と内側の皮膚感覚を司る（図 5-20）。大腿神経後枝は，大腿直筋，外側広筋，内側広筋，中間広筋の運動を支配し，関節枝は股関節と膝関節を支配する。下肢の伏在神経（saphenous nerve）は大腿神経後枝から分枝する。伏在神経は縫工筋後面をその脛骨付着部まで走行し，膝蓋下枝と遠位皮枝に分岐する（図 5-22）。膝蓋下枝と遠位皮枝は，膝から内果までの下肢内側皮膚の感覚を司る（図 5-20，図 5-23）。

腰仙骨神経叢の解剖

　腰仙骨神経叢（lumbosacral plexus）は L4 腰神経〜S4 仙骨神経の前枝に由来し（図 5-24），大腿背側部の主要な感覚と運動，および膝以下の感覚と運動の大部分を司る。下肢の神経ブロックでは，後大腿皮神経ブロックと坐骨神経ブロックの 2 つが最もよく行われる。

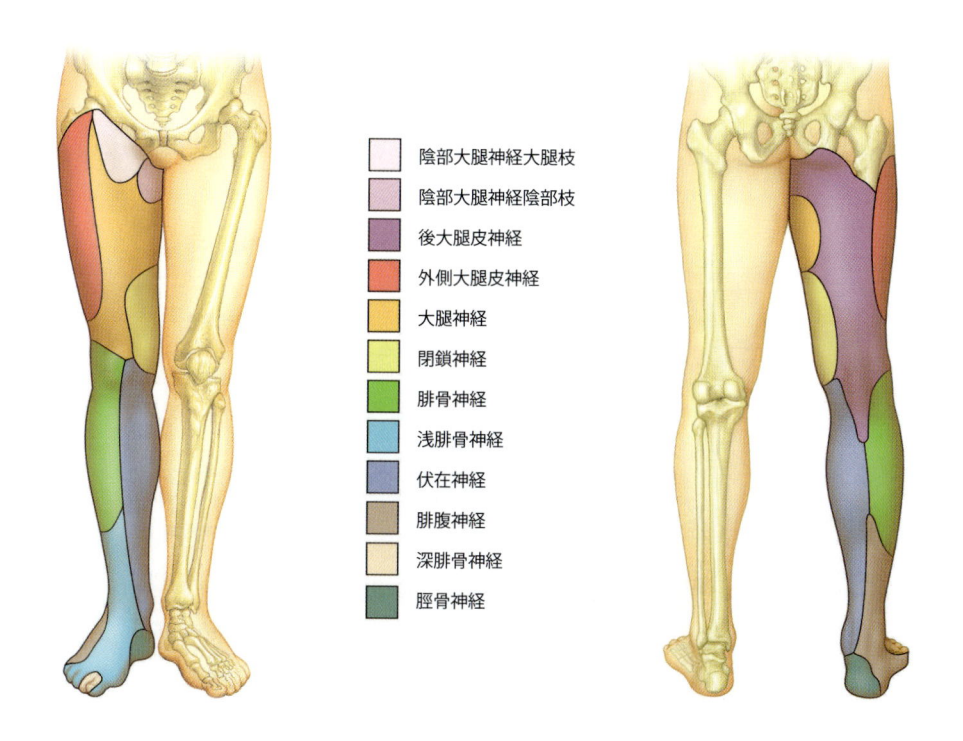

	陰部大腿神経大腿枝
	陰部大腿神経陰部枝
	後大腿皮神経
	外側大腿皮神経
	大腿神経
	閉鎖神経
	腓骨神経
	浅腓骨神経
	伏在神経
	腓腹神経
	深腓骨神経
	脛骨神経

図 5-20　下肢の皮膚神経支配

　後大腿皮神経(posterior femoral cutaneous nerve)は S1〜S3 仙骨神経前枝の前部と後部に由来する（図 5-24）。外側下方に走行し，坐骨神経とともに大坐骨孔を通って骨盤を出る（図 5-25）。殿部に入り梨状筋下方を走行し，上双子筋，下双子筋，内閉鎖筋，大腿方形筋の後方を下行する。後大腿皮神経は，殿部下部から膝窩までの大腿後面皮膚の感覚を司る（図 5-20）。後大腿皮神経の会陰枝は坐骨結節の高さで浅層へ現れ，大腿二頭筋と半腱様筋後方を走行する（図 5-25）。

　坐骨神経（sciatic nerve）は 2 本の太い神経，すなわち脛骨神経と総腓骨神経が合流してできる。脛骨神経は L4 腰神経〜S3 仙骨神経前枝の前部に由来する（図 5-24）。総腓骨神経は L4 腰神経〜S2 仙骨神経前枝の後部に由来する（図 5-24）。坐骨神経は外側下方に走行し，後大腿皮神経とともに大坐骨孔を通過して骨盤を出る（図 5-25）。梨状筋の下方で殿部に入り，上双子筋，下双子筋，内閉鎖筋および大腿方形筋の後方で坐骨結節の外側を下行する。坐骨神経は大殿筋下縁，大内転筋後方，大腿二頭筋長頭前方で大腿後部に入り，さらに，内側が半膜様筋と半腱様筋，外側が大腿二頭筋長頭で形成される筋肉間の溝の中を，膝窩部へ下行する。坐骨神経のうちの脛骨神経に相当する部分からは，大内転筋，大腿二頭筋長頭，半腱様筋，半膜様筋の

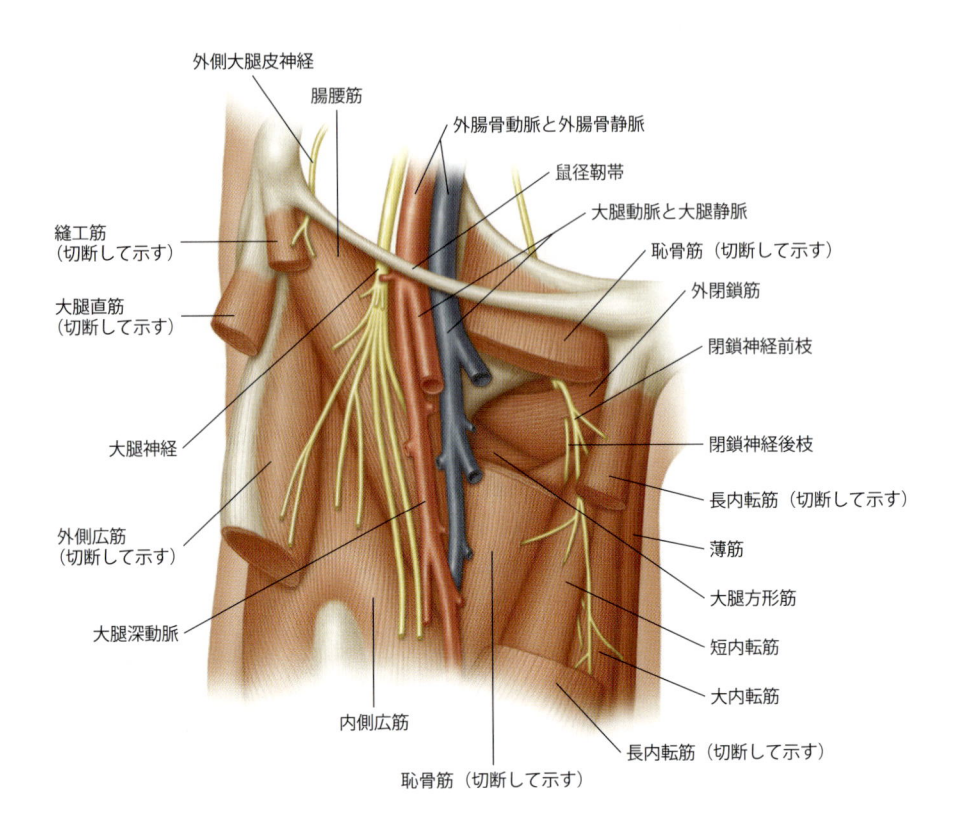

図 5-21　大腿の神経，血管，筋肉の解剖

運動を支配する筋枝が，膝窩部に至る途中で分枝する．坐骨神経は膝窩部で脛骨神経と総腓骨神経に分岐する．膝窩動静脈は脛骨神経と総腓骨神経の内側深部を走行する（図5-26，図5-27）．脛骨神経（tibial nerve）は膝窩部を出た後，ヒラメ筋の前方深層を走行し，後脛骨動脈と並走して下腿後部を下行する．脛骨神経と後脛骨動脈は，後脛骨筋と長趾屈筋の間の溝を走行し，内果後方を通過する（図5-28）．内果の高さで，脛骨神経は内側足底神経，外側足底神経，内側踵骨神経に分岐し，これらは足底部の感覚と運動を支配する（図5-23）．内側腓腹皮神経（medial sural cutaneous nerve）は脛骨神経の近位で分枝し，下肢遠位部の後外側皮膚の感覚を司る．膝窩部で脛骨神経から分岐し，腓腹筋二頭間の下腿表層を下行する．ふくらはぎ中央付近で外側腓腹皮神経からの枝と合流し，腓腹神経となる．腓腹神経（sural nerve）はAchilles腱外側縁に沿って下腿を下行し，

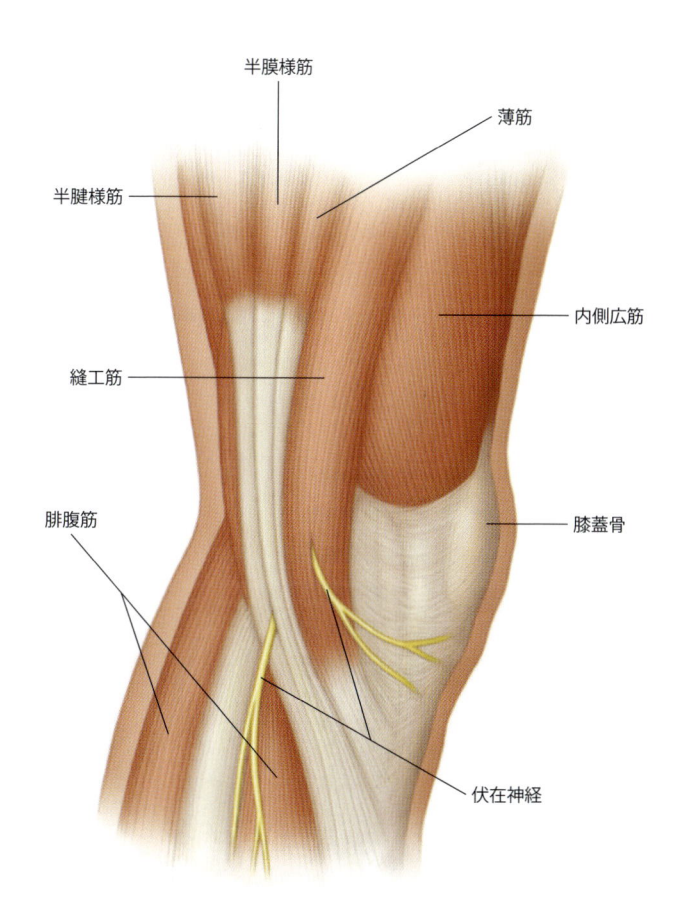

図 5-22 伏在神経の解剖

外果後方を通過する。外果の高さで外側踵骨神経と外側足背皮神経に分岐し，これらは足と足関節の外側皮膚の感覚を司る（図 5-23）。

総腓骨神経（common peroneal nerve）は，大腿二頭筋とその腱の腓骨頭付着部に沿って外側下方へ走行する。腓骨頸部下方で，総腓骨神経は深腓骨神経と浅腓骨神経に分岐する。深腓骨神経（deep peroneal nerve）は，前脛骨筋と長趾伸筋の間を前脛骨動脈と並走し，下腿前部を下行する。次いで，長母趾伸筋腱のすぐ外側，長趾伸筋腱内側で足関節を通過する（図 5-29）。深腓骨神経は，前脛骨筋，長趾伸筋，短趾伸筋，長母趾伸筋，短母趾伸筋の運動を支配する。また足背の深部感覚と，足の第 1 趾と第 2 趾の趾間部の感覚を司る（図 5-23）。浅腓骨神経（superficial peroneal nerve）は長腓骨筋と長趾伸筋の間で下腿外側部を下行し，外果の前方表層から内側に至る（図 5-28，5-29）。浅腓骨神経は長腓骨筋と短腓骨筋の運動を支配し，足

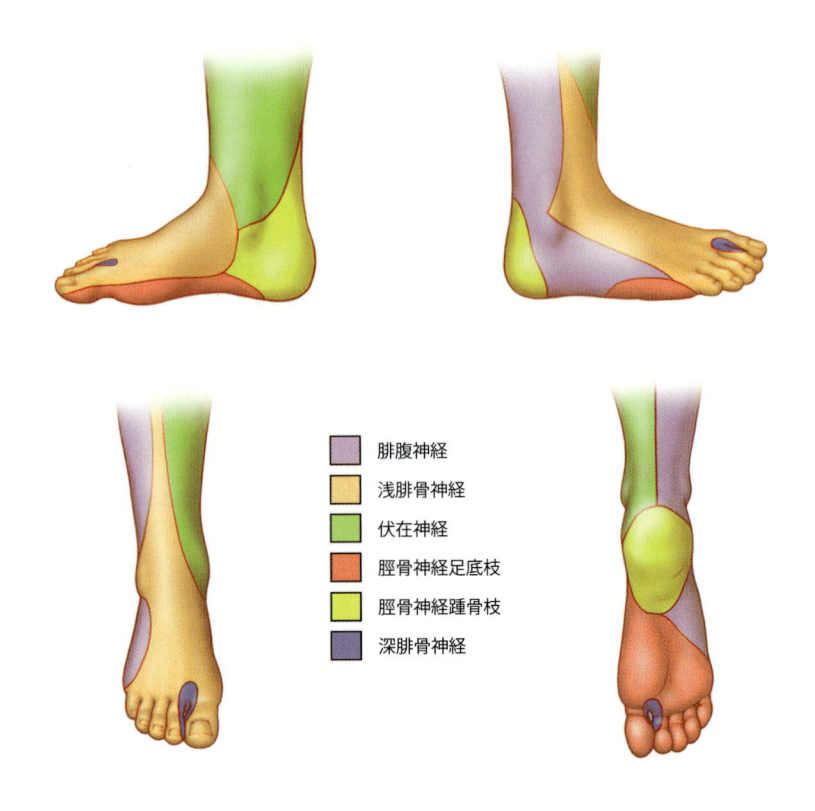

図 5-23 足と足関節の皮膚神経支配

凡例:
- 腓腹神経
- 浅腓骨神経
- 伏在神経
- 脛骨神経足底枝
- 脛骨神経踵骨枝
- 深腓骨神経

背の皮膚感覚を司る。外側腓腹皮神経（lateral sural cutaneous nerve）は膝窩部で総腓骨神経から分枝し，下腿外側部を下行する。これは，膝外側と下腿近位外側前方の皮膚感覚を司る（図 5-20）。

末梢神経の解剖

末梢神経系（peripheral nervous system）は全神経組織の 0.1％未満である。Schwann 細胞の存在が体性末梢神経系の解剖学的定義であり，脊髄神経根，脊髄神経節，脊髄神経，神経叢，末梢神経幹，自律神経系などが含まれる。それぞれの有髄神経線維は神経内膜を構成する結合組織に包まれており，それらが集まって 1 本の神経線維束を形成する。各々の神経線維束は神経周膜によって囲まれるが，神経周膜は有髄神経線維の微小環境や恒常性維持を司る。これらの神経線維束は，神経周囲腔内で周囲を結合組織で囲まれており，さらに神経上膜がその外側を覆う（図 5-30）。

末梢神経系は感覚神経と運動神経からなる。感覚神経の細胞体は後根神経節内に，また運動神経の細胞体は脊髄前角にある。有髄神経線維が正常に機能するためには，軸索と髄鞘の両者が健全でなければならない。神経

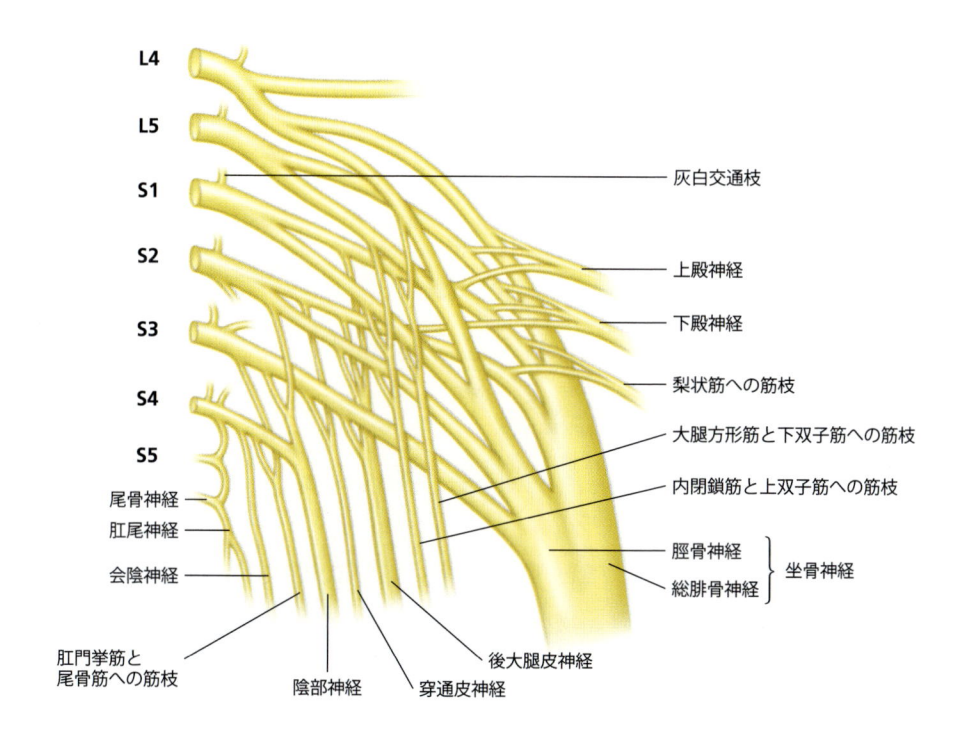

図 5-24 腰仙骨神経叢の解剖

の活動電位が 1 つの Ranvier 絞輪から次の Ranvier 絞輪へと"ジャンプ"することで，神経シグナルが伝達される．髄鞘が絶縁体として作用することにより，迅速な跳躍伝導が適切かつ効果的に起こる．

感覚神経支配と運動神経支配

神経ブロックを行ううえで，四肢の感覚神経支配と運動神経支配は極めて重要になる．機能的解剖学についての総合的な理解が求められる理由は，次のとおりである．
1. どの神経をブロックすれば術野の伝達麻酔が得られるかを決める．
2. ブロックの失敗あるいは不足に際して，どの神経ブロックを追加すべきかを判断する．
3. ブロックの効果やその発現を，その神経の支配領域で適切に評価する．
4. 神経学的異常を認める部位を，術前と術後で記録する．
5. 感覚神経や運動神経のブロックが遷延した場合に，それが局所麻酔薬の効果残存によるものか，あるいは新たな神経障害が発生したのかを見極める．

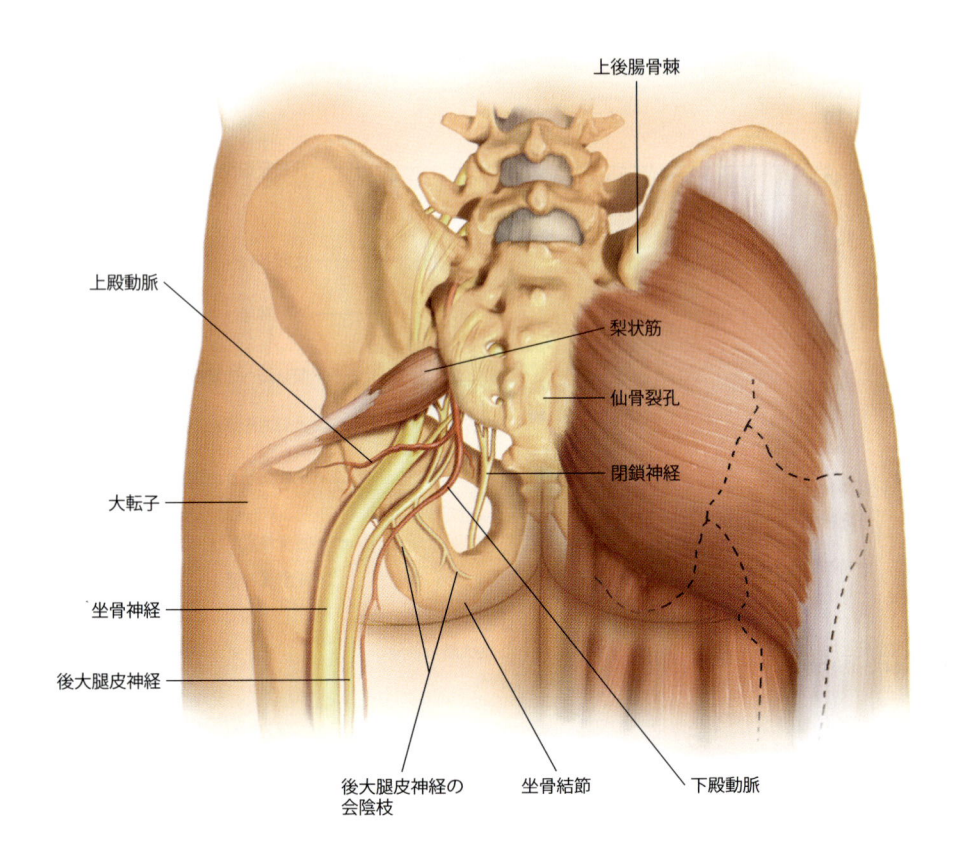

図 5-25 坐骨神経の解剖

(図中ラベル：上後腸骨棘、上殿動脈、大転子、坐骨神経、後大腿皮神経、後大腿皮神経の会陰枝、坐骨結節、下殿動脈、閉鎖神経、仙骨裂孔、梨状筋)

皮膚分節，骨分節，筋分節

　1 本の脊髄神経後根に由来する神経線維が支配する皮膚領域を，皮膚分節（dermatome）という．同一の脊髄神経後根に由来する神経線維は，どの皮膚神経を経由しようとも，同じ皮膚分節を支配する．一般に，皮膚分節は細長い帯状をしており，支配する脊髄神経の名称で呼ばれる．解剖図では，皮膚分節の境界は明瞭に区分けされて図示される（図 5-31 〜 33）．しかし実際は，隣接する皮膚分節の神経支配は重複する場合が多い．そのため，ある脊髄神経の求心性線維がブロックされても，通常は隣接する脊髄神経からの重複した神経支配により，感覚は一部保たれる．ただし，このような場合は皮膚感覚とその感度は全体的に低下する．

　皮神経の支配領域は，皮膚分節とは異なり，1 本の末梢神経からの神経線維が支配する領域である（図 5-15，図 5-20）．皮神経の支配領域は，複数の皮膚分節にまたがって広が

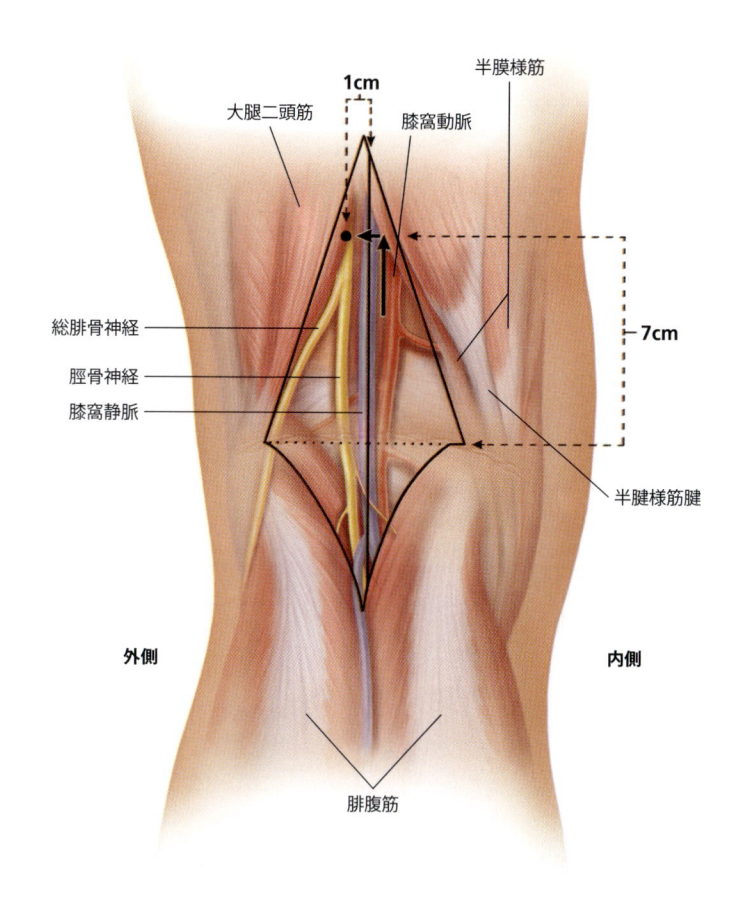

5章 神経ブロックに必要な解剖学　73

図中ラベル：
- 1cm
- 半膜様筋
- 大腿二頭筋
- 膝窩動脈
- 総腓骨神経
- 脛骨神経
- 膝窩静脈
- 7cm
- 半腱様筋腱
- 外側
- 内側
- 腓腹筋

図 5-26 膝窩の神経，血管，筋肉の解剖

ることもある。最近の教科書では，どの皮神経がどの部位の皮膚感覚を司るかに関して，たいてい同じように書かれているが，個々の皮神経領域の境界に関しては，多少異なる場合もある。

　1本の脊髄神経後根が支配する骨の区画や部分を，骨分節（osteotome）と呼ぶ。それぞれの骨の骨分節は，解剖学的変異により数が変わることがある（図 5-32 〜 34）。

　1本の末梢神経幹に由来する運動神経によって主に支配される筋肉群を，筋分節（myotome）と呼ぶ。筋分節には多少の変異も認められるが，個人差は比較的小さい（図 5-35）。

運動機能の評価

　神経系の障害部位を特定する際は，運動機能の評価も必要である。運動神経障害は機械的外傷，虚血，感染，代謝異常などが原因で起こり，それにより下位運動神経機能が障害

前方

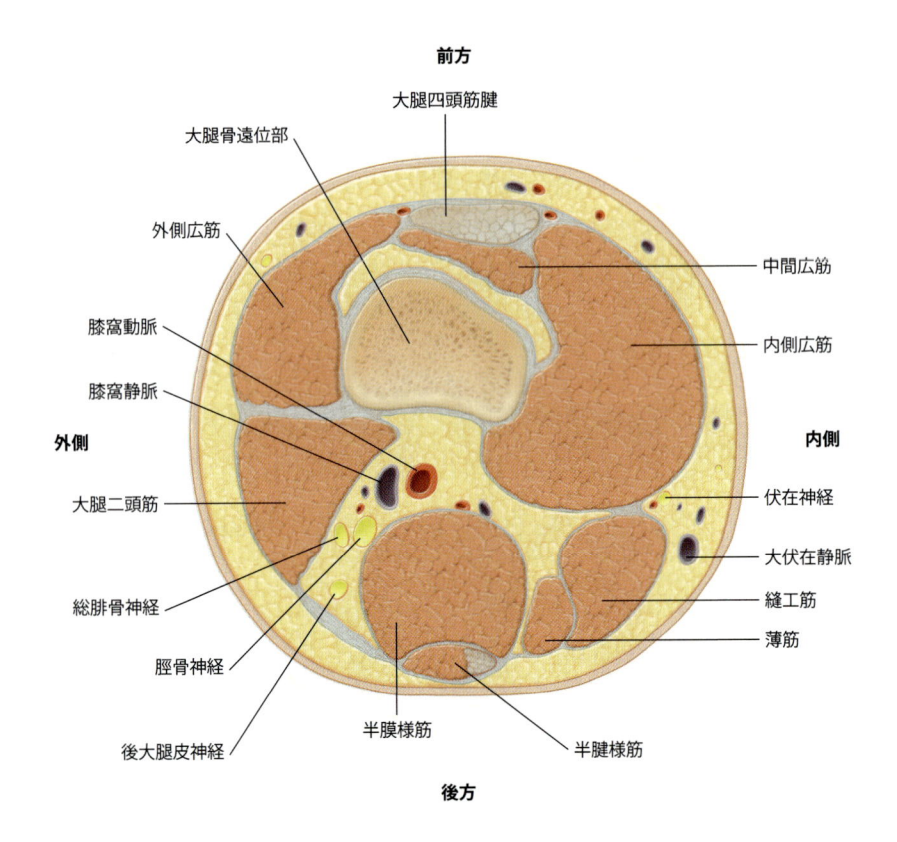

- 大腿四頭筋腱
- 大腿骨遠位部
- 外側広筋
- 膝窩動脈
- 膝窩静脈
- 中間広筋
- 内側広筋

外側 / **内側**

- 大腿二頭筋
- 総腓骨神経
- 脛骨神経
- 後大腿皮神経
- 半膜様筋
- 半腱様筋
- 伏在神経
- 大伏在静脈
- 縫工筋
- 薄筋

後方

図 5-27　膝窩の解剖（横断面）

されると，その支配筋肉群に不全麻痺や完全麻痺が起こる．これに引き続いて通常は特定の筋肉群の萎縮や特徴的な変形が起こる．運動機能の評価はまた，神経ブロックの効果発現やその成否を見極めるのにも役立つ．例えば，上腕二頭筋と上腕三頭筋の筋力低下は，それぞれ筋皮神経ブロックと橈骨神経ブロックの効果と考えられる．四肢の運動神経支配を表 5-1 と表 5-2 に，足と足関節の運度神経支配を表 5-3 にまとめて示す．

参考文献

Brown DL. Atlas of regional anesthesia. 2nd ed. Philadelphia: Saunders; c1999. Chapter 2, Upper extremity block anatomy; p.13-22. Chapter 9, Lower extremity anatomy; p.75-84.

De Jong RH. Axillary block of the brachial plexus. Anesthesiology. 1961 Mar-Apr; 22 :215-25.

Harry WG, Bennett JD, Guha SC. Scalene muscles and the brachial plexus: anatomical variations and their clinical significance. Clin Anat. 1997; 10(4): 250-2.

KerrAT. The brachial plexus of nerves in man: variations in its formation and branches. Am J Anat. 1918; 23: 285-395.

McCann PD, Bindelglass DF. The brachial plexus: clinical anatomy. Orthop Rev. 1991 May; 20(5):

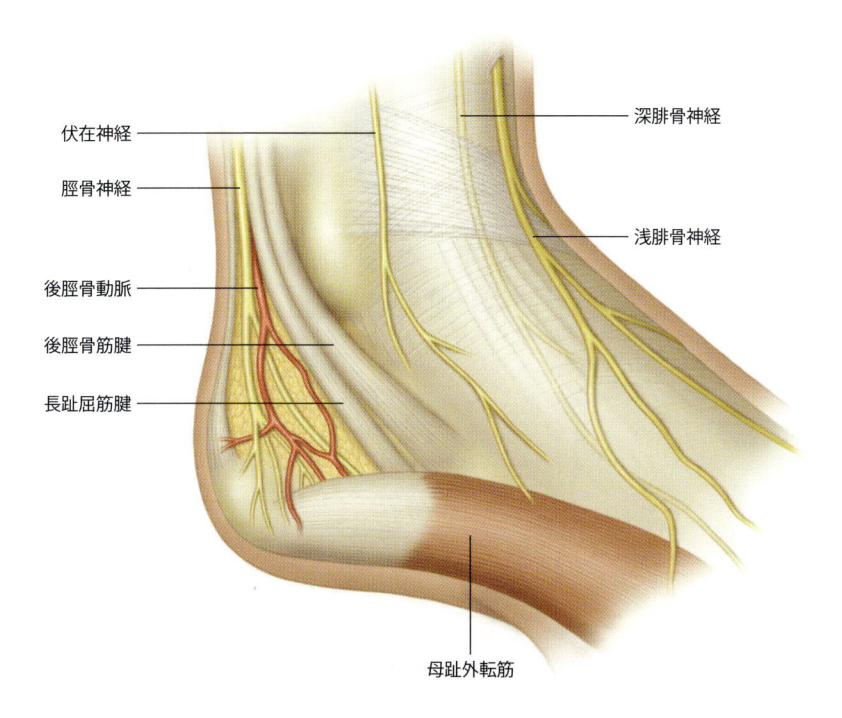

図 5-28　足と足関節の神経と血管の解剖（内側）

(図中ラベル：伏在神経、脛骨神経、後脛骨動脈、後脛骨筋腱、長趾屈筋腱、深腓骨神経、浅腓骨神経、母趾外転筋)

413-9.
Pansky B. Review of gross anatomy. 6th ed. New York: McGraw-Hill; c1996. Unit 3, Upper extremity; p.231-324. Unit 6, Lower extremity; p.497-584.
Partridge BL, Katz J, Benirschke K. Functional anatomy of the brachial plexus sheath: implications for anesthesia. Anesthesiology. 1987 Jun; 66(6): 743-7.
Reede DL. MR imaging of the brachial plexus. Magn Reson Imaging Clin N Am. 1997 Nov; 5(4): 897-906.
Thompson GE, Rorie DK. Functional anatomy of the brachial plexus sheaths. Anesthesiology. 1983 Aug; 59(2): 117-22.
Williams PL, Warwick R, Dyson M, Bannister LH. Gray's anatomy. 37th edition. New York: Churchill Livingstone; c1989. p.768-76.

第 2 部　解剖と神経ブロック

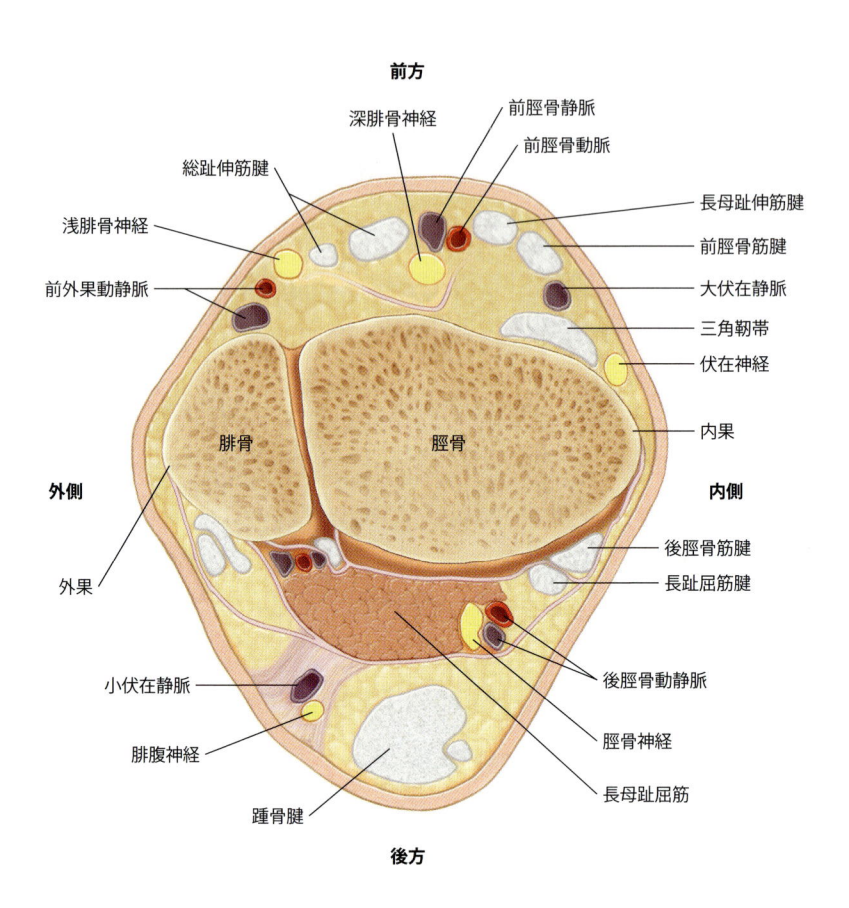

図 5-29　足関節の解剖（横断面）

図 5-30　末梢神経の解剖

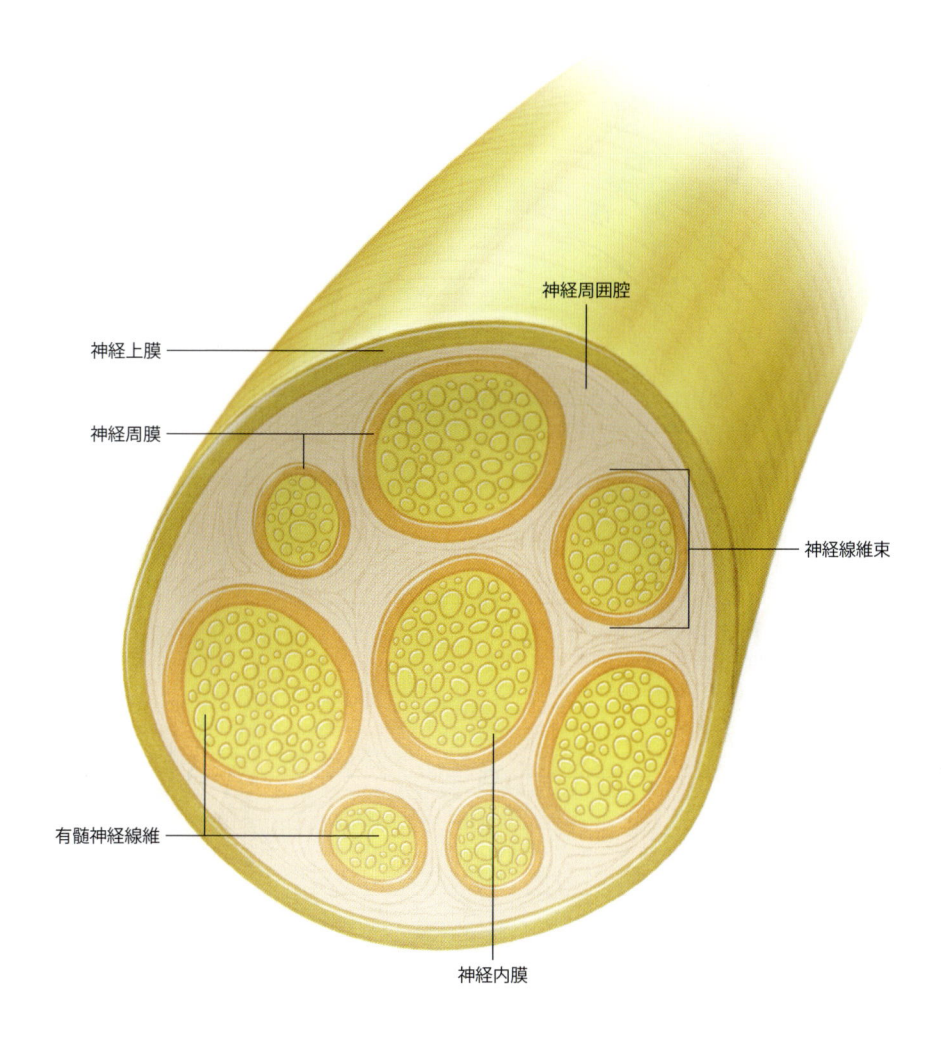

前面（掌側面）　　　　　　　　　　　　　　後面（背側面）

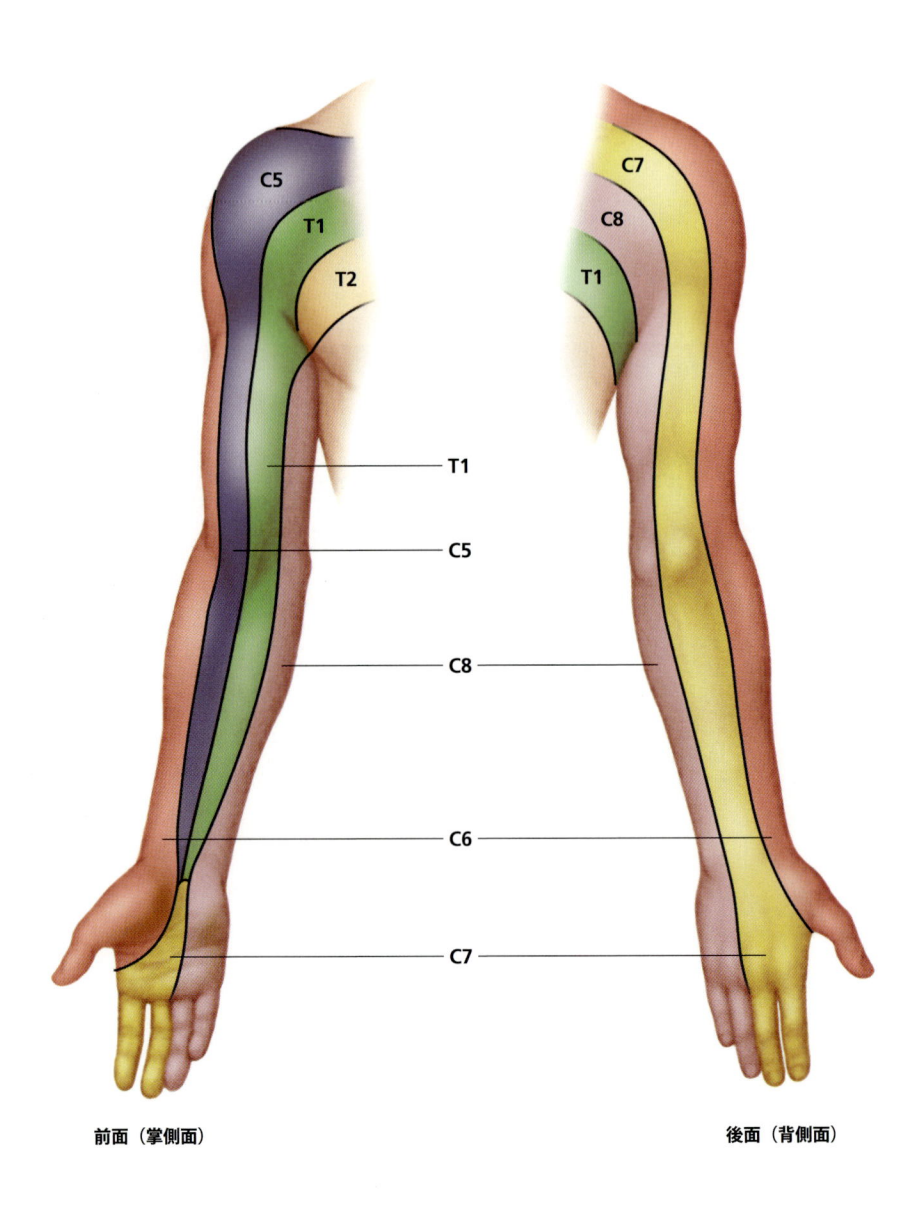

図 5-31　上肢の脊髄神経皮膚分節

図 5-32　下肢の脊髄神経皮膚分節と骨分節

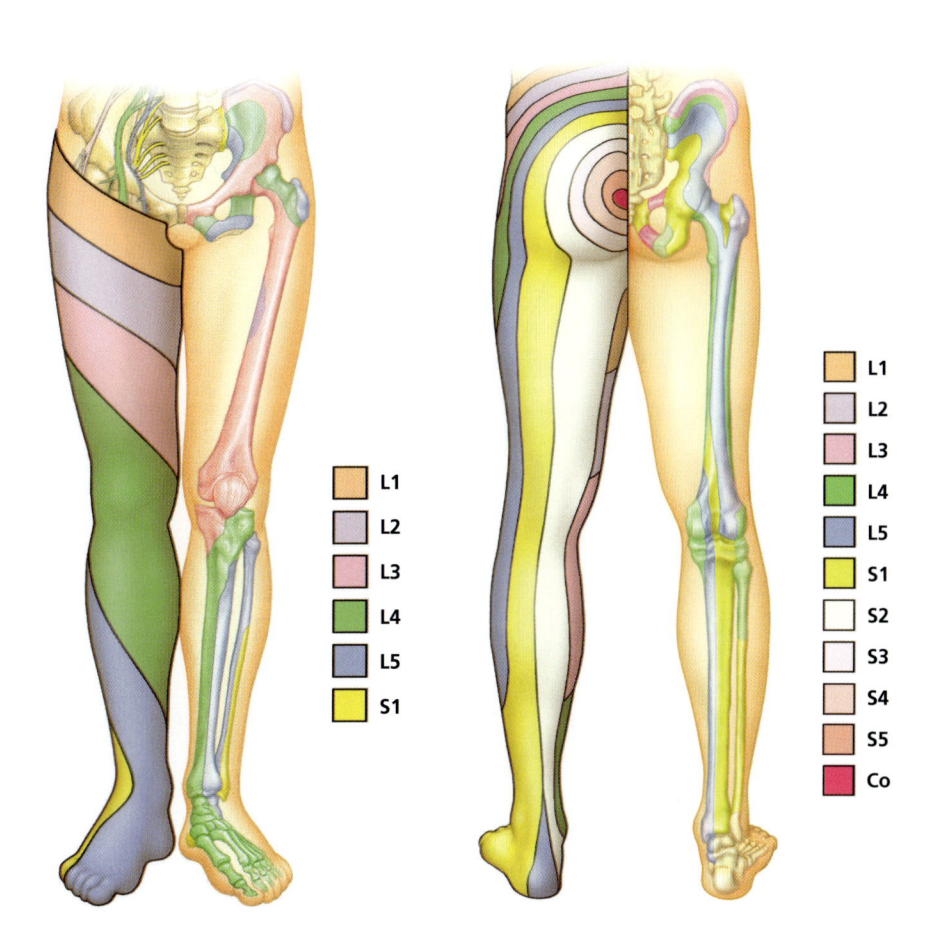

図 5-33　足と足関節の脊髄神経皮膚分節と骨分節

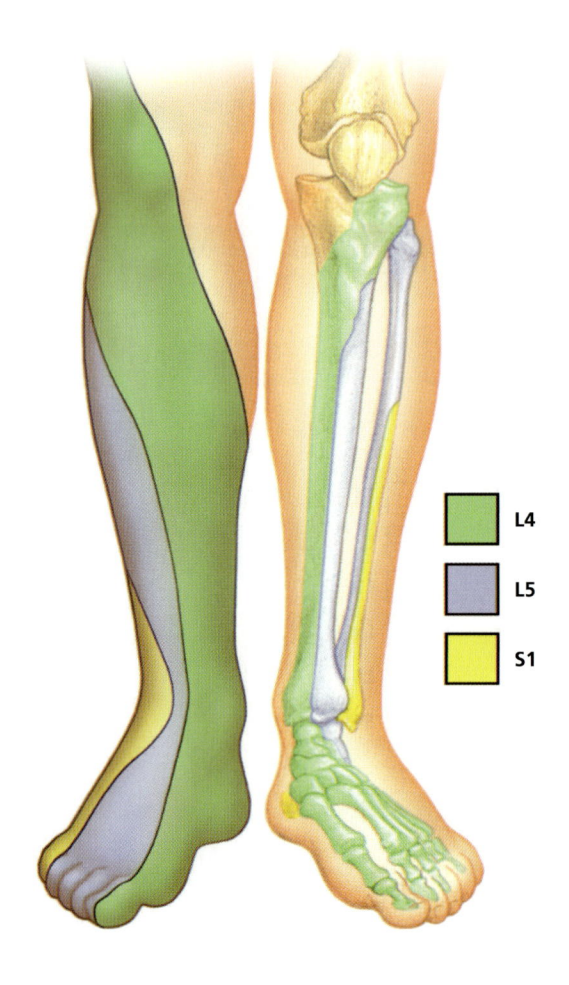

図 5-34　上肢の骨分節

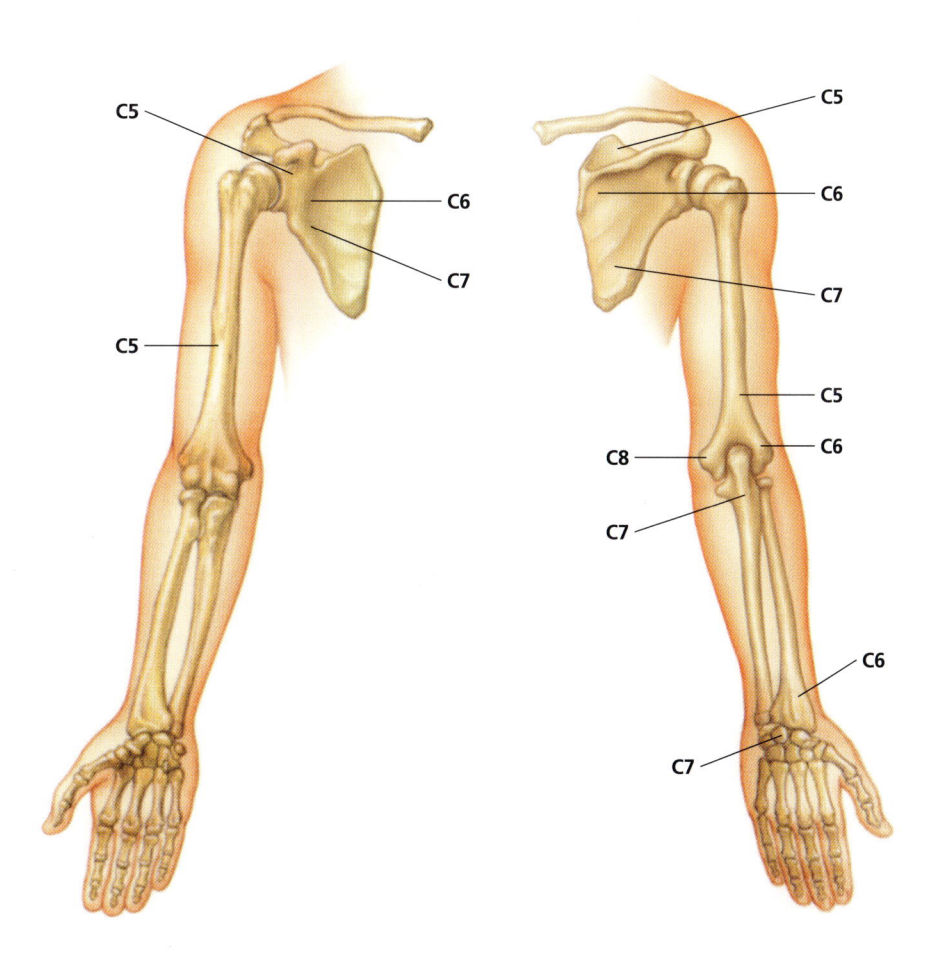

図 5-35 　上肢の筋分節

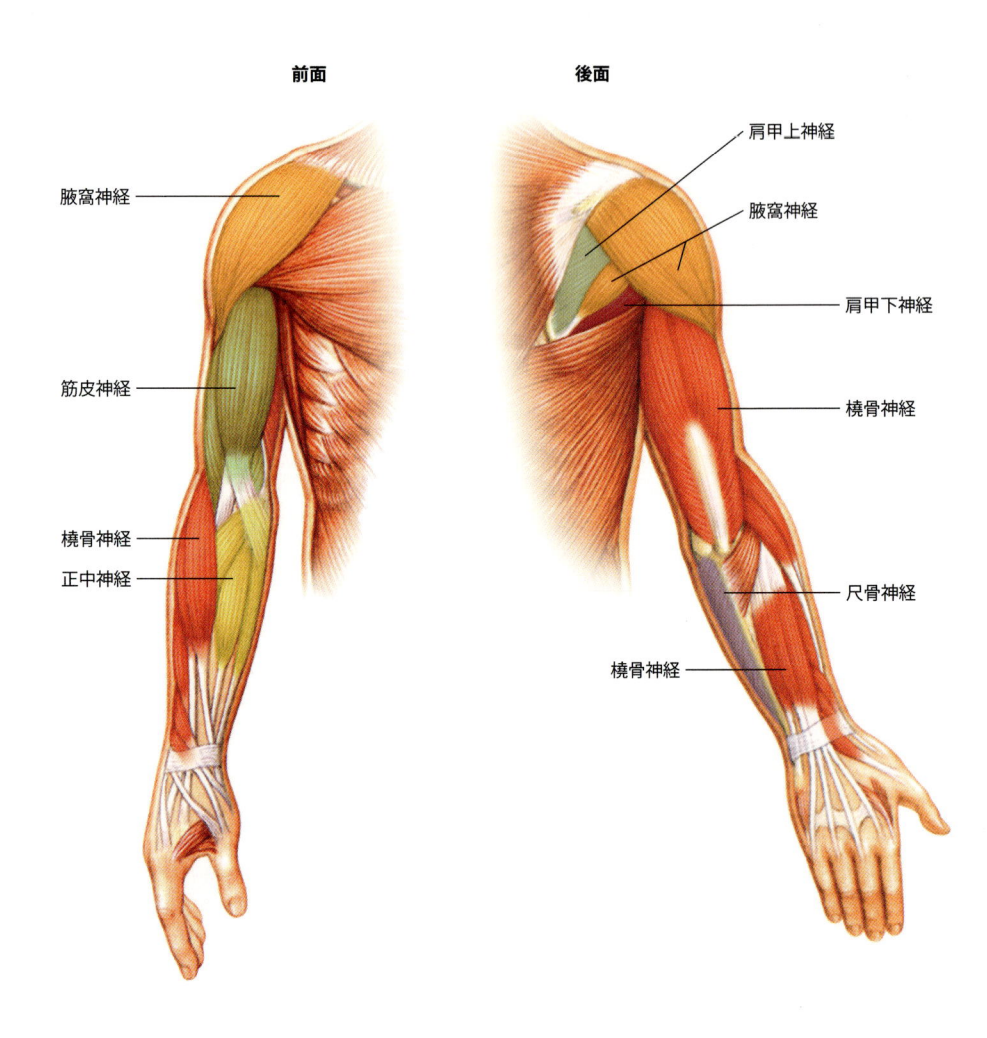

表 5-1 上肢の運動神経支配

神経	筋群	機能と作用
腋窩神経（C5, C6）	三角筋	上腕の外転，上肢の屈曲と内旋（前部筋線維），上肢の伸展と外旋（後部筋線維）
	小円筋	上腕の外旋と内転
肩甲上神経（C5, C6）	棘上筋	上腕の外転
	棘下筋	上腕の外旋，上肢の外転（上部筋線維），上肢の内転（下部筋線維）
肩甲下神経上枝（C5, C6）	肩甲下筋	上腕の内旋と，屈曲，伸展，外転，内転の補助
肩甲下神経下枝（C5, C6）	大円筋	上腕の内転，伸展，内旋
筋皮神経（C5, C6）	烏口腕筋	上腕の屈曲と内転
	上腕二頭筋長頭	上腕と前腕の屈曲
	上腕二頭筋短頭	手の回外
	上腕筋	前腕の屈曲
橈骨神経（C5〜C8）	上腕三頭筋長頭	上腕の伸展と内転
	上腕三頭筋外側頭	前腕の伸展
	上腕三頭筋内側頭	前腕の伸展
	腕橈骨筋	前腕の屈曲
	橈側手根伸筋	手の伸展と外転
	総指伸筋	指の伸展
	尺側手根伸筋	手の伸展と内転
	回外筋	前腕の回外
	長母指外転筋	第1指の外転と伸展
正中神経（C6〜T1）	円回内筋	前腕の回内と屈曲
	橈側手根屈筋	手首の屈曲と外転
	長掌筋	手首の屈曲
	浅指屈筋	手と第1，第2指節骨の屈曲
	長母指屈筋	手と指節骨の屈曲
	方形回内筋	前腕の回内
尺骨神経（C8, T1）	尺側手根屈筋	手首の屈曲と内転
	深指屈筋	すべての指節骨と手関節の屈曲
	手内筋群	指節骨の屈曲，伸展，外転，内転

表 5-2　下肢の運動神経支配

神経	筋群	機能と作用
大腿神経（L2〜L4）	縫工筋 大腿四頭筋 　大腿直筋 　外側広筋 　内側広筋 　中間広筋 恥骨筋	大腿の屈曲と外旋，下腿の屈曲と内旋 大腿の屈曲，下腿の伸展 下腿の伸展 下腿の伸展 下腿の伸展 大腿の屈曲，内転，外旋
腸腰筋への筋枝（L2〜L4）	腸腰筋	大腿の屈曲と内旋，下肢に体重負荷がないときの大腿の外旋
閉鎖神経（L2〜L4）	長内転筋 薄筋 短内転筋 大内転筋斜頭 外閉鎖筋	大腿の内転，屈曲，外旋 大腿の内転，下腿の屈曲と内旋 大腿の内転と屈曲 大腿の内転と屈曲 大腿の外旋
上殿神経（L5, S1）	中殿筋 小殿筋 大腿筋膜張筋	大腿の外転，内旋（前部筋線維），外旋（後部筋線維） 大腿の外転，内旋，弱い屈曲 大腿の屈曲，外転，内旋
下殿神経（L5〜S2）	大殿筋	大腿の伸展と外旋
内閉鎖筋への筋枝（L5, S1）	内閉鎖筋 上双子筋	大腿の外転と外旋 大腿の外転と外旋
大腿方形筋への筋枝（L5, S1）	下双子筋 大腿方形筋	大腿の外転と外旋 大腿の外旋
梨状筋への筋枝（S1, S2）	梨状筋	大腿の外転と外旋
坐骨神経 　脛骨神経（L4〜S3） 　総腓骨神経（L4〜S2）	 大内転筋垂直頭 大腿二頭筋長頭 半腱様筋 半膜様筋 腓腹筋 足底筋 膝窩筋 大腿二頭筋短頭	 大腿の伸展 大腿の伸展，膝が屈曲している場合の下腿の屈曲と外旋 大腿の伸展，下腿の屈曲と内旋 大腿の伸展，下腿の屈曲と内旋 下腿の屈曲 下腿の屈曲 下腿の屈曲と内旋 下腿の屈曲

表 5-3　足と足関節の運動神経支配

神経	筋群	機能と作用
総腓骨神経		
浅腓骨神経（L5〜S2）	長腓骨筋	足の底屈と外反
	短腓骨筋	足の底屈と外反
深腓骨神経（L4〜S1）	前脛骨筋	足の背屈と内反
	長母趾伸筋	第1趾の伸展，足の外反
	長趾伸筋	趾の伸展，足の背屈と外反
	短趾伸筋	内側4趾の伸展
脛骨神経（L4〜S3）	腓腹筋	足の底屈と内反
	ヒラメ筋	足の底屈と内反
	足底筋	足の底屈
	後脛骨筋	足の底屈，内転，内反
	長母趾屈筋	末節骨の屈曲，足の内反
	長趾屈筋	趾の屈曲，足の底屈と内反
外側足底神経（S2, S3）	足底方形筋	趾の屈曲
	母趾内転筋（斜頭，横頭）	第1趾と基節骨の内転と屈曲
	小趾外転筋	第5趾と基節骨の屈曲と外転
内側足底神経（S1〜S3）	母趾外転筋	第1趾の屈曲と外転
	短母趾屈筋	第1趾と基節骨の屈曲
	短趾屈筋	趾の屈曲

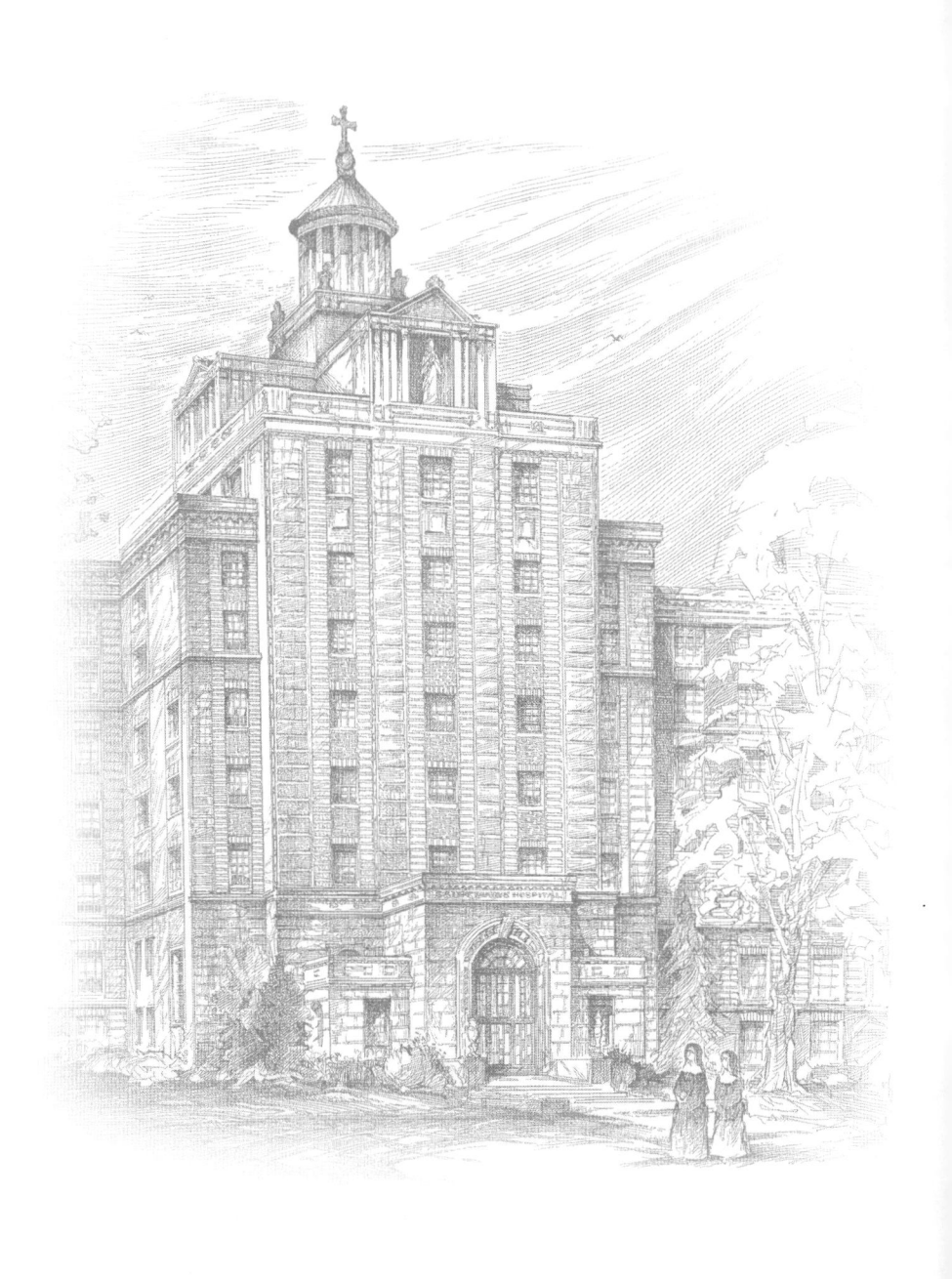

第3部

超音波ガイド下神経ブロック

超音波ガイド下神経ブロック（ultrasound-guided nerve block）の利用が増加しているが，これは技術的進歩により超音波画像が改善されたことと，臨床における有用性が広く認められるようになったためである。腕神経叢は表在性であるため描出が良好で，超音波ガイド下ブロックは上肢の手術の麻酔に最適である。さらに，腕神経叢は胸膜や大血管に近いため，その位置関係を視認できるメリットは非常に大きい。一方，下肢の超音波ガイド下神経ブロックはより難しい。これは例えば坐骨神経など，神経血管構造のほとんどが解剖学的に深在性のためである。超音波ガイド下神経ブロックに熟達すれば，超音波画像で神経を同定することができ，ブロック針の刺入位置と神経周囲への局所麻酔薬浸潤がリアルタイムで観察できる。

　麻酔科医の多くは，超音波装置やその神経ブロックへの応用に関して，正式なトレーニングをほとんど受けていない。超音波ガイド下神経ブロックの上達は，要約すれば，次の3つを習熟することによる。

1. 超音波装置の原理と使用法を熟知する。
2. 描出された超音波画像の解剖学と神経構造の見え方を理解する。
3. 神経ブロック手技を習得する。

この3つに熟達すれば，超音波装置を適切に調整しながら使用し，目標とする解剖学的諸構造を同定し，神経周囲へ安全に局所麻酔薬を注入できる（下図参照）。

　第3部では，これらに必要とされる知識や技術を理解するための基礎を解説する。トレーニングを積んで種々のテクニックを習得するにつれて，超音波ガイド下神経ブロックを安全に成功させることができるようになり，これは文献を勉強して得られる知識量とは関係がない。超音波画像について勉強し，実際に画像を描出して解剖学を復習し，穿刺用模型などを使って手と目を訓練する以外に，上達の道はない。こうした努力の賜物として，患者と麻酔科医の双方にとってより満足度の高いブロックができるようになる。

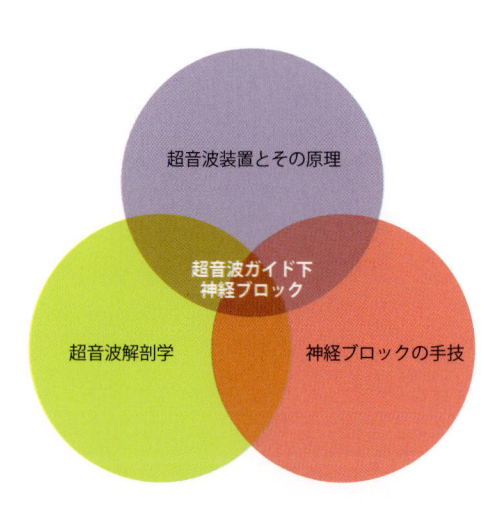

超音波ガイド下神経ブロックに必要な知識と技術

6章

超音波の基礎と装置

Adam K. Jacob, M.D.

歴史的背景

　超音波断層法（ultrasonography）は，医療において診断および治療目的で繁用される画像診断法である．医学での超音波の使用はソナー（SONAR：sound navigation and ranging）技術から進化し，19世紀後半に初めて報告された．University of Viennaの神経・精神科医 Karl Dussik は，頭蓋骨を透過する超音波ビーム伝播を測定することにより脳腫瘍と脳室の同定を試み，超音波医学の先駆者となった．彼とその兄弟である物理学者 Friedrich Dussik は1947年，"hyperphonography" に関して彼らの最初の研究結果を発表した．

　la Grange らは1978年，局所麻酔への超音波断層法応用を初めて報告した．彼らは鎖骨上法による腕神経叢ブロックの際に，Doppler を用いて鎖骨下動脈第3部を同定した．1989年，Ting と Sivagnanaratnam は超音波を用いて，腋窩法における局所麻酔薬の神経血管鞘内浸潤を評価した．1994年に Kapral らは同じく，リアルタイム超音波断層像を用いてカテーテル留置を行い，ブロックにおける局所麻酔薬の広がりを観察した．それ以来，超音波ガイド下神経ブロックの有用性に関する検討がいくつか行われてきた．ほとんどの神経ブロック法について，超音波の臨床応用，利便性，作用発現時間，臨

床的有用性，持続時間などが検討された。

超音波の基礎
音波
音は，物質を通過する圧力波が伝える機械的エネルギーによって生じる。最近の超音波装置では，高周波交流電界を振動子である圧電物質（ジルコン酸チタン酸鉛）に作用させることにより，圧力波を発生させる。圧電物質は電界に反応して伸縮する。つまり，高周波交流電界が結晶を振動させ，圧力波が発生する。圧力波を受けて分子が定位置周辺で振動すると，伸展（疎）と圧縮（密）による密度帯域が生じる。分子振動は繰り返されるため，一定の間隔で繰り返される分子の運動状態を表すのにサイクルという用語が用いられる。周波数とは，1秒間の振動（サイクル）数で，ヘルツ（Hz）という単位で表される。健常人の可聴域は，20〜20,000 Hzの周波数である。超音波（ultrasound）とは，人間の可聴域を超える周波数（15〜20 kHz以上）の音波である。波長は隣り合う密度帯域の間隔であり，振幅は波の最大伸展あるいは最大圧縮時の大きさ（高さ）である（図6-1）。

音波の伝播と組織相互作用
発生した超音波ビームは，弾性振動変形の連鎖により組織内を伝播する。振動子からの加圧により隣接する粒子が運動すると，それがさらに隣接する粒子の運動を引き起こし，運動が次々に伝わっていく。エネルギー波は体内を伝播しながら，さまざまな組織とその境界面に達する。それぞれの境界面で，ビームエネルギーの一部が振動子へ反射される。振動子は反射された音響エネルギーを電気エネルギーに変換し，一連の信号フィルタとアンプによって，デジタル画像が作成される。

すべての組織には，超音波の伝播と減衰を決定する固有の物理的特性がある。この特性は音響インピーダンス（acoustic impedance）（Z）と呼ばれる。音響インピーダンスとは，組織内を音波が伝播する際の抵抗のことである。筋肉，脂肪，骨などの各組織には，それ

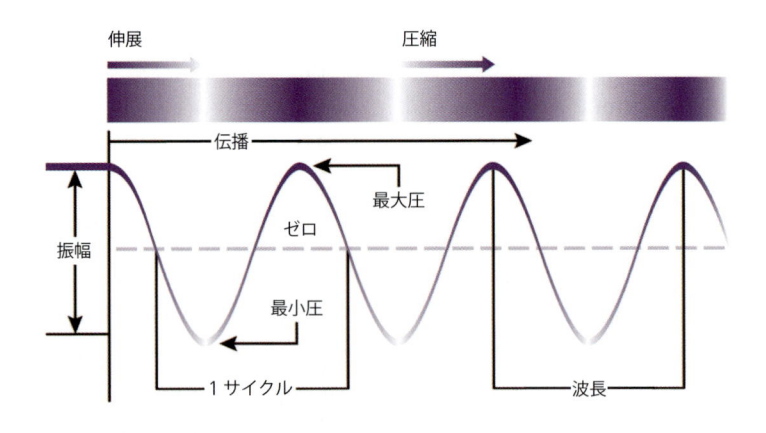

図6-1　音波の特性：周波数，波長，振幅

それ固有の音響インピーダンスがある（表6-1）。

　音響インピーダンスは，超音波画像の質に大きく影響することがある。例えば，超音波ビームがある組織（脂肪組織など）を透過して別の組織（筋肉など）に達する場合，インピーダンスの差によりプローブへ反射されるエネルギー量が変化し，画像にも影響する。エネルギーの大部分は2つの組織の境界面を越えて深部組織に伝播されるが，1％以上のビームが境界面で反射された場合，分解能の良好な優れた超音波画像が得られる（図6-2）。

　音響エネルギーの反射される割合は，音波の入射角によっても変化する。入射角とは，超音波ビームがその標的にぶつかる角度である。入射角が90度の場合，プローブへ反射されるエネルギーが最大となる。入射角が90度からずれると，プローブへ反射されるエネルギーはほんの一部となる（図6-3）。プローブを調整して標的への入射角を90度に近づけると，画質が全般的に向上する。

　組織内を伝播するにつれて，超音波エネルギーは減衰する。減衰量は超音波の深部到達度（r），超音波の周波数（f），および組織の減衰係数（α）によって決まる。

表6-1　各組織の音響インピーダンス

組織	インピーダンス（Z）
空気	0.0004
脂肪	1.38
水	1.50
血液	1.60
筋	1.70
骨	6.50

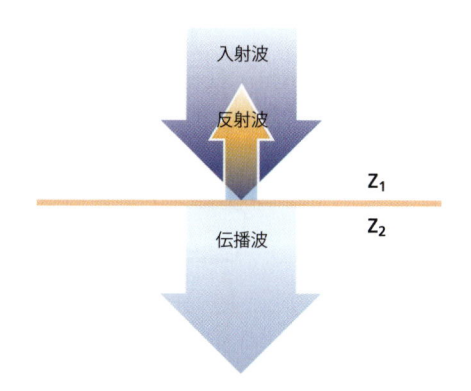

図6-2　音波の反射と伝播

$$減衰(dB) = α(dB/MHz・cm) × r(cm) × f(MHz)$$

　減衰係数は，組織によって吸収されるエネルギー量を表す。音響インピーダンスと同様，減衰量も組織によってさまざまに変わる（表6-2）。減衰式はまた，深部到達度と超音波周波数の関係も表している。この関係は，超音波断層法の重要な基本概念である。

深部到達度と分解能

　超音波画像診断法における最大のジレンマは，組織深部到達度と画像の質〔分解能（resolution）〕が逆相関することである。通常は，高周波の超音波を用いると，浅い深度における詳細な情報を大量に得ることができる（つまり，分解能が高い）。しかし，こうした高周波の超音波は，減衰のために深部組織まで到達せず，プローブへ向かう反射波の減衰も大きい。逆に，低周波の超音波は情報量が少ない（つまり，分解能が低い）が，減衰が小さく，より深部の組織に到達する。単純だが極めて重要な超音波画像診断の原則，

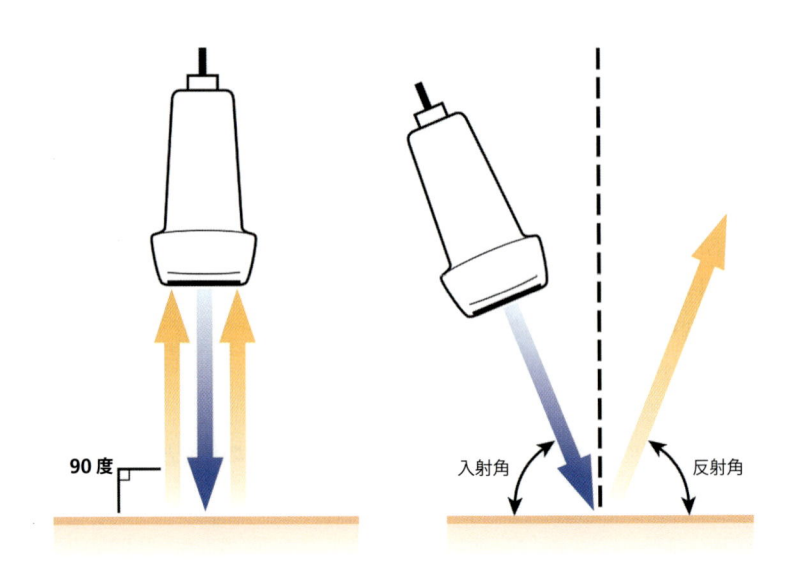

図 6-3　音波の入射角と反射角

すなわち，浅い組織深度（4 cm 未満）で高画質の画像を得るには高周波プローブが用いられ，一方で深部の描出には（分解能が低下するが）低周波プローブが必要となるのは，こうした事情による．

アーチファクト

超音波によって組織解剖に関する有用な情報が得られるが，さまざまなアーチファクト（artifact）が画像の質を損なうことがある．神経ブロックを行う麻酔科医は，よくみられるアーチファクトを心得ておく必要がある．これらのアーチファクトは，画像誤認の原因となりうる．アーチファクトの大部分は，器材の故障，操作ミス，または基本原理に基づいて必然的に起こる相互作用による．多重反射（multiple reflection）は神経ブロックの際によく認められる．プローブに戻ったパルス状の音波の一部が再び患者へ向けて反射されると，多重反射アーチファクトが発生する（図 6-4）．反射波は同じ境界面にぶつかり，プローブに向けてもう一度反射され，一種のエコーが生じる．臨床では，ブロック針の軸から反射されたエネルギーがプローブ表面で反射され，再び患者へ向けて送信された場合に多重反射アーチファクトがみられ，何本ものブロック針が平行に並んでいるように見える（図 6-5）．

表 6-2　各組織の減衰係数

組織	減衰係数（dB/MHz・cm）
水	0.0002
血液	0.18
筋	0.2 〜 0.6
軟組織	0.3 〜 0.8
脂肪	0.5 〜 1.8
腱	0.9 〜 1.1
骨	13 〜 26

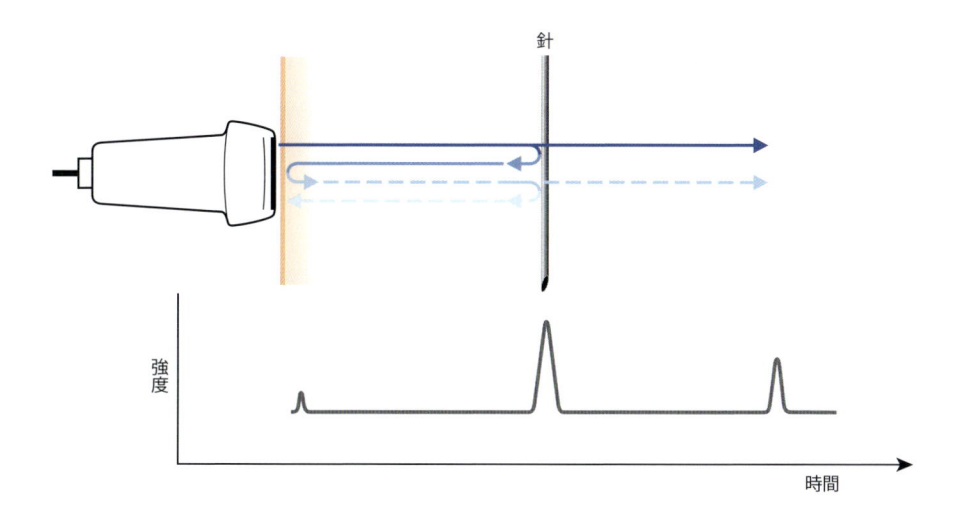

図 6-4　多重反射アーチファクトの原理

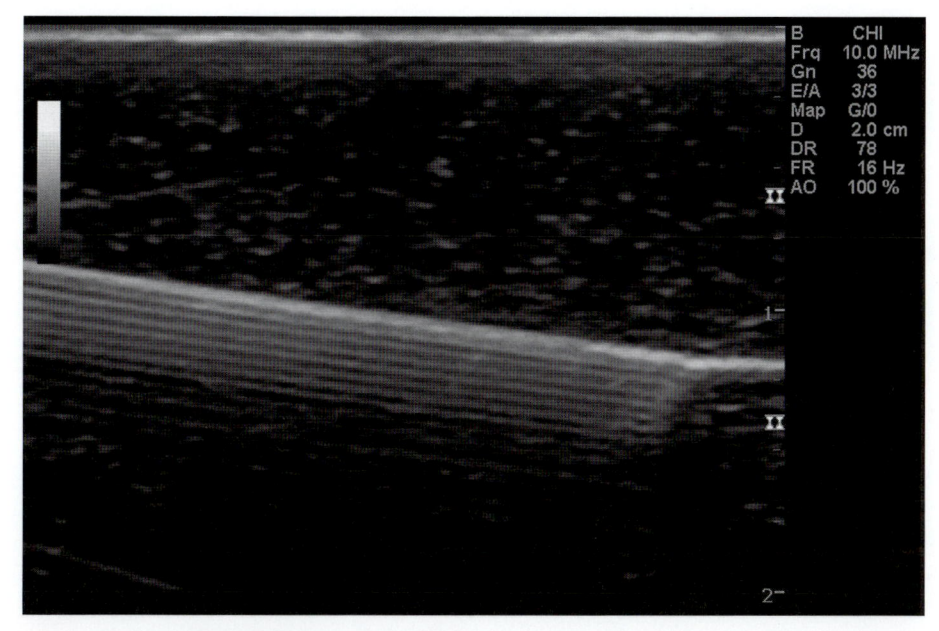

図 6-5　ブロック針の多重反射アーチファクト

超音波ガイド下神経ブロックの際によくみられるもう1つのアーチファクトは，音響陰影（acoustic shadow）（つまり，減衰や脱落）である。強い減衰や反射を起こす境界面より深部が低エコー域や無エコー域となるのが，その典型例である（図6-6）。超音波ガイド下神経ブロックでは，ブロック針や血管壁より深部の組織が，音響陰影で見えないことがよくある。皮膚とプローブの接触不良でも音響陰影が発生する。また，不注意で気泡が視野に注射された場合，気泡より深部が不明瞭となるか，音響陰影で見えなくなる（図6-7, 図6-8）。

音響増強（acoustic enhancement）は，音響陰影とは逆のアーチファクトである。音響増強が発生すると，信号減衰が比較的小さい組織の深部に，高エコー域が見えるようになる（図6-9）。このアーチファクトは，動脈や静脈の深部でよくみられる（図6-10）。

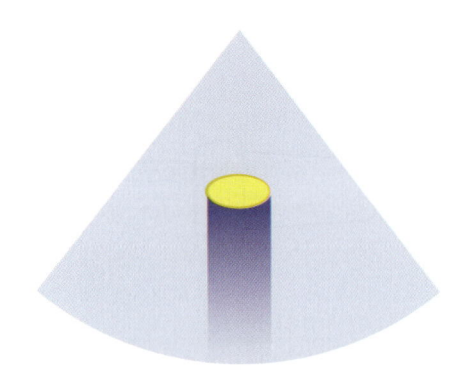

図6-6 音響陰影アーチファクトの原理

コンパウンド画像

従来の超音波断層法では，直線状あるいは曲線状に配列された多数の圧電素子から，プ

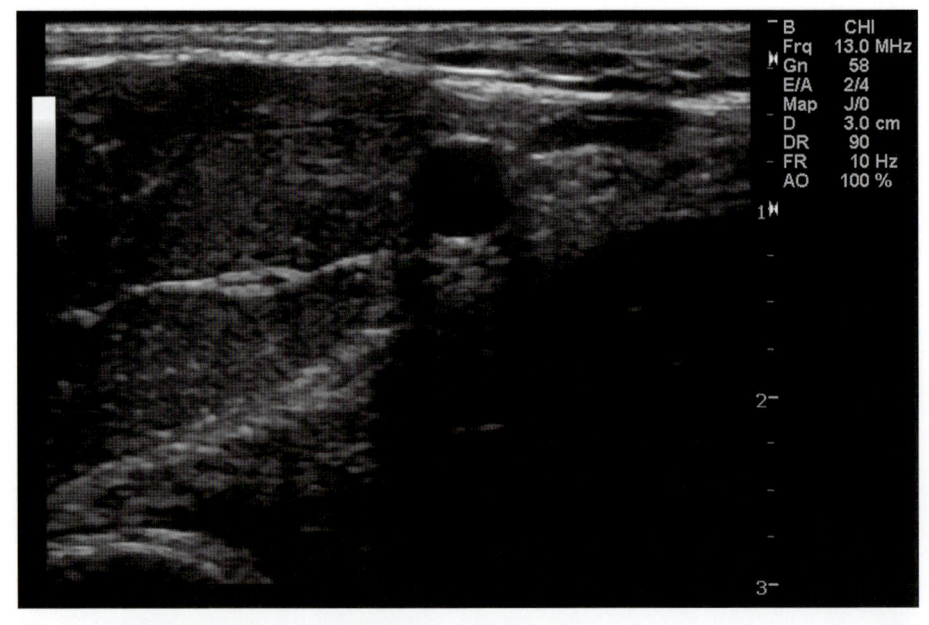

図6-7 血管周囲の両端にできた音響陰影アーチファクト

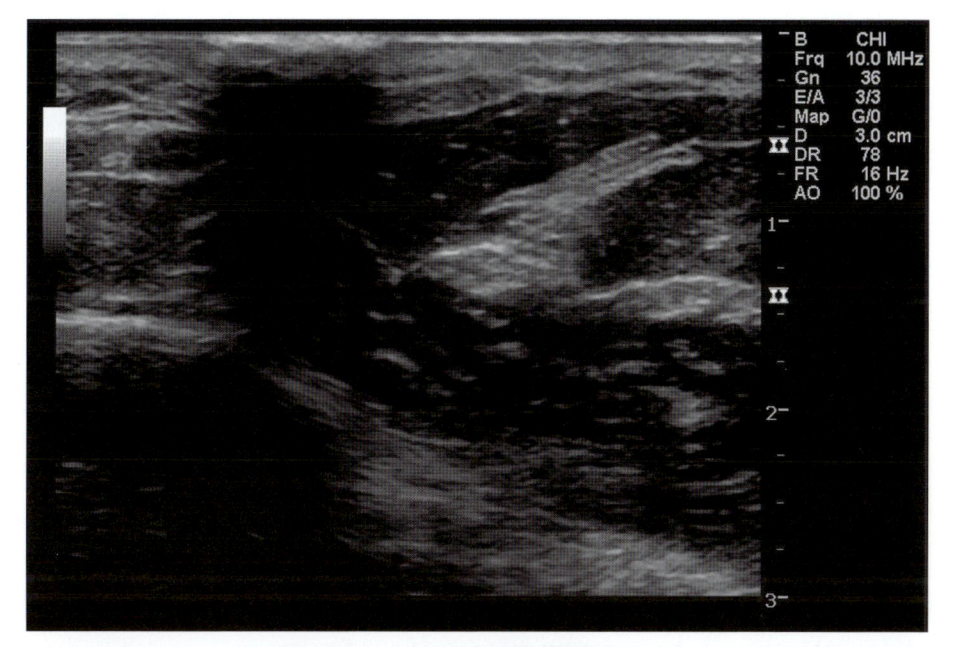

図 6-8 皮膚とプローブの接触不良による表在性音響陰影

ローブ表面と直角の方向に超音波ビームが送信される。圧電素子はコンピューター制御下に断続的ビームを高頻度で送信し，プローブ下組織の断面像を描出する（図6-11）。この技術でも組織の詳細が比較的良好に描出され

るが，画像はアーチファクトの影響を受ける。

大部分の最新超音波装置では，この技術に代わって，コンパウンド超音波断層法（compound ultrasonography）が用いられている。これは，電子ビームの送信角度を変化させることにより，組織構造の同一平面上で互いに重なり合う画像を素早く捉える超音波画像技術である。それぞれの走査角度で得られた情報は平均化され，多角度コンパウンド画像が新たに合成される。異なる走査角度から得られたそれぞれのフレーム情報を平均化することで，特定のフレームにのみ現れるアーチファクトは抑制され，実際の構造に基づく一定した信号が補強される（図6-12）。

このように，種々の音響アーチファクトの減少が主な理由で，コンパウンド超音波断層法では従来の超音波断層法に比べて良好な画

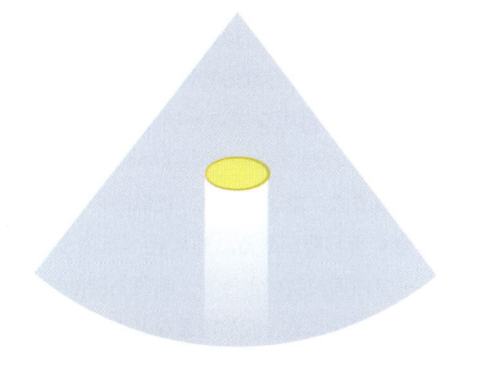

図 6-9 音響増強アーチファクトの原理

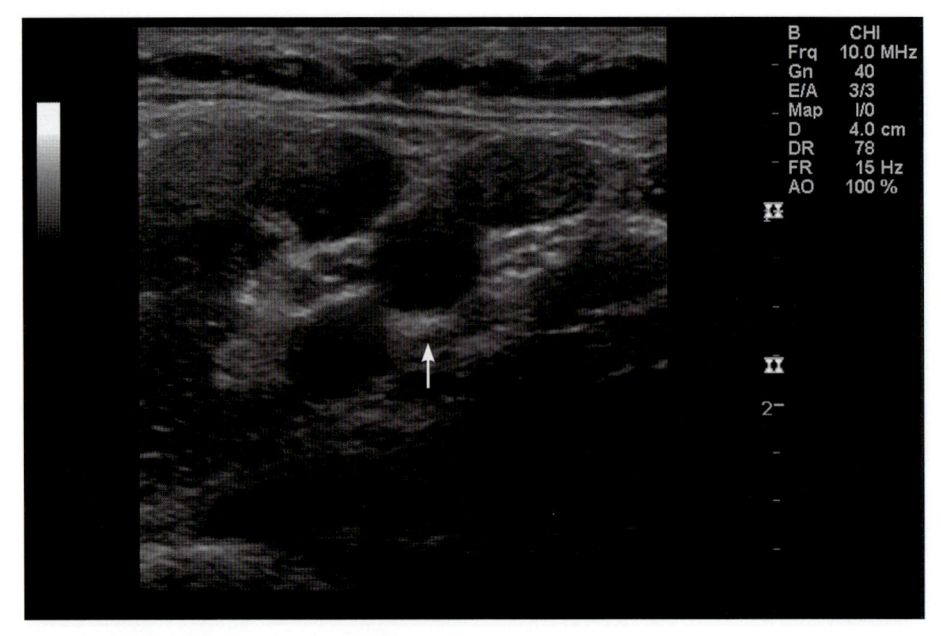

図6-10　動脈の深部にみられる音響増強アーチファクト（矢印）

質が得られる。断層画像は入射角度による影響を受けにくく，組織境界がより良好に描出される。コンパウンド超音波断層法では通常，異なる組織がより鮮明に描出される（図6-13）。

超音波装置と必要物品
プローブの選択

　最近の超音波装置では，さまざまな大きさ，形状，周波数のプローブが使用可能である。それぞれのプローブには，用途に応じて，良好な画像描出と操作性の特性がある。画像描出にあたって適切なプローブを選択するには，それぞれのプローブの3つの特性，すなわち周波数，素子の配列，接触面の大きさを考慮する必要がある。先に述べたように，プローブの周波数によって，画質と深部到達度の両者が決まる。腕神経叢など上肢で検索すべき組織の大部分は，7〜14 MHzかそれ以上の周波数が送受信可能なプローブで容

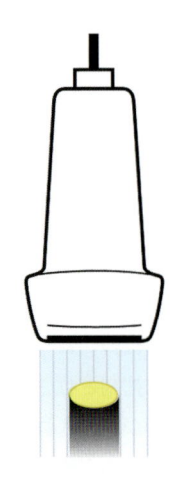

図6-11　従来の超音波断層法（リニアプローブ）

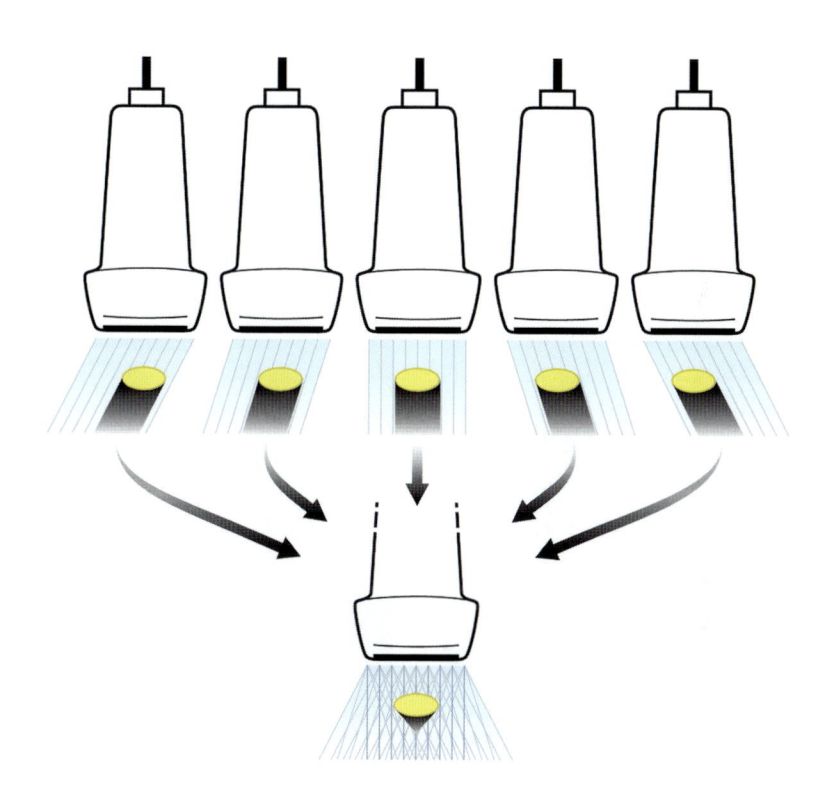

図 6-12 コンパウンド超音波断層法

易に描出できる。一方，下肢の画像診断には，より低い周波数のプローブが必要となる。圧電素子が直線状，あるいは曲線状に配列されたプローブがあり，また位相式のものもある。上肢（表在性）の神経ブロックには，直線配列型（リニア）プローブが最もよく用いられる（図6-14）。より深部の画像診断（腰神経叢ブロックと坐骨神経ブロック）の際には，曲線配列型（コンベックス）プローブの方が有用である（図6-15）。

皮膚と接触するプローブの表面積は，超音波で走査される領域の広さを表す。接触面が大きいほど，走査されて画像化される領域の表面積が大きい。見かけ上は，どの画像診断にも大きなプローブを用いる方がよいと思われがちである。しかし，プローブ接触面の大きさは，体表解剖によって大きく制限される。例えば，鎖骨上窩の大きさは鎖骨の大きさと位置関係によって決まり，接触面の大きなプローブはあてられないこともある。神経ブロックに特化した超音波装置にはたいてい，さまざまな大きさのプローブが用意されている。プローブの大きさは，神経ブロック法，患者，術者に応じて決めるのが一番よい。

画像の最適化

適切なプローブを選んで検査を始めたら，超音波装置を調整して画像を最適化すること

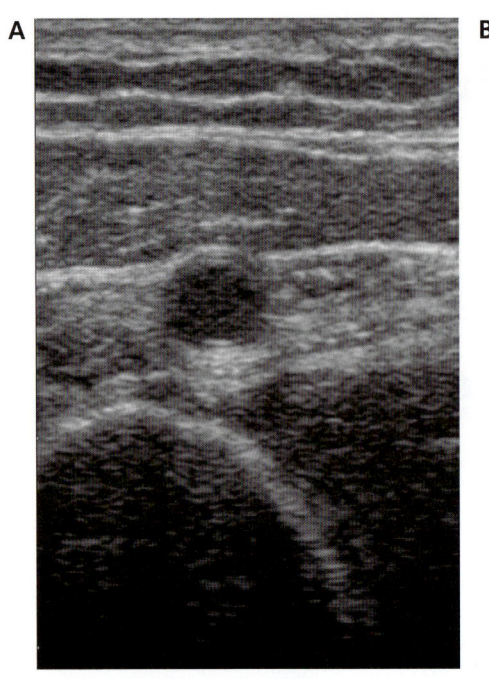

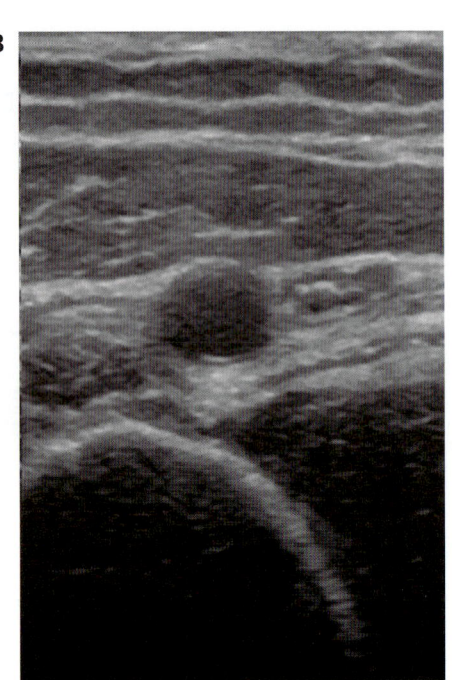

図 6-13　腕神経叢の超音波画像
A：従来の超音波断層法。B：コンパウンド超音波断層法。

ができる。具体的には，神経ブロック手技に合わせて目的組織を強調するために，周波数，深度，ゲイン，焦点位置が調節できる。

周波数

　超音波プローブは，広範囲の周波数にわたって作動するように設計されている。たいていの超音波装置は，コンソール上で周波数の調節が可能である。周波数は普通ダイヤルを回すか，あるいはトグルボタンを切り替えることで変更できる。いずれにしても，高周波超音波は浅い深度で高画質（高分解能）を得るのに適することを覚えておくことが重要である。ほとんどの超音波装置とプローブから送信される超音波はある一定の帯域幅の周波数からなり，調節されるのはこのうち最も密度の高い周波数である。

深度

　画像深度は組織深部への超音波到達距離を表し，画面の左端または右端にセンチメートル標識で示される。周波数の場合と同様，深度はダイヤルを回すかトグルボタンを押すことで調整するのが一般的である。ある特定の神経ブロック法に関して，それに最適な深度というものはない。通常は，目的とする組織を画像の上下方向で中央に位置させる。腕神経叢など上肢のブロックでは，2〜3 cmの深度設定で，目的組織の明瞭な画像が得られることが多い。

ゲイン

　ゲインとは，アンプで信号を増幅することである。ゲインは，信号出力を入力に比例するよう数学的に調整しながら，超音波信号を

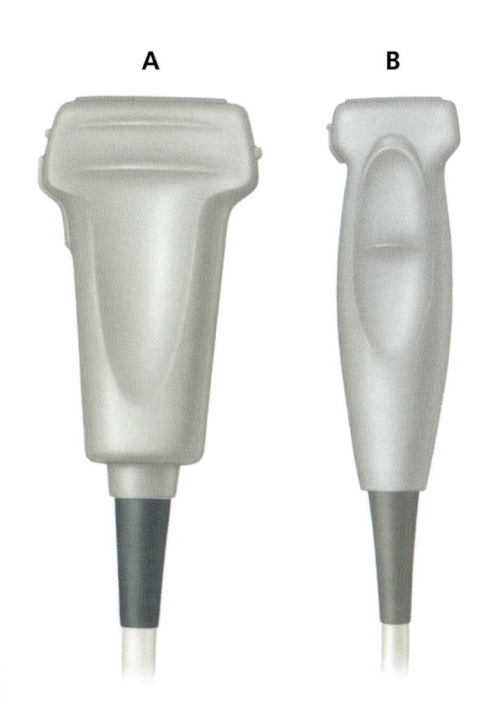

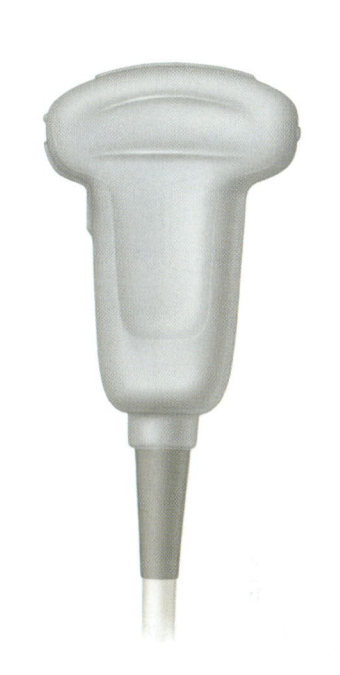

図 6-14　直線配列型（リニア）プローブ
A：接触面が 38 mm のもの。B：接触面が 25 mm のもの。

図 6-15　曲線配列型（コンベックス）プローブ

増幅する機能である．わかりやすくいうと，画像全体の明暗の調節である．ほとんどの超音波装置には，画像全体の輝度を微調整するためのゲインダイヤルと，画像深度に応じてゲインを調整する専用ダイヤルやスライドバーが装備されている．深度の場合と同様，最適のゲインというものはない．超音波ガイド下ブロックでは，ブロックを行う麻酔科医にとって最善となるよう，ゲインを調整すべきである．

焦点と焦点領域

　超音波ビームは，近距離音場，焦点領域，遠距離音場，の3つの区域からなる（図6-16）．プローブからは多数の超音波が同時に発信され，これが超音波ビームを形成する．これら多数の超音波は，プローブに組み込まれた焦点レンズの作用で，音波強度が最も均一となる中心領域に集束する．ビームが最も均一で強くなる点は焦点領域にある．焦点領域の技術的定義は，プローブ軸方向のビーム強度が，その最大値から3 dB以内の領域である．具体的にいうと，これは画像分解能が最良となる領域である．大部分の超音波装置では，焦点領域の深度を自由に調整できる．目的とする組織の深度に合わせるように，焦点領域を調整するのが理想的である．

音波強度曲線

圧電素子

焦点レンズ

近距離音場　　焦点領域　　遠距離音場

深度

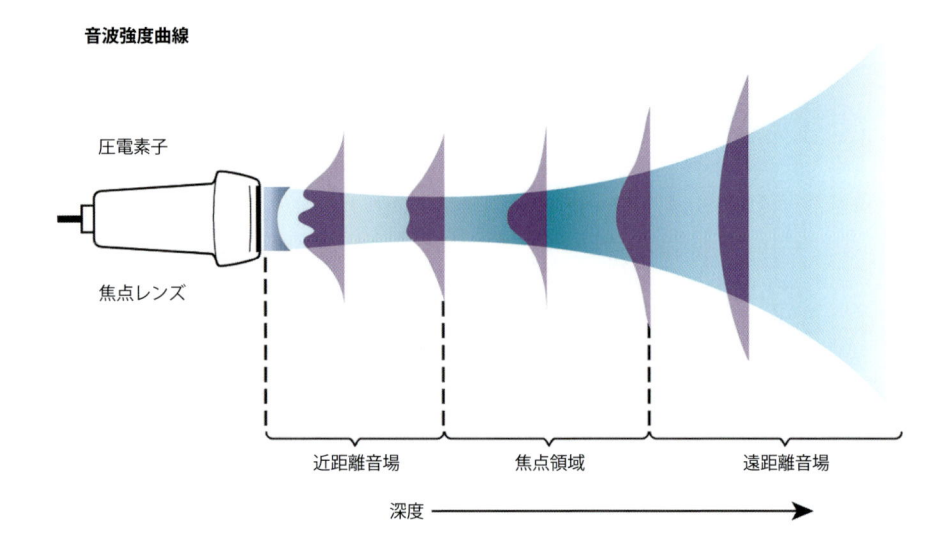

図 6-16 超音波ビームの3領域：近距離音場，焦点領域，遠距離音場

超音波ゲル

　臨床で用いられる周波数の超音波は，空気中ではほとんど伝播しない。そのため，音響学的特性が生体と近い超音波伝導物質が必要となる。通常は，高濃度の液体またはゲル状物質が用いられる。超音波ゲルは，プローブと超音波が伝わる体表面との隙間を満たし，ここから空気を追い出す。滅菌済みの超音波ゲルもあるが，これを用いても患者にプローブをあてる操作が無菌的となるわけではない。したがって感染予防のためには，ラテックスや合成ゴム製のカバーをプローブに装着する必要がある。

超音波プローブスタンド

　神経ブロックの際には，注射器による吸引，局所麻酔薬の注射，末梢神経刺激装置の電流調整など，介助者による作業が必要となる場合が多い。リアルタイム超音波断層法を神経ブロックに応用することには利点もあるが，ブロック施行に余分な装置が必要となることは，その欠点の1つと考えられる。このために必要な人数も増えることが多い。超音波プローブスタンドの使用は，このジレンマに対する解決法となりうる。プローブスタンドを用いると麻酔科医が手を使わずに画像を描出できるため，ブロック針，注射器，カテーテルなどの操作が可能となり，役に立つと考えられる（図6-17）。

参考文献

Dabu A, Chan VWS. A practical guide to ultrasound imaging for peripheral nerve blocks. c2004. p.7-21.

Dussik KT. On the possibility of using ultrasound waves as a diagnostic aid. Neurol Psychiat. 1942; 174: 153-68.

Hedrick WR, Hykes DL, Starchman DE.

6章 超音波の基礎と装置　103

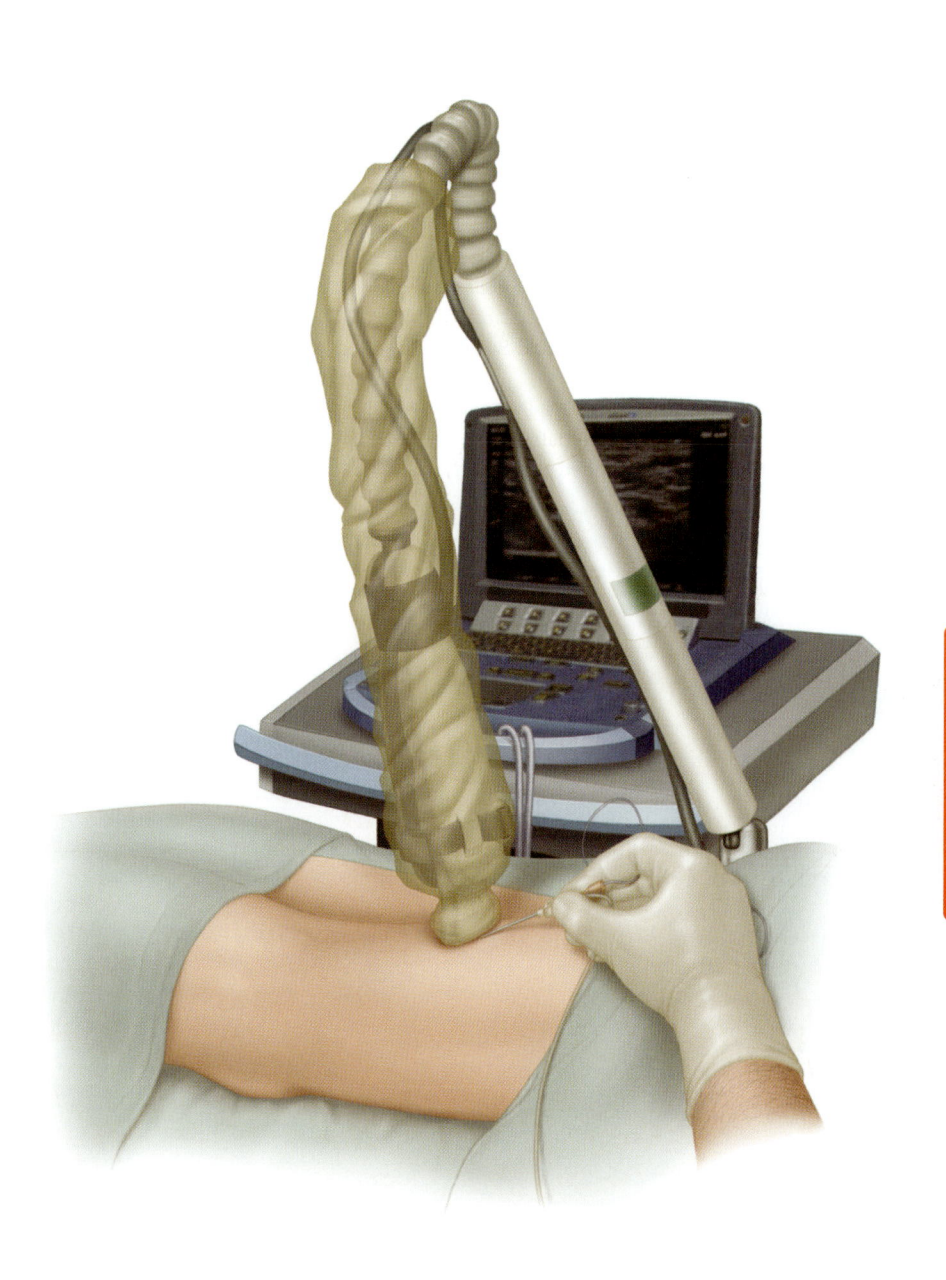

第3部　超音波ガイド下神経ブロック

図 6-17　超音波プローブスタンド

Ultrasound physics and instrumentation. 4th edition. St. Louis: Elsevier Mosby; c2005. Chapter 1, Basic ultrasound physics, p.1-22.

Kapral S, Krafft P, Eibenberger K, Fitzgerald R, Gosch M, Weinstabl C. Ultrasound-guided supraclavicular approach for regional anesthesia of the brachial plexus. Anesth Analg. 1994 Mar; 78(3): 507-13.

la Grange P, Foster PA, Pretorius LK. Application of the Doppler ultrasound bloodflow detector in supraclavicular brachial plexus block. Br J Anaesth. 1978 Sep; 50(9): 965-7.

Sites BD, Brull R, Chan VW, Spence BC, Gallagher J, Beach ML, et al. Artifacts and pitfall errors associated with ultrasound-guided regional anesthesia. Part I: understanding the basic principles of ultrasound physics and machine operations. Reg Anesth Pain Med. 2007 Sep-Oct; 32(5): 412-8.

Sites BD, Brull R, Chan VW, Spence BC, Gallagher J, Beach ML, et al. Artifacts and pitfall errors associated with ultrasound-guided regional anesthesia. Part II: a pictorial approach to understanding and avoidance. Reg Anesth Pain Med. 2007 Sep-Oct; 32(5): 419-33.

Ting PL, Sivagnanaratnam V. Ultrasonographic study of the spread of local anaesthetic during axillary brachial plexus block. Br J Anaesth. 1989 Sep; 63(3): 326-9.

7章

四肢の超音波解剖学

Hugh M. Smith, M.D., Ph.D.

　超音波ガイド下神経ブロックは，解剖学を応用した麻酔法である。神経の解剖学，および周囲組織との位置関係を熟知することは，超音波ガイド下神経ブロックを成功させる鍵である。解剖学的知識に加えて，超音波装置とプローブ，画像調整法，走査方法などに関する知識も，ブロックを行う麻酔科医には必須である。

　骨，腱，筋膜，筋肉，神経，血管などはすべて，特徴のある画像として描出される。超音波の減衰や反射と，それぞれの組織に固有の密度により，超音波を用いた解剖学的構造の識別と同定が可能になる。これらの構造は，超音波検査特有の用語で表現されることがある。

- エコー強度（echogenicity）：超音波ビーム上にある構造が音波を反射する量。
- 高エコー（hyperechoic）：周囲の構造に比べて明るい。
- 低エコー（hypoechoic）：周囲の構造に比べて暗い。
- 不均一（heterogenous）：エコー強度のばらつきが大きい。
- 均一（homogenous）：エコー強度のばらつきが小さい。
- アーチファクト（artifact）：実際の解剖とは異なる異常像，像の歪み，虚像。

- 境界面（interface）：音波速度が異なる2つの構造の境界。

　神経周囲の骨，腱，筋膜，結合組織は，高エコー性でより明るく描出されることが多い（図7-1）。筋肉は中等度の密度をもち，普通は周りを縁取る筋膜がはっきり見える。これらの組織とは違って，血管は低エコー性で暗く見える。動脈は，圧迫しても内腔がつぶれないこと，円形で拍動が見られることで，静脈と区別できる。静脈は，動脈に比べて楕円形であり，プローブで軽く押さえただけで内腔がつぶれやすい。斜角筋間や鎖骨上など近位の神経組織は，低エコー性に描出される。一方で腋窩，大腿，膝窩など，より末梢側の神経は，蜂窩状（honeycombed）で高エコー性に描出される（図7-1）。

画像調整法

　プローブの選択，超音波装置の調整，走査技術など，さまざまな要素が画像の質，神経の同定，そして神経ブロックそのものの成功率に影響する。プローブの選択は特に重要であり，ブロックすべき神経の深さと位置に応じて決める。通常，ほとんどの上肢神経ブロックには，高周波数のリニアプローブが適している。接触面積が小さいリニアプローブは，鎖骨上窩のように狭い部位でのブロックに有用である。使用する超音波装置に固有の操作法に習熟するだけでなく，基本的な画像調整法に慣れておくことも重要である。例えば，深さ，ゲイン，周波数などの調整は，基本的な画像を描出するために必須である。しかし，一部の超音波装置に搭載されているダイナミックレンジ，コンパウンドイメージング，ハーモニックイメージング，グレイスケール特性などを操作して最適化できれば，分解能を上げて画質をさらに向上させることができる。走査法や画像調整法を習得するために時

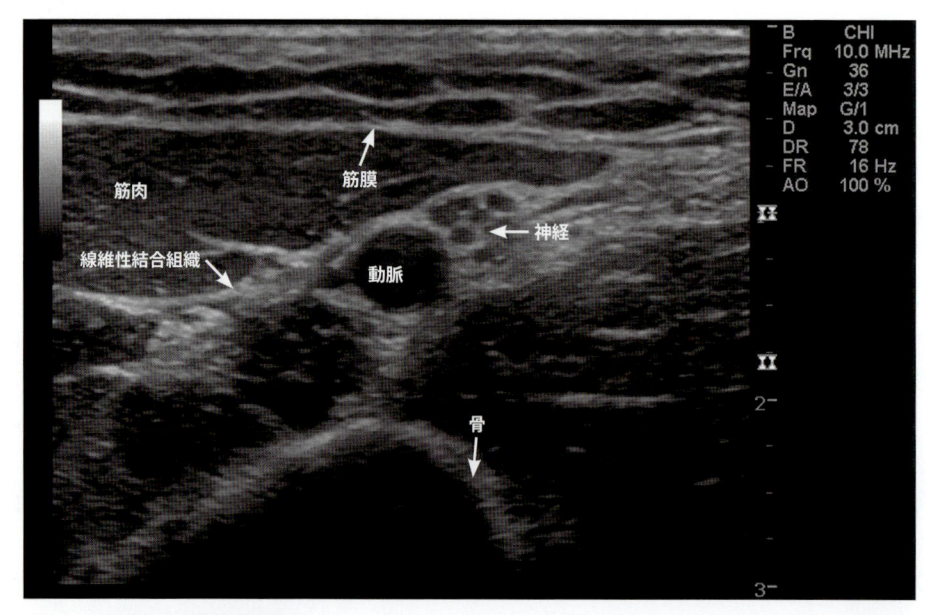

図 7-1　各組織の超音波画像

7章 四肢の超音波解剖学　107

間を費やすのは，よりよい画質を常に得るための投資といえる。

超音波走査法

　超音波走査法の重要性，つまり超音波プローブを操作して神経血管組織を適切に描出する技術の重要性を，まず一番に強調したい。良好な画質で描出するためのプローブ操作のポイントは，超音波ゲルの塗布，プローブのあて方，プローブを押しあてる力，手の位置，プローブの動かし方，などである。画像モニターの位置や人間工学に則った工夫も重要である。

モニター画面の位置

　超音波ガイド下神経ブロックを行ううえで最初に考慮すべきことは，モニター画面を適切な位置に設置することである。ほとんどのブロック法において，麻酔科医はブロックする神経と同じ側に立つ必要がある。モニター画面は，麻酔科医が正面から見られるように，患者の反対側に置く（図7-2）。この置き方は超音波画像が最も見やすく，プローブとブロック針をコントロールする手も楽に使える。

人間工学的な工夫

　座高の調節が可能な椅子を用いると，適切で安定した座位でブロックができる。プロー

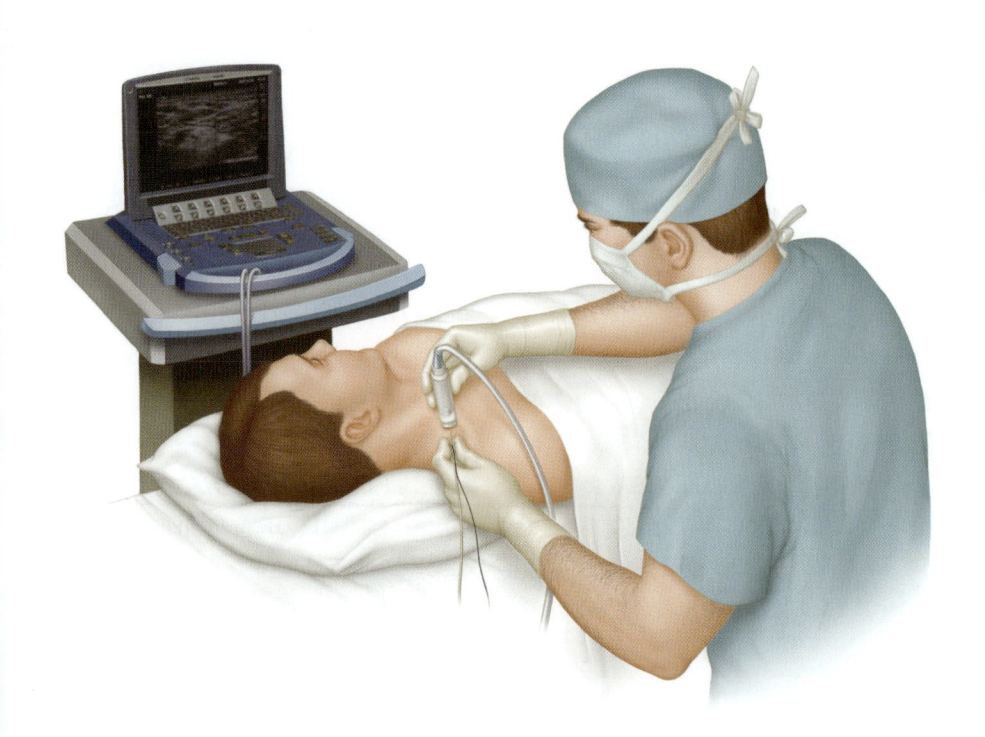

図7-2　超音波装置，患者，ブロックを行う麻酔科医の位置

ブを持つ手に無駄な力を入れず，プローブ末端の接触面に近い部分を持つのがよい。可能であれば，麻酔科医の手や前腕を，患者やベッドの上に自然な形で載せる。この姿勢は筋肉の疲労を予防し，プローブを自由に操作して超音波画像の描出やブロック針の確認がしやすくなる。

圧力

経験が浅い麻酔科医は，画像描出の際にプローブを押しあてる力が足りない。患者が痛がることを心配して力をかけないことが多いが，通常の場合はそれほど心配する必要はない。しっかりと押しあててプローブ全体を接触させると，画質が格段に向上する。ただし，つぶれやすい静脈を動脈や神経と識別するために，プローブを押しあてる力を変えることも大切である。

プローブの方向

ほとんどすべてのプローブと超音波装置のモニターには，プローブとモニター画面の方向を表示するマーカーが付けられている。従来，モニター画面左端の印や点と対応するように，垂線やその他のマーカーがプローブに記されているものが多い。通常，矢状面の断層像を描出する場合には，マーカーが患者の頭側に向くようにプローブあてるとよい。また，冠状面の断層像を描出する場合には，マーカーが患者の右側に向くようにプローブをあてる。この方法を用いると，体の反対側にプローブをあてた場合に左右が逆転した鏡面像が描出され，超音波画像が解剖学的に正しいことを確認しやすい（図7-3）。しかし，なかには身体の左右いずれの側からも同様の断層像が描出されるように，プローブの向きを変える専門家もいる。この場合は，マーカーが患者の外側に常に向くようにプローブをあてる必要がある。この描出法の利点は，画像上の解剖学的位置関係が常に一定となるため，画像のパターン認識が簡単で教えやすくなることである。例えば，プローブのマーカーを外側に向けて左右の腋窩にあてると，筋皮神経は常に腋窩動脈の左側に見える（図7-4）。

プローブの動かし方

プローブの動かし方は，平行走査，angling（前後扇動走査）[訳注1]，回転走査，tilting（左右扇動走査）[訳注1]，プローブによる加圧，の5つに分類される（図7-5）。平行走査は，プローブの角度，傾き，回転の度合いを一定にしたまま，近位や遠位に向けてプローブを動かすことである。平行走査は神経の走行方向を追跡するのに役立ち，神経の同定に有用である。anglingは，プローブを垂直面から前後に傾けることである。神経や他の組織は，皮膚と平行に走っているとは限らない。したがって，目的とする神経の正確な断面像を描出するためには，プローブを傾けて扇状に走査すべき場合がある。超音波の入射角と標的組織の角度が90度になったとき，その断層像は最適となる。回転走査とは，プローブの柄を中心として回転させることで

訳注1：anglingとtiltingに関しては，用語に多少の混乱がみられる。本邦の超音波検査室などでは，本書でanglingと呼ばれる走査法をtilting，また本書のtiltingをanglingと呼ぶ場合も多い。また英語の成書でも，Noble VE, Nelson BP, Sutingco AN. Manual of emergency and critical care ultrasound. New York: Cambridge University Press, 2007のように，両者の定義が本書と反対のものもある。

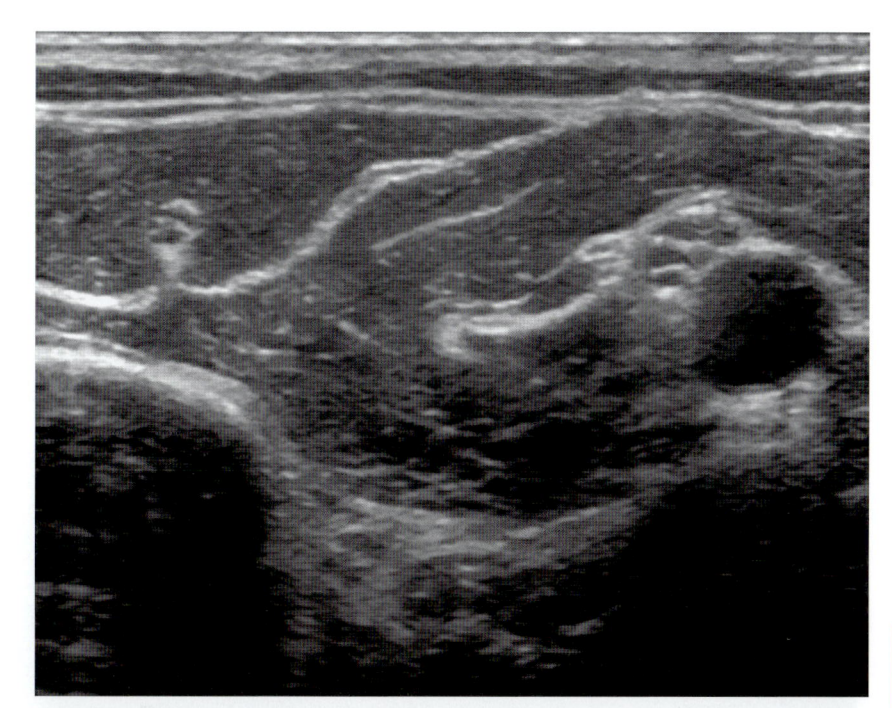

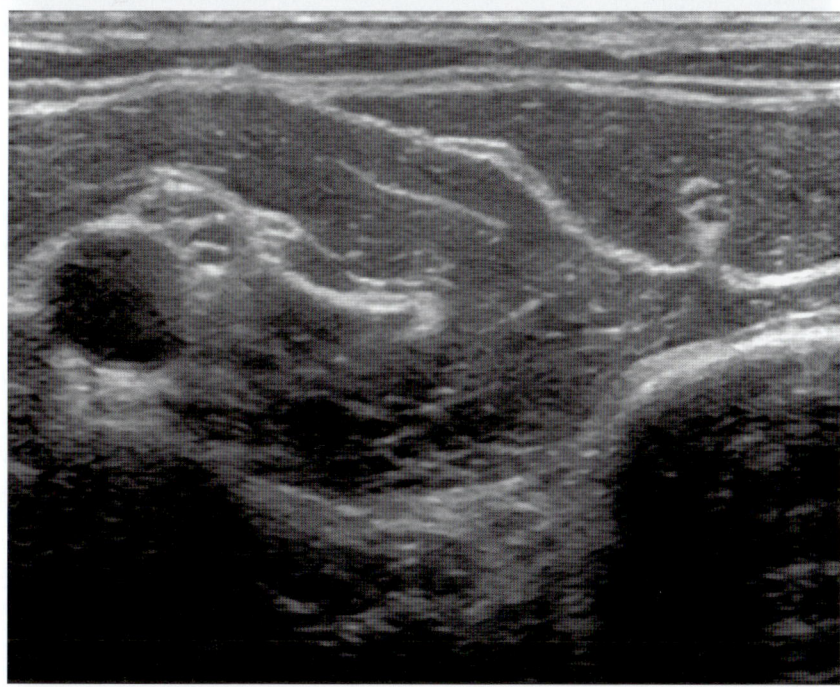

図 7-3 マーカーを患者の右側に向ける標準的なプローブのあて方で描出される鏡面状の超音波画像
A：右腋窩の断層像。B：左腋窩の断層像。

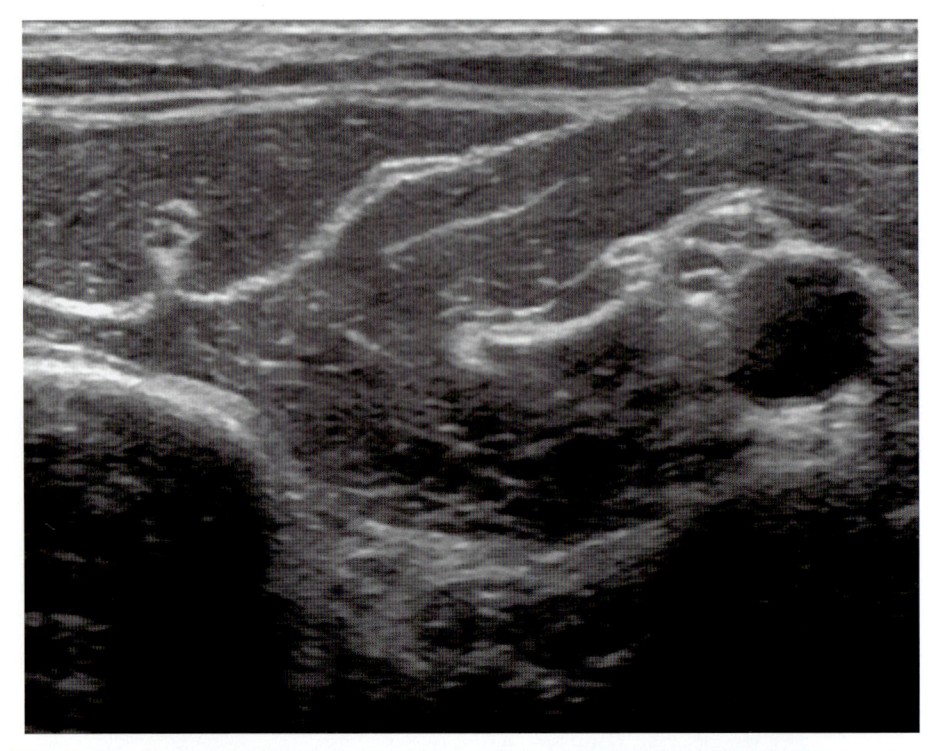

図7-4 マーカーを患者の外側に向けてプローブをあてた場合の腋窩の超音波画像（左右腋窩とも同様の断面像が描出される）

ある。回転走査は適切な断面像の描出や，ブロック針の全長を描出するよう超音波ビームを合わせるのに役立つ。tiltingはブロック針刺入部と反対側のプローブ縁に力をかけ，超音波ビームの入射角を変えてブロック針をより明瞭に描出する方法である。tiltingとanglingは，プローブを傾ける方向が互いに直交する，全く異なる動かし方である。tiltingは，プローブの両端を上下させ，接触面の長軸方向に傾ける。anglingは，プローブを前後に寝かせるように，接触面の短軸方向に傾ける。プローブの加圧は，プローブに力をかけて押し付ける操作である。

異方性

プローブのanglingの際に認められる異方性（anisotropy）は，臨床において重要な超音波現象の1つである。超音波断層像では限られた超音波入射角でしか描出できない解剖学的構造があり，異方性とは，このような方向依存性のことである。例えば，図7-6Bの左上に示す正中神経と屈筋腱は，超音波入射角が90度になるようにプローブをあてると描出される。プローブを約70度に傾けても正中神経は描出されるが，屈筋腱は描出されない（図7-7B）。異方性，つまり方向依存性は，類似した超音波画像所見を示す組織を鑑別する際に役立つ。

平行走査　angling（前後扇動走査）　回転走査　tilting（左右扇動走査）　プローブによる加圧

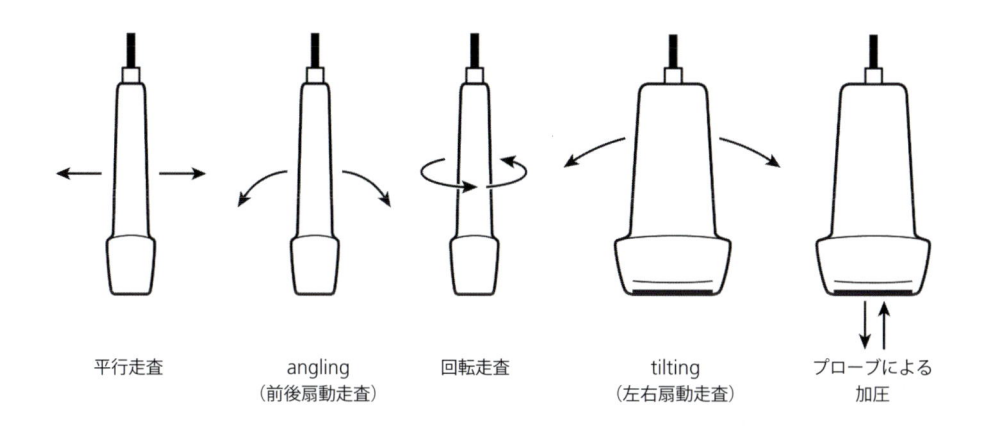

図7-5 超音波プローブの動かし方

上肢の超音波解剖学

腕神経叢の描出

　いったん習得すれば，腕神経叢の特徴的な画像はほとんどの患者で容易に確認できる。斜角筋間法を除いて，近位の腕神経叢の断層像はすべて神経血管束として描出され，太くて目につきやすい動脈が信頼できる目印になる。血管が同定されれば，血管に対する神経の相対的な位置を知っておくことによって，目的とする神経の場所がわかる。動脈を中心として神経血管束を同定することにより，ブロックを行う麻酔科医は，神経の位置を時計の文字盤に例えて，何時の方向というように表現することもできるようになる。この表現法は，介助者，研修医，見学者などに神経の位置を伝えるうえで有効な方法である。描出が不十分な場合は，広角度で走査を行うと，筋肉や骨など同定すべき周囲の組織を確認できることがある。近傍の見慣れた組織を同定することによって，方向がわかりやすくなり，麻酔科医が目標とする神経を狙えるようになる。経験豊かな超音波専門家は，鮮明に描出されて同定しやすい組織だけでなく，存在するとわかっていても明瞭に描出されない組織をも，プローブや超音波装置の設定（深度，ゲイン，ダイナミックレンジ，コンパウンドイメージング，ハーモニックス，グレイスケールなど）を調整して描出する。

鎖骨上法による腕神経叢の描出

　鎖骨上の神経血管組織の断面像は，プローブを鎖骨と平行となるよう鎖骨上窩にあてると描出される（図7-8）。患者を仰臥位とし，顔はブロック側と反対に向ける。小さく巻くか折り畳んだタオルを，脊椎と平行になるよう肩甲骨の間に入れると，両肩が落ちて鎖骨上窩を広げることができる。超音波ビームが鎖骨下方の第1肋骨に向くよう，プローブを少し尾側へ傾ける。

　超音波画像上は，下方に第1肋骨と肺，第1肋骨直上に鎖骨下動静脈，鎖骨下動脈の外側に接して腕神経叢の神経幹末梢部から神経索近位部が描出される（図7-9）。中斜角筋と前斜角筋はより表在性で，腕神経叢と鎖骨下動脈の前に見えることがある。ほとん

A

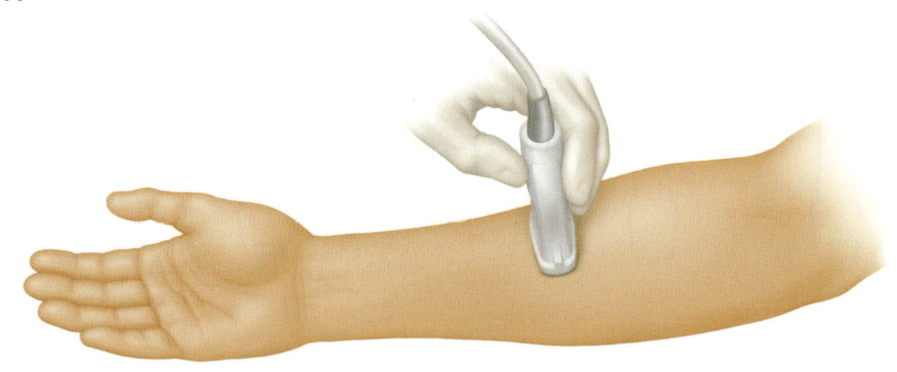

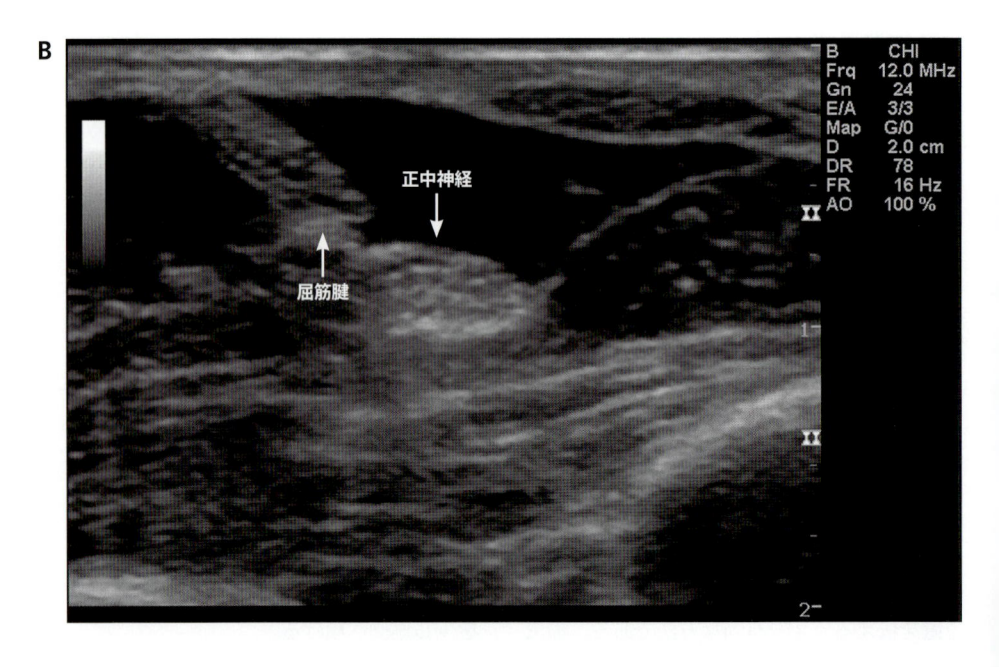

B

図7-6 超音波の入射角が 90 度の場合
A:プローブのあて方。B:正中神経と屈筋腱の超音波断層像。

7章 四肢の超音波解剖学　113

A

B

正中神経

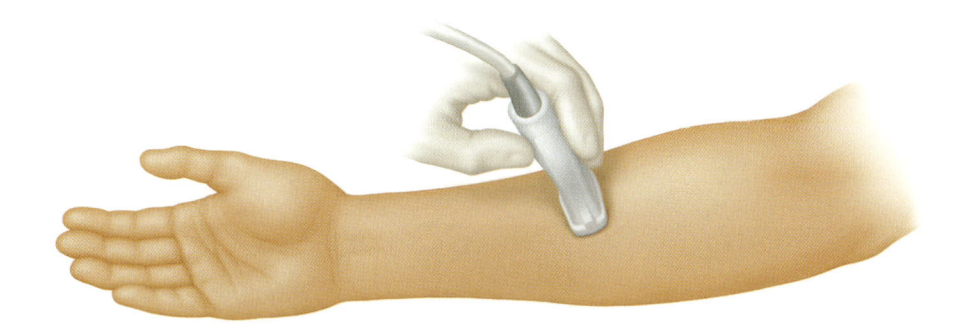

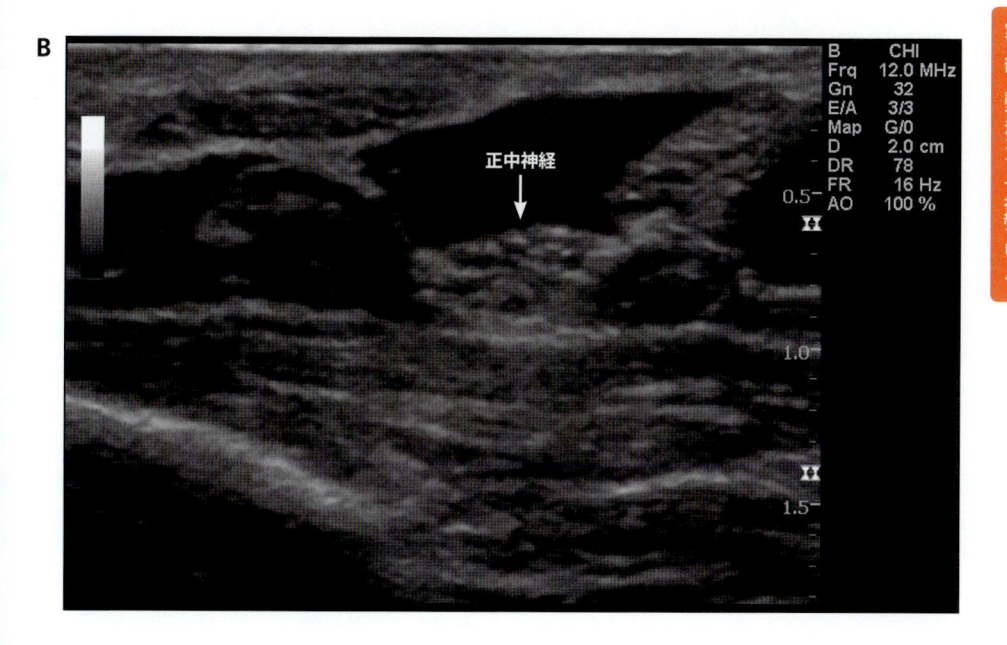

図7-7　超音波の入射角が70度の場合
A：プローブのあて方。B：正中神経の超音波断層像。

図 7-8　鎖骨上法でのプローブのあて方

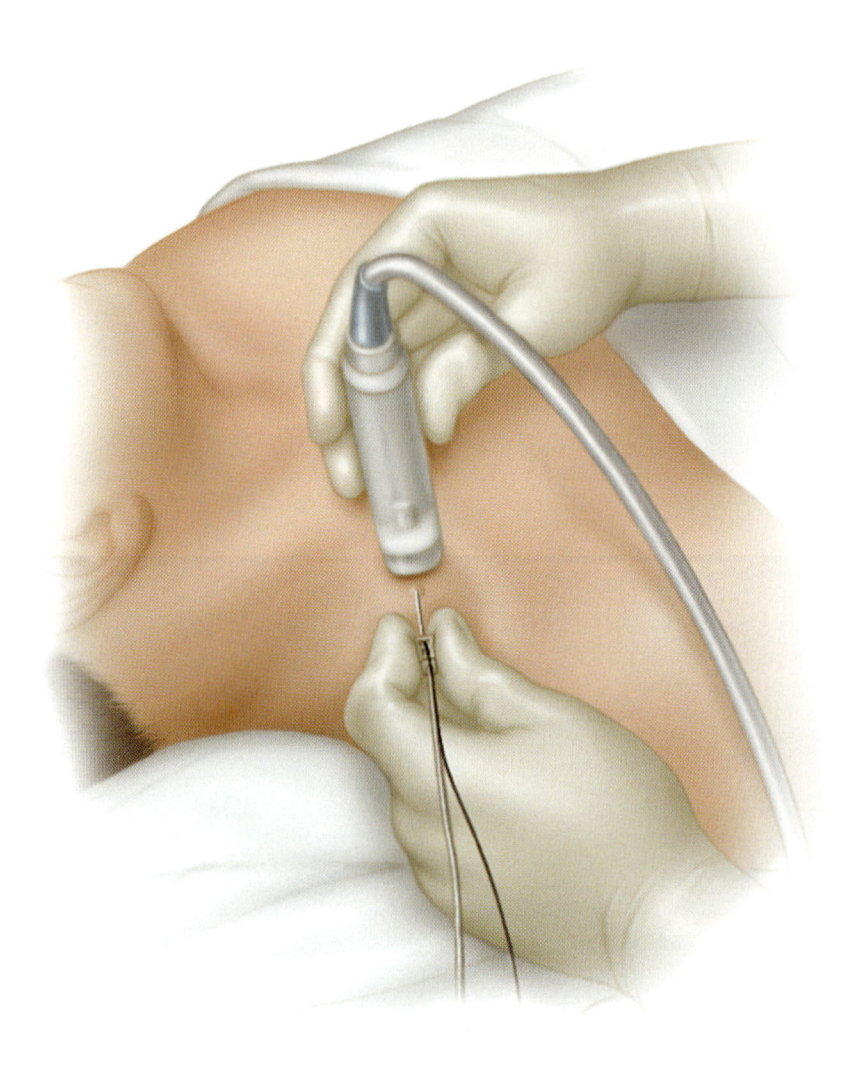

A

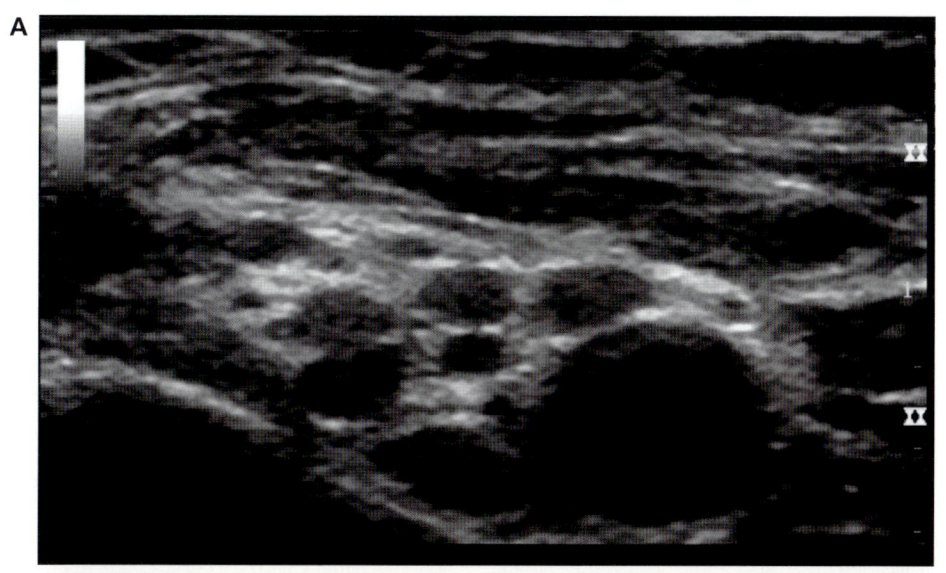

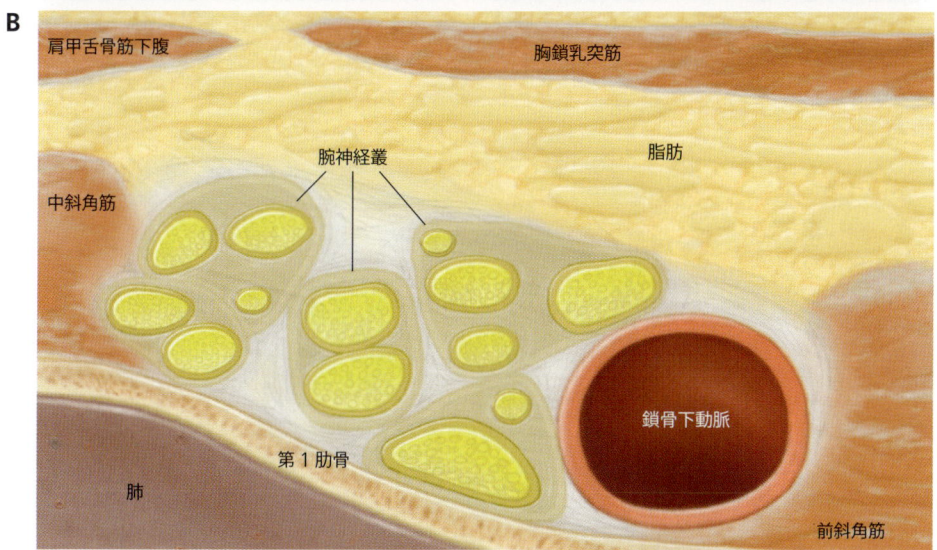

B
- 肩甲舌骨筋下腹
- 胸鎖乳突筋
- 腕神経叢
- 脂肪
- 中斜角筋
- 第1肋骨
- 鎖骨下動脈
- 肺
- 前斜角筋

第3部 超音波ガイド下神経ブロック

図 7-9　鎖骨上法で描出される腕神経叢の超音波画像
A：超音波断層像。B：解剖学的模式図。

どの患者の腕神経叢は皮膚表面から1〜3cmの深さにある。超音波装置の深度を調整して，第1肋骨が完全に見えるようにする。鎖骨上法の超音波断層像では，腕神経叢は神経組織の軸索束が均一であるため，密集した低エコー性の円形構造として描出される（図7-9）。神経叢を取り囲む筋膜が描出されることも多く，局所麻酔薬注入後は特にはっきりと見えるようになる。

鎖骨下法による腕神経叢の描出

腕神経叢は，鎖骨の下をくぐり抜けると完全な神経血管束として，大胸筋の後方を走行する。鎖骨下法では患者を仰臥位とし，顔は正面を向けさせる。プローブは矢状断方向で鎖骨下にあてる（図7-10）。

腋窩動静脈は，小胸筋筋膜のすぐ背側に描出される。腕神経叢の内側神経束，後神経束，外側神経束は腋窩動脈の周囲，およそ3時，6時，9時の位置に認められる（図7-11）。神経血管束の深さは通常2〜4cmであるが，胸筋の厚さに応じて深さが変わる。鎖骨下法で描出される腕神経叢の断層像は，斜角筋間法や鎖骨上法のそれとは異なって見える。それぞれの神経束は，腕神経叢の3つの神経幹の枝が再び合流して形成されるものであり，もはや低エコー性の中空構造としては描出されない。むしろ，線維性の結合組織が斜め切りの断面で描出されることも手伝い，神

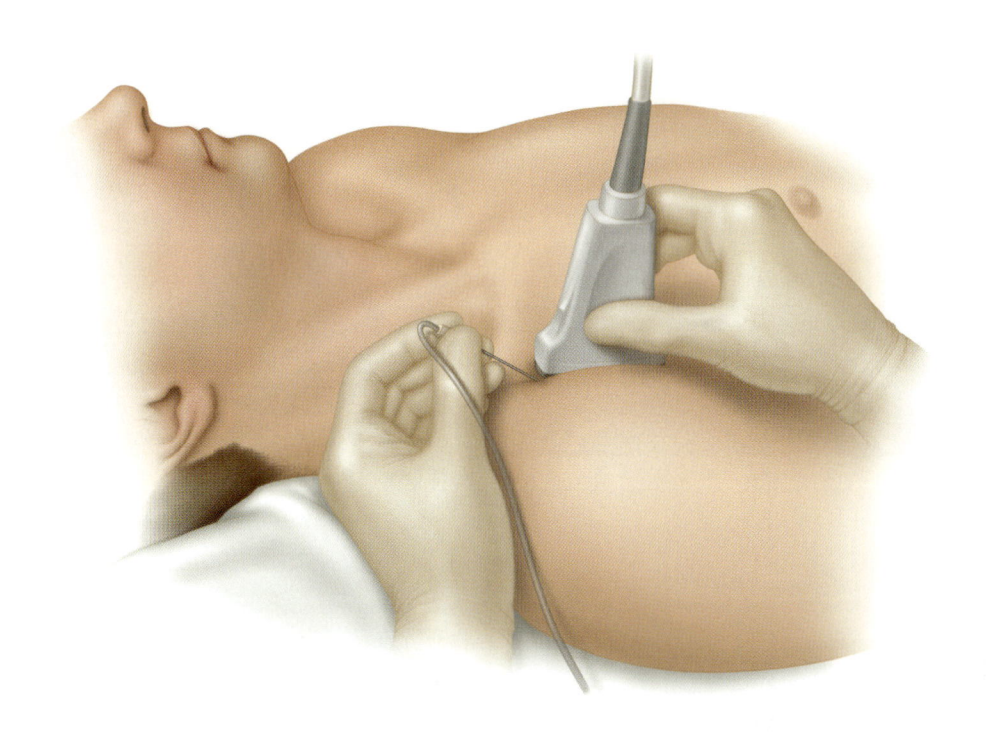

図7-10 鎖骨下法でのプローブのあて方

7 章 四肢の超音波解剖学　117

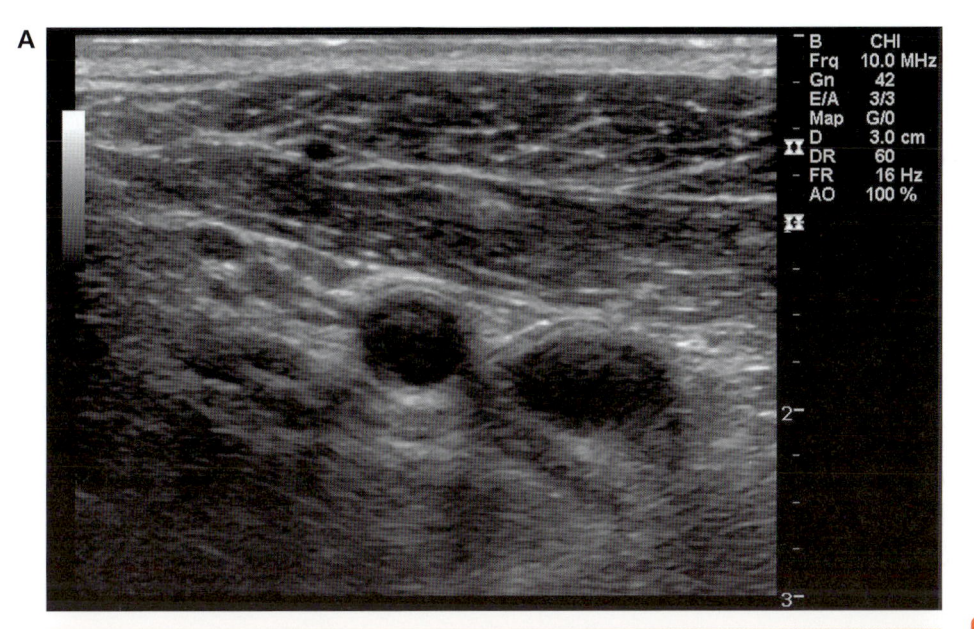

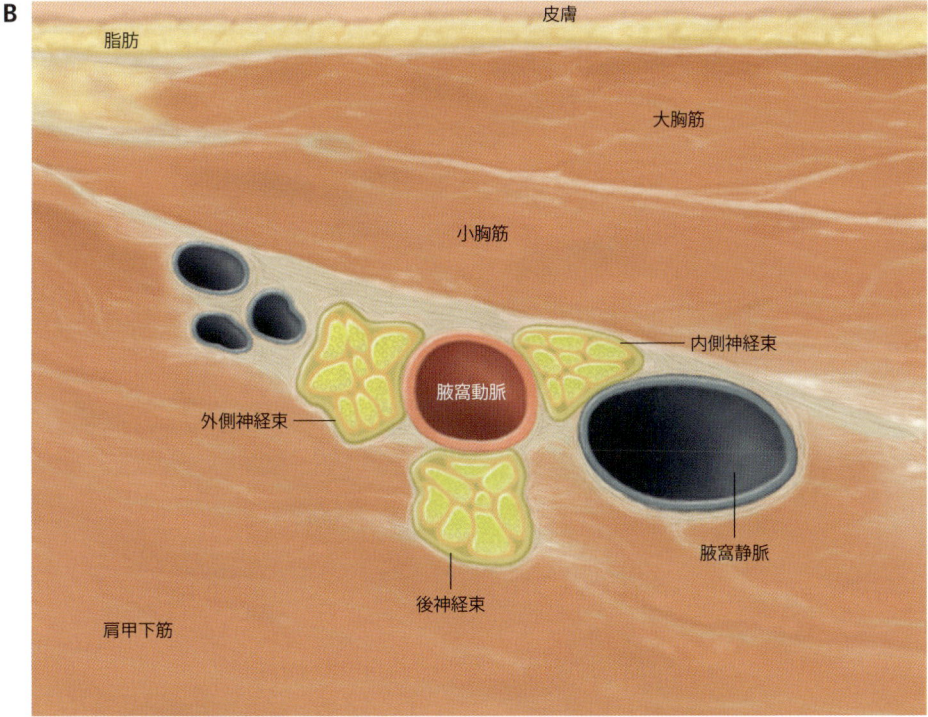

図 7-11　鎖骨下法で描出される腕神経叢の超音波画像
A：超音波断層像。B：解剖学的模式図。

経束はより充実性で高エコー性に描出される（図 7-11）。

腋窩法による腕神経叢の描出

鎖骨上法や鎖骨下法の場合と同様，腋窩法でも腕神経叢は動脈の周囲に描出される。患者の上肢を外転させて肘関節を屈曲し，腕を輪切りにする方向で腋窩の皺のそばにプローブをあてる（図 7-12）。遠位部や近位部に向けてプローブを動かすと，神経を同定しやすい。プローブのマーカーを頭側に向け，動脈が画面の中央に位置し，筋皮神経と正中神経が動脈の左側になるように描出画像を調整する。尺骨神経は通常，動脈の上方（前方）右側（内側）に見える。橈骨神経は尺骨神経の深部，腋窩動脈に対して 3〜6 時の方向にあることが多い（図 7-13）。しかし腋窩の神経にはすべて，かなりの解剖学的変異が認められる（図 7-14, 図 7-15）。

超音波ガイドに電気刺激を組み合わせると，神経同定の信頼度が上がる。特徴的な運動反応は，超音波断層像で確認しながら 0.5 mA 以下の弱い電流刺激で誘発できる。鎖骨下法の場合と同様，腋窩法で描出される神経の断層画像は，より中枢側のものとはかなり

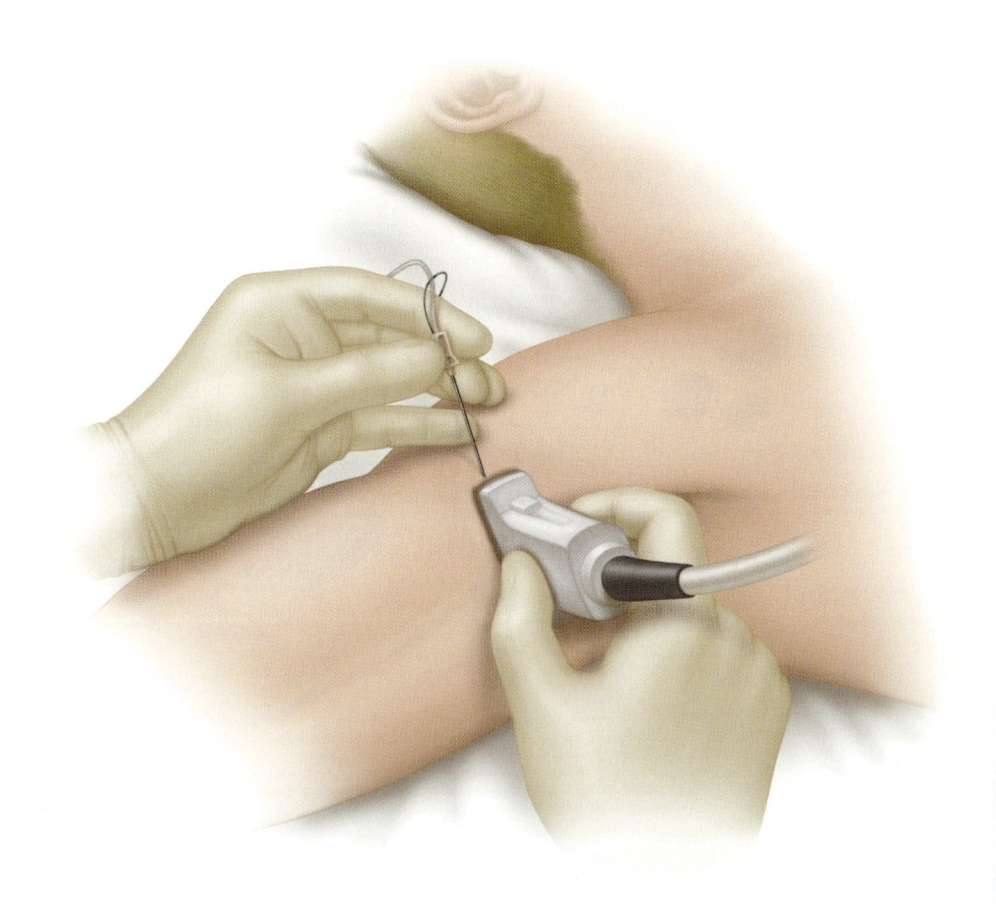

図 7-12　腋窩法でのプローブのあて方

7章　四肢の超音波解剖学　119

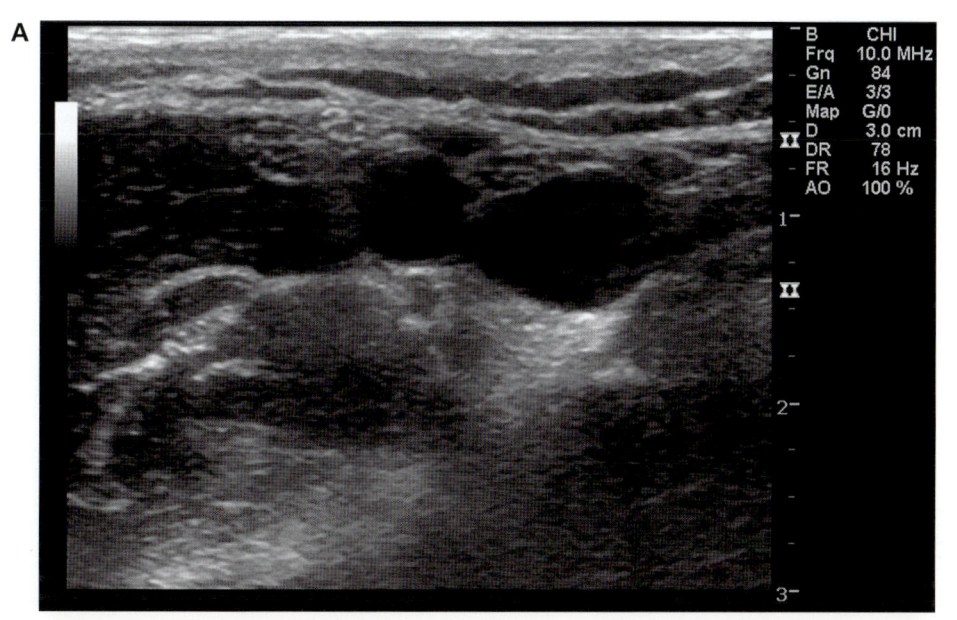

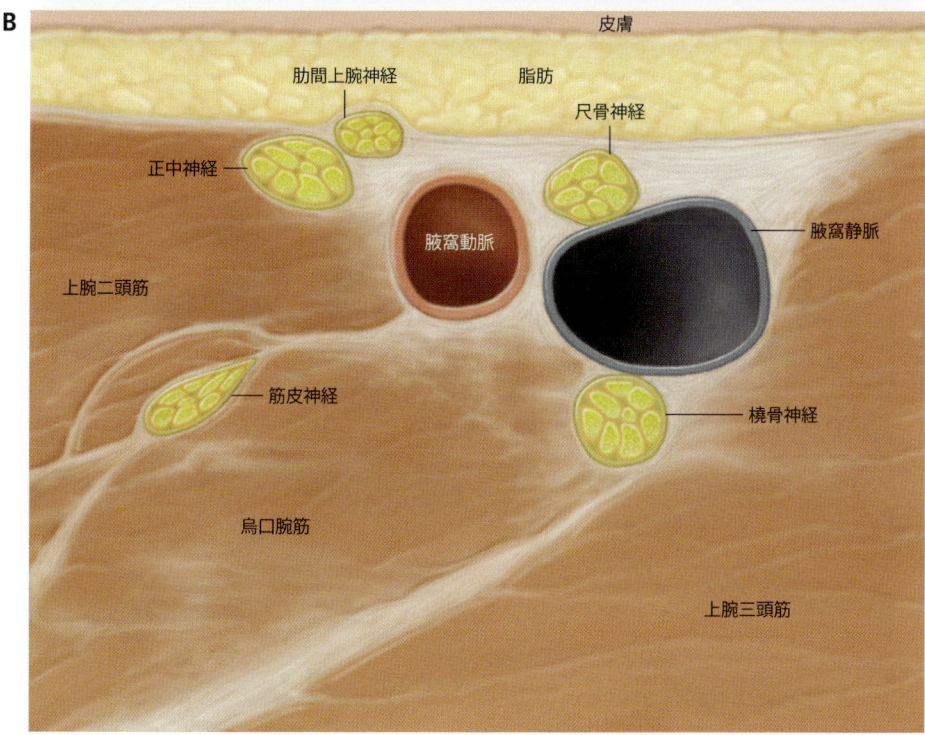

図 7-13　腋窩法で描出される腕神経叢の超音波画像
A：超音波断層像。B：解剖学的模式図。

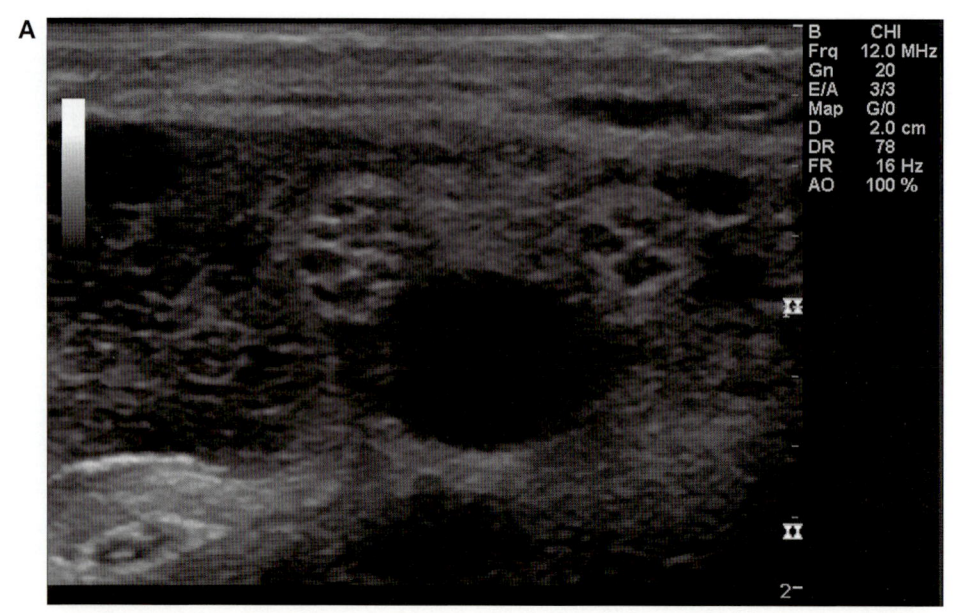

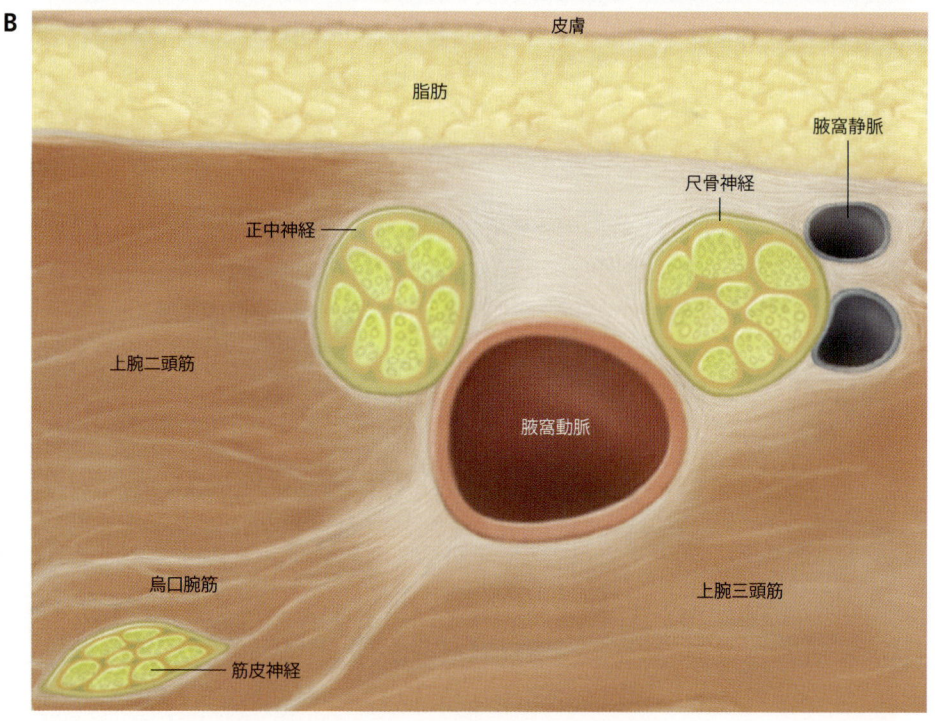

図 7-14　腋窩法で描出される腕神経叢の超音波画像において解剖学的変異を認める例
A：超音波断層像。B：解剖学的模式図。

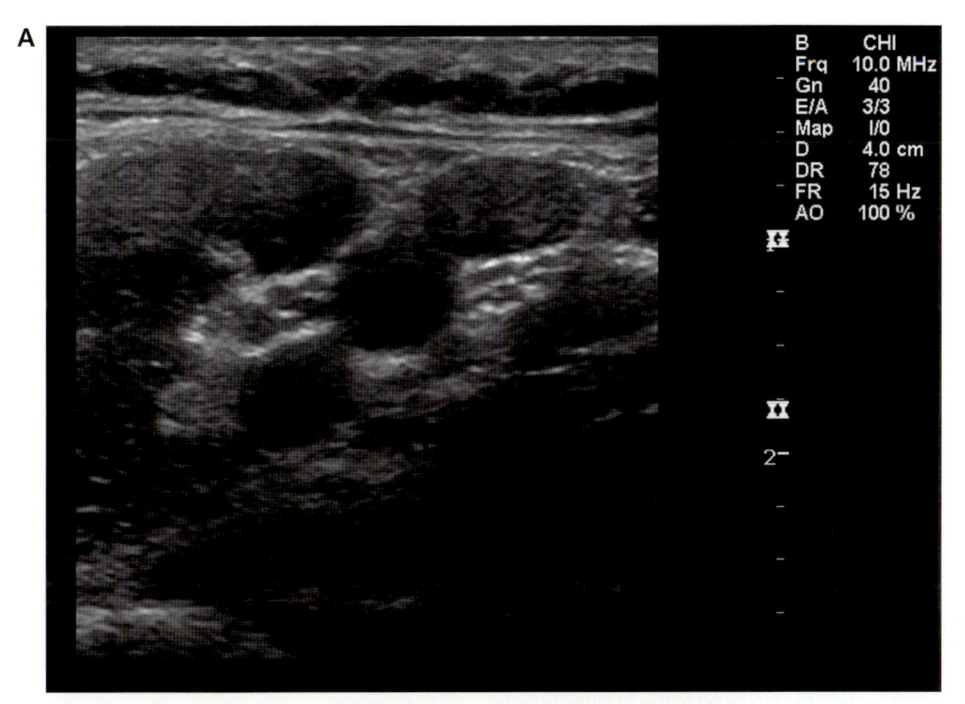

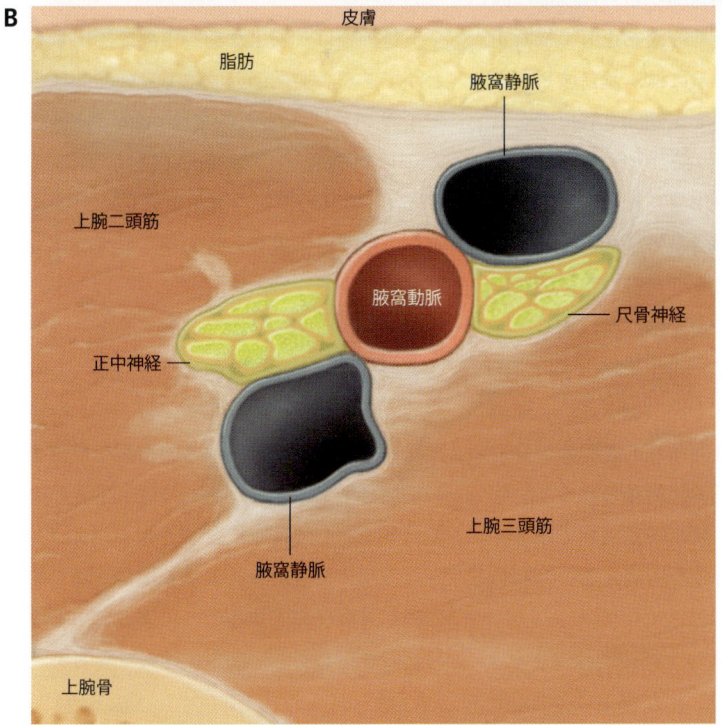

図 7-15　腋窩法で描出される腕神経叢の超音波画像において解剖学的変異を認める例
A：超音波断層像。B：解剖学的模式図。

異なる。腋窩の神経の超音波断層像は伝統的に，蜂窩状と表現されている。これは，神経束が1つ1つの低エコー性で暗い中心部を占め，その周囲をそれぞれ高エコー性の明るい結合組織が取り巻く様子を表す（図7-14，図7-15）。上腕遠位部から前腕に至るまで，神経はこのような蜂窩状に描出される。

斜角筋間法による腕神経叢の描出

斜角筋間法では，患者を仰臥位とし，顔はブロック側と反対に向ける。腕神経叢は斜角筋間の浅い位置にあるにもかかわらず，腕神経叢のより遠位側に比べて描出が難しいことがある。経験が浅い麻酔科医はしばしば，ランドマーク法によるブロックの場合と同様に斜角筋間溝に直接プローブをあてて頸部外側から腕神経叢の神経幹を描出しようとする。しかし，神経幹は内側深部から外側浅部に向けて走行するため，腕神経叢を正しく横断する画像を適切に描出するには，超音波ビームを少し外側に回転させて尾側向きに角度をつける必要がある（図7-16）。

斜角筋間の神経叢描出は，鎖骨上窩から始めると簡単である。鎖骨上で腕神経叢を同定し，斜角筋が腕神経叢を取り囲むまで頭側に追う。超音波断層像では，神経幹は垂直に走行する低エコー性の暗い円状に描出され，正中方向に向かうことが多い（図7-17）。解剖学の成書では，斜角筋間領域の腕神経叢は上神経幹，中神経幹，下神経幹からなると記載されている。しかし，超音波断層像では，神経幹はもっと細かく分枝して見えることもある（図7-18）。

成人では，腕神経叢の上神経幹は深さ0.5～2 cmに位置することが多い。およそ50％の症例で，腕神経叢の上神経幹直上に胸鎖乳突筋の辺縁が認められる。

末梢神経の描出

顆上部の橈骨神経は通常は楕円形もしくは細長く見える（図7-19）。橈骨神経は上腕骨の前に見えるが，橈骨神経と同定するためには，その走行を近位側や遠位側に追って確かめる必要がある。正中神経と尺骨神経は，それぞれの神経血管束を描出すれば簡単に同定できる。上腕中部では，正中神経は上腕動静脈と並走する。肘関節では，上腕二頭筋腱膜によって正中神経が少し見えにくくなることがある。したがって，正中神経は顆上部から上腕中部で最も描出されやすい（図7-20）。

ほとんどの末梢神経は短軸像でも長軸像でも描出することができる。例えば，正中神経は前腕で浅指屈筋の後方を走行するので，短軸像（図7-6B）と長軸像（図7-21）を描出できる。

尺骨神経は，肘上か前腕中部で描出することができる。肘関節の直上で，前内側から上腕を輪切りにする方向でプローブをあてると，尺骨神経の横断像が描出される（図7-22）。神経の走行を遠位側に追うと，尺骨神経は徐々に上腕骨に近づき，最後には尺骨神経溝に入る。

腕神経叢の末梢枝は，前腕で簡単に描出できる。実際，手根管と前腕中央の間の正中神経は，超音波検査の初心者にとって，神経組織を描出して超音波画像の典型例を学習するのに最適である。しかもここは，超音波検査の標準点として使うことができる。すなわち，異なる超音波装置を評価する場合，同じ部位の同じ神経を描出することによって，それらの装置を正しくかつ簡単に比較できる。

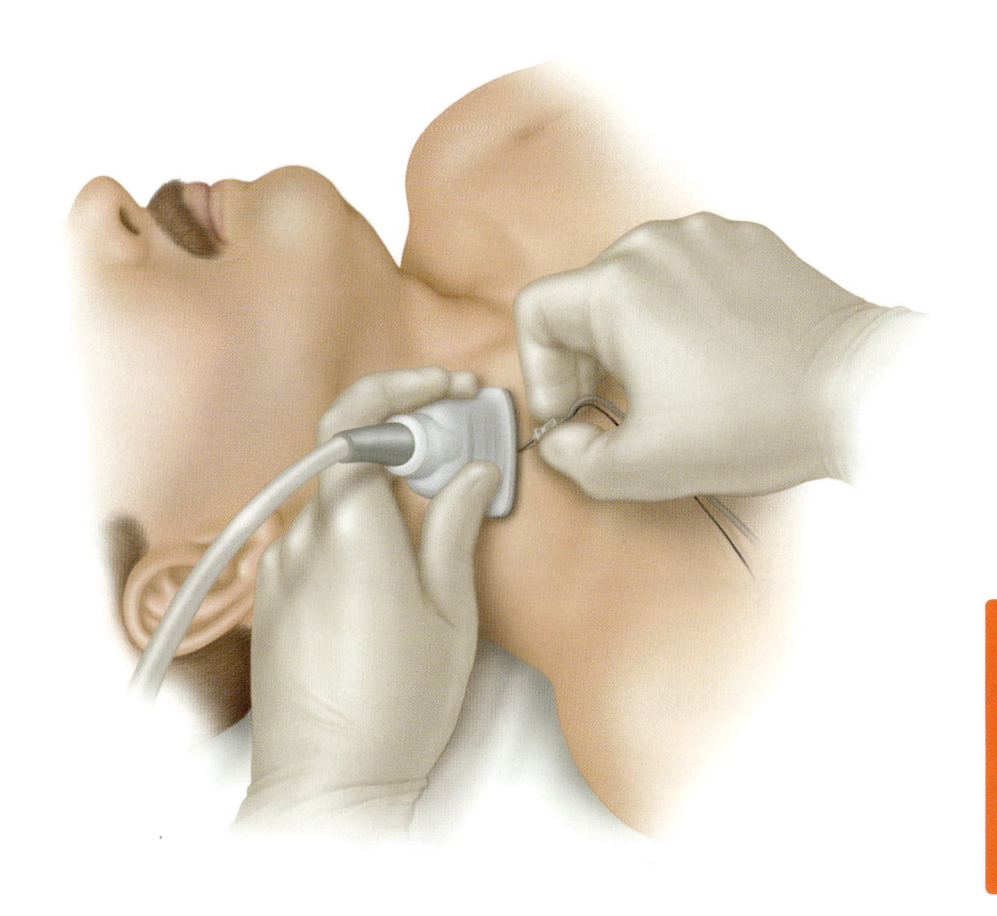

図 7-16 斜角筋間法でのプローブのあて方

下肢の超音波解剖学
腰部と腰仙骨神経叢の超音波断層像の描出

　下肢の超音波ガイド下神経ブロックでは，主として大腿神経と坐骨神経，およびそれらの終末分枝の描出が行われる。より近位側における腰神経叢超音波描出法と超音波ガイド下大腰筋筋溝ブロックの報告もあるが，腰神経叢は深在性のため良好な画質で描出されず，超音波ガイド下でのブロック法は広まっていない。対照的に，超音波ガイド下の大腿神経ブロック，坐骨神経ブロック，膝窩でのブロックは件数が増加している。

　下肢の神経の超音波断層像は，上肢のそれとは異なって見えることが多い。例えば，斜角筋間や鎖骨上など上肢近位部の神経は一般的に低エコー性に見えるが，上肢遠位部や下肢の神経は蜂窩状で一様に高エコー性である。上肢の場合と同様に，下肢の超音波ガイド下神経ブロックを行う際も，目印となる血

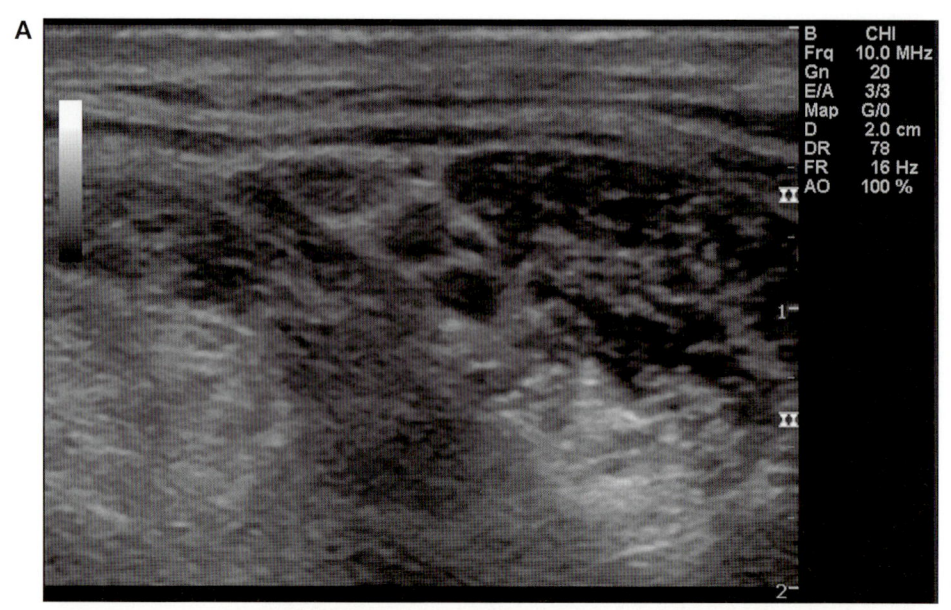

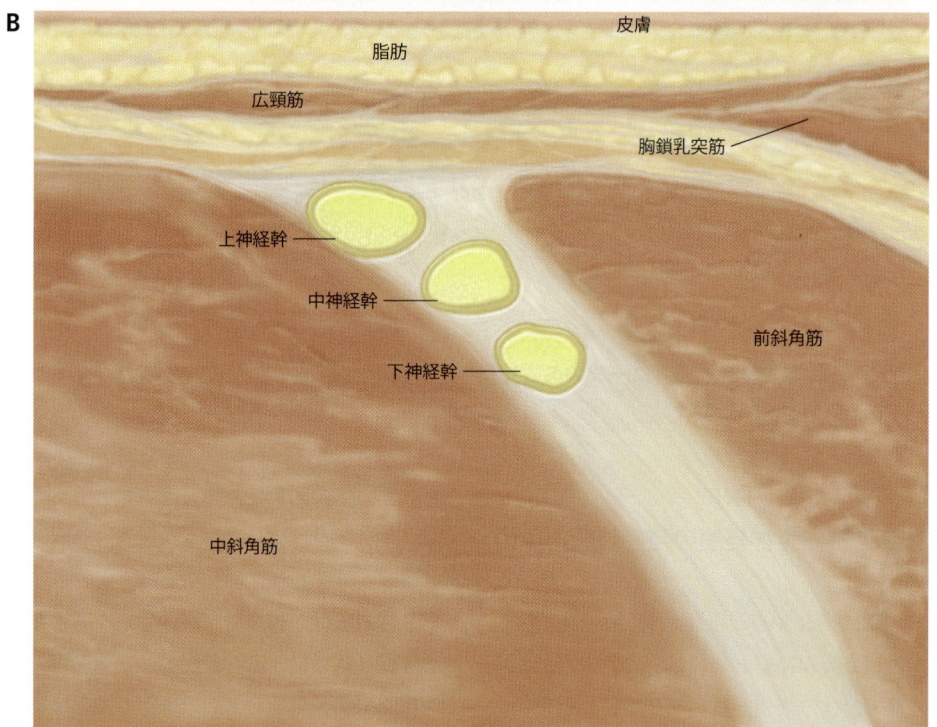

図 7-17 斜角筋間法で描出される腕神経叢の超音波画像

A：超音波断層像。B：解剖学的模式図。

7章 四肢の超音波解剖学 | 125

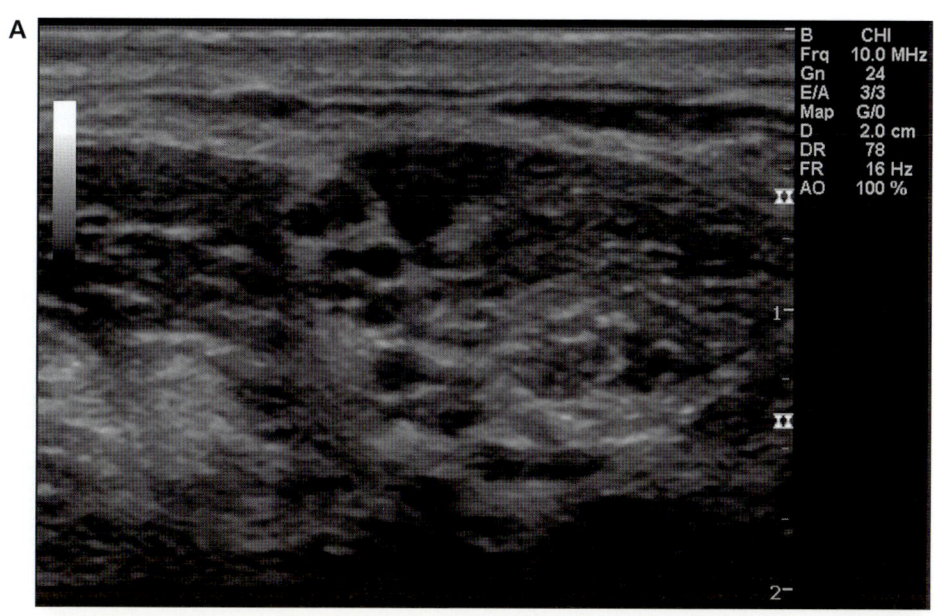

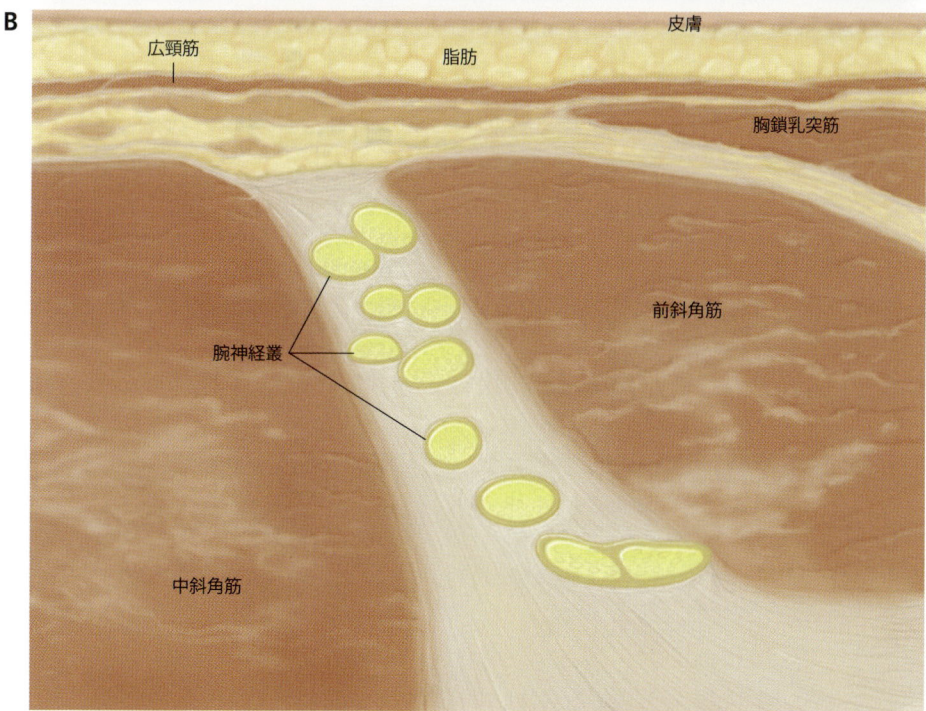

図7-18 斜角筋間法で描出される腕神経叢の超音波画像において解剖学的変異を認める例
A：超音波断層像。B：解剖学的模式図。

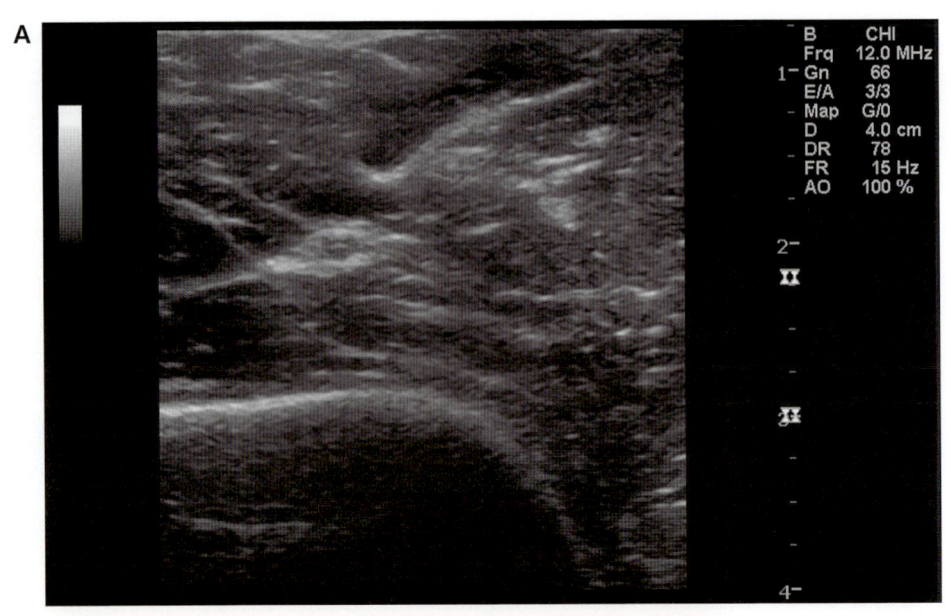

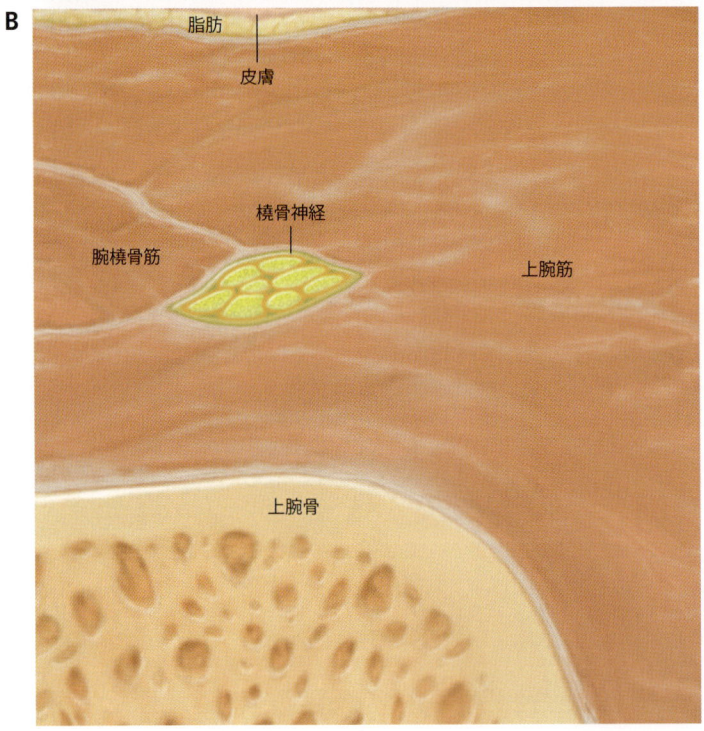

図 7-19　上腕顆上部で描出される橈骨神経の超音波画像

A：超音波断層像。B：解剖学的模式図。

7章 四肢の超音波解剖学　127

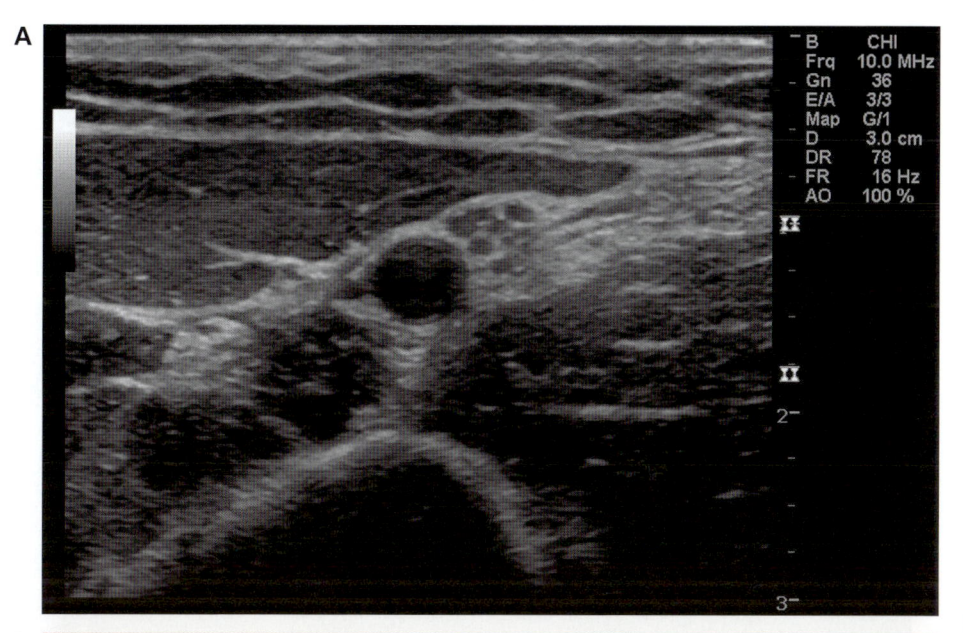

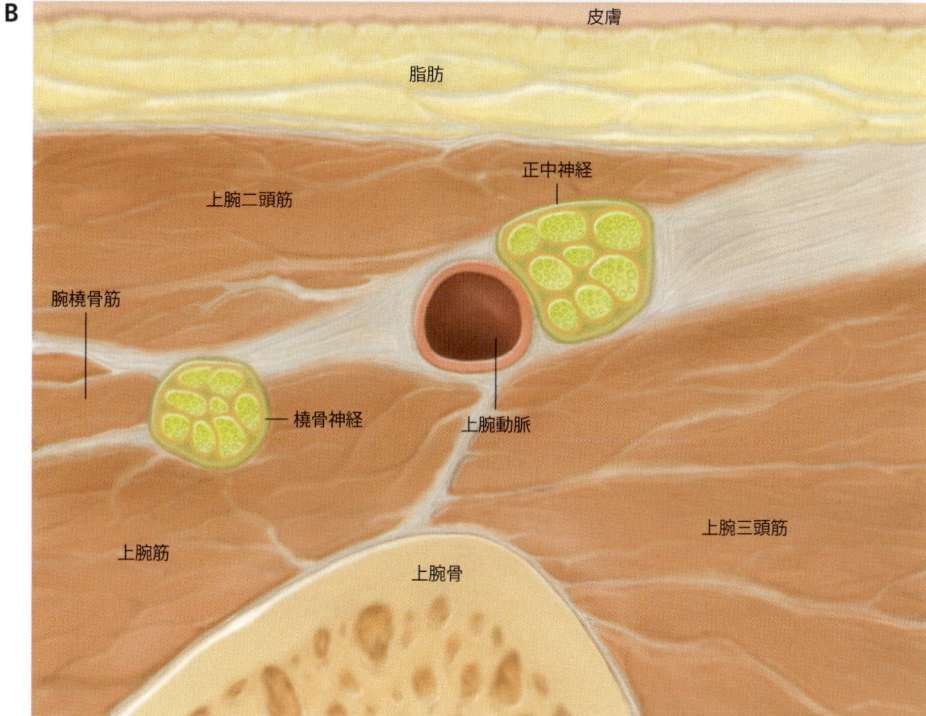

図 7-20　上腕顆上部で描出される正中神経の超音波画像
A：超音波断層像。B：解剖学的模式図。

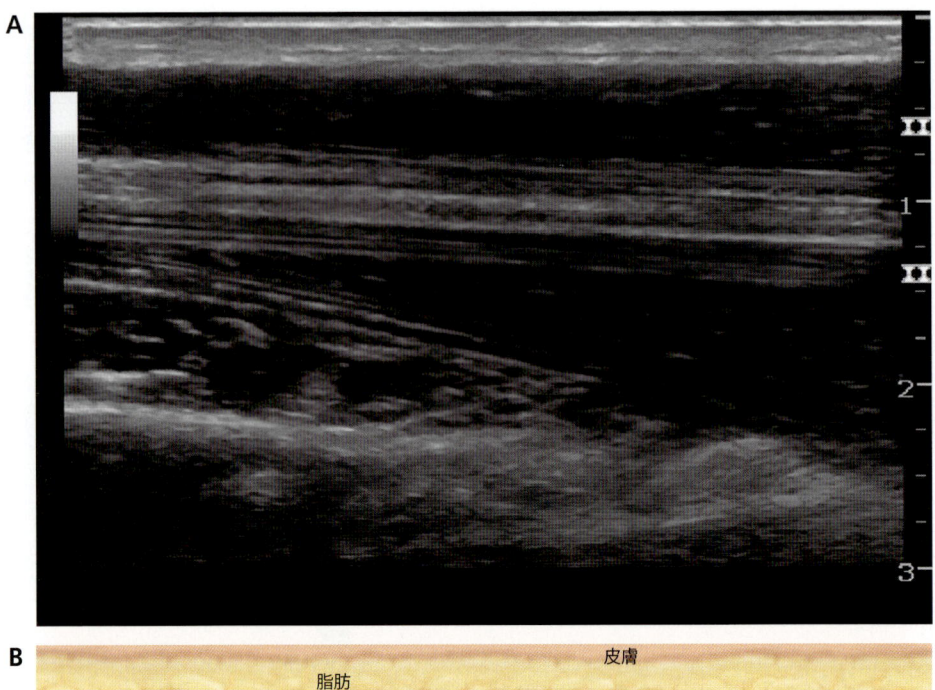

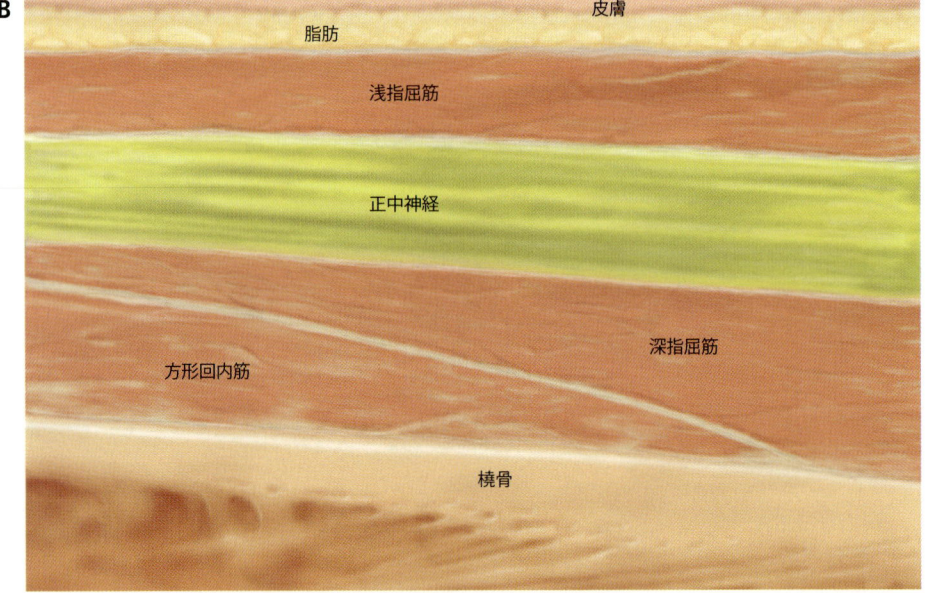

図7-21 前腕で描出される正中神経の超音波画像（長軸像）
A：超音波断層像。B：解剖学的模式図。

7章 四肢の超音波解剖学　129

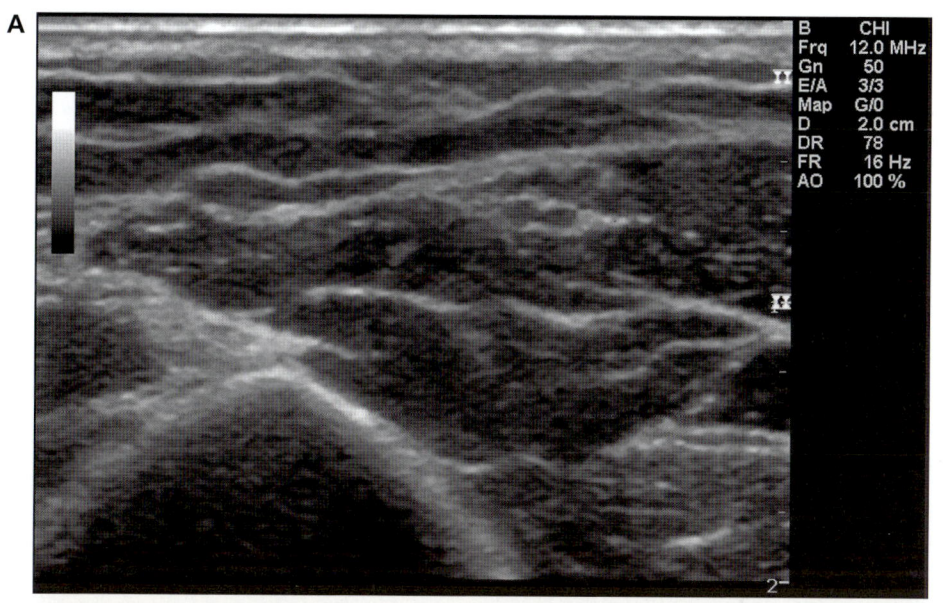

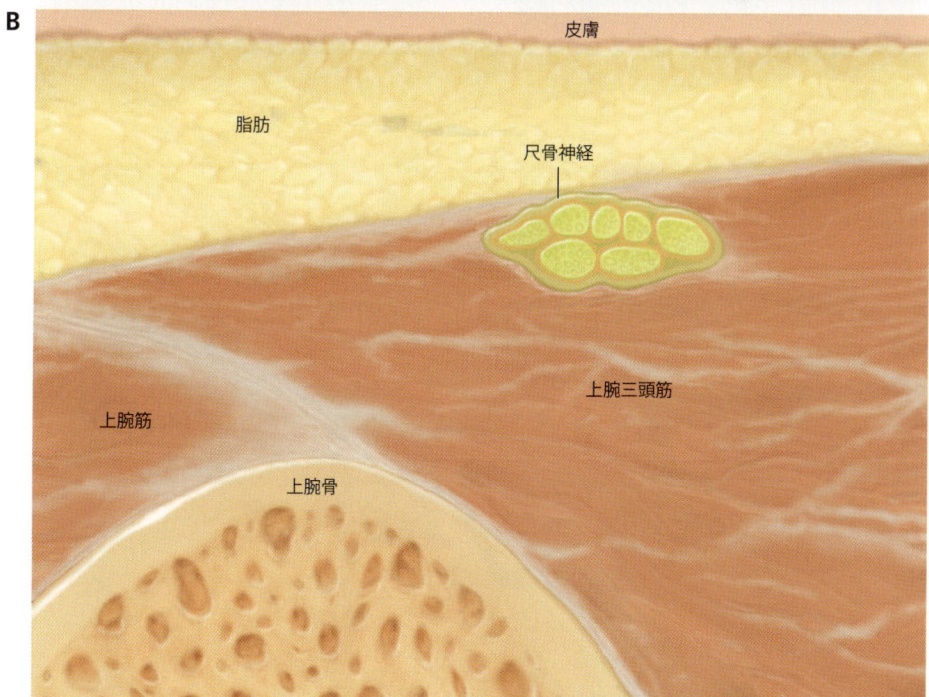

図 7-22　上腕顆上部で描出される尺骨神経の超音波画像
A：超音波断層像。B：解剖学的模式図。

管や骨などの解剖学を理解することが非常に重要である。

大腿神経の描出

大腿神経の超音波断層像は，患者を仰臥位とし，下肢を中間位か軽度外転位にして描出する。鼠径部皮膚の皺の部分に，下肢の長軸に対して垂直にプローブをあてる（図7-23）。大腿神経，大腿動脈，大腿静脈の解剖学的位置関係は一定しており，神経，動脈，静脈の順で外側から内側に向かって並んでいる。このため，大腿神経を同定する際は，非常にはっきりと描出される大腿動静脈を目印にする。大腿動脈は太く，つぶれにくく，拍動性の低エコー域として大腿静脈の外側に描出され，同定しやすい。動脈や静脈を確認するのに，Doppler機能を用いてもよい。大腿神経は大腿動脈の外側に位置し，腸骨筋膜の直下に高エコー性組織として描出される。大腿神経の超音波断層像は，プローブのあて方によって変化する。例えば，鼠径靭帯の高さでは，大腿神経は通常，中心部が蜂窩状で三角形から楔形の高エコー性組織として描出される（図7-24）。しかし，鼠径部皮膚の皺の高さでは，大腿神経は前後に分枝し始め，もっと丸い形に見える（図7-25）。

ほとんどの成人患者では，大腿神経の平均的な深さは皮膚表面から2～4cmである。しかし，大腿神経の深さは患者の体型によって大きく変わる。

殿下部法による坐骨神経の描出

伝統的な神経電気刺激を用いた坐骨神経同定法として，後方法，傍仙骨法，殿下部法，

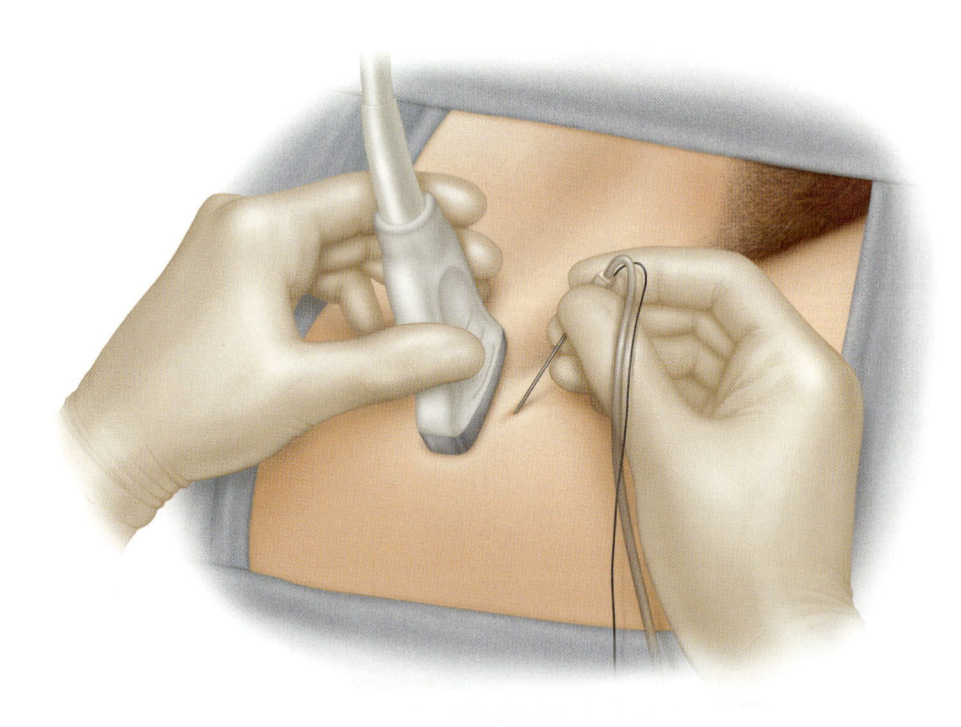

図7-23　大腿神経ブロックでのプローブのあて方

7章 四肢の超音波解剖学 131

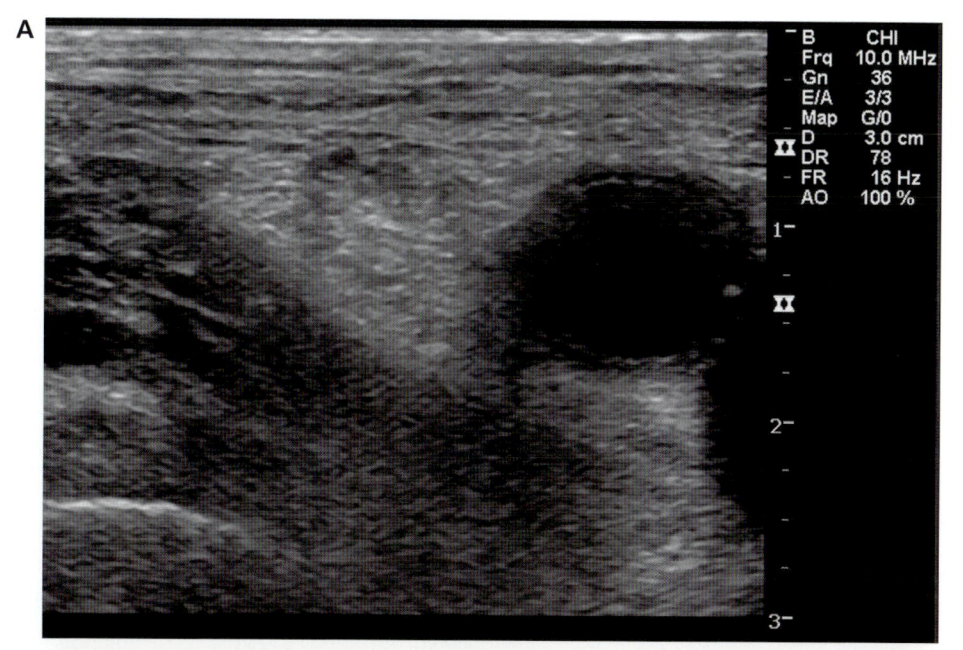

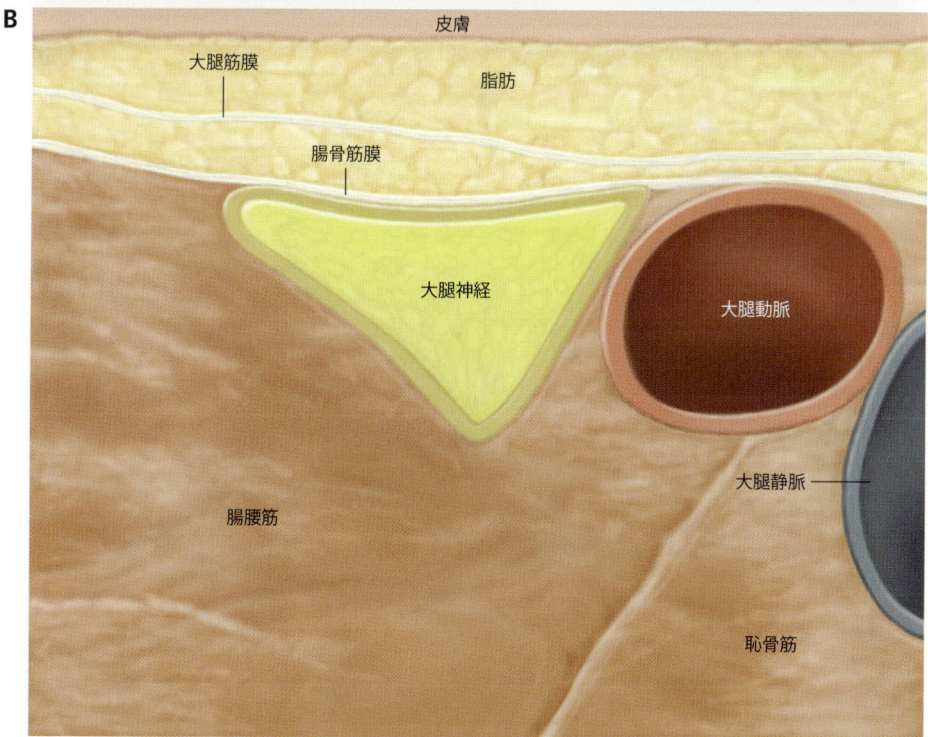

図 7-24 鼠径靱帯の高さで描出される大腿神経の超音波画像
A：超音波断層像。B：解剖学的模式図。

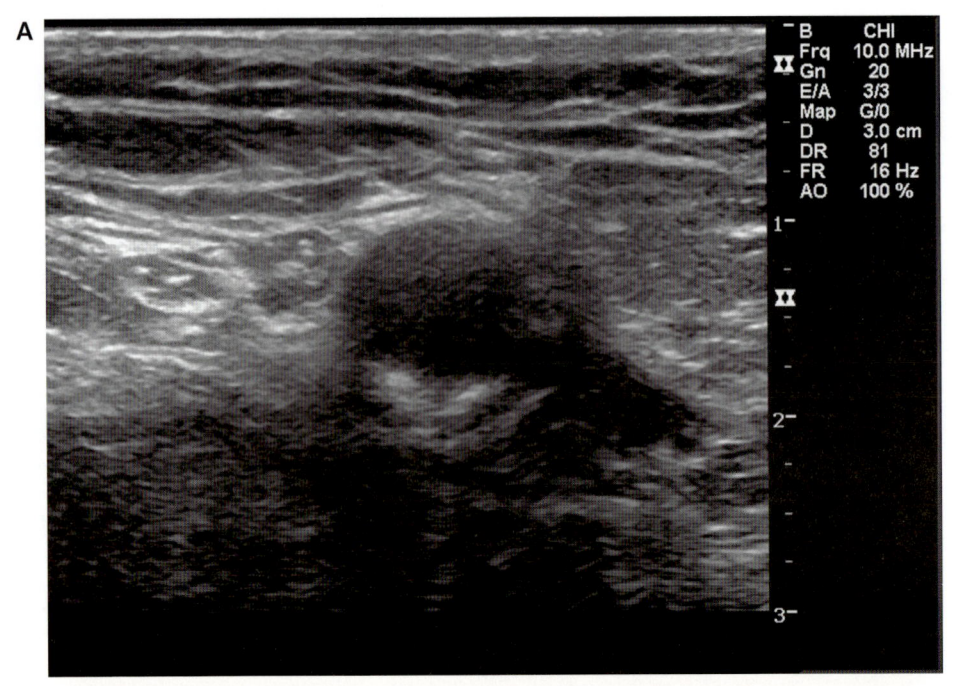

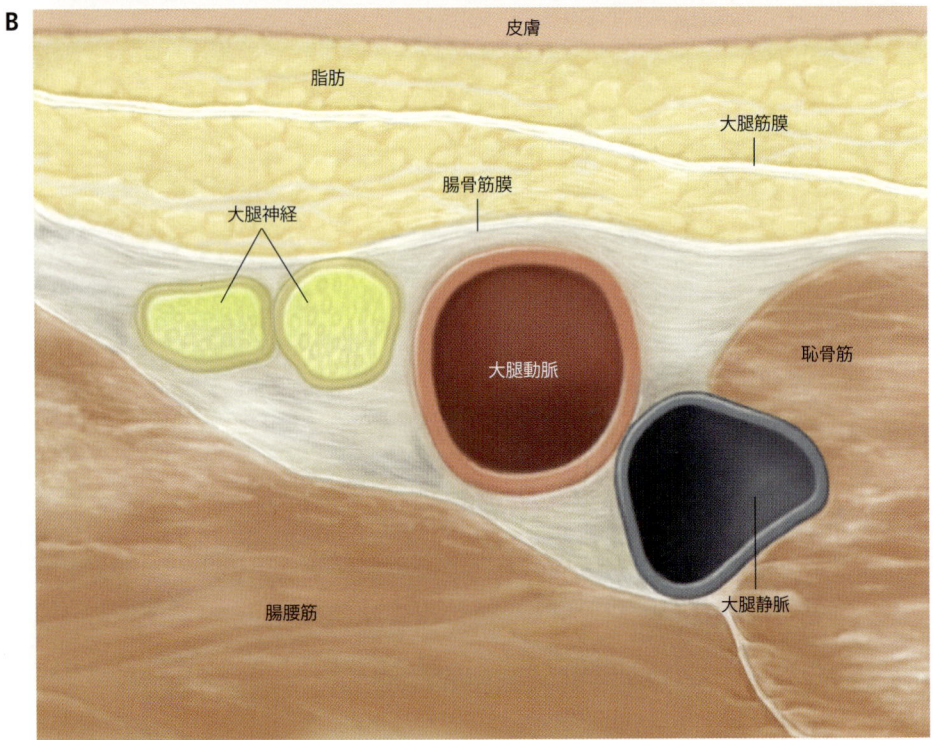

図 7-25 鼠径部皮膚の皺の高さで描出される大腿神経の超音波画像

A：超音波断層像。B：解剖学的模式図。

前方法などのいくつかの方法が報告されている。しかし，超音波ガイド下坐骨神経ブロックには，一般に，最も超音波画質が優れた殿下部法が用いられる。坐骨神経の超音波断層像を描出するには，患者を側臥位として上側の股関節と膝関節を少し屈曲させる（図7-26）。大腿近位部後面で殿筋遠位側に，下肢長軸に対して垂直にプローブをあてる（図7-27）。坐骨神経を鮮明に描出するには，ほとんどの症例で低周波数のコンベックスプローブが必要になる。しかし，小柄な患者では，高周波数のリニアプローブでも十分描出可能である。

坐骨神経は，梨状筋と上双子筋の間を通って骨盤腔から外に出た後，大殿筋の前方から大腿方形筋の後方へ向けて，深部から浅部へと走行する。坐骨結節と大腿骨大転子は同定が簡単であり，坐骨神経を描出する際に解剖学的な位置関係を考えるうえで目印となる。坐骨神経は，坐骨結節の外側で大転子の内側を走行する。転子間稜や大腿骨小転子が，外側のやや遠位方向に見えることがある。超音波断層像では，坐骨結節と大転子は明るい高エコー性の組織として描出され，これら目印となる2つの骨の間に坐骨神経がある。坐骨神経は大腿方形筋と大殿筋に挟まれて押さえ付けられており，神経そのものは平たく細長く見える（図7-28）。ほとんどの成人症例

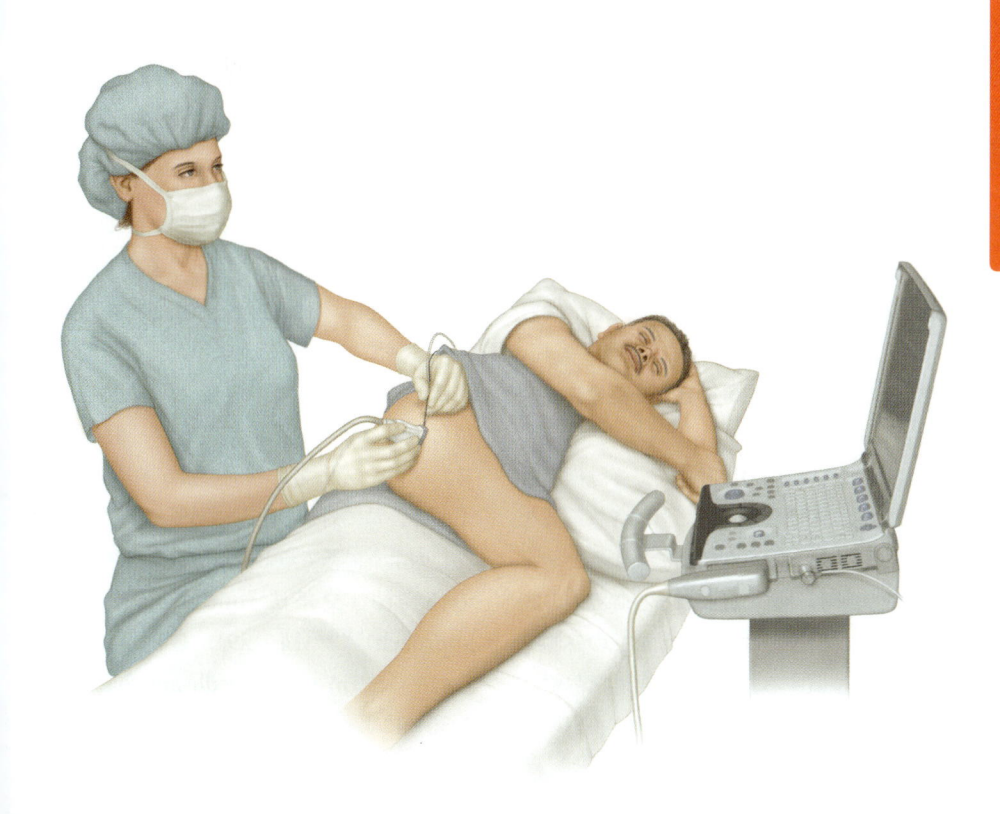

図 7-26 殿下部法による超音波ガイド下坐骨神経ブロックでの患者と麻酔科医の位置

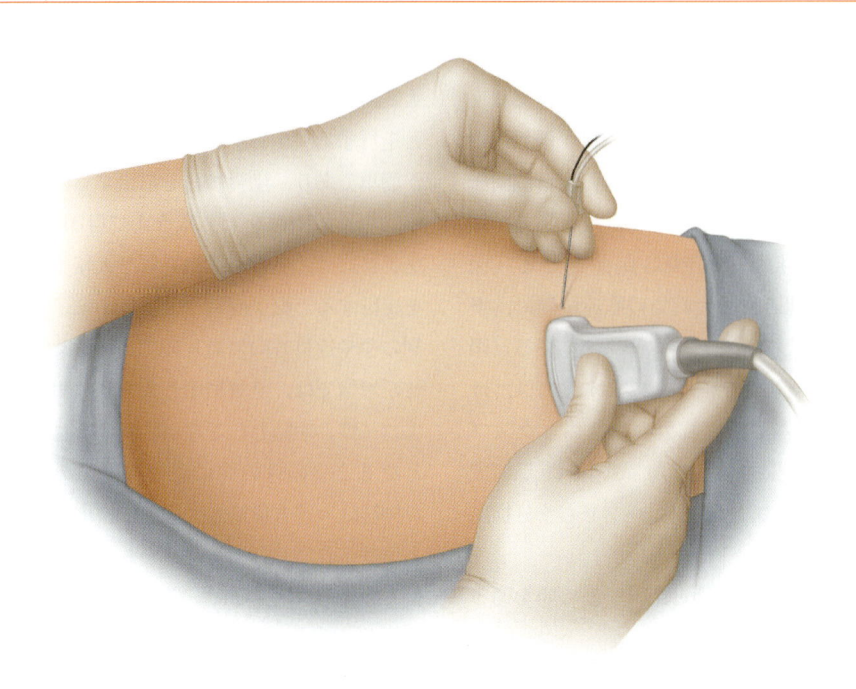

図 7-27 殿下部法による超音波ガイド下坐骨神経ブロックでのプローブのあて方

では，坐骨神経は皮膚表面から 4 〜 6 cm の深さにある．しかし，坐骨神経が同定される深さは，患者の体型によって大きく変わる．坐骨神経の横に後大腿皮神経が見える症例もある．

膝窩での坐骨神経，脛骨神経，総腓骨神経の描出

坐骨神経は，内側の半膜様筋，半腱様筋と外側の大腿二頭筋長頭の間に形成される溝を通って下行する．神経が膝窩に達すると，脛骨神経と総腓骨神経に分かれる．膝窩内の脛骨神経と総腓骨神経は，膝窩動静脈の外側で後方浅部に位置する．膝窩動脈と膝窩静脈はともに簡単に同定できるため，神経描出の目印となる．

膝窩の坐骨神経は，患者が仰臥位または腹臥位のいずれの体位でも描出できる．仰臥位で行うときは，下肢を十分な高さに持ち上げて，膝窩にプローブをあてる余地を確保する必要がある．患者を腹臥位とし，下肢を正中位にしてプローブをあてる方が一般的である．プローブは，膝の後面の皺がある高さで，下肢の長軸に対して垂直にあてる．プローブをこのようにあてると，麻酔科医は後方からの直交法〔交差法（out-of-plane needle approach）〕[訳注2]（図 7-29），あるいは外側からの平行法（in-plane needle approach）（図 7-30）によって穿刺することができる．膝

訳注2：一般的には"交差法"といわれることが多いが，ブロック針を超音波ビーム面に対し垂直に穿刺することの重要性を強調するため，本書では"直交法"という語を使用した．

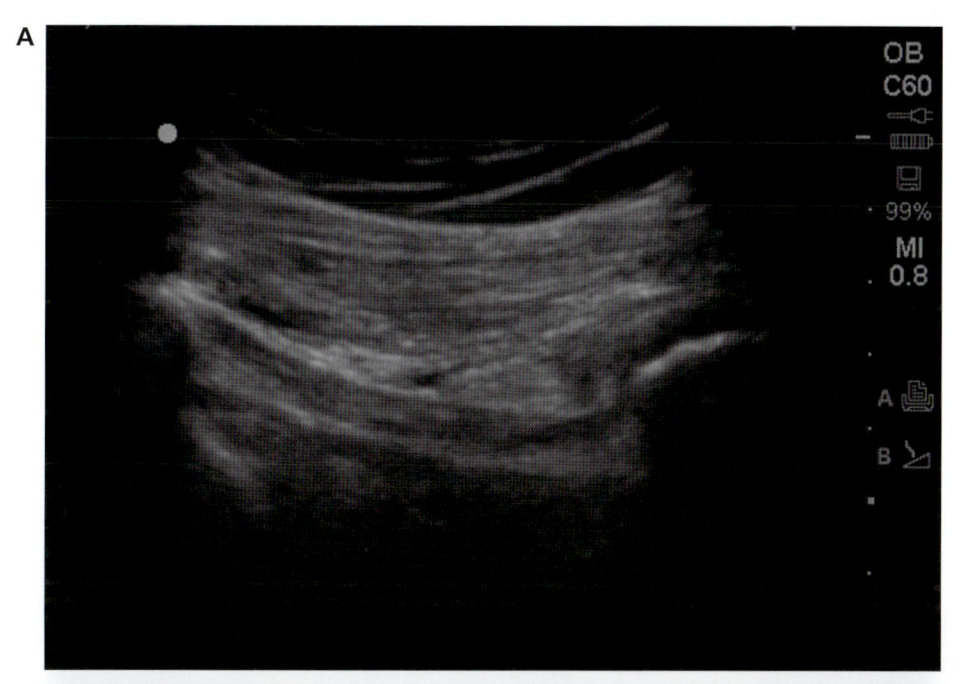

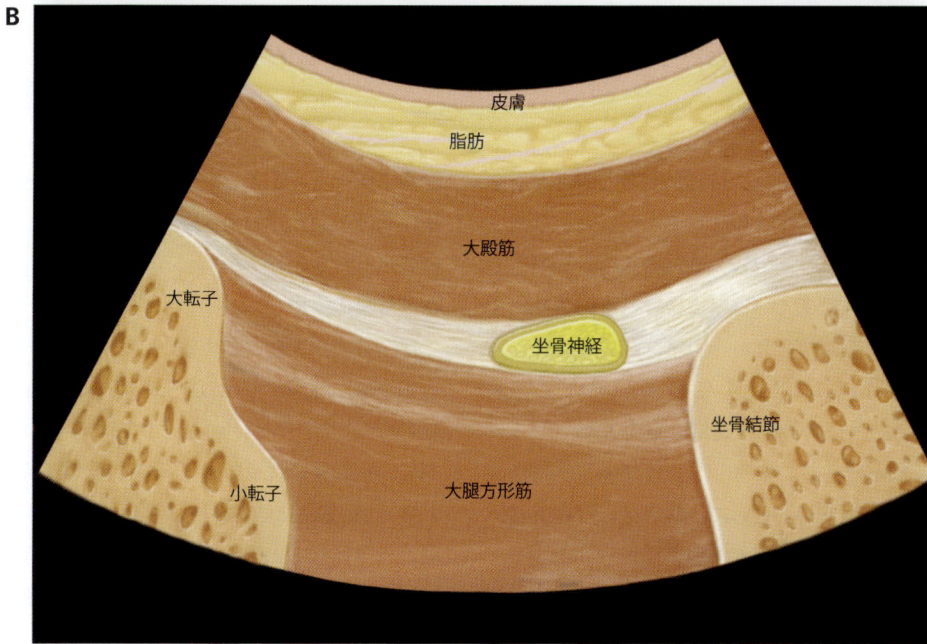

図7-28 殿下部法で描出される坐骨神経の超音波画像
A：超音波断層像。B：解剖学的模式図。

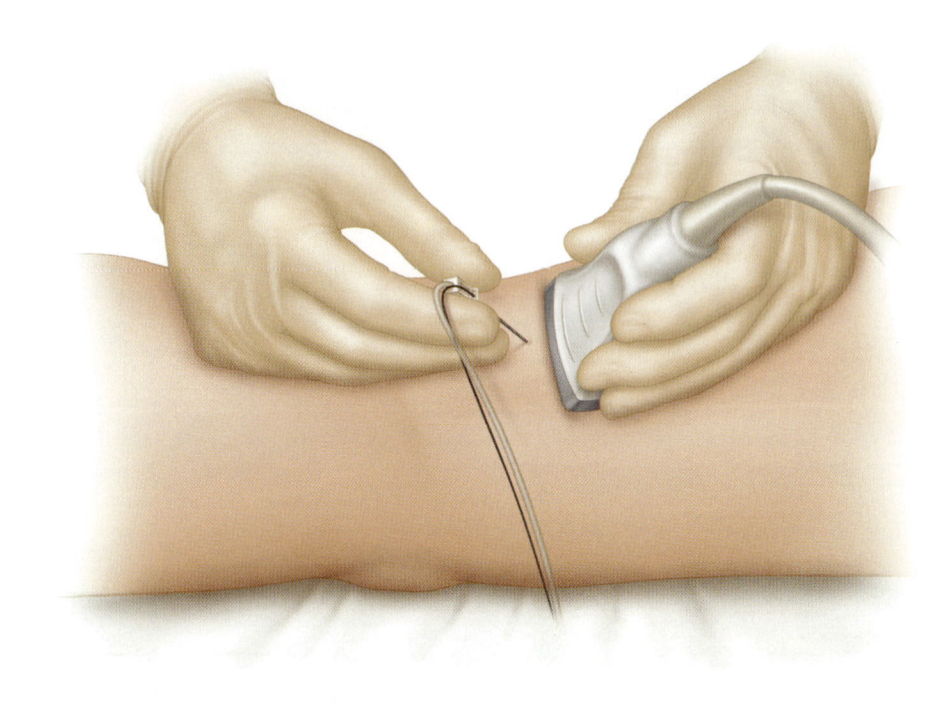

図 7-29　膝窩へのプローブのあて方と後方からの直交法による穿刺

窩の皺の高さでは，膝窩動脈と大腿骨が同定しやすい．坐骨神経は，中心が蜂窩状で円形の高エコー性組織で，膝窩動脈の少し外側で浅い位置にある（図 7-31）．遠位側を描出すると，高エコー性の坐骨神経が脛骨神経と総腓骨神経に分枝する様子が見える（図 7-32）．脛骨神経は通常は皮膚表面から 2～4 cm の深さにあり，総腓骨神経の内側で深部に位置する．さらに，脛骨神経は総腓骨神経よりも太いことが多い．

坐骨神経は下肢を下行するにつれて，深部から浅部へ移動する．したがって，超音波プローブを皮膚に垂直にあてると，坐骨神経を完全な輪切りで描出するのは難しい．入射角を修正し，それによって画質をより改善するには，プローブを皮膚に対して 50～70 度頭側に傾ける．こうして，超音波ビームを尾側に向けると，目的の神経に対して直角に超音波ビームが入る．

伏在神経の描出

　伏在神経は大腿神経後枝から分枝する．伏在神経は，膝下から下の皮膚の感覚を司る神経のなかで唯一，腰神経叢に由来するものである．伏在神経は下肢を下行する際，縫工筋の後方表面に沿って脛骨付着部に向かう．膝蓋骨の内側縁で，伏在神経は膝蓋下枝と遠位皮枝に分かれる．これらの神経枝は，膝関節から内果までの下肢内側の感覚神経支配を司る．

　膝上でも膝下でも，伏在神経の超音波断層像が描出できる．膝下で伏在神経を描出するには，プローブを下腿近位部内側に，下肢の

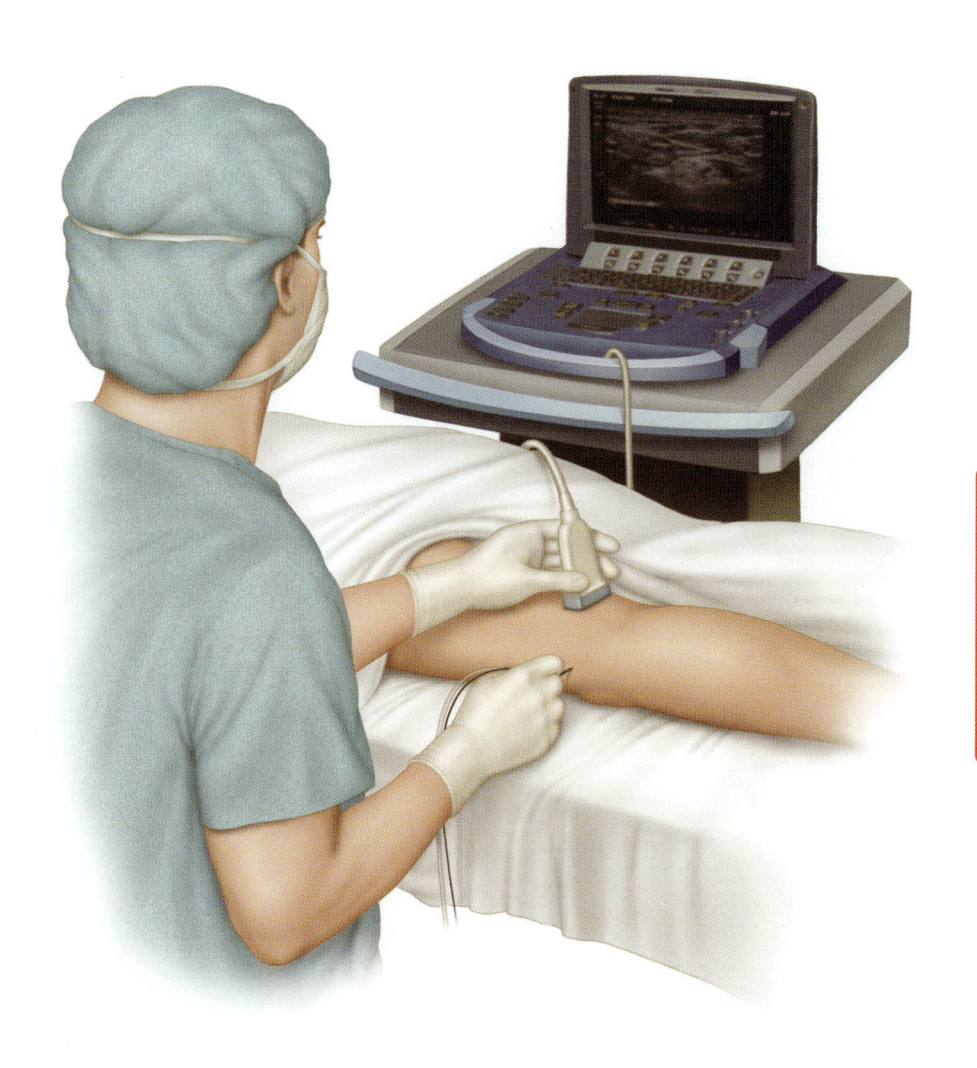

図 7-30　膝窩へのプローブのあて方と外側からの平行法による穿刺

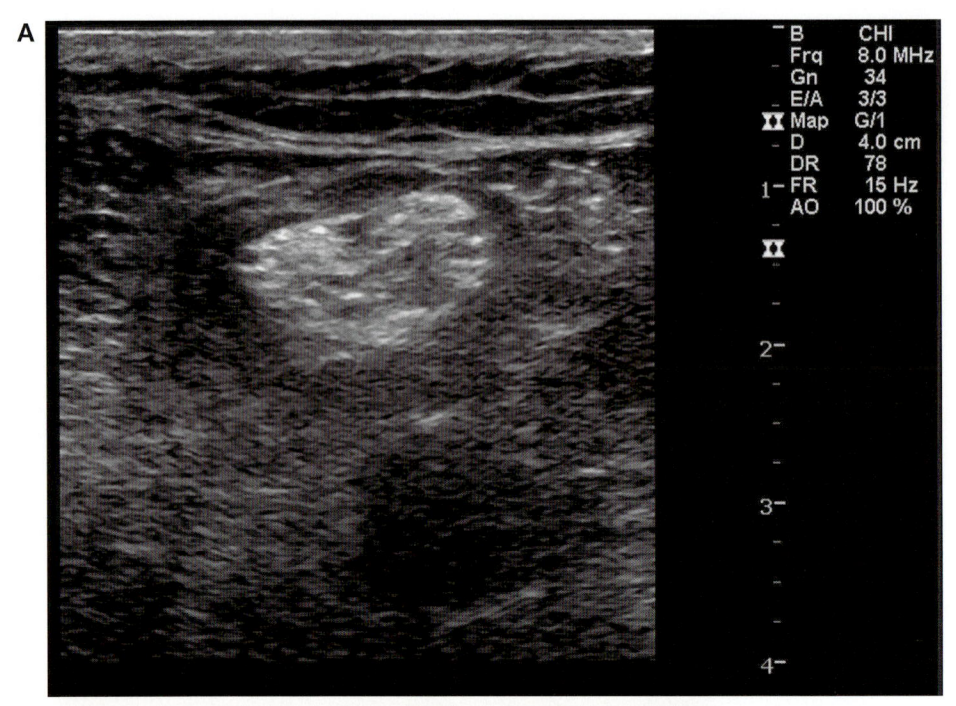

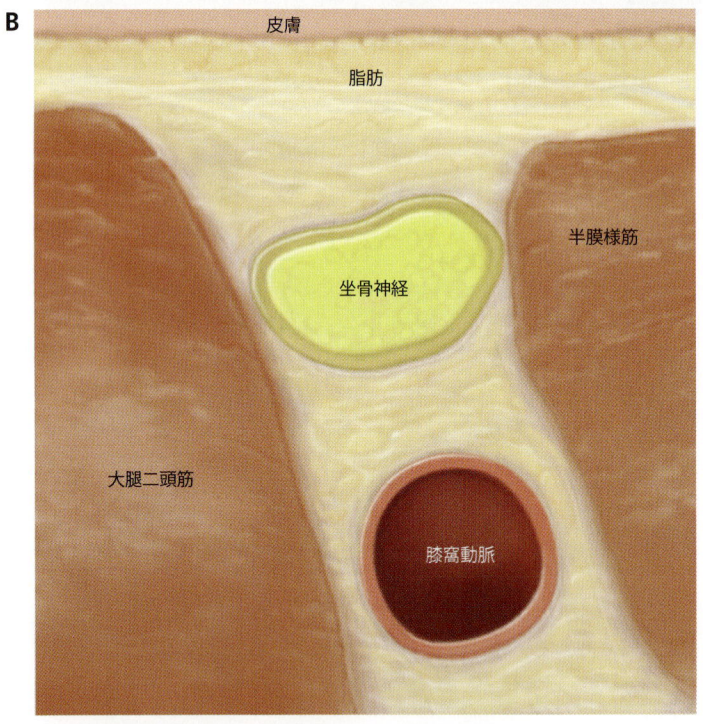

図7-31 膝窩で描出される坐骨神経の超音波画像
A：超音波断層像。B：解剖学的模式図。

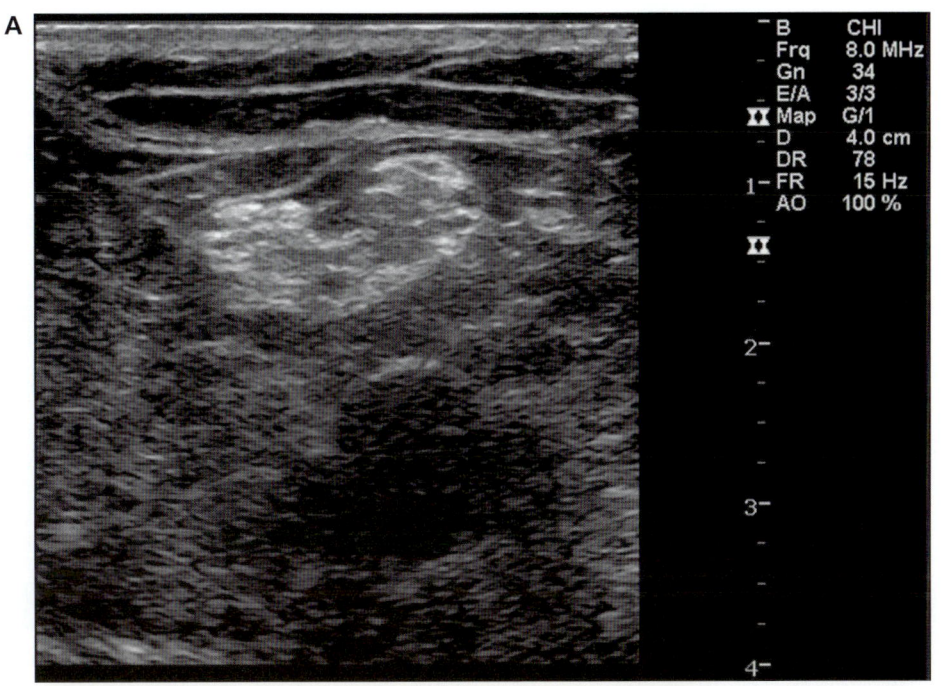

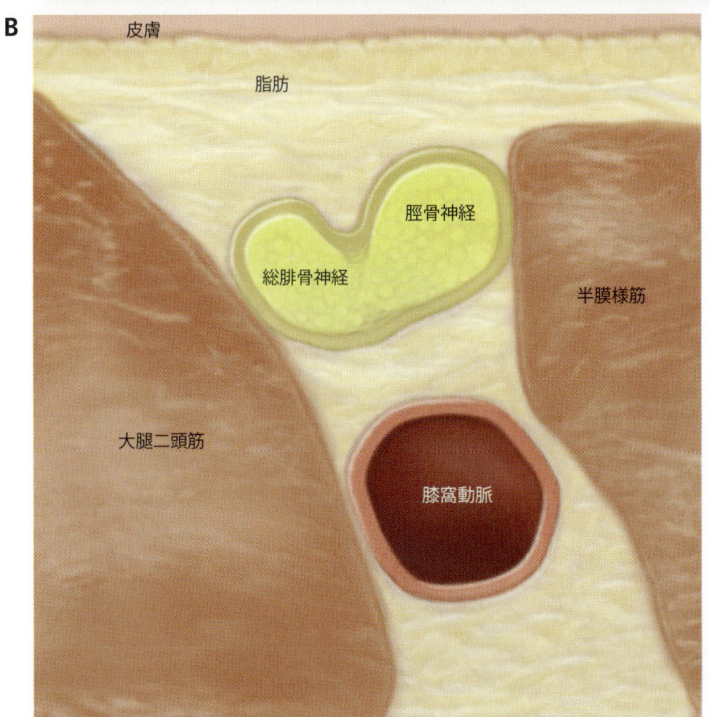

図 7-32　膝窩で描出される脛骨神経と総腓骨神経の超音波画像
A：超音波断層像。B：解剖学的模式図。

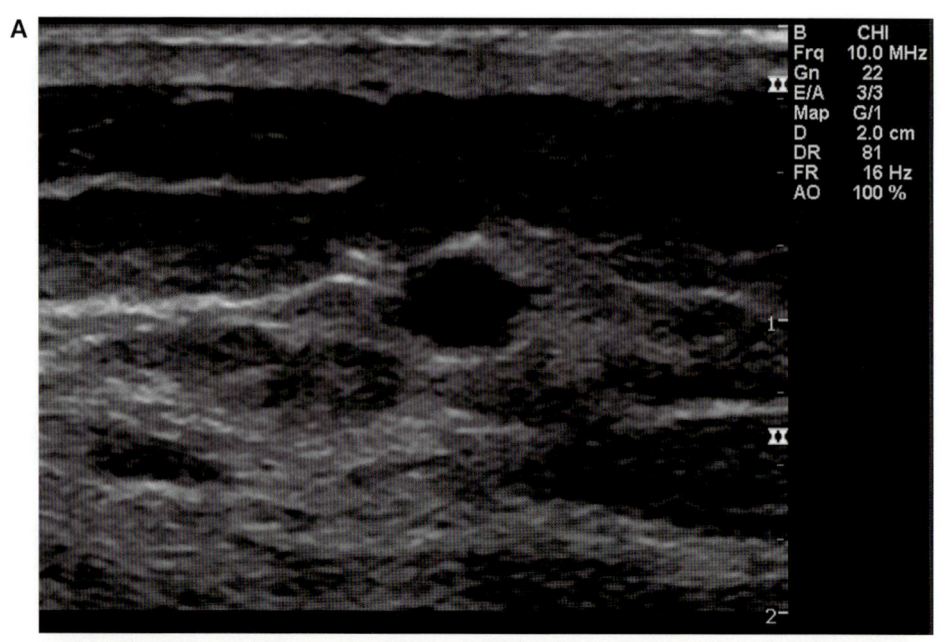

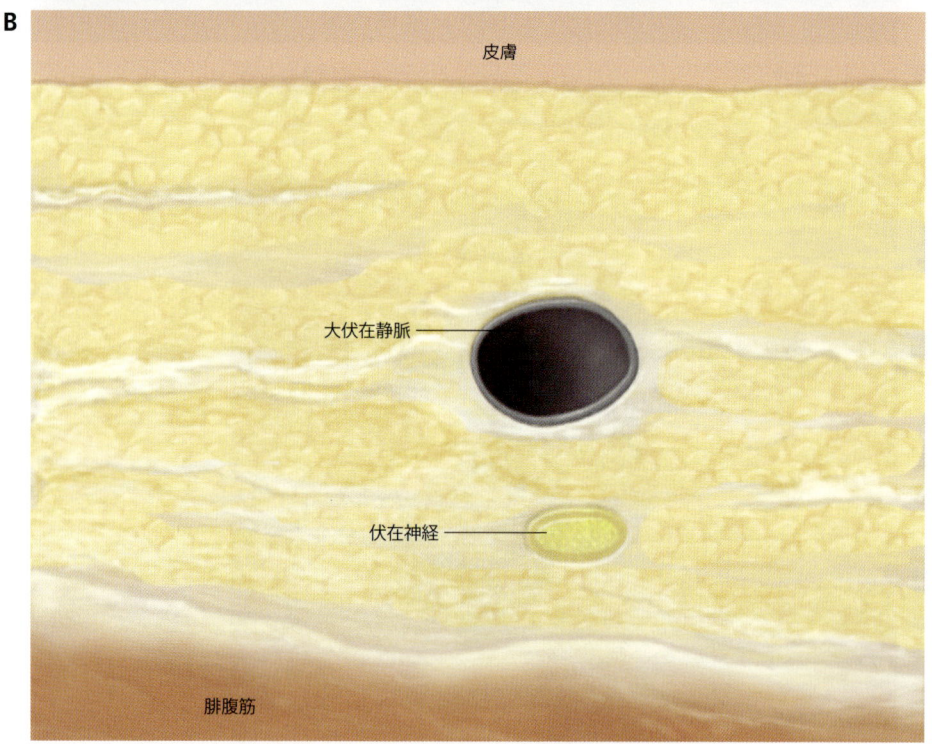

図 7-33　伏在静脈近傍に描出される伏在神経の超音波画像
A：超音波断層像。B：解剖学的模式図。

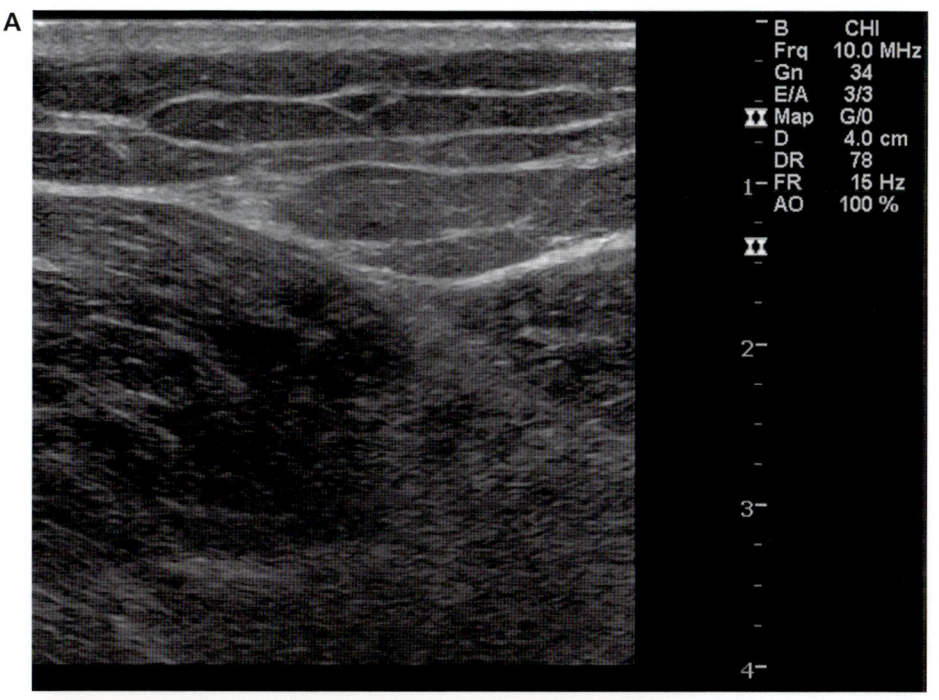

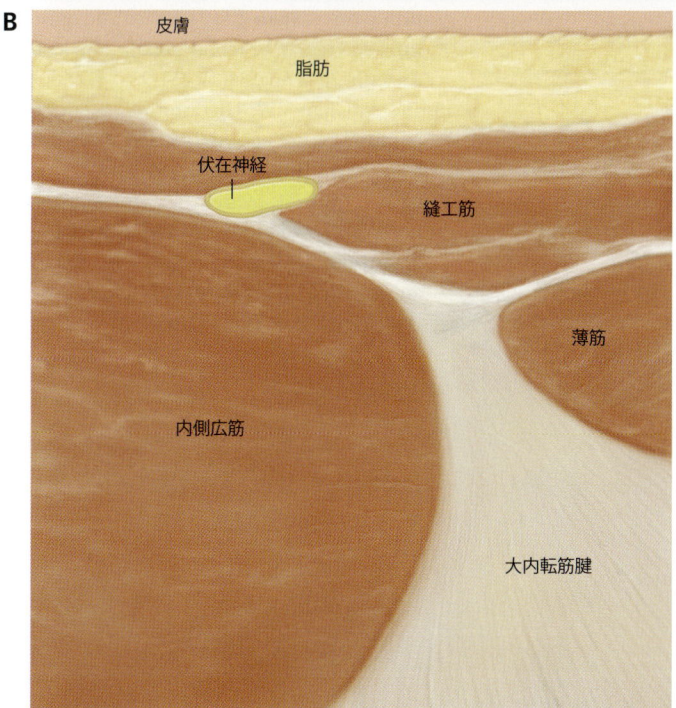

図 7-34　縫工筋の上にプローブをあてて描出される伏在神経の超音波画像
A：超音波断層像。B：解剖学的模式図。

長軸に対して垂直にあてる。この部位では伏在静脈が容易に同定できるので，これを解剖学的ランドマークとして使う。プローブを強く押し付けると，静脈がつぶれて見えにくくなる。伏在静脈と伏在神経の位置関係はほぼ一定である。小さな円形をした高エコー性の神経は，常に伏在静脈の後方深部で内側に位置する（図7-33）。伏在神経は細くて浅いので，適切に描出するには高周波数のリニアプローブがよい。

膝上で伏在神経を描出するには，プローブを大腿遠位部内側に，下肢の長軸に対して垂直にあてる。伏在神経は，内側広筋の内側寄りの筋膜内に，楕円形の高エコー性組織として描出される（図7-34）。伏在神経の超音波断層像の画質は患者による違いが大きく，膝上か膝下かによっても大きく変わるので，伏在神経の解剖学的位置を両方の高さで熟知しておくとよい。

参考文献

Chan VW, Perlas A, Rawson R, Odukoya O. Ultrasoundguided supraclavicular brachial plexus block. Anesth Analg. 2003 Nov; 97(5): 1514-7.

De Andrés J, Sala-Blanch X. Ultrasound in the practice of brachial plexus anesthesia. Reg Anesth Pain Med. 2002 Jan-Feb; 27(1): 77-89.

Demondion X, Herbinet P, Boutry N, Fontaine C, Francke JP, Cotten A. Sonographic mapping of the normal brachial plexus. AJNR Am J Neuroradiol. 2003 Aug; 24(7): 1303-9.

Greher M, Kapral S. Is regional anesthesia simply an exercise in applied sonoanatomy? Aiming at higher frequencies of ultrasonographic imaging. Anesthesiology. 2003 Aug; 99(2): 250-1.

Kapral S, Krafft P, Eibenberger K, Fitzgerald R, Gosch M, Weinstabl C. Ultrasound-guided supraclavicular approach for regional anesthesia of the brachial plexus. Anesth Analg. 1994 Mar; 78(3): 507-13.

Krombach J, Gray AT. Sonography for saphenous nerve block near the adductor canal. Reg Anesth Pain Med. 2007 Jul-Aug; 32(4): 369-70. Erratum in: Reg Anesth Pain Med. 2007 Nov-Dec; 32(6): 536.

Perlas A, Chan VW, Simons M. Brachial plexus examination and localization using ultrasound and electrical stimulation: a volunteer study. Anesthesiology. 2003 Aug; 99(2): 429-35.

Sandhu NS, Capan LM. Ultrasound-guided infraclavicular brachial plexus block. Br J Anaesth. 2002 Aug; 89(2): 254-9.

Sinha A, Chan VW. Ultrasound imaging for popliteal sciatic nerve block. Reg Anesth Pain Med. 2004 Mar-Apr; 29(2): 130-4.

Yang WT, Chui PT, Metreweli C. Anatomy of the normal brachial plexus revealed by sonography and the role of sonographic guidance in anesthesia of the brachial plexus. AJR Am J Roentgenol. 1998 Dec; 171(6): 1631-6.

8章

超音波ガイド下神経ブロックの適応

Hugh M. Smith, M.D., Ph.D.

　高分解能の超音波診断装置を用いれば，腕神経叢の神経幹から下肢の末梢神経まで，末梢神経系のほぼ全領域を描出してブロックできる。ランドマークに基づくこれまでの神経同定法に頼る必要はもはやない。末梢神経のどこでも超音波ガイド下神経ブロックは施行可能だが，最小限の穿刺で有効なブロックを行うには，神経が集束している近位部が適している。末梢神経近位部は大血管や胸膜など，ブロック時に誤穿刺を避けるべき重要組織に近い。したがって，超音波断層像でブロック針を視認しながら局所麻酔薬を正確に神経周囲に投与すれば，四肢の神経ブロックの安全性と成功率が向上すると考えられる。

　6章と7章では，超音波技術の基本原理と四肢の超音波解剖学を概説した。本章では超音波ガイド下神経ブロックの手技と臨床適応について学び，学習の3本柱を完成させる（図8-1）。超音波ガイド下法の技術面を理解することは，超音波断層像を描出しながらブロック針を神経に向けて進めるという手技の上達に役立つと思われる。

超音波ガイド下神経ブロック

　超音波ガイド下神経ブロックには，6つの重要なステップがある。
1. 準備：患者の体位をとり，超音波診断装置と必要物品を準備する。

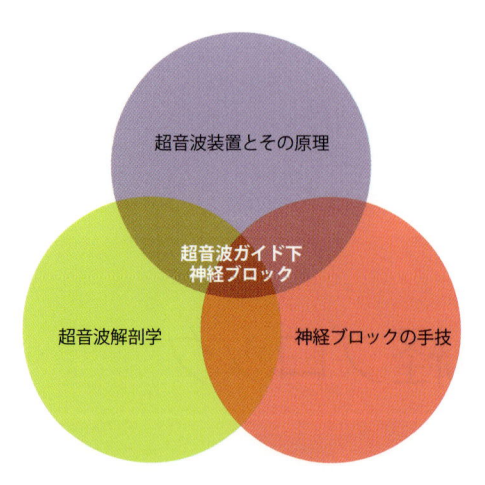

図 8-1 超音波ガイド下神経ブロックに必要な知識と技術

2. 描出：目標とする神経とその周辺組織を良好に描出し，同定する。
3. 穿刺：最適な穿刺部位と穿刺法を選び，神経の近傍まで針を進める。
4. 確認：必要な場合は，電気刺激法で目標とする神経であることを確認する。
5. 投与：神経周囲に局所麻酔薬を投与する。局所麻酔薬が全周性に広がるよう，必要に応じて針先の位置を調整する。
6. 評価：感覚や運動のブロックを評価し，ブロックが成功したか，あるいは追加のブロックが必要かを判断する。

以上の重要な6つのステップそれぞれに精通し上達することが，超音波ガイド下神経ブロック習得の鍵である。

ステップ1：準備

患者の体位をとる，モニターを装着する，プローブに清潔カバーを被せる，必要物品（清潔台，ブロック針，カテーテル，局所麻酔薬，清潔ドレープ）を揃える，などの準備を行う。患者の体位は，良好な超音波断層像が描出され，麻酔科医が無理のない姿勢でブロックを施行でき，患者が快適である，などを考慮して決める。超音波診断装置は普通，ブロック側と反対側で患者の隣に置く。麻酔科医が椅子に座ると，ブロック施行時の姿勢が安定する。消毒は広めに行い，周辺を清潔なドレープで覆う。穴あきドレープはプローブ操作がしづらく，穴の位置も合わせにくい。皮膚に滅菌済みの超音波ゲルを塗布し，プローブに粘着性シールタイプ，あるいは袋状の清潔カバーを装着する。局所麻酔針，ブロック針，カテーテル，局所麻酔薬を手もとに準備する。

ブロックを適切な無菌操作で行うには，超音波プローブを清潔カバーで覆う必要がある。清潔カバーの付け方は，超音波診断装置やプローブの形によって変わる。接触面が平坦なリニアプローブには，オプサイト®やテガダーム™などの透明な粘着性のカバーが有用である（図8-2A）。この場合，プローブとカバーの間に超音波ゲルは不要であり，気泡や皺ができないよう，ピンと張ってプローブに貼り付ければよい。逆に中央部が盛り上がったコンベックスプローブは，超音波ゲルを入れた清潔な袋を被せて使用する（図8-2B）。粘着性のカバーでは，どうしても気泡が入りアーチファクトの原因となる。一般に，わずかな皺，気泡，ゲルの不足などでもアーチファクトの原因となり，超音波断層像の質を著しく損なう。

ステップ2：描出

準備が整ったら次は，目的の神経を描出して同定する。プローブの動かし方には，平行走査, angling（前後扇動走査）[訳注1]，回転走査，tilting（左右扇動走査），プローブによる加

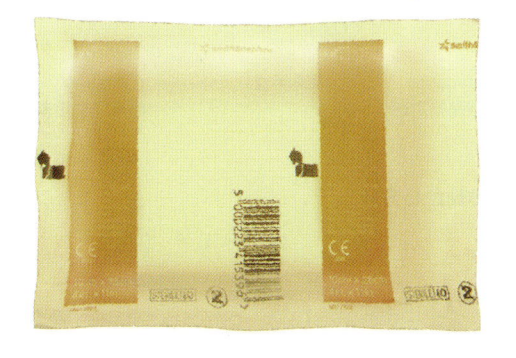

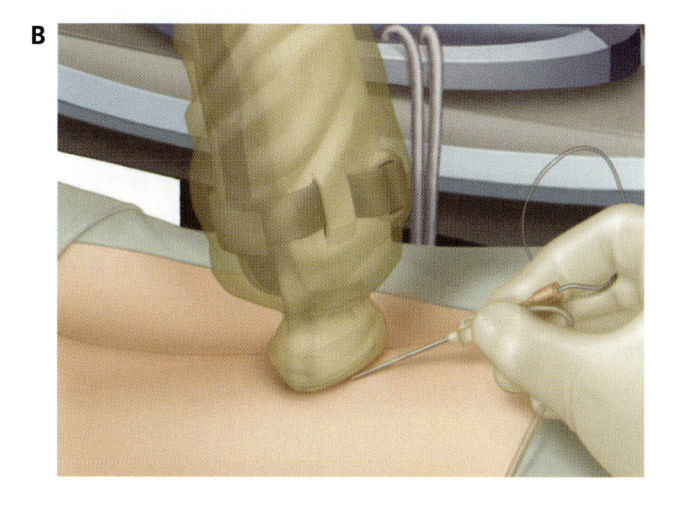

図 8-2　プローブの清潔カバー
A：粘着性のカバー。B：袋状のカバー。

訳注 1：angling と tilting に関しては，用語に多少の混乱がみられる．本邦の超音波検査室などでは，本書で angling と呼ばれる走査法を tilting，また本書の tilting を angling と呼ぶ場合も多い．また英語の成書でも，Noble VE, Nelson BP, Sutingco AN. Manual of emergency and critical care ultrasound. New York: Cambridge University Press, 2007 のように，両者の定義が本書と反対のものもある．

平行走査　　angling　　回転走査　　tilting　　プローブによる
　　　　　（前後扇動走査）　　　　　（左右扇動走査）　　加圧

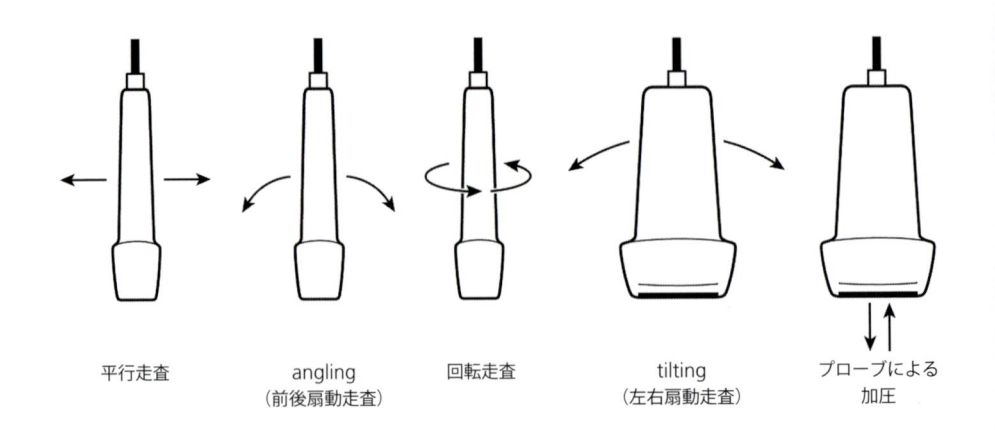

図 8-3　超音波プローブの動かし方

圧などがある（図 8-3）。プローブを正しい方向にあてて適切に動かすと，神経とその周辺組織の超音波断層像が最適となり，皮膚から目標とする神経までの穿刺経路が良好に描出される。鎖骨上法，鎖骨下法，腋窩法など，腕神経叢ブロックのほとんどは大血管の近傍で行われるため，通常は神経近傍の動脈が最も見つけやすいランドマークとなる。血管は横断像の場合に描出が良好となり，プローブを押し付けると動脈と静脈が区別できる。軽い圧をかけると静脈はつぶれるが，動脈はつぶれない。また，強い圧をかけると動脈もつぶれ，これは動脈と神経を区別するのに役立つ。

　目的とする神経が良好に描出されるようプローブをあてることができたら，皮膚に印を付けるか，プローブをその位置から動かさないことが肝心である。患者や麻酔科医が動くと，描出が難しくなる。ブロック針を刺入した後は，プローブをわずかに動かして神経の近位部と遠位部を描出する以外はほとんど手を動かさなくても，針と神経の良好な描出が維持できる。

ステップ 3：穿刺

　まず，ブロック針をどこから刺入すればよいかを決める。超音波ガイド下神経ブロックでは，ブロック針を平行法（in-plane needle approach），あるいは直交法〔交差法（out-of-plane needle approach）〕[訳注2] で刺入するのが一般的である。平行法では針が全長にわたって描出され，直交法では針の横断面が描出される。ブロック針を超音波プローブと平行に刺入すると，針は超音波ビームと同じ面の中を進むと考えられる（図 8-4）。一方，直交法では超音波プローブと直交するように針を刺入するので，針が超音波ビーム面を通過する際に小さな円形の横断

訳注2：一般的には"交差法"といわれることが多いが，ブロック針を超音波ビーム面に対し垂直に穿刺することの重要性を強調するため，本書では"直交法"という語を使用した。

像が描出される（図 8-5）。

　平行法と直交法ではブロック針の見え方が異なり，それぞれに明確な長所と短所がある。平行法では針全体が描出され，ブロック中は常に針を視認できることから安全面で有利である。しかし，針の刺入経路と超音波ビーム面を完全に一致させるのは技術的に難しい。また，直交法に比べて針の刺入距離が長くなるため，患者が痛がる。直交法は，浅層の神経をブロックする場合や，血管へのカテーテル挿入時に有用である。直交法は平行法と比べ，ブロック針の描出は劣る。超音波ビームが針を横切る部位で描出される高エコー性で明るい小円形の横断像だけが，針の位置を知る手掛かりとなる（図 8-5B）。均質な人工ゲル製のブルーファントムでは横断像を見つけるのは簡単だが，さまざまな輝度の組織が混在する人体ではそれほど容易ではない。さらに，横断像は単に超音波ビームが針のいずれかの部分を横切ったことを示すのであり，針先の位置に関する正確な情報は得られない。直交法では，針に押されて組織が下方に偏位する様子から，針先の位置を推測する。針先の位置を正確に知るために，刺入部から先端に向かって針を描出しながら追っていく方法にも熟達しておくべきである。針の横断像が消えると，超音波ビームが針先を通り越したことがわかる。

　ブロック針刺入の際は，平行法では針全体が，直交法では針先が，それぞれ完全に描出されている場合に限り針を進めるべきである。目的の神経に達するまで，常に針を描出しながら進めるのが望ましい。針先をどのように神経へ近づけるかも，同じくらい重要である。針を完全に描出しながら進めることが難しい場合は，神経の中心に向けて針を進めるのは避ける。針先がうまく描出されないまま神経の中心に向けて針を進めると，機械的損傷や神経内注入により神経損傷を合併する可能性がある。神経の内側や外側から刺入する場合は神経の上方か下方に向けて，また垂直に刺入する場合は神経の右側か左側に向けて，針を進める。局所麻酔薬や他の溶液を浸潤させて針先の位置を確認する，常に針先を少し引き戻してから局所麻酔薬を投与するなどにより，針先の接触による神経損傷を避けられる。

ステップ4：確認

　電気刺激法による確認は，以下のような場合に有用である。

1. 描出された組織が神経か否か，判然としない場合。
2. 特定の神経の支配領域に限定された手術などで，電気刺激で誘発される運動反応により当該の神経を同定したい場合。
3. 画像描出が不良で神経が判別できない場合。

　3の場合は，神経があるはずの場所へ超音波ガイド下でブロック針を進めると，電気刺激法で目的の神経を同定できることがある。局所麻酔薬を注入すると，それまで見えなかった神経が見えるようになることが多い。神経周囲の局所麻酔薬が音響窓として作用し，神経が密度や見え方が類似する周辺組織から離れて描出されるためである。

　電気刺激法には教育的な価値もある。運動反応に基づいて神経を同定し，その位置を確認することで，神経解剖とその超音波断層像に関する理解が進む。また，特に初心者の間は，このように確認することにより自分の手技に対する自信つく。しかし，超音波ガイド

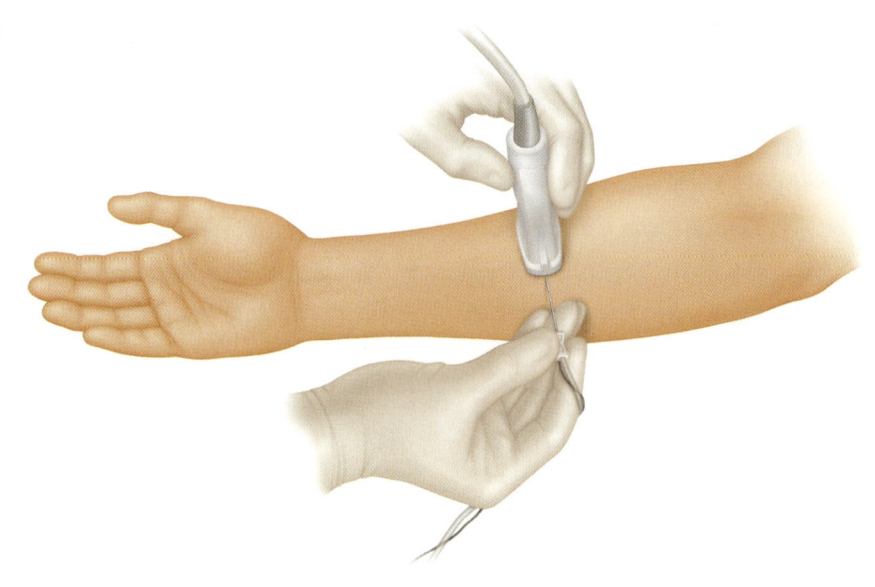

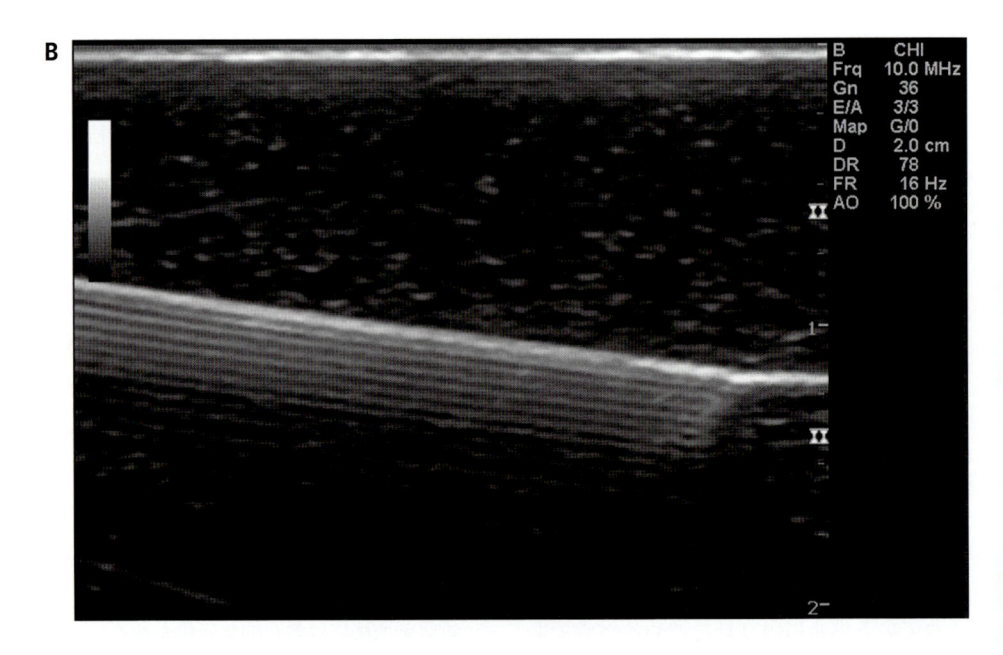

図 8-4　平行法によるブロック針の刺入
A：針とプローブの位置関係。B：超音波断層像。

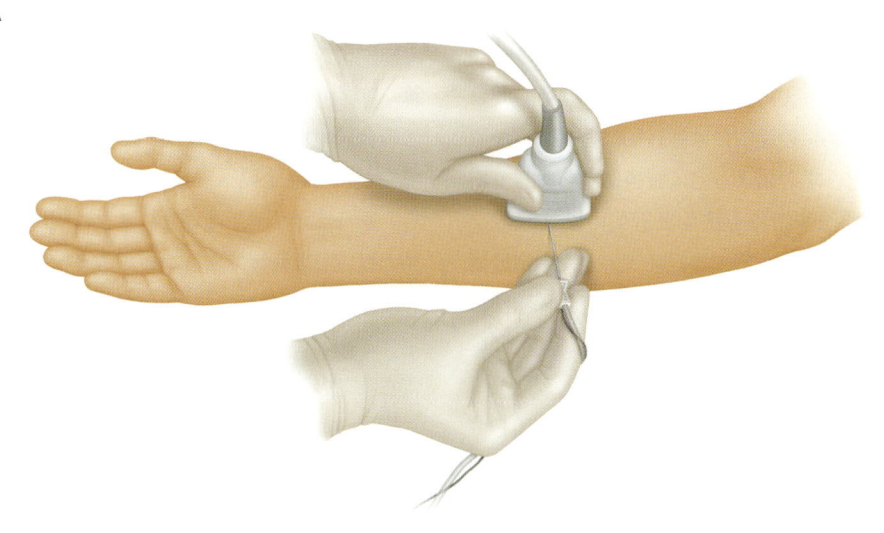

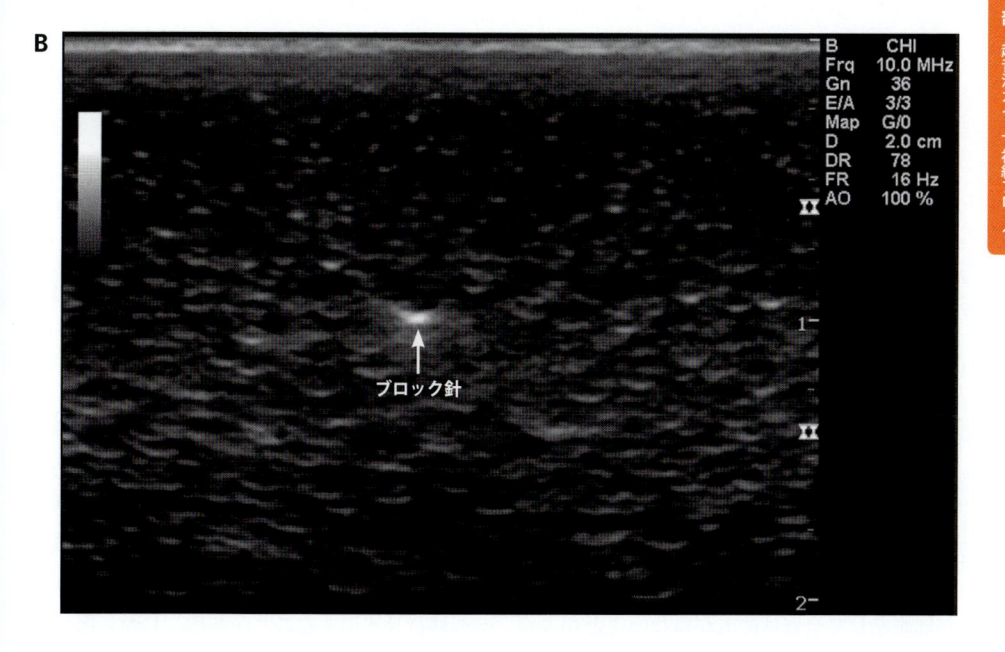

図 8-5　直交法によるブロック針の刺入
A：針とプローブの位置関係。B：超音波断層像。

下神経ブロックに熟達するにつれて，電気刺激法による確認は必要なくなる。余分な時間がかかるうえ，針を神経に接触させる必要があるために理論的には神経損傷のリスクが増すなど，場合によっては有害にすらなる。斜角筋間法や鎖骨上法など近位の腕神経叢ブロックでは，一般に神経叢が大きく超音波断層像の描出が容易であるため，電気刺激法はまず必要ない。こうした近位のブロックでは，電気刺激法の利点はほとんどない。

超音波ガイド下法と電気刺激法を併用していると，運動反応が起こらない症例にしばしば遭遇する。実際に13〜23％の症例で，運動反応が誘発されないことがある。この原因はまだ十分に解明されていないが，電気刺激法の機序と限界について，さらなる検討が必要であることが示唆される。

ステップ5：投与

神経ブロックを超音波ガイド下で行う目的とは，結局のところ，神経周囲に局所麻酔薬を投与できる位置に針先を誘導することである。神経の全周に局所麻酔薬を浸潤させて，いわゆる"ドーナツサイン"が得られれば，超音波ガイド下神経ブロックは成功である（図8-6）。針を神経の前方や後方に向け，針先が神経と接触しないようにすれば，神経内注入を合併するリスクを軽減できる（図8-6）。

神経周囲への局所麻酔薬注入時に，膜様物が邪魔をして全周性に広がらないことがよくある。この場合は，針先が神経と同じ層に入るように位置を再調整して，局所麻酔薬を神経の全周に浸潤させる。局所麻酔薬が神経周囲へ完全に広がれば，低エコー性の暗い液体貯留域のなかに神経が浮かんでいるように見える（図8-6B）。多くの場合，神経全周へ完全に浸潤させるのに必要な局所麻酔薬の量は驚くほど少ない。例えば，腕神経叢の末梢枝の場合，わずか数ミリリットルの局所麻酔薬で完全に神経全周へ浸潤させることができる。超音波ガイド下神経ブロックは局所麻酔薬の投与量を軽減できるため，より安全だと考える専門家がいる。しかし現時点では，安全性が高いことを示す決定的なエビデンスは得られていない。

ステップ6：評価

ブロックの評価を欠かさず行うことは，超音波ガイド下神経ブロックを習得するうえで極めて重要である。ある特定の神経ブロックで失敗や効果不足が続く場合は，その神経の超音波解剖学を復習する，穿刺法を工夫する，電気刺激法で確認する，局所麻酔薬を確実に浸潤させる，などの対処が必要と判断される。また，ブロックの失敗や効果不足に早く気がつけば，次の一手を考える時間的余裕を確保できる。例えば，超音波ガイド下でブロックを追加する，外科医に局所浸潤麻酔を追加してもらう，全身麻酔に移行する，などの手段をすべて考慮することができる。

神経ブロックには，効果不足や失敗がつき物である。解剖学的変異，技量の不足，方法論的な限界などはすべて，ブロックの失敗や効果不足の誘因となりうる。ブロックを追加することにより，麻酔が完全となり全身麻酔へ移行せずにすむことがある。しかし部分的に麻酔された部位にブロックを追加することには，いまだ異論もある。専門家の多くは，ブロック追加は神経損傷やその他の合併症のリスクを高めると考えている。しかし，超音波ガイド下法は針と神経を視認しながらブ

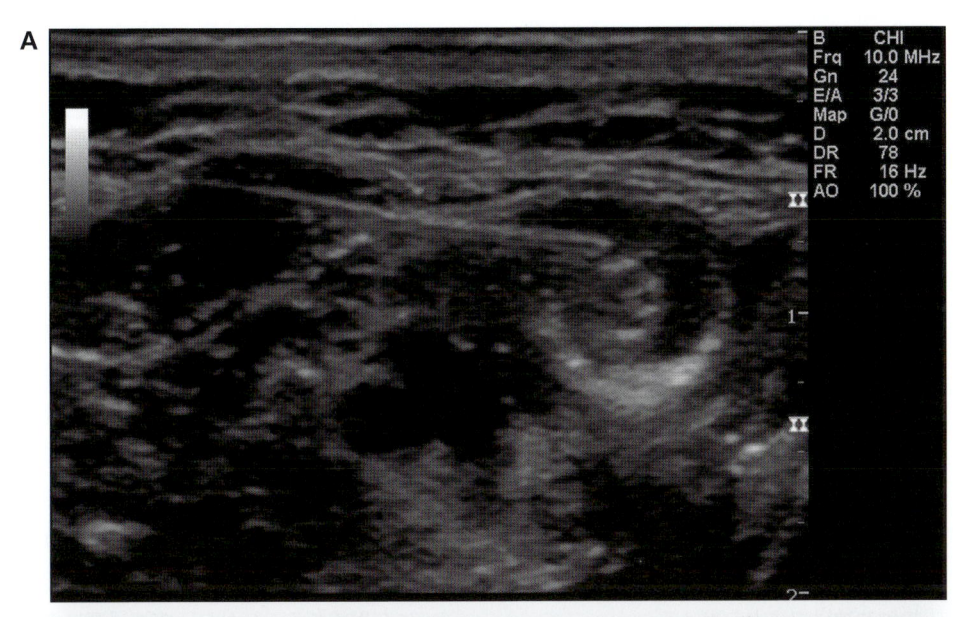

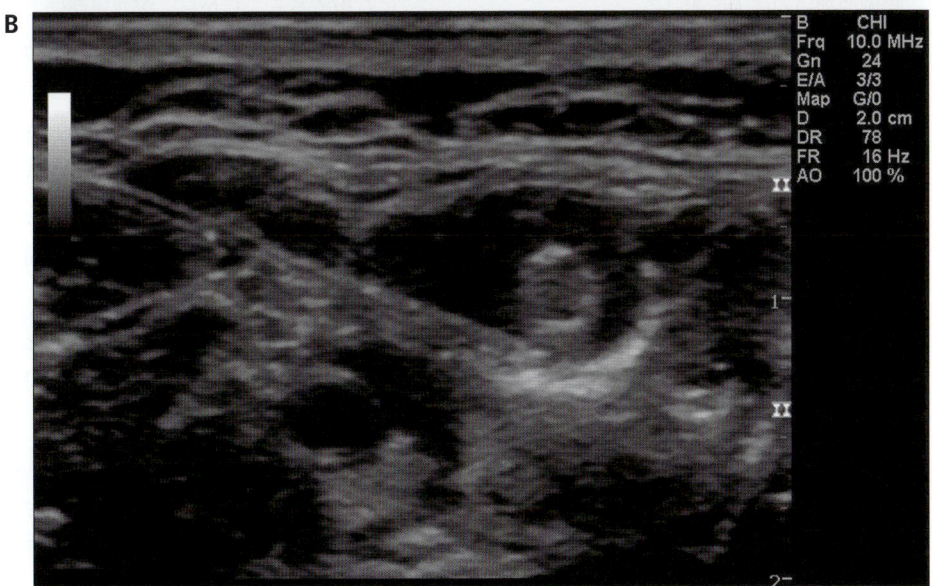

図 8-6　神経全周への局所麻酔薬浸潤
A：神経前方へのブロック針刺入。B：神経後方へのブロック針刺入。

ロックを行うため，こうした合併症のリスク軽減に適すると思われる．超音波ガイド下でブロックを追加する際は，次のような勧告に従えば，理論上その安全性を向上できる可能性がある．

1. ブロック針と超音波ビームを完全に揃えて，針を良好に描出する．
2. ブロック針を進めるのは，針が完全に描出されている場合に限る．
3. ブロック針を神経の中心に向けず，神経の上方か下方，あるいは右側か左側に向けて進める．
4. 少しブロック針を引き戻してから局所麻酔薬を注入することにより，針と神経の接触や神経内注入を避ける．
5. 少量の局所麻酔薬や他の薬液を注入し，組織へ浸潤する様子で針先の位置を確認しながら針を進める．

超音波ガイド下ブロックのコツ

どれだけ超音波ガイド下ブロックの経験が豊富でも，実際の患者でいつも簡単にブロック針が描出できるわけではない．ブロック針の描出を良好にするためのテクニックやコツがいくつかある．針先が常に描出できれば，それにこしたことはない．しかし，それができない場合，熟練した麻酔科医は別の手を使う．それは，他のさまざまな情報から針先の正確な位置を知る技である．

- 針を動かす：針先をその場で小さく素早く揺り動かすことで，組織の動きから針先の位置を知ることができる．
- 針先を持ち上げる：手もとで針を押し下げると，針の軸芯が持ち上がり組織が押し上げられる．押し上げられた組織とそうでない組織が見分けられれば，その境目に針先がある．この方法は平行法でより有用である．
- 溶液の浸潤：少量の局所麻酔薬，ブドウ糖溶液または生理食塩液を注入すると，組織に溶液が浸潤し，針先が小さな暗い低エコー域として描出される．電気を通さないブドウ糖溶液を使用する場合は，針先周囲の伝導性が低下して電流密度が上昇するので，電気刺激法を引き続き使用できる．反対に，局所麻酔薬や生理食塩液は電気を通すため，針先周囲の伝導性が上昇して電流が拡散し，神経に到達する電流密度が減少する．少量の溶液浸潤による針先の位置確認は，直交法で特に有用である．しかし，溶液浸潤により針先が低エコー域として描出される効果は，平行法と直交法の両者で役立つ．
- カラー Doppler：カラー Doppler で溶液注入時の流れを描出すると有用なことがある．注入される溶液の速度が最も速い場所は針先であり，カラー Doppler の色の変化から針先の位置がわかる．目標とする神経が深在性で，ブロック針の描出が困難な場合に，カラー Doppler は特に有用である．
- 針と超音波ビームの角度：ブロック針の刺入角度が大きく，超音波ビームに対して平行に近いほど，針で反射されてプローブに戻る超音波信号は弱くなる（図8-7A）．逆に，針の刺入角度が小さく，超音波ビームに対して直角に近いと，反射される超音波信号は強くなる（図8-7B）．超音波ビームに対して垂直にブロック針を刺入できない場合は，プローブを左右に傾ける（tilting）と針と超音波ビームの角度が直角に近づき，針の描

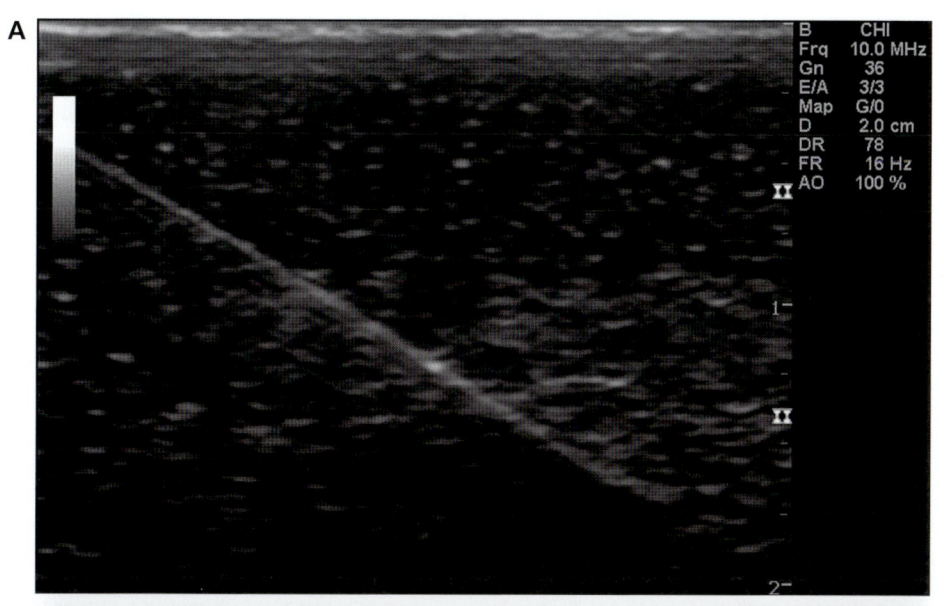

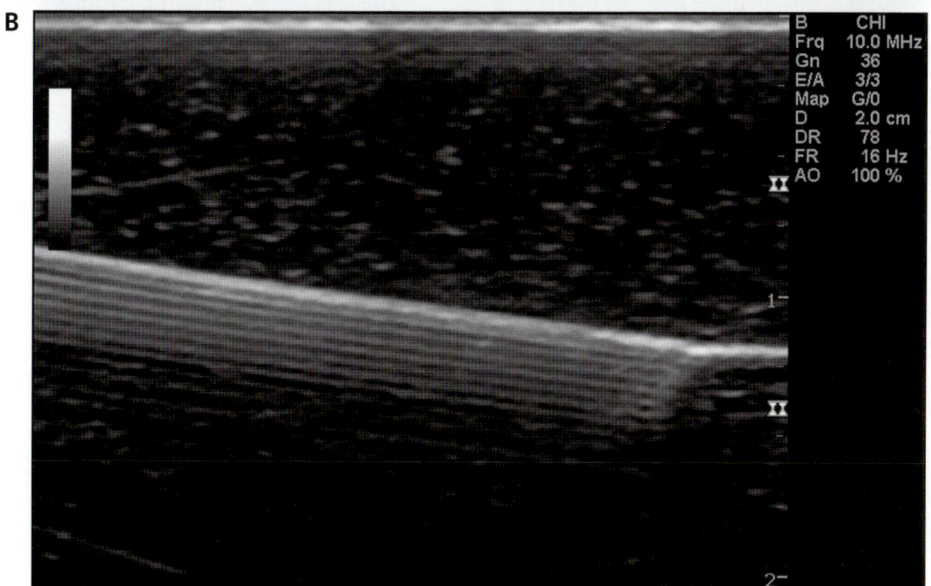

図 8-7　ブロック針の刺入角度と信号の強さ
A：針の刺入角度が大きい場合。B：針の刺入角度が小さい場合，多重反射アーチファクトを伴う。

出が大幅に改善する。プローブは，針の根元側が皮膚から離れないようにしながら，針先側を押し下げる。平行法では，超音波ビームの方向に対して直角に刺入できるように刺入部を選ぶとよい。

- 超音波反射加工を施した針：通常のブロック針あるいは刺激電極付きブロック針はともに特殊加工を施されたものがあり，反射する超音波の割合が増えて良好に描出される。通常，超音波反射加工は針先に施される（図8-8A）。臨床上または解剖上の理由から，ブロック針の刺入角度が大きくなる場合には，超音波反射加工をした針は非常に有用である。超音波反射加工が施されていない針は，大きい角度で刺入すると，反射信号が弱くなり描出が不良となる（図8-8B）。
- 練習：超音波ガイド下神経ブロックを安全に成功させるには，ブロック針の針先と目的とする神経の両者を描出しながらブロックを行うことが重要である。針の描出は超音波ガイド下神経ブロックの最重要ポイントであり，実際の患者でブロックを行う前に，練習をして上達しておくことが必要である。ブルーファントムなどの穿刺用模型を使ってブロック針描出の練習ができる。
- 憶測：超音波ガイド下神経ブロックを行う際，「モニターにはすべてが映っている」と勝手に憶測してはいけない。このような憶測は，いくつかの理由で間違いである。まず，超音波診断装置の分解能が不十分で小さな組織が描出されていない可能性がある。例えば，横隔神経は解剖学的に前斜角筋の前方に存在するとわかっているが，超音波断層像で描出されることはほとんどない。斜角筋間法を平行法で行う場合に，内側から外側に向けてブロック針を刺入すると，針が横隔神経の近くを通っても気づかず，神経障害のリスクが増す。次に，超音波ビームの幅はわずか1 mmであることを忘れてはならない。ビーム幅が1 mmと狭いため，3次元の対象から2次元の断層像だけが描出され，超音波ビームのすぐ隣に重要組織があっても描出されない。ブロック針が超音波ビーム面から少しでもはみ出せば，いとも簡単にこれらの組織と接触しかねない。最後に，超音波断層像はさまざまなアーチファクトによって歪められるため，組織の正しい位置がわからなくなることがある。近年の技術的進歩により，超音波ガイド下神経ブロックの有用性は広く認められるようになった。しかし，その有用性と適応を理解するためには，超音波ガイド下法の限界を認識することもまた同様に重要である。

よくある間違いと落とし穴

神経ブロックの合併症として，局所麻酔薬の神経内注入による神経障害と，血管内注入による局所麻酔薬中毒の2つがあげられる。超音波ガイド下神経ブロックでは，どちらも合併しうる。例えば，平行法でブロック針を完全には描出できていない場合，神経内注入のリスクが高まると考えられる。ブロック針を超音波ビームに対して斜めに刺入すると，針の描出が不完全になり，一部しか描出されないことがある（図8-9）。

もう1つの合併症として，血管内注入が起こりうる。超音波ガイド下神経ブロックでは，局所麻酔薬が組織に浸潤する様子が描出

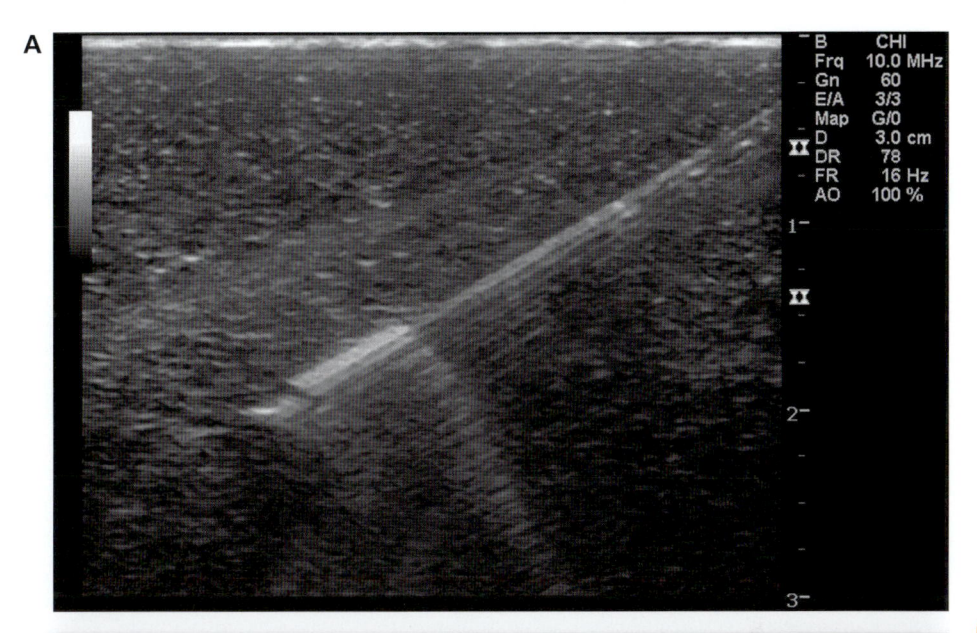

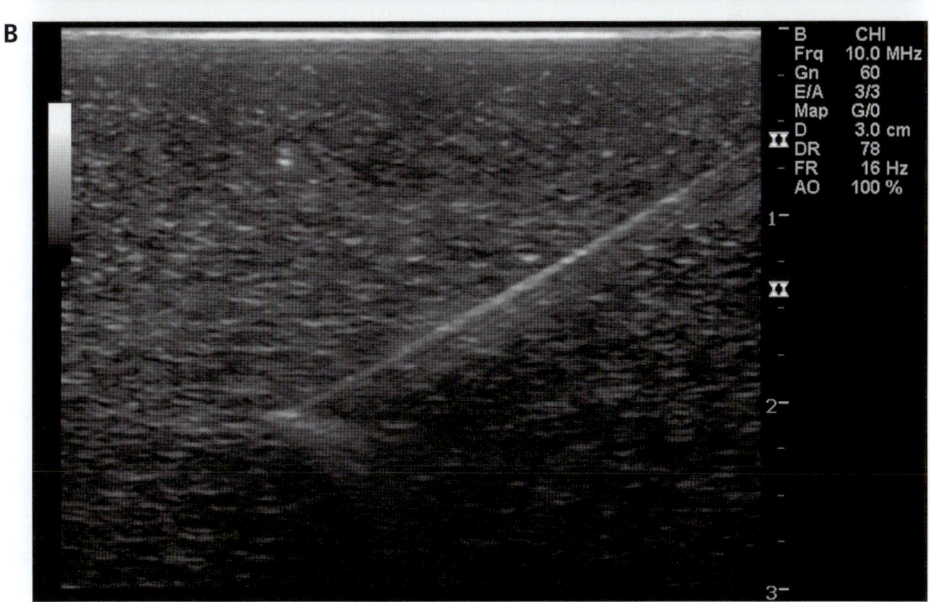

図 8-8　超音波反射加工と反射信号の強さ
A：超音波反射加工を施した針。B：超音波反射加工を施していない針。

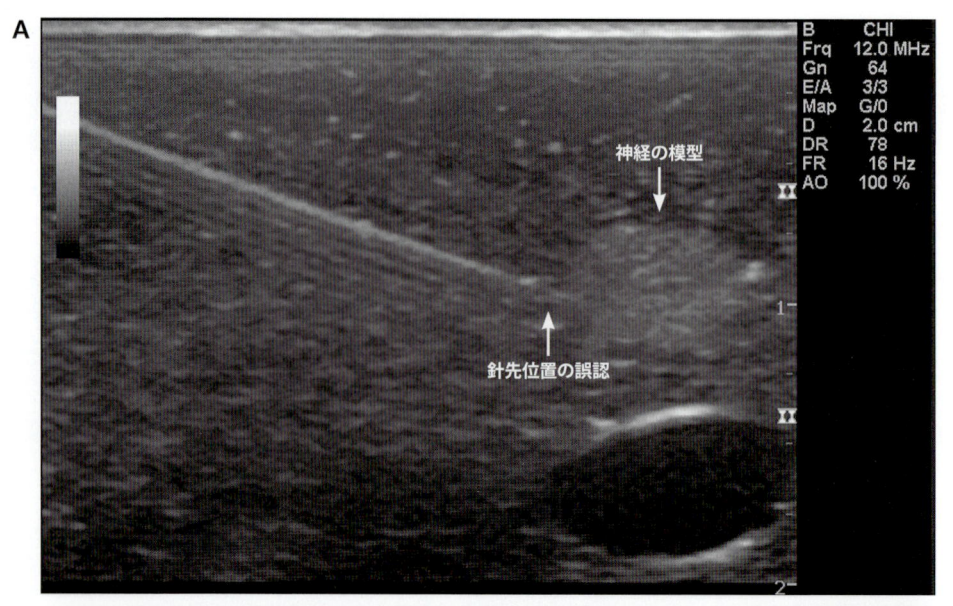

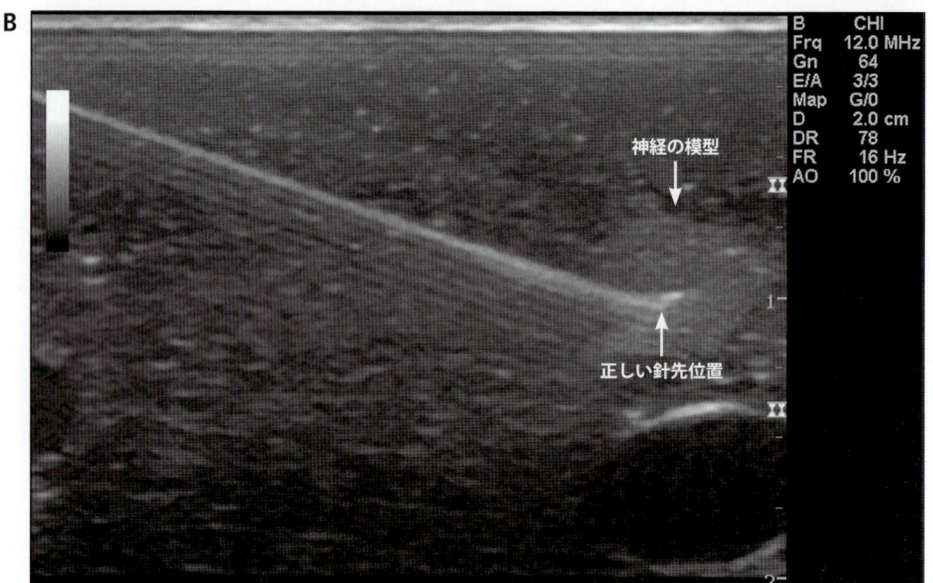

図 8-9　ブロック針とプローブの位置関係による描出の変化

A：プローブのあて方がブロック針の方向に対して斜めにずれた場合，針の一部しか描出されず，針先が神経の外にあるように見える。B：ブロック針の方向に合わせてプローブをあて直すと，針が完全に描出され，針先が神経内にあることがわかる。

されない場合，注入を中止すべきである．局所麻酔薬が組織に浸潤し，針先に暗い低エコー性領域が描出されると，針先が血管外にあるという確証が得られる．逆に，超音波ガイド下の血管内注入は，透視下での造影剤血管内注入と同様に見える．局所麻酔薬の組織浸潤像が描出されなければ，直ちに注入を中止して針先位置を再確認する．低エコー性の組織浸潤像は，局所麻酔薬や他の溶液を1〜2 mL注入すれば描出される．血管穿刺が疑われる場合は，局所麻酔薬を注入する前にブドウ糖溶液や生理食塩液を注入し，その組織浸潤像を確認するのもよい．しかし，賢明な麻酔科医ならばさらに，血管内注入や全身吸収による血中濃度上昇をいち早く発見するべく，局所麻酔薬を少量ずつ分割投与する一方で，中枢神経系興奮の早期症状や徴候の監視を怠るべきではない．

　神経ブロックの経験は豊富でも超音波ガイド下法は初心者という場合，ランドマーク法など従来のブロック法の補助として超音波ガイドを用いるという間違いをおかしやすい．慣れたブロック法に超音波ガイドを"付け加える"というアイデアは魅力的に思えるかもしれないが，たいていはうまくいかず残念な結果に終わる．従来法におけるブロック針の刺入方向に応じた超音波断層像では，目標とする神経が良好に描出されることはほとんどない．そのため，従来法で用いられる古典的な体表ランドマークにこだわることなく，超音波断層像上で目標とする神経を良好に描出することを目標とするべきである．神経が良好に描出されたら，あとはブロック針の刺入方法（平行法か直交法か）とその刺入部位を決めるだけでよい．超音波ガイド下神経ブロックにおけるブロック針刺入部位は，体表ランドマーク法に基づく従来の刺入部位と異なることが多いので，超音波断層像で神経を描出する前に刺入部位を決めるべきではない．

超音波ガイド下持続神経ブロック法

　超音波ガイド下に末梢神経周囲へカテーテルを留置する持続ブロック法が，上肢と下肢の両者で報告されている．超音波ガイド下カテーテル留置でも基本原理や技術的側面はほとんど同じだが，言及しておくべき相違点がいくつかある．まず，単回投与法では局所麻酔薬を神経の全周にわたり浸潤させることだけが求められる．そのためのブロック針刺入方法は，神経周囲の解剖，患者の体型，麻酔科医の好みなどに応じて，さまざまに変えることができる．一方，末梢神経周囲にカテーテルを留置する場合の刺入方法は限られる．神経を短軸像で描出しながら，その長軸に沿ってブロック針とカテーテルを挿入するうえで，直交法が役に立つことがある．針を進める際は，ブドウ糖溶液を少しずつ注入すると，その浸潤像で針先の位置が確認できる．

　カテーテル留置の際に，どのようにして麻酔科医の両手を使えるようにするかということも，よく問題になる．カテーテル挿入時はいったんプローブを置くというのが一般的な方法だが，その間は針とカテーテルの観察ができなくなる．この問題は，超音波プローブを保持する可動性スタンドで解決できることがあり，超音波断層像を描出しながら，両手でカテーテル挿入操作を行うことができる（図8-10）．

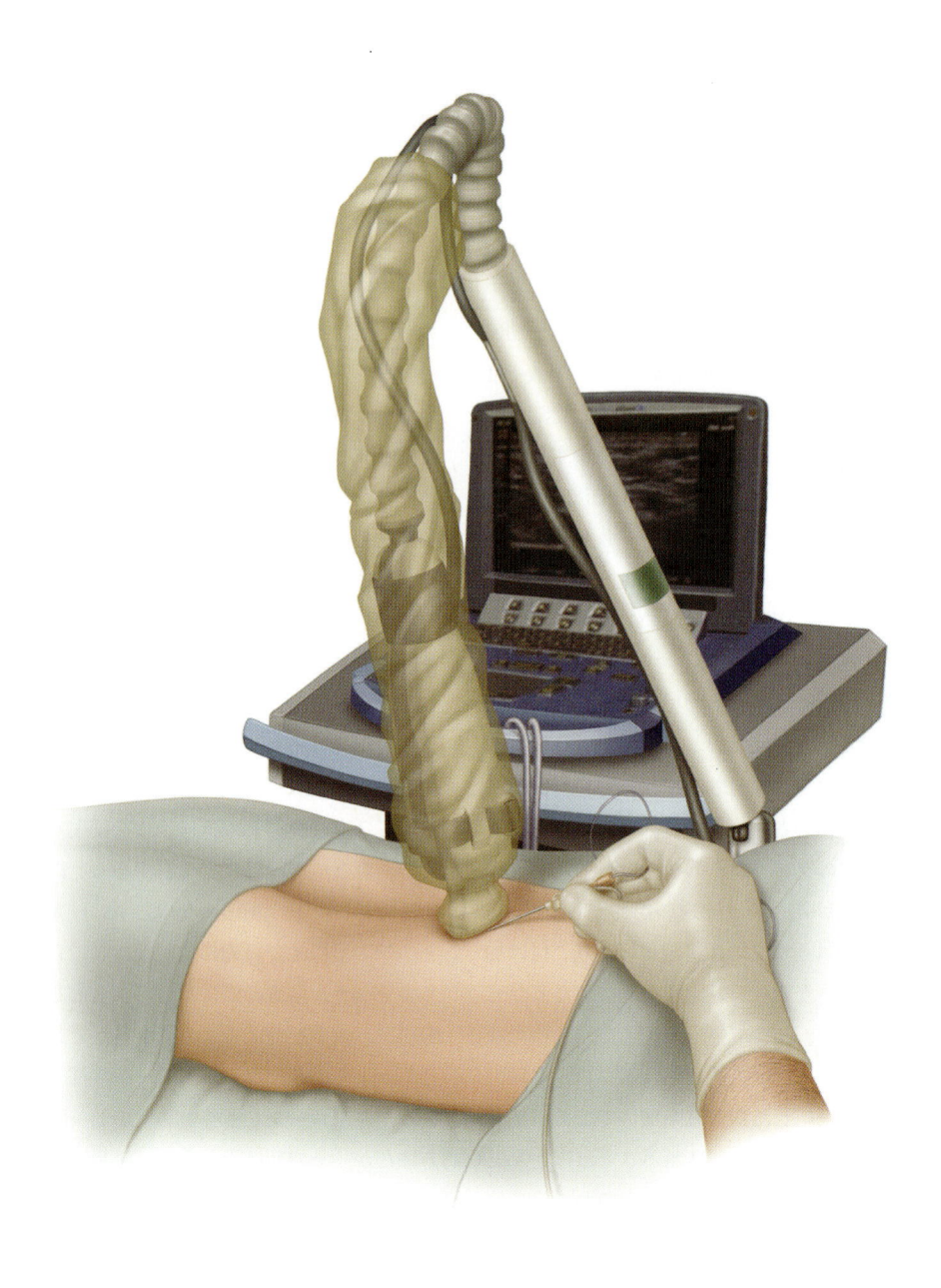

図 8-10　超音波プローブスタンドを用いた末梢神経カテーテル挿入

参考文献

Brull R, McCartney CJ, Chan VW. A novel approach to infraclavicular brachial plexus block: the ultrasound experience. Anesth Analg.2004 Sep; 99(3): 950.

Chan VW, Perlas A, Rawson R, Odukoya O. Ultrasoundguided supraclavicular brachial plexus block. Anesth Analg. 2003 Nov; 97(5): 1514-7.

Perlas A, Chan VW, Simons M. Brachial plexus examination and localization using ultrasound and electrical stimulation: a volunteer study. Anesthesiology. 2003 Aug; 99(2): 429-35.

Sites BD, Gallagher JD, Cravero J, Lundberg J, Blike G. The learning curve associated with a simulated ultrasoundguided interventional task by inexperienced anesthesia residents. Reg Anesth Pain Med. 2004 Nov-Dec; 29(6): 544-8.

Urmey WF, Stanton J. Inability to consistently elicit a motor response following sensory paresthesia during interscalene block administration. Anesthesiology. 2002 Mar; 96(3): 552-4.

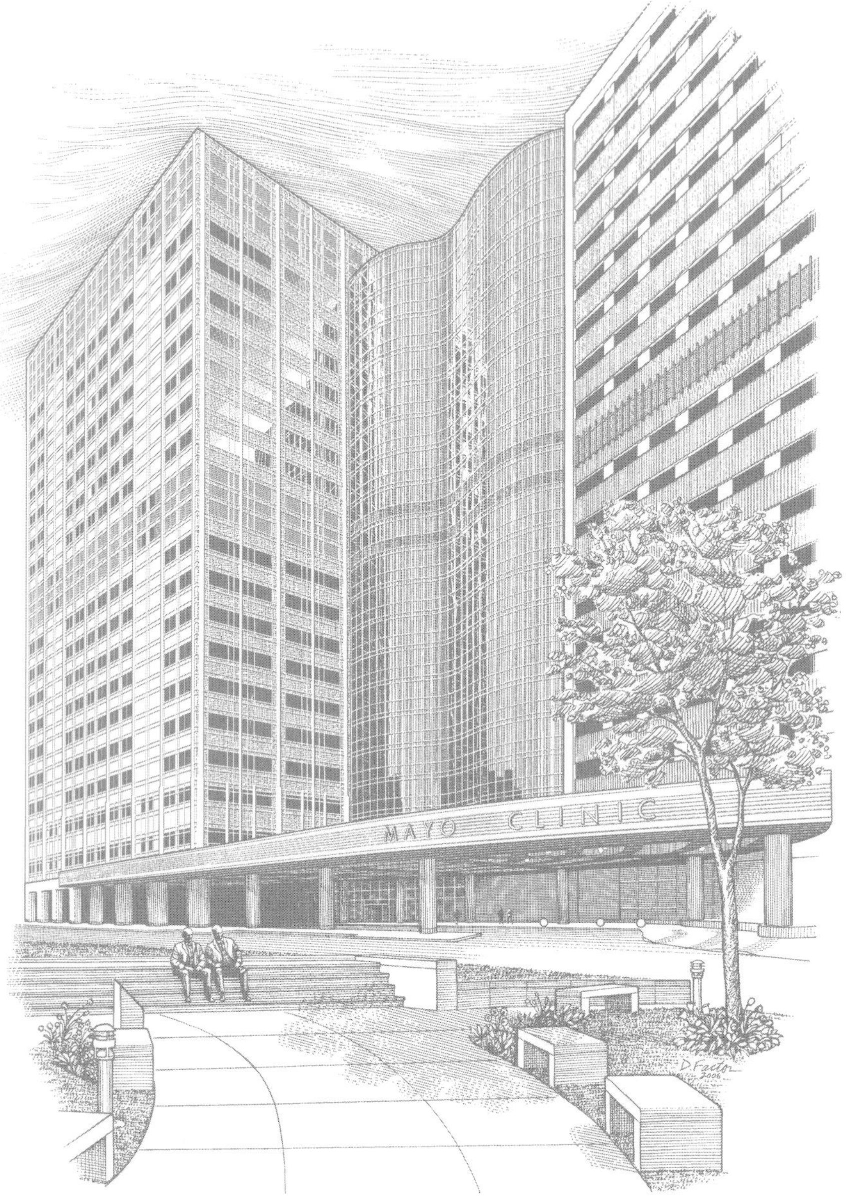
MAYO CLINIC
D. Factor
2006

第4部

上肢の神経ブロック

9章

頸神経叢ブロック

Laurence C. Torsher, M.D.
James R. Hebl, M.D.

　頸神経叢ブロック（cervical plexus block）により，首，肩，上胸部，後頭部の麻酔ができる。頸神経叢は深頸神経叢と浅頸神経叢に分けられる。深頸神経叢と浅頸神経叢にはそれぞれの支配領域，麻酔の適応，解剖学的ランドマーク，神経ブロック法がある。

頸神経叢の解剖

　C1〜C4頸神経前枝が合流し，頸神経叢（cervical plexus）を形成する。頸神経は椎骨動脈のすぐ後方にある横突起溝を通り，頸椎の外へ現れる（図9-1）。頸神経叢の枝は，主に，（1）浅頸神経叢，（2）頸神経ワナ，（3）副神経への交通枝，（4）横隔神経，の4つを形成する。浅頸神経叢は頭皮後面から鎖骨上窩の頭頸部皮膚の感覚を司る4つの皮神経，すなわち，（1）小後頭神経，（2）大耳介神経，（3）頸横神経，（4）鎖骨上神経，からなる（図9-2）。これらの神経のうち最初の3つは，C2〜C3頸神経に由来する。鎖骨上神経はC3〜C4頸神経の枝を受ける。頸神経ワナから分枝する運動神経は，甲状舌骨筋やオトガイ舌骨筋など舌骨上筋と，胸骨舌骨筋，胸骨甲状筋，肩甲舌骨筋などの舌骨下筋を支配する。C1頸神経の枝が頸部を下行し，舌下神経から分岐する頸神経ワナ上根と合流する。頸神経ワナ下根は，C2〜C3頸神経の枝から形成される。副神経への交通

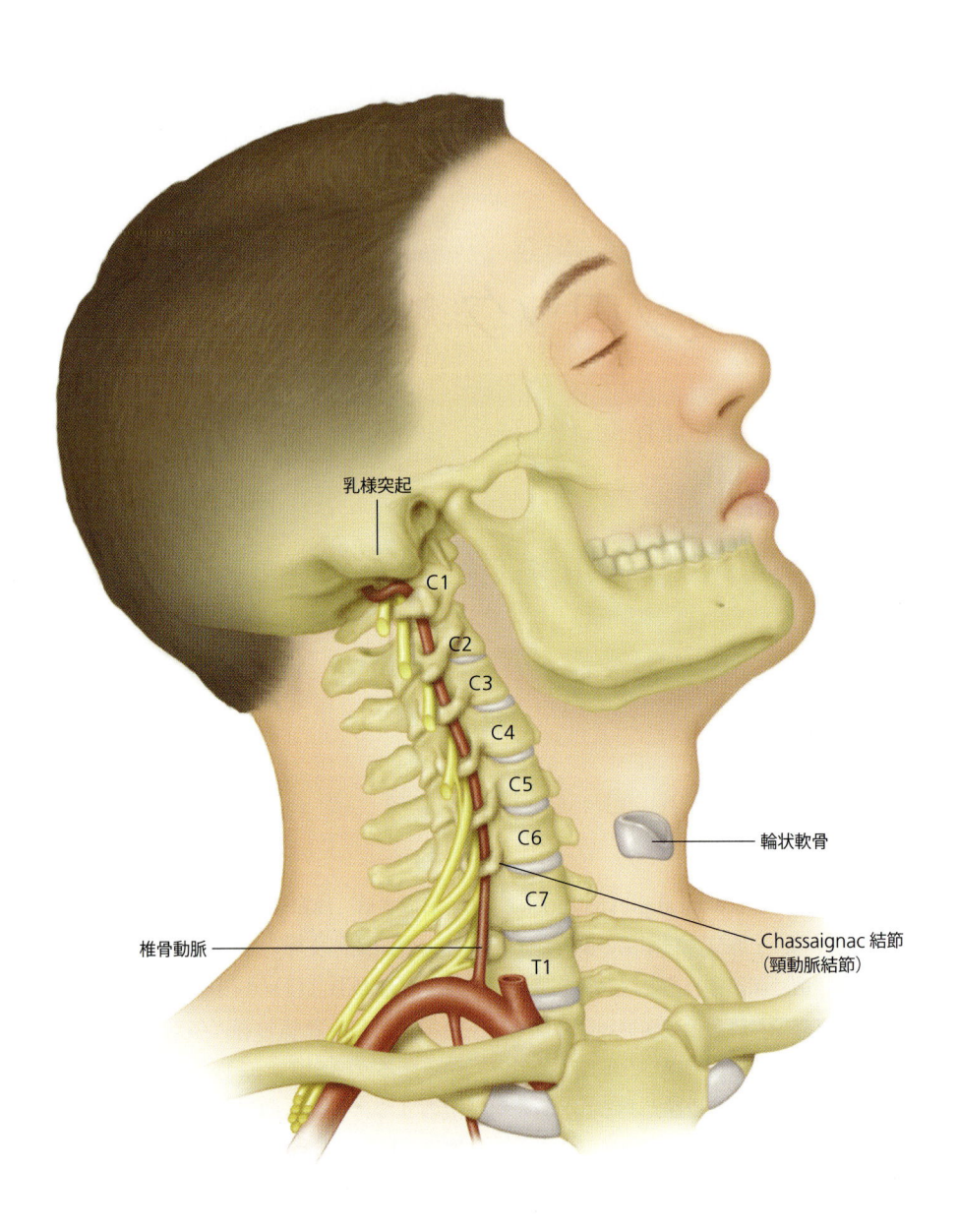

図 9-1　頸神経叢の解剖

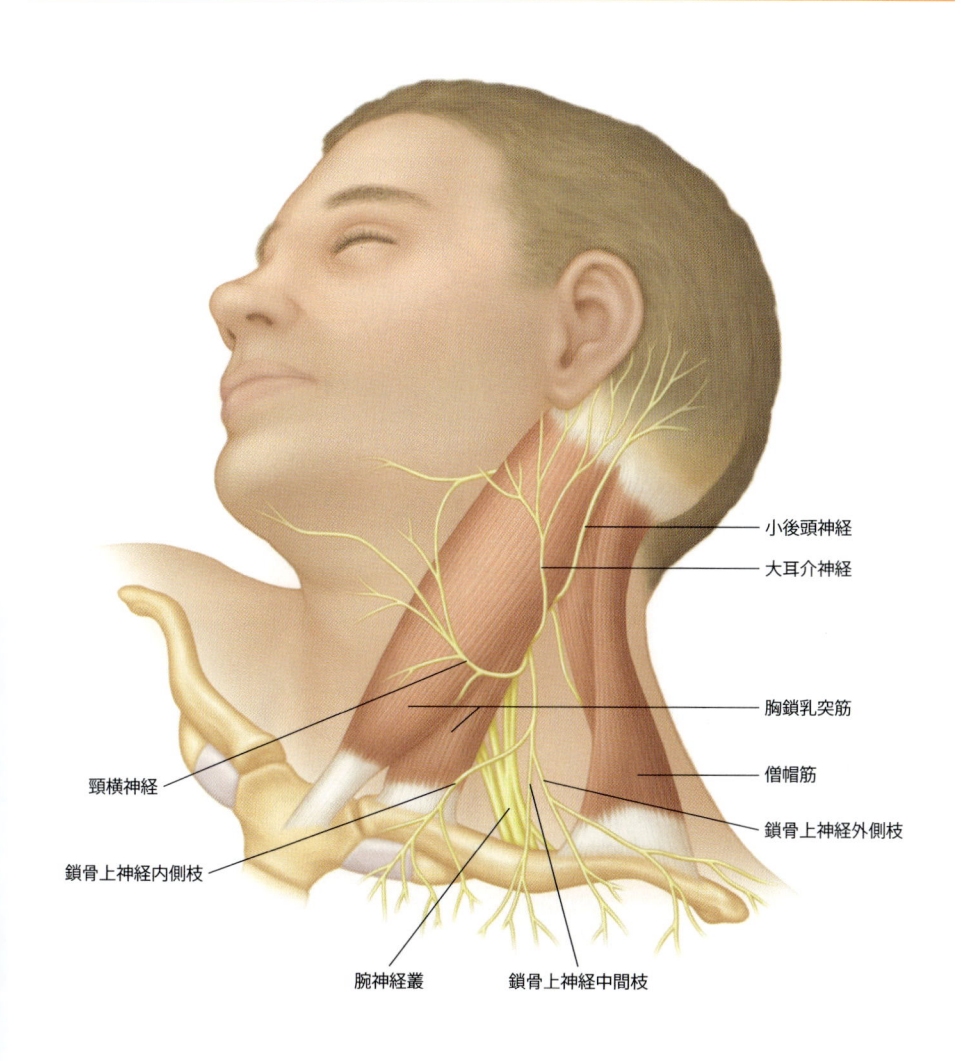

図 9-2 浅頸神経叢の解剖

枝は，C1～C5 頸神経の前角外側部に由来する。副神経は C2～C4 頸神経前枝からの枝と合流しながら，二腹筋筋腹後面の下を通って頸部を下行し，胸鎖乳突筋の支配神経を分枝する。その後，副神経交通枝は胸鎖乳突筋後面より現れてさらに下行し，僧帽筋上面を支配する。横隔神経（phrenic nerve）は，C3～C5 頸神経の枝が合流して形成される。

横隔神経はまず前斜角筋外側縁に沿って走行し，次いで前斜角筋腹側表面を垂直に下行して内側縁に至り，前斜角筋内側縁に沿って胸腔に入る（図 9-3）。

浅頸神経叢ブロックと同時に深頸神経叢ブロックを行うと，片側の後頭部から下顎角（C2 皮膚分節）より，頸部（C3 皮膚分節）を下って，鎖骨上窩（C4 皮膚分節）までの

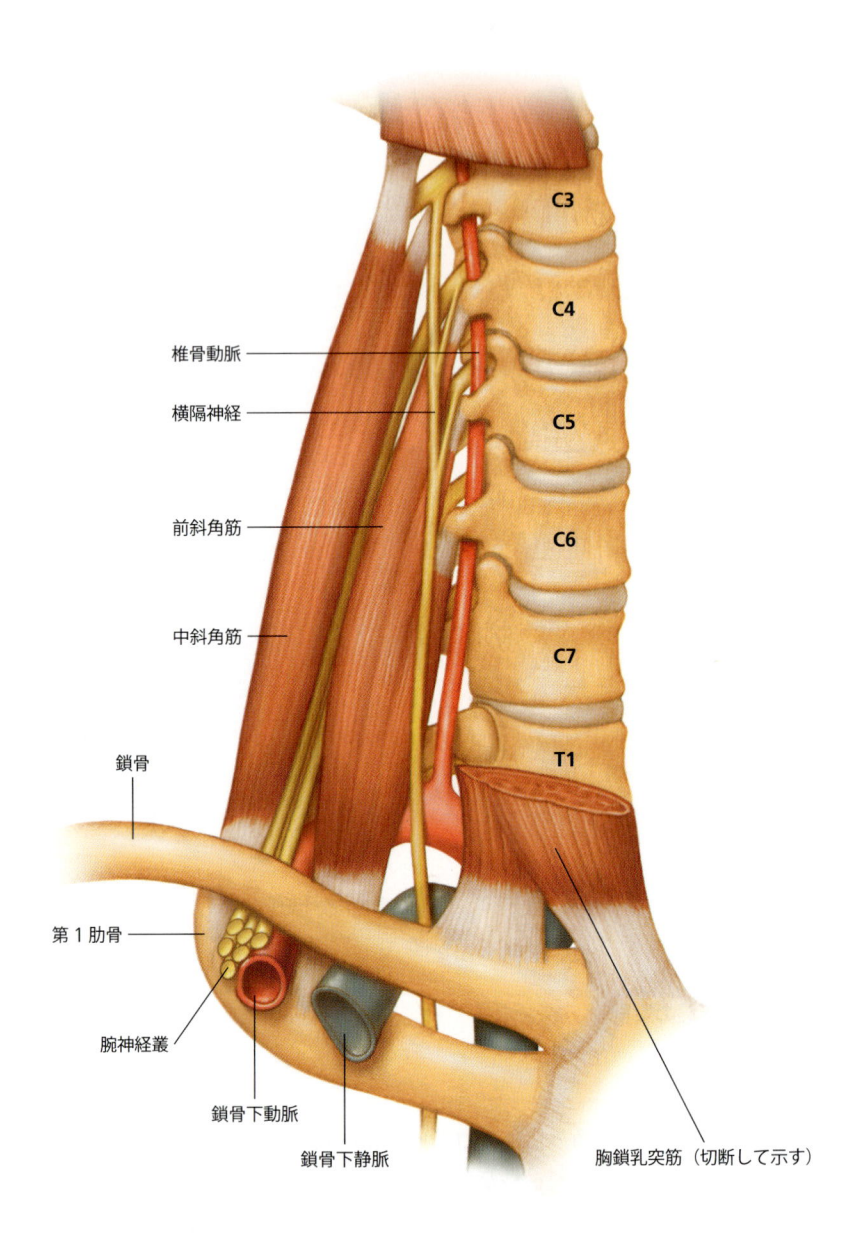

図 9-3　頸部の神経，血管，筋肉の解剖

無痛が得られる（図9-4）。また，深頸筋膜層に至る部位の無痛が得られ，頸部の主要筋肉がすべて弛緩する。

深頸神経叢ブロック
臨床適応
深頸神経叢ブロック（deep cervical plexus block）は本質的に頸部で行う高位傍脊椎ブロックであり，頸動脈内膜剥離術，頸部リンパ節郭清，形成外科手術など，片側性の頸部手術によく用いられる。両側の深頸神経叢ブロックは，甲状腺手術や待機的気管切開術に適応があるとされてきた。しかし，両側のブロックは両側横隔神経麻痺と呼吸不全のリスクを伴う（下記「副作用と合併症」の項参照）。

患者体位
患者を仰臥位とし，首は軽度伸展させて顔を反対側に向ける（図9-5）。

体表解剖とランドマーク
重要なランドマークはC2～C4の頸椎横突起である。第6頸椎の横突起であるChassaignac結節（頸動脈結節）は，輪状軟骨の高さで触知できる。乳様突起からChassaignac結節まで直線を引き，その1.5 cm後側に平行線をもう1本引く（図9-5）。C2頸神経ブロックのための刺入部位は，この平行線上で乳様突起から約1.5 cm尾側である。C3ブロックの刺入部位はC2刺入部位の1.5 cm尾側である。同様にC4の刺入部位もこの平行線上で，C3刺入部位の1.5 cm尾側である（図9-5，図9-6）。

ブロック法
C2～C4頸神経ブロックの刺入部位からそれぞれ，22ゲージ×1.5インチ（3.8 cm）のブロック針を内側かつやや尾側に向け，頸椎椎間孔に入らないように進める（図9-5，図9-6）。1.5～3 cmの深さで，ブロック針が頸椎横突起にあたる。針を前後方向に動かし，感覚異常が誘発される場所を探す。局所麻酔薬を注入する前に，C2～C4の3カ所ともブロック針を刺入しておく。注射器で吸引をかけ，血液や脳脊髄液が引けないことを確認してから，それぞれ3～4 mLの局所麻酔薬を注入する。これに代わる方法として，C4穿刺部に10～12 mLの局所麻酔薬を単回投与しても，C2～C4の頸神経をすべてブロックすることができる。これは，深頸筋膜下の傍脊椎腔が互いに連続していることを利用したブロック法であり，3カ所で穿刺してブロックを行う方法に比べて優れていると思われる。

穿刺のコツ
ブロック針が横突起の前結節にあたらない場合，針を内側で少し尾側に向け直し，鉛直面に沿って10～15度ずつ傾けながら，上下方向にウォーキングさせる。針を頭側に向けて進めると，椎間孔に入る可能性がある。体位をもう一度調整し，乳様突起と横突起を直接触知してすべてのランドマークを再評価し，刺入部を示す平行線を確認する。刺入部の皮内と皮下に局所浸潤麻酔を行い，広頸筋を支配する顔面神経頸枝をブロックする。頸部正中線上で甲状軟骨から胸骨上切痕まで皮下浸潤麻酔を行うと，対側の頸神経からの枝がブロックされ，患者がより楽になることがある。頸動脈内膜剥離術では，外科医は頸動脈鞘内に少量の局所麻酔薬を浸潤させ，頸動脈洞と頸動脈小体をブロックすべきである。

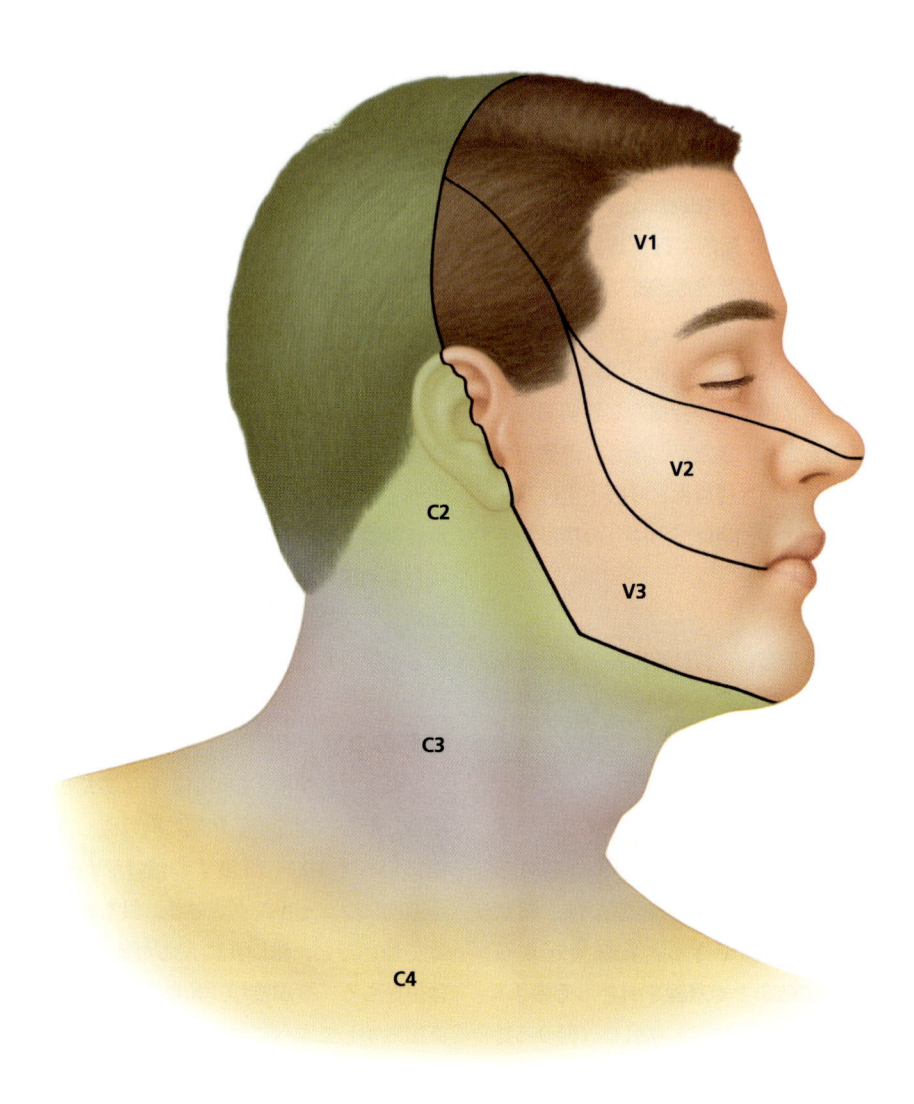

図 9-4　深頸神経叢の皮膚神経支配

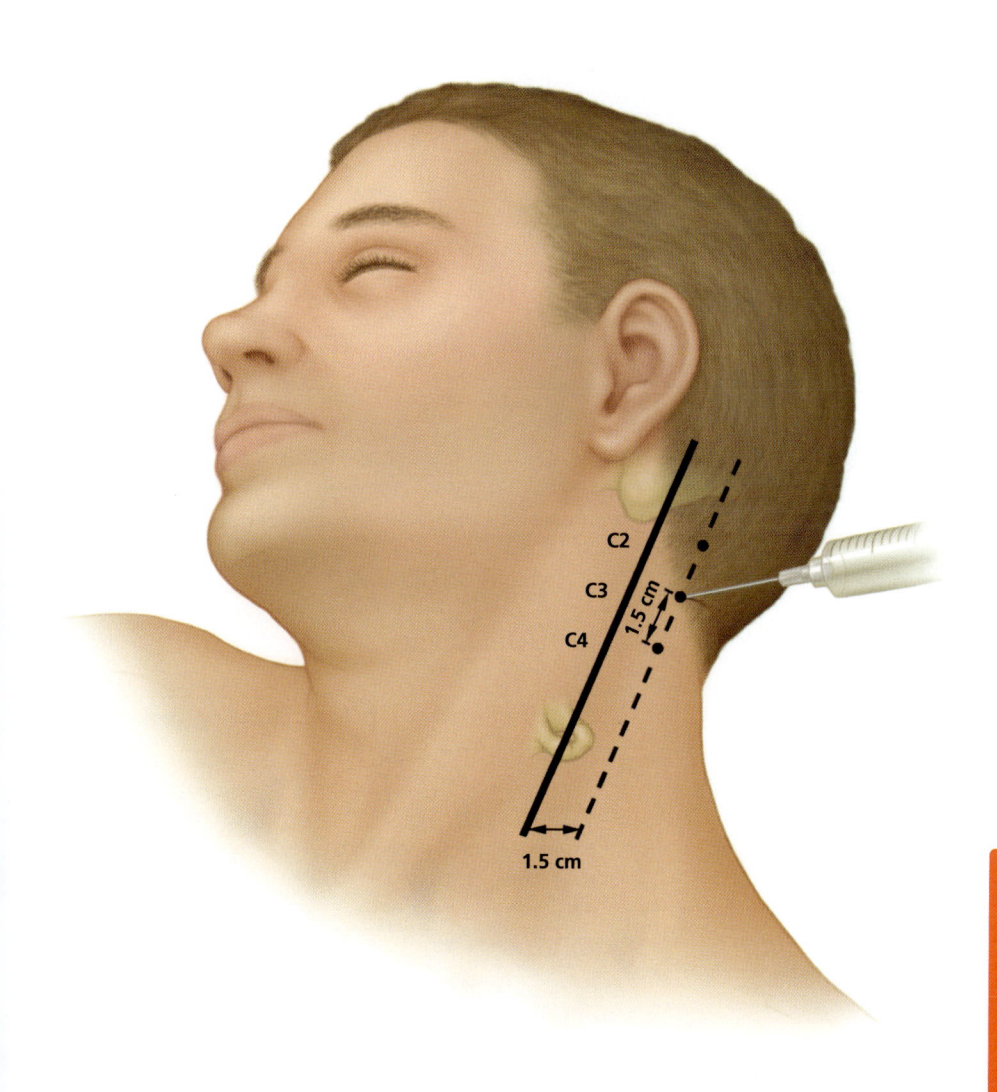

図 9-5　深頸神経叢ブロックでの患者体位と体表ランドマーク

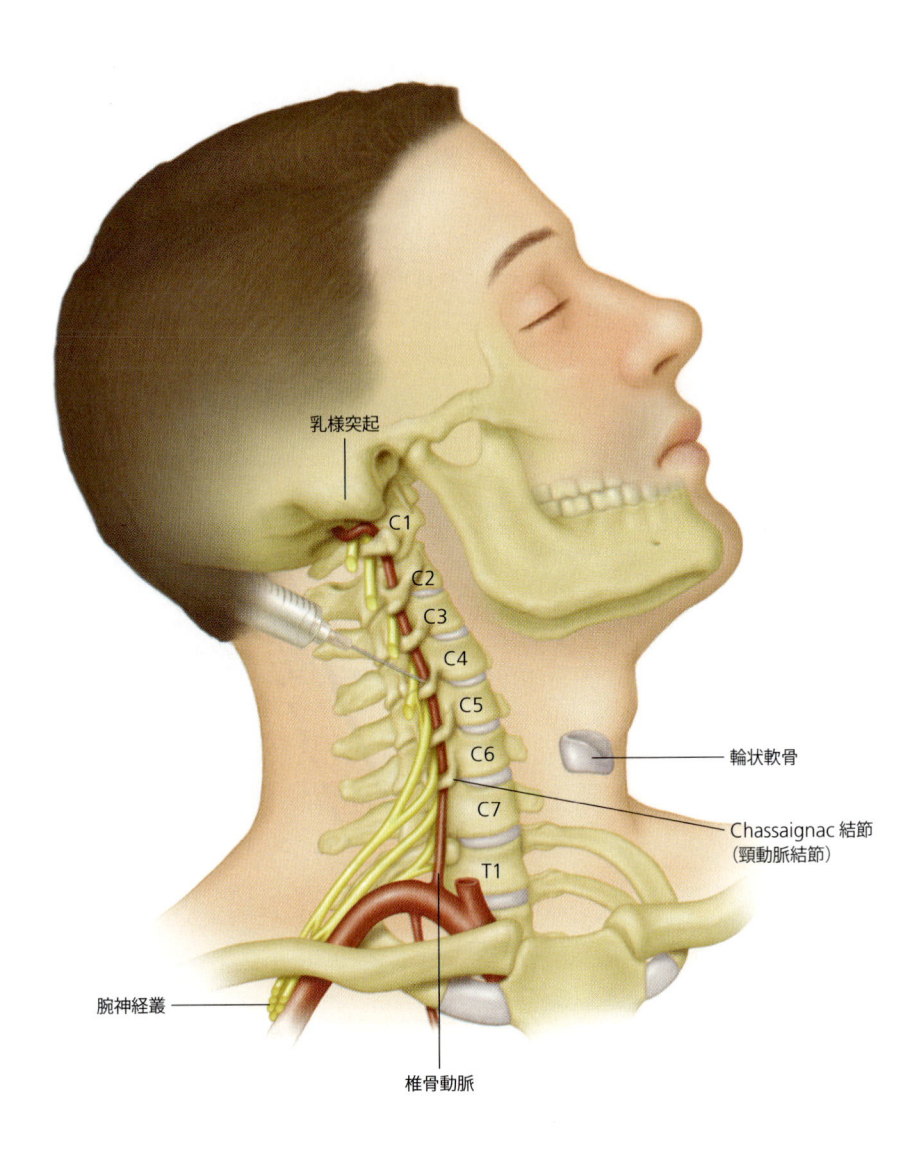

図 9-6　深頸神経叢ブロック

副作用と合併症

　深頸神経叢ブロックで起こりうる合併症は，局所麻酔薬の椎骨動脈内注入とくも膜下投与の2つである。頻回の吸引を行い，局所麻酔薬を少しずつゆっくりと注入することで，これらのリスクを最小限にできる。さらに，ブロック針を尾側に少し傾けると，針先端が椎間孔に入りにくくなり，硬膜外麻酔や脊髄くも膜下麻酔となるリスクが低減する。一過性の横隔神経麻痺もまた，深頸神経叢ブロックの副作用としてよく起こる。そのため，重症の呼吸不全を有する患者では，このブロックは注意深く行う必要がある。交感神経鎖は深頸筋膜の上にあるが，局所麻酔薬の広がりによっては，一過性のHorner症候群が起こることがある。合併症として反回神経ブロックも起こりうるため，対側の声帯麻痺を有する患者は，気道閉塞に陥るリスクがある。

浅頸神経叢ブロック

臨床適応

　浅頸神経叢ブロック（superficial cervical plexus block）は通常，頸動脈内膜剝離術，リンパ節生検，形成外科手術など前頸部全体の麻酔が必要な手術や，肩上部，胸部前面の麻酔が必要な手術に対して，深頸神経叢ブロックや斜角筋間法の補助的手段として行われる。頸動脈手術や深頸部の手術は浅頸神経叢ブロックのみで十分可能といわれているが，深頸神経叢ブロックとの併用がより一般的である。浅頸神経叢ブロックで，C2〜C4頸神経の表在性皮枝を広範囲にブロックできる（図9-7）。

患者体位

　深頸神経叢ブロックと同様，患者を仰臥位とし，首は軽度伸展させて顔を反対側に向ける。

体表解剖とブロック法

　胸鎖乳突筋後縁に沿って，乳様突起から鎖骨付着部まで直線を引き，これを3等分する。C3の高さで皮内に局所麻酔薬を浸潤させ，ここから25ゲージ×2インチ（5 cm）のブロック針を刺入する。胸鎖乳突筋後縁に引いた直線の中央3分の1に沿って，刺入点から頭側と尾側にそれぞれ3.8 cm（1.5インチ）の長さにわたり，皮下とそれよりやや深い浅頸筋膜までの部位に，10〜15 mLの局所麻酔薬を注入する（図9-8）。これにより，小後頭神経，大耳介神経，頸横神経，鎖骨上神経を，胸鎖乳突筋の後ろから現れるところで周囲浸潤法によりブロックできる。浅頸筋膜の下は，神経に沿って深頸部と連続している。

穿刺のコツ

　体位を適切に修正し，体表ランドマークを再確認する。局所麻酔薬は皮下と胸鎖乳突筋後縁の裏側へ扇状に注入する。胸鎖乳突筋後下縁より深くに注入すると，反回神経麻痺を起こすことがある。

副作用と合併症

　局所麻酔薬の浸潤部位が表層であるため，浅頸神経叢ブロックの副作用はまれである。最もよくみられる合併症は，技術的問題や解剖学的変異により，ブロックが不十分となることである。

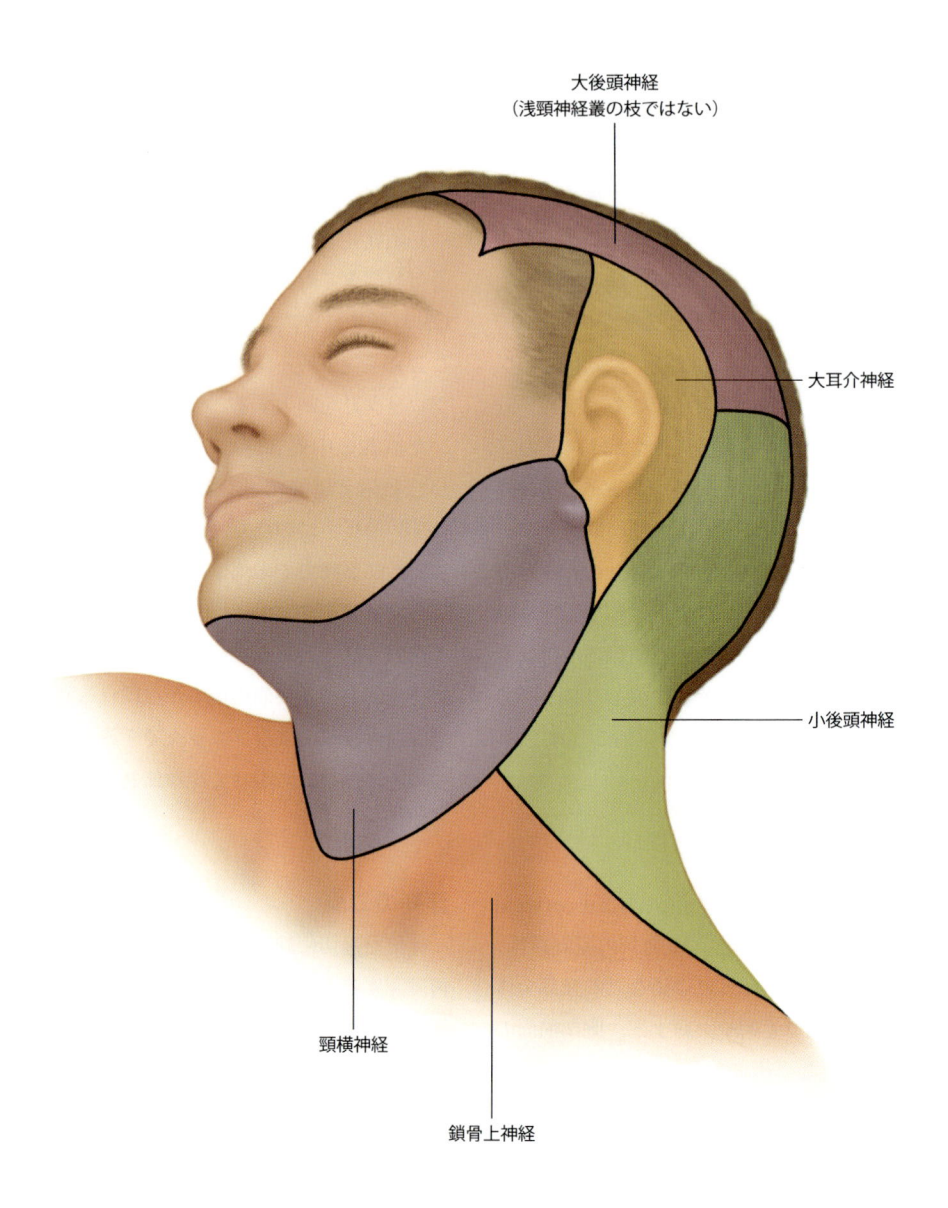

図 9-7　浅頸神経叢の皮膚神経支配

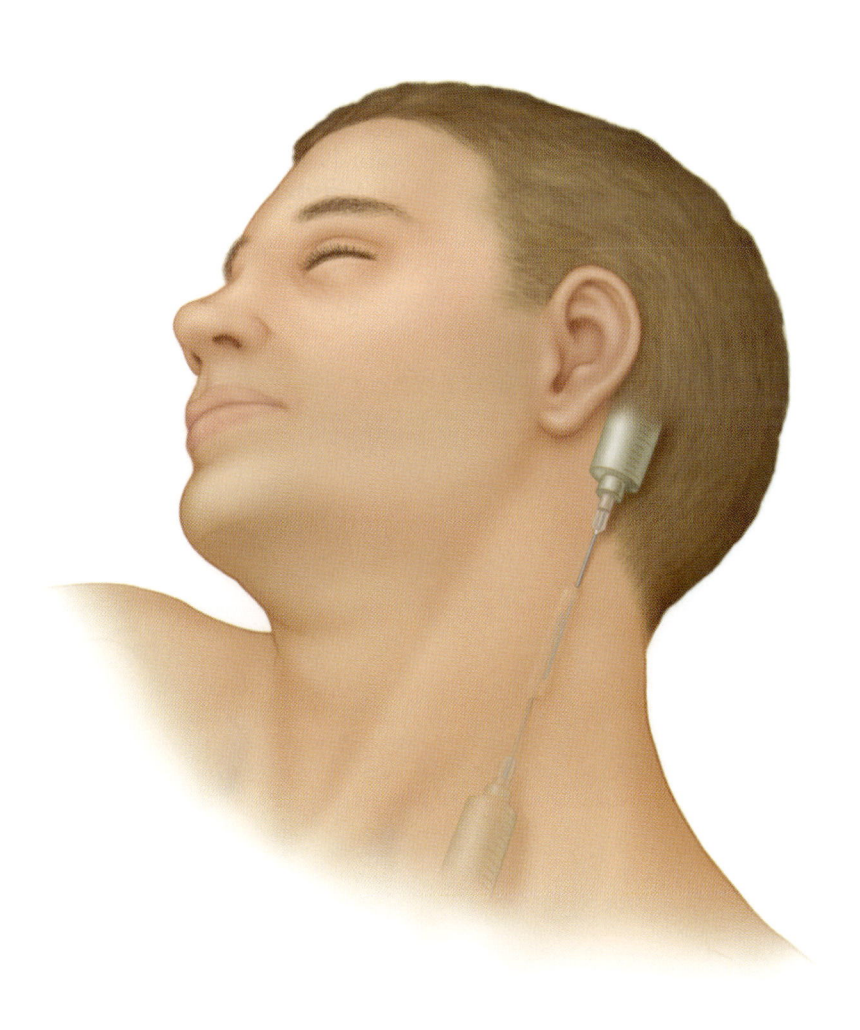

図 9-8　浅頸神経叢ブロックでの患者体位とブロック針の刺入部位

参考文献

de Sousa AA, Filho MA, Faglione W Jr, Carvalho GT. Superficial vs combined cervical plexus block for carotid endarterectomy: a prospective, randomized study. Surg Neurol. 2005; 63 Suppl 1: S22-5.

Nash L, Nicholson HD, Zhang M. Does the investing layer of the deep cervical fascia exist? Anesthesiology. 2005 Nov; 103(5): 962-8.

Pandit JJ, Dutta D, Morris JF. Spread of injectate with superficial cervical plexus block in humans: an anatomical study. Br J Anaesth. 2003 Nov; 91(5): 733-5.

Stoneham MD, Doyle AR, Knighton JD, Dorje P, Stanley JC. Prospective, randomized comparison of deep or superficial cervical plexus block for carotid endarterectomy surgery. Anesthesiology. 1998 Oct; 89(4): 907-12.

Weiss A, Isselhorst C, Gahlen J, Freudenberg S, Roth H, Hammerschmitt N, et al. Acute respiratory failure after deep cervical plexus block for carotid endarterectomy as a result of bilateral recurrent laryngeal nerve paralysis. Acta Anaesthesiol Scand. 2005 May; 49(5): 715-9.

10章

斜角筋間法による腕神経叢ブロック

Laurence C. Torsher, M.D.
Hugh M. Smith, M.D., Ph.D.
Adam K. Jacob, M.D.

臨床適応

　1925年にEtienneが斜角筋間法（interscalene approach）による腕神経叢ブロックを初めて報告し，1970年にWinnieが変法を発表した．斜角筋間法は腕神経叢を最も近位部でブロックする麻酔法であり，脊髄神経根が合流して神経幹を形成する部位でブロックを行う（図10-1）．斜角筋間法は，肩や上肢近位部の手術に対する術中麻酔と術後鎮痛のために行われる．浅頸神経叢ブロックを併用すると，上肢帯や頸部前面まで麻酔域が広がる．C8頸神経やT1胸神経など，腕神経叢尾側の神経根に対するブロック効果が不確実であることは，このブロック法の大きな問題点である．C8神経根とT1神経根のブロックが不十分であると，上肢の尺骨神経支配領域が麻酔されず，皮膚感覚が残る（図10-2）．このため，上肢遠位部に及ぶ手術には，斜角筋間法は適さない．

腕神経叢の解剖

　腕神経叢の5つの神経根（C5～T1）は，それぞれの椎間孔から出た後，前斜角筋と中斜角筋の間を走行する（図10-3，図10-4）．C5神経根とC6神経根は合流して腕神経叢の上神経幹となり，C7神経根は中神経幹，C8神経根とT1神経根は下神経幹となる（図10-1）．3つの神経幹は，第1肋骨に近づき

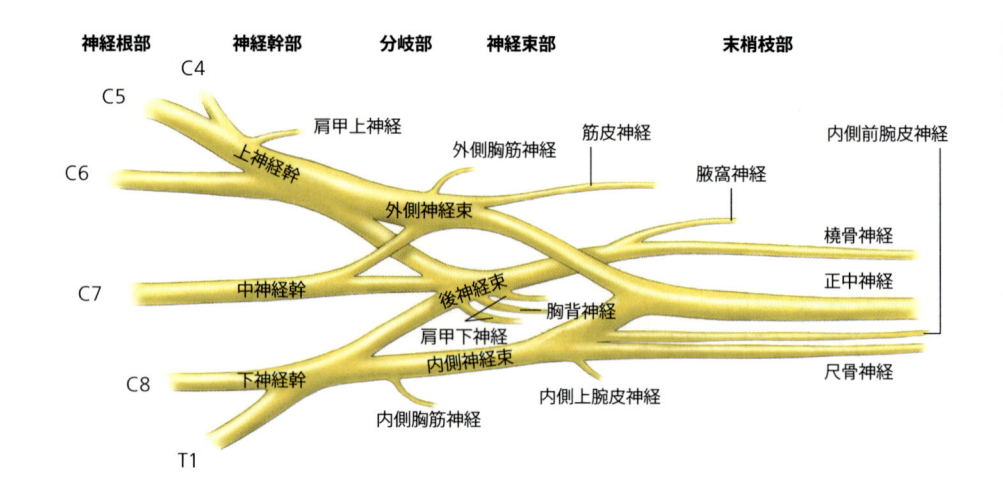

図 10-1 腕神経叢の解剖

ながら前枝と後枝に分かれ，さらに合流して外側神経束，後神経束，内側神経束となる。鎖骨下動脈も第1肋骨の高さで前斜角筋と中斜角筋の間を走行する。この部位で，腕神経叢前枝と後枝は，鎖骨下動脈の頭側で後外側に位置する。椎骨動脈は鎖骨下動脈から分枝して頭側に向かい，C6椎体の高さで横突起孔に入る（図10-4）。腕神経叢を形成する頸神経根は，横突起を出る際に椎骨動脈のすぐ後ろを通る。このように血管と近接した位置関係のため，斜角筋間法では血管内注入のリスクが高いと考えられる（図10-3）。鎖骨下静脈は，第1肋骨上を前斜角筋前方へ向けて胸腔から出る。横隔神経はC3～C5神経根に由来し，前斜角筋前方表面に沿って下降し，腕神経叢と交差する（図10-4）。

体表解剖

斜角筋間法の原法は，輪状軟骨（C6椎体の高さ）から側方へ引いた直線と，斜角筋間溝との交点で行う。斜角筋間溝は前斜角筋と中斜角筋の間にあり，胸鎖乳突筋外側縁のすぐ後側で触知できる（図10-5）。斜角筋間溝の触知が難しい患者の場合，頭部を枕や手術台から挙上させると，これらの筋肉縁が明瞭化する。これにより胸鎖乳突筋後縁の識別が容易となり，より正確に斜角筋間溝を識別できる。外頸静脈も，斜角筋間溝の識別に役立つ体表ランドマークである。C6椎体の高さでは，およそ85％の患者で，外頸静脈は斜角筋間溝直上に位置する。

患者体位

患者は仰臥位とし，首を軽度伸展させて，顔を反対側に向ける（図10-6）。ブロック側の腕は内転し，患者が楽な位置にする。電気刺激による筋肉の収縮を視認できるよう，上肢は適切に見えるようにしておく。

図 10-2　上肢の皮膚神経支配

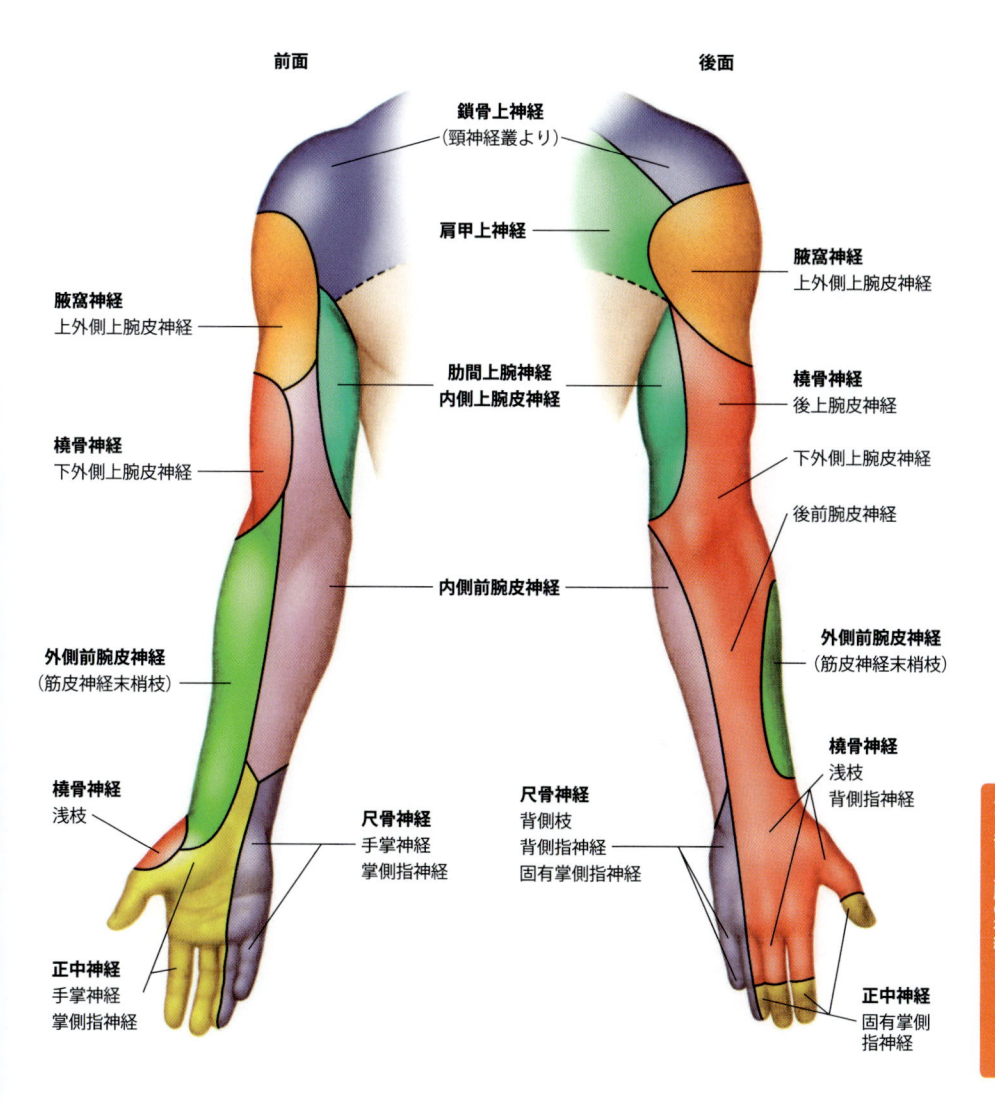

第 4 部　上肢の神経ブロック

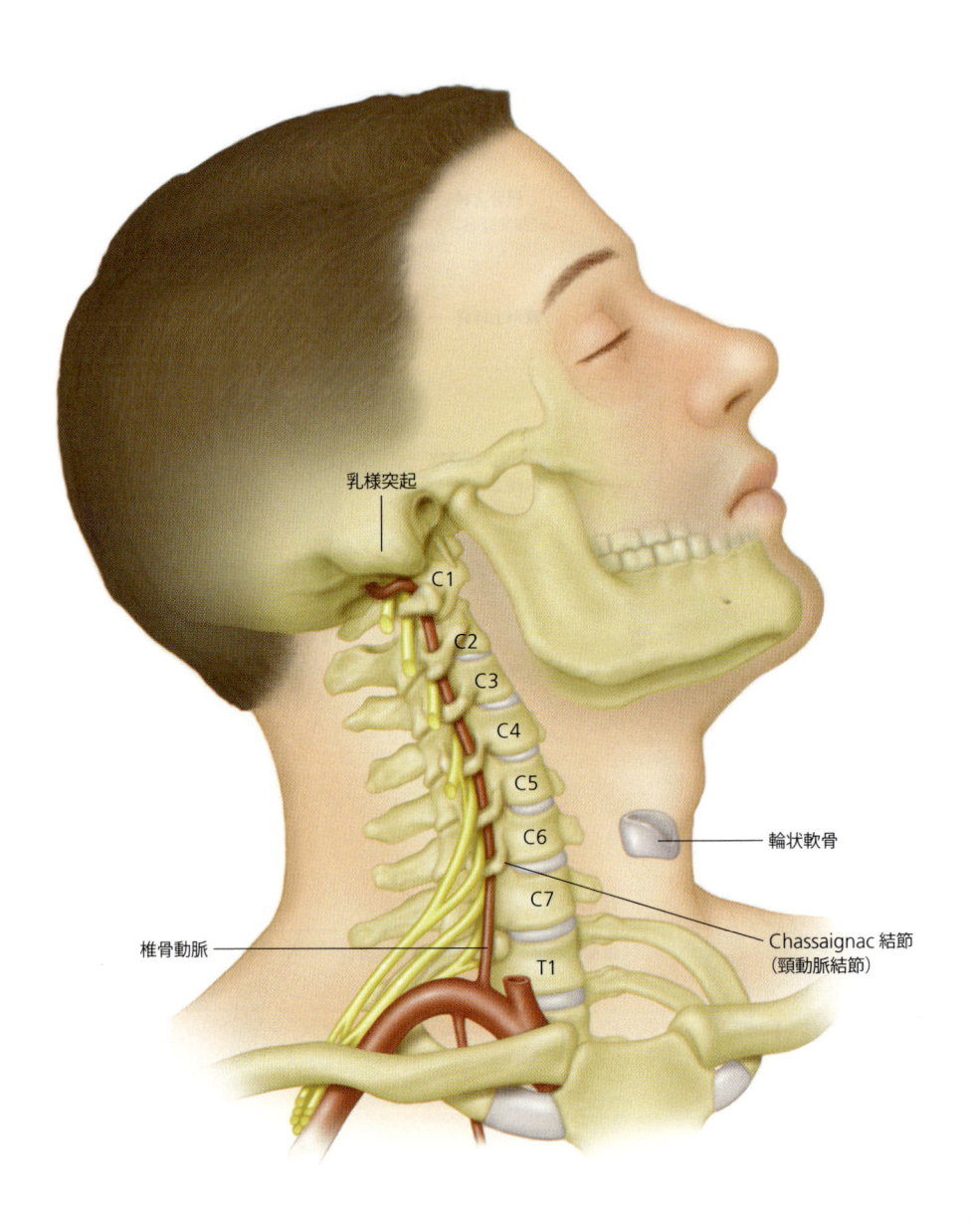

図 10-3　頸部の解剖

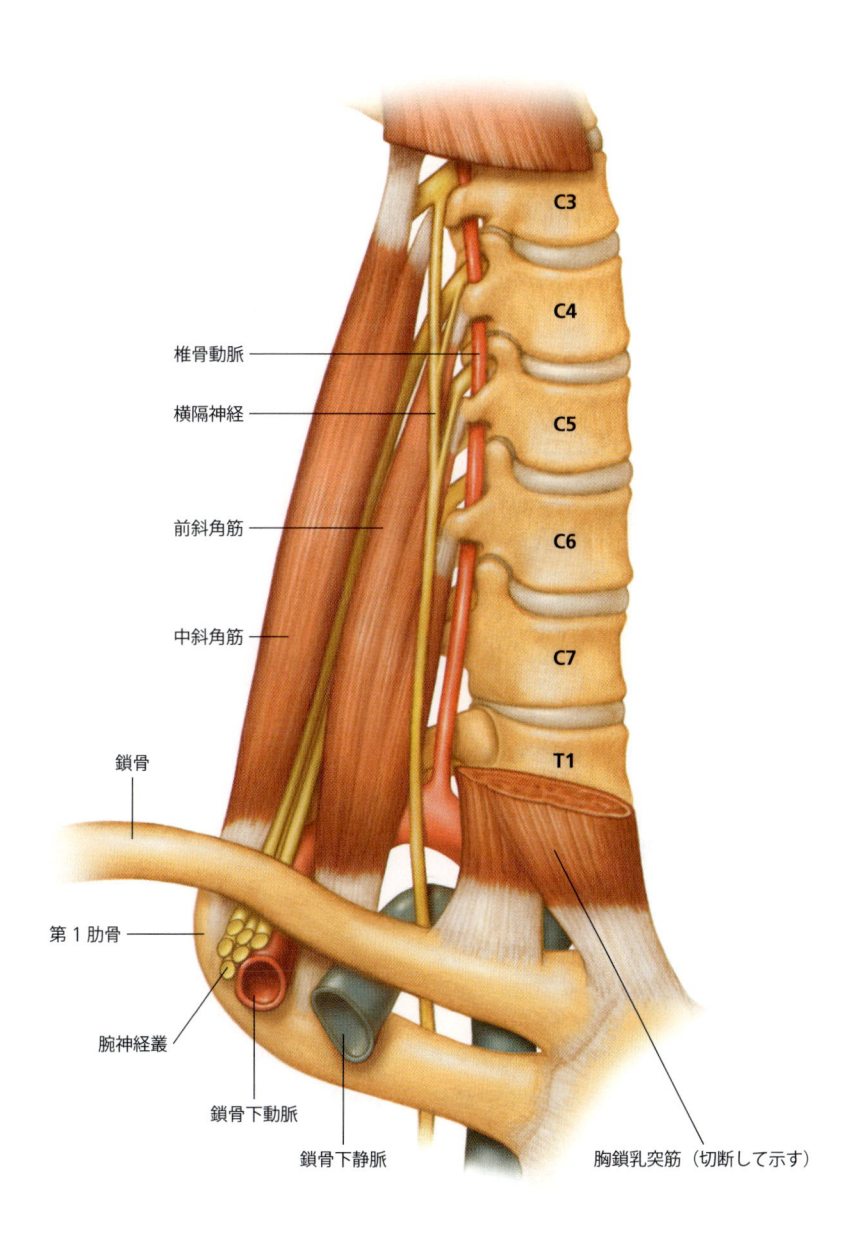

図 10-4　頸部の神経，血管，筋肉の解剖

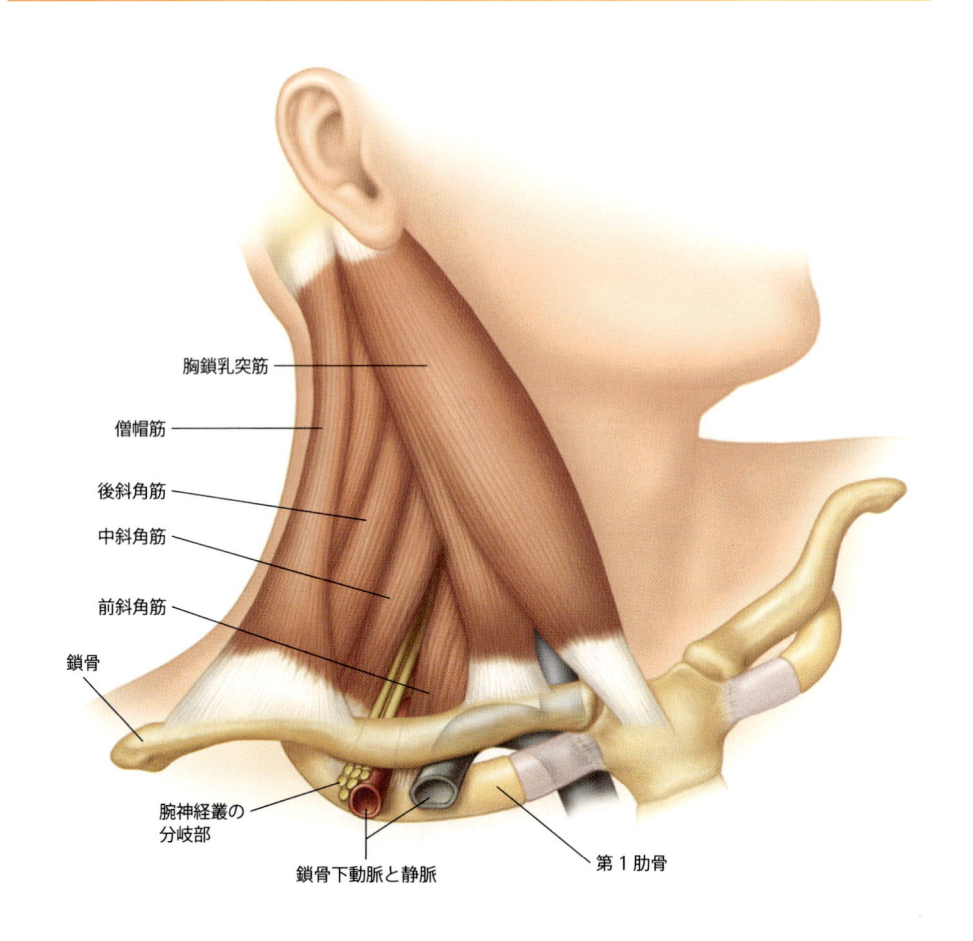

図中ラベル:
- 胸鎖乳突筋
- 僧帽筋
- 後斜角筋
- 中斜角筋
- 前斜角筋
- 鎖骨
- 腕神経叢の分岐部
- 鎖骨下動脈と静脈
- 第1肋骨

図 10-5　斜角筋間溝周辺の筋肉解剖

ブロック法
神経同定法
　斜角筋間法で腕神経叢の同定に最もよく用いられるのは電気刺激法である．他に，感覚異常誘発法や超音波ガイド下法も用いられる．最近，斜角筋間溝で腕神経叢を同定するうえで，超音波ガイド下斜角筋間法が正確で信頼性が高いことが示された．腕神経叢は浅在性で，斜角筋の境界がはっきりと識別できるため，描出は良好であり，位置の同定が確実にできる．

ブロック針の刺入部位
　22 ゲージ×2 インチ（5 cm）の刺激電極付きブロック針を輪状軟骨（C6 椎体の高さ）から真っ直ぐ外側へ向けて引いた直線上で，斜角筋間溝から刺入する．ブロック針は皮膚に対して垂直に刺入し，内側かつ尾側でやや後側に向けて進める（図 10-7）．矢状断面に対して 60 度程度後方に針を傾けると，腕神経叢に最も到達しやすくなる．反対側の乳頭に向けて針を尾側に進めることで，横突起の間へ針が進み，椎間孔に入るリスクを最

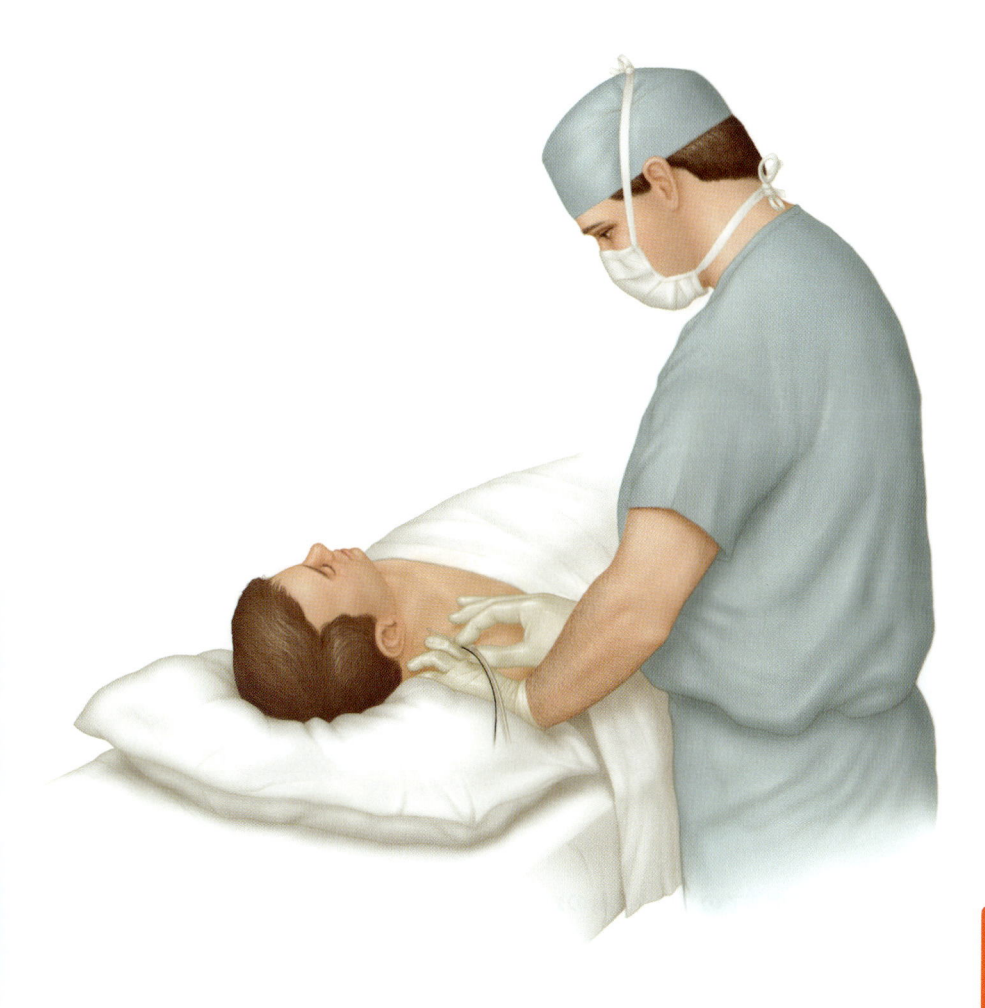

図 10-6　斜角筋間法での患者と麻酔科医の位置

小限にすることができる。感覚異常や運動反応は 1～2 cm の深さで誘発される。針を 2 cm 以上進めると，神経損傷やくも膜下投与，硬膜外腔への局所麻酔薬拡散のリスクが増す。解剖学的研究から，皮膚と C6 椎間孔の最短距離は約 2.3 cm であることが示されている。

　斜角筋間法における最も適切な誘発運動反応に関して，意見の一致は得られていない。

しかし，三角筋か上腕二頭筋の運動反応が誘発されれば，ブロックを成功させることができる。肩や上肢近位部の手術のための麻酔では，手や前腕など遠位部の運動反応誘発は不要である。0.5 mA かそれ以下の電流で適切な運動反応が誘発されたら，吸引テストを繰り返しながら 20～40 mL の局所麻酔薬をゆっくり注入し，血管内投与やくも膜下投与のリスクを最小限とする。

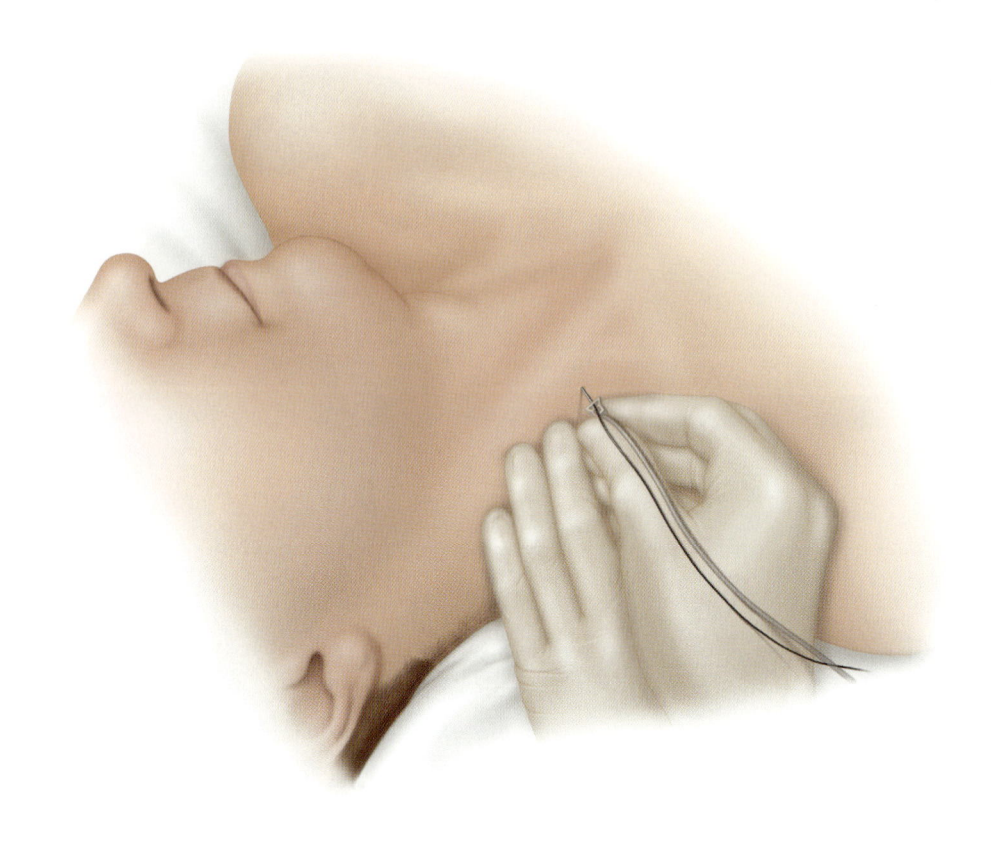

図 10-7 斜角筋間法でのブロック針の刺入部位と刺入方向

穿刺のコツ

　運動反応が誘発されず，2 cm 未満の浅いところで骨にあたったら，腕神経叢の前方か後方でブロック針が頸椎横突起に接触したと考えられる．このような場合，輪状軟骨から外側へ向けて引いた直線に沿って，前後面で少しずつ針の向きを変える．さらに深いところで骨にあたった場合は，神経幹より前方で椎体に接触しているため，針を後方に向け直す必要がある．横隔神経に刺激が及んだ場合は，横隔膜の収縮が起こる．この場合は，さらに針を後方に向け直す必要がある．また，僧帽筋の後方収縮は副神経の刺激を意味し，針をさらに前方に向け直す必要がある．

超音波ガイド下斜角筋間法
神経叢描出法

　腕神経叢は浅在性であるが，斜角筋間での描出は難しいことがある．特に，腕神経叢のさらに遠位部分と比べた場合に描出が難しい．プローブは輪状軟骨の高さで頸部外側面に，腕神経叢に垂直で斜角筋間溝が中心にくるようにあてる（図 10-8）．腕神経叢は，内側深部から外側浅層に向けて走行するため，

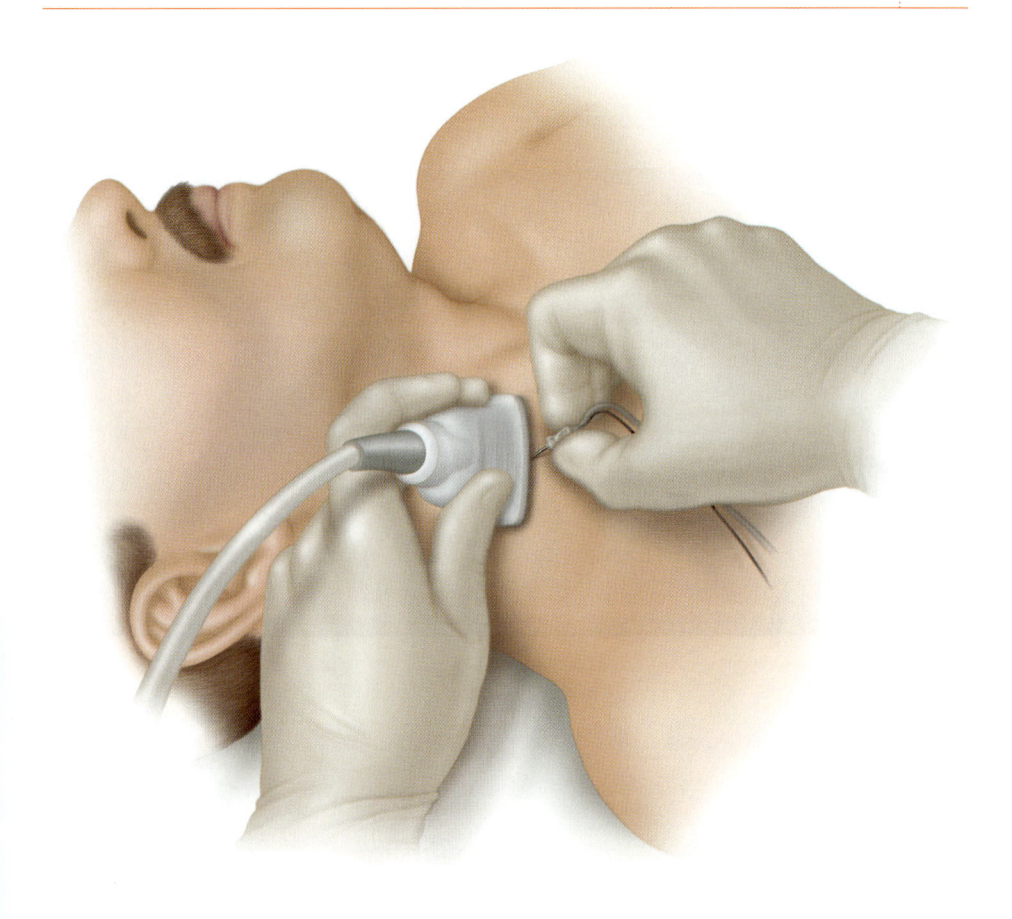

図 10-8 超音波ガイド下斜角筋間法でのプローブのあて方とブロック針の刺入方向

超音波ビームを側方に回転させて尾側に傾けると，腕神経叢の断面を適切に描出することができる。

初心者は，まず鎖骨上窩で描出すると，腕神経叢を容易に同定できる。プローブを鎖骨と平行にあて，超音波ビームを第1肋骨へ向けると，鎖骨下動脈と腕神経叢分岐部が簡単に同定できる。ここから，斜角筋間溝内で神経幹が斜角筋に挟まれるところまで，腕神経叢を頭側に追う（図10-9）。他にも頸部正中線付近から描出を始める方法があり，まず輪状軟骨を同定する。輪状軟骨が同定できれば，プローブを外側方向へ動かす。頸動脈，内頸静脈，胸鎖乳突筋を越えたところで，斜角筋が神経幹または腕神経叢分岐部を挟む画像が描出される。

超音波解剖学

超音波断層像では，腕神経叢の神経幹は垂直に重なり合った低エコー性の暗い円形構造として描出され，正中線方向に傾いて並ぶことが多い（図10-9）。前斜角筋と中斜角筋が腕神経叢を挟んでおり，これらは線維性の高エコー性隔壁が散在する暗い不均一な筋組織

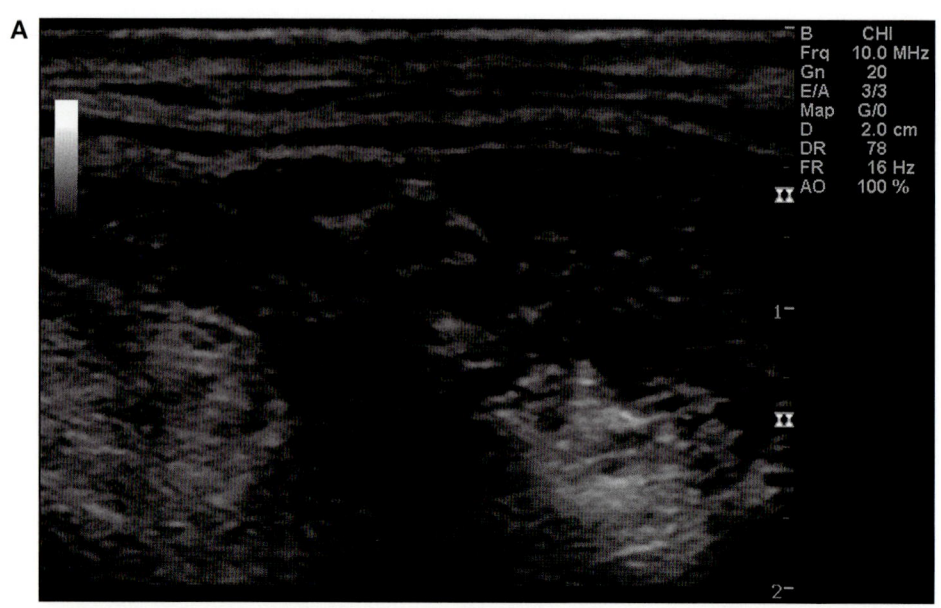

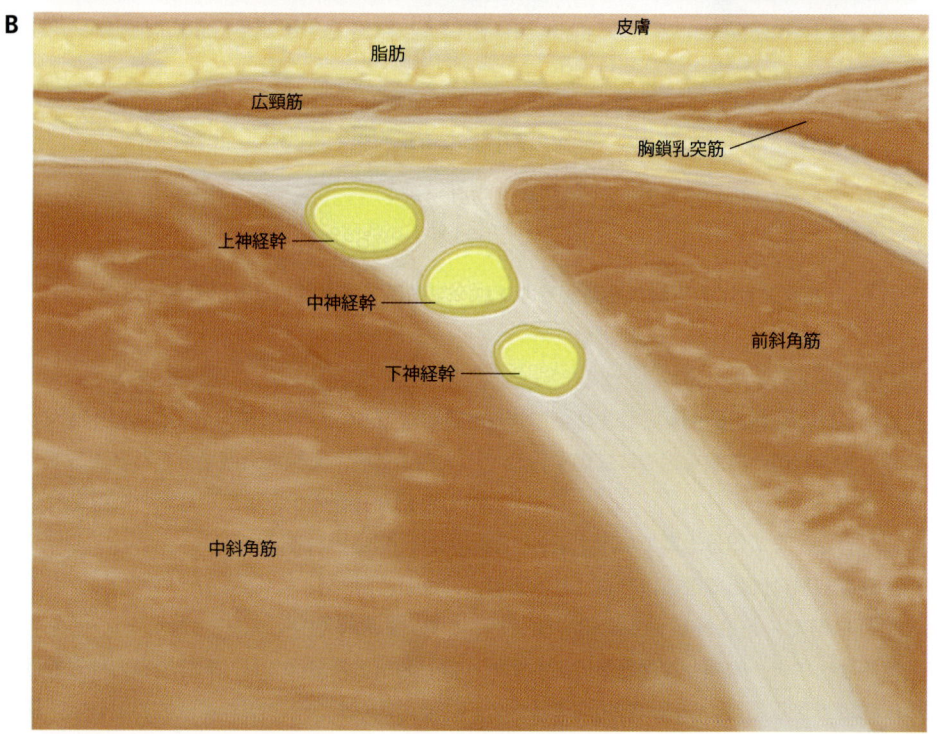

図 10-9　斜角筋間法で描出される腕神経叢の超音波画像
A：超音波断層像。B：解剖学的模式図。

として描出される．およそ 50％の患者で，楔形の胸鎖乳突筋後方縁が腕神経叢のすぐ表層，つまり画面上方に描出される．解剖学の成書では，この部位の腕神経叢は上神経幹，中神経幹，下神経幹からなるとされる．しかし超音波断層像では，もっと細く分枝した画像が描出されることがある（図 10-10）．腕神経叢上神経幹の深さは，皮膚表面から 0.5 ～ 2 cm である．

ブロック法

　超音波ガイド下斜角筋間法では，平行法（in-plane needle approach）か直交法〔交差法（out-of-plane needle approach）〕[訳注1]でブロック針を刺入できる．平行法では針の軸芯や先端を視認しながら穿刺できるが，腕神経叢に届くまで針を長く刺入する必要があり，患者が痛がる．一方，直交法では，刺入中の針の軸芯や先端が常に描出されるわけではない．しかし，針の位置や方向，深さは，刺入に応じた組織の下向きの動きでだいたい把握できる．直交法では一般に，より短い距離で針が神経幹に直達する．

　直交法で刺入する場合は，腕神経叢の最も浅層に位置する神経幹が超音波断層像の中央となるよう，プローブの位置を調整する．ブロック針をプローブの中心から皮膚に対して垂直に刺入し，腕神経叢のすぐ内側あるいはすぐ外側に向けてゆっくりと進める（図 10-8）．液体を注入すると，針先端の位置や方向が確認できる．針を腕神経叢付近まで刺入した後に，電気刺激法で神経同定を行うこともある．しかし，超音波ガイド下穿刺に熟達した麻酔科医がこの方法を用いることはほとんどない．針を上神経幹付近まで刺入した後，吸引テストを繰り返しながら 10 ～ 15 mL の局所麻酔薬をゆっくり注入する（図 10-11）．神経の全周にわたって局所麻酔薬を確実に浸潤させるため，針を一度引き抜き，腕神経叢の反対側に向けて刺入し直すこともある．追加投与が必要な場合は，吸引テストを繰り返しながら 10 ～ 15 mL の局所麻酔薬をゆっくり注入する．

持続末梢神経ブロック用カテーテル留置

　ブロック併用麻酔や術後疼痛管理の目的で，末梢神経カテーテルがよく用いられる．電気刺激法によるカテーテル留置およびその他の方法によるカテーテル留置とも，従来のオピオイド静注法に比べて，肩手術後のより良好な鎮痛効果とリハビリテーション促進効果が認められている．超音波ガイド下ではカテーテルを正しく留置できるが，従来の電気刺激法より優れているというエビデンスはまだ少ない．

　電気刺激を用いたカテーテル留置のための神経同定法は，単回注入によるブロックの場合と同様である．斜角筋間カテーテル留置は，18 ゲージ × 2 インチ（5 cm）の刺激電極付き Tuohy 針を用いて行う．針のベベルを尾側に向け，腕神経叢の走行に沿って第 1 肋骨に向けて刺入する．0.5 mA かそれ以下の電流で適切な運動反応が誘発されたら，20 ゲージのカテーテルを針先から 2 ～ 3 cm 挿入し，頸部側面か肩の近位部にしっかりと

訳注1：一般的には"交差法"といわれることが多いが，ブロック針を超音波ビーム面に対し垂直に穿刺することの重要性を強調するため，本書では"直交法"という語を使用した．

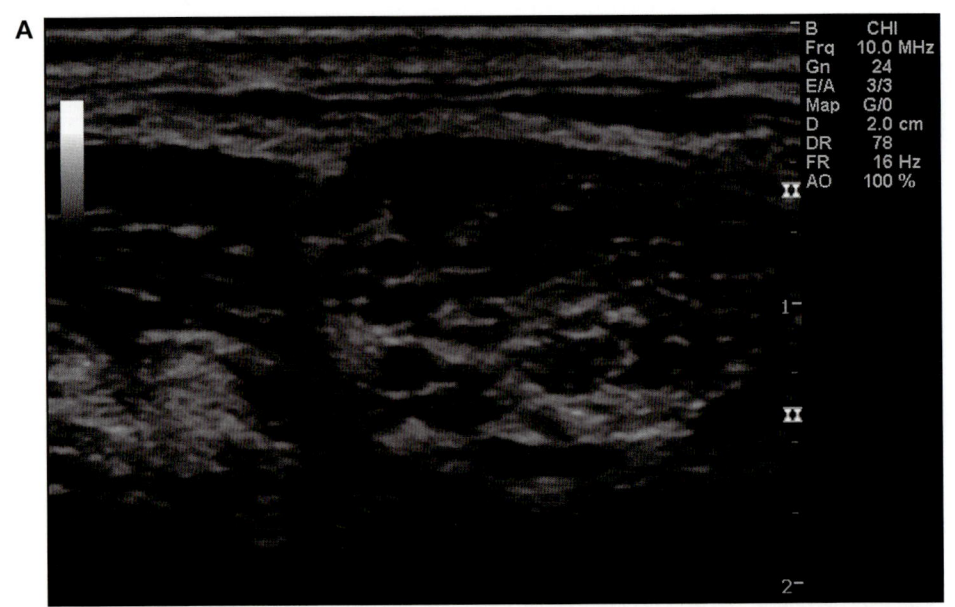

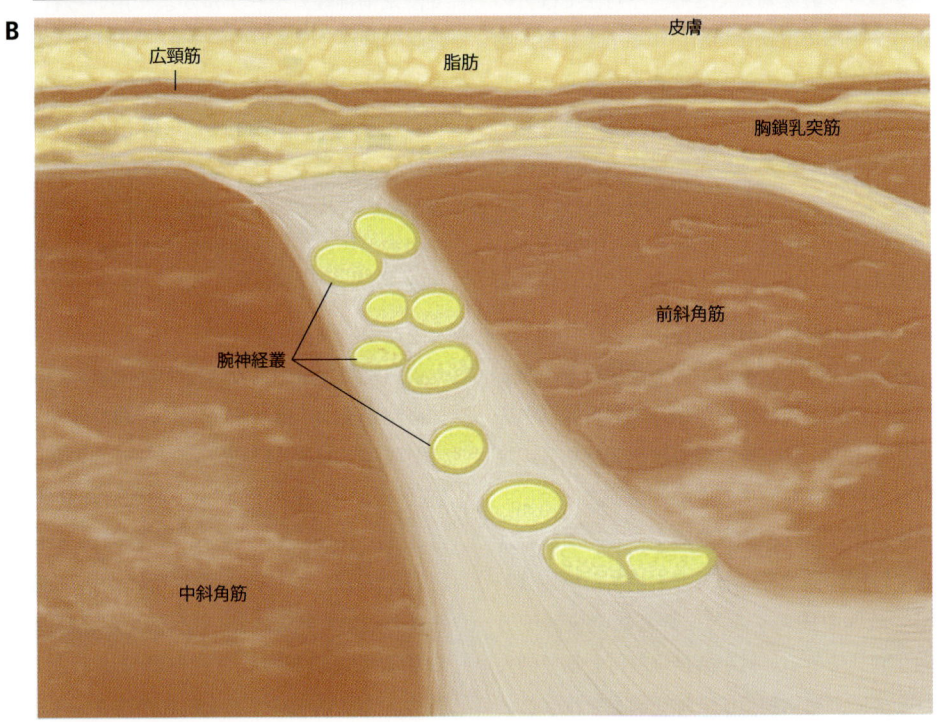

図10-10　斜角筋間法で描出される腕神経叢の超音波画像において解剖学的変異を認める例
A：超音波断層像。B：解剖学的模式図。

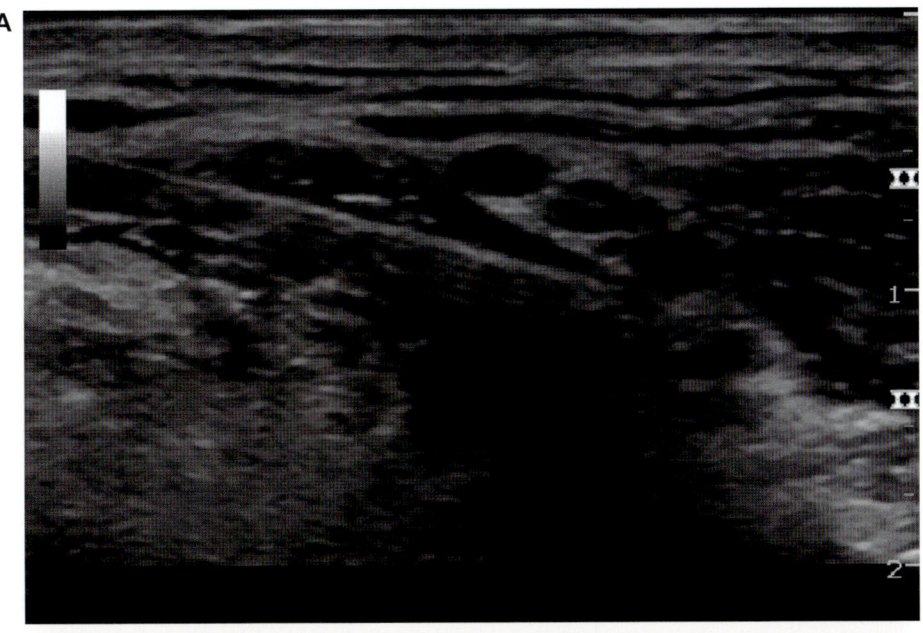

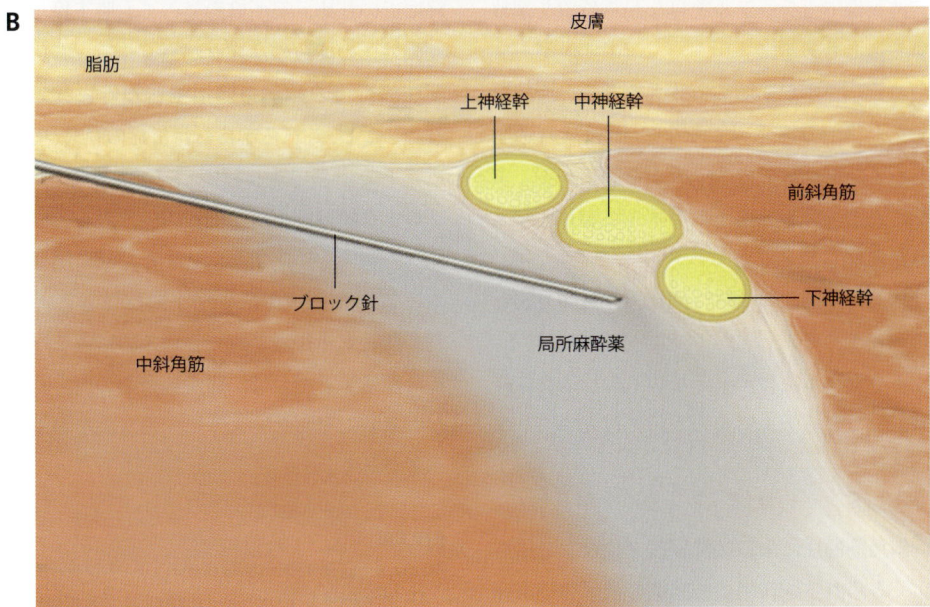

図 10-11　平行法での斜角筋間法による超音波ガイド下腕神経叢ブロック

A：超音波断層像。B：解剖学的模式図。

固定する。

　超音波ガイド下斜角筋間カテーテル留置は，先に述べた直交穿刺法による単回投与の場合と同様である。18ゲージ×2インチ（5cm）の刺激電極付きTuohy針を，ベベルを腕神経叢の前方か後方に向けて刺入し，超音波画像を描出しながら，腕神経叢の中神経幹に向けて進める。生理食塩液かブドウ糖溶液を注入して，針先の位置を確認する。針先が適切な位置に達したら，20ゲージのカテーテルを針先から1〜2cm挿入する。カテーテル先端を腕神経叢の中神経幹近くに留置できれば理想的である。局所麻酔薬を投与しながら，その広がりを超音波画像で確認する。局所麻酔薬が全周性に広がらない場合は，超音波画像でカテーテルを見ながら位置を調整することもある。

　カテーテルが適切に留置されたら，液状接着剤，ステリストリップ™，滅菌済み透明ドレッシング材でカテーテルを固定する。また，カテーテルを皮下トンネルに通し，刺入点から離れたところで固定することもある。持続斜角筋間法は，腕神経叢が浅層性のため，カテーテルが抜けやすいという欠点がある。皮下トンネルはカテーテル抜去のリスクを軽減し，カテーテル感染の予防に役立つ。

副作用と合併症

　斜角筋間法による腕神経叢ブロックで最もよくみられる副作用は，同側の横隔神経麻痺である。一過性の横隔神経麻痺により呼吸筋予備力が減少し，神経麻痺の持続中は患者が軽い呼吸困難を感じる。横隔神経麻痺の頻度は，特に大量の局所麻酔薬を使用した場合，100％に達することもある。そのため，斜角筋間法は慢性閉塞性肺疾患など呼吸機能が低下した患者には適さない。副作用による麻痺は，迷走神経，反回神経，頸部交感神経節などにも起こりうる。

　Horner症候群も，斜角筋間法でよくみられる合併症である。これは70〜90％の患者に起こり，大量の局所麻酔薬を使用した場合に起こりやすい。典型例では，眼瞼下垂，縮瞳，無汗症の三徴を認め，ブロックが星状神経節にまで及んだ場合に起こる。ブロックが効いている間，臨床症状は持続する。これらの臨床症状は，一過性で自然に治ると患者を安心させる以外に特別な治療は必要ない。

　椎骨動脈や頸動脈など頸部大血管が腕神経叢の近くにあるため，血管内注入と局所麻酔薬中毒のリスクが高くなる。同様に，中枢神経に近いため，局所麻酔薬のくも膜下投与や硬膜外への拡散のリスクが高くなる。斜角筋間法施行後の頸部脊髄損傷も報告されている。しかし，これらを含む合併症のリスクは，意識下で応答可能な状態でブロックを行う，ブロック針の刺入を2cm以内に限る，椎間孔への刺入を予防するために針は常に尾側へ向ける，などの注意で最小限にできる。また，持続末梢神経ブロックのためにカテーテルを留置する場合は，局所麻酔薬の血中濃度が中毒域に至らないように，投与量を調整すべきである。

参考文献

Bennani SE, Vandenabele-Teneur F, Nyarwaya JB, Delecroix M, Krivosic-Horber R. An attempt to prevent spread of local anaesthetic to the phrenic nerve by compression above the injection site during the interscalene brachial plexus block. Eur J Anaesthesiol. 1998 Jul; 15(4): 453-6.

Boezaart AP. Continuous interscalene block for ambulatory shoulder surgery. Best Pract Res Clin Anaesthesiol. 2002 Jun; 16(2): 295-310.

Candido KD, Sukhani R, Doty R Jr, Nader A, Kendall MC, Yaghmour E, et al. Neurologic sequelae after interscalene brachial plexus block for shoulder/upper arm surgery: the association of patient, anesthetic, and surgical factors to the incidence and clinical course. Anesth Analg. 2005 May; 100(5): 1489-95.

Chan VW. Applying ultrasound imaging to interscalene brachial plexus block. Reg Anesth Pain Med. 2003 Jul-Aug; 28(4): 340-3.

Long TR, Wass CT, Burkle CM. Perioperative interscalene blockade: an overview of its history and current clinical use. J Clin Anesth. 2002 Nov; 14(7): 546-56.

Sardesai AM, Patel R, Denny NM, Menon DK, Dixon AK, Herrick MJ, et al. Interscalene brachial plexus block: can the risk of entering the spinal canal be reduced? A study of needle angles in volunteers undergoing magnetic resonance imaging. Anesthesiology. 2006 Jul; 105(1): 9-13.

Silverstein WB, Saiyed MU, Brown AR. Interscalene block with a nerve stimulator: a deltoid motor response is a satisfactory endpoint for successful block. Reg Anesth Pain Med. 2000 Jul-Aug; 25(4): 356-9.

Tonidandel WL, Mayfield JB. Successful interscalene block with a nerve stimulator may also result after a pectoralis major motor response. Reg Anesth Pain Med. 2002 Sep-Oct; 27(5): 491-3.

Urmey WF, Talts KH, Sharrock NE. One hundred percent incidence of hemidiaphragmatic paresis associated with interscalene brachial plexus anesthesia as diagnosed byultrasonography. Anesth Analg. 1991 Apr; 72(4): 498-503.

Wong GY, Brown DL, Miller GM, Cahill DR. Defining the cross-sectional anatomy important to interscalene brachial plexus block with magnetic resonance imaging. Reg Anesth Pain Med. 1998 Jan-Feb; 23(1): 77-80.

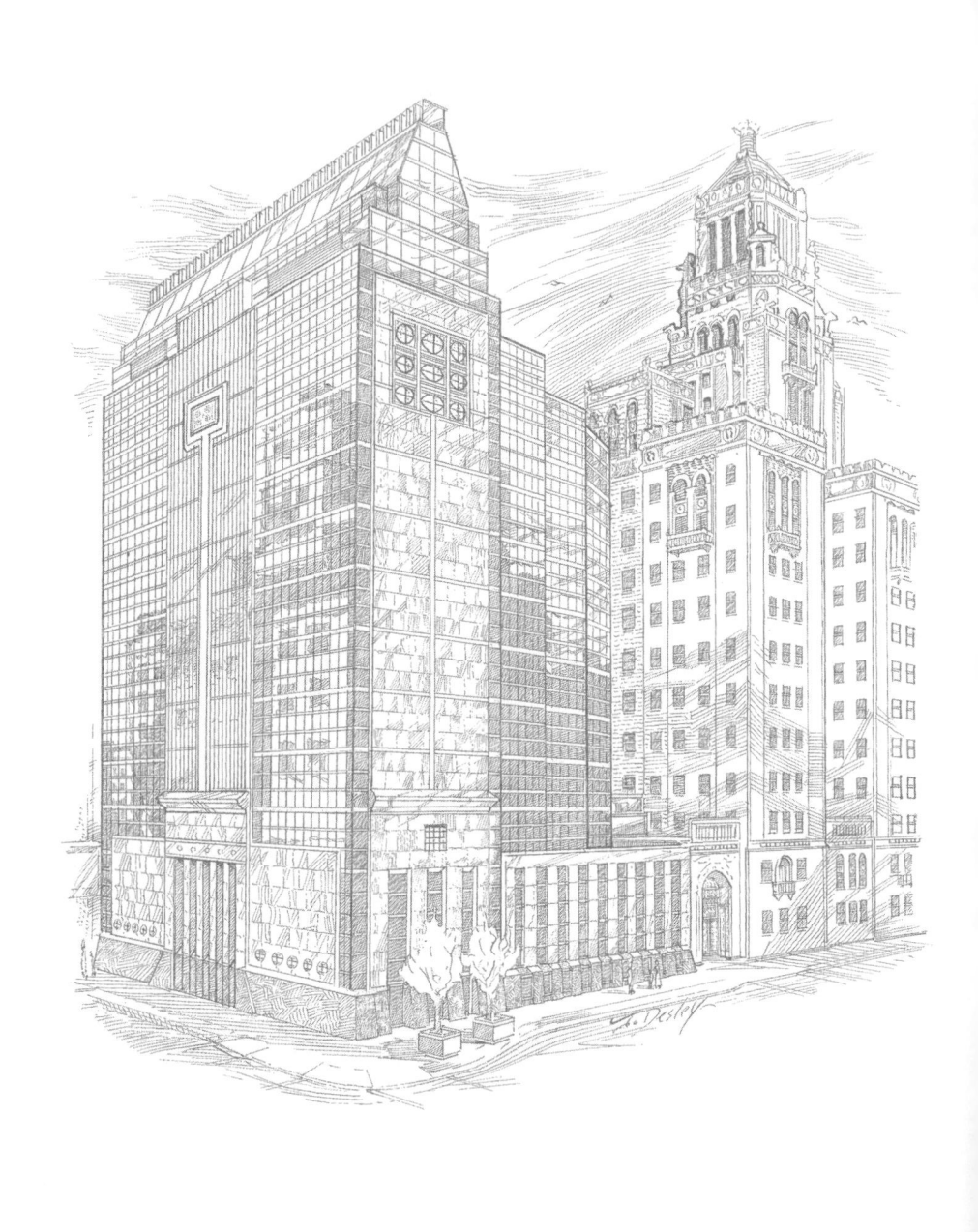

11章

肩甲上神経ブロック

Thomas J. Jurrens, M.D.

臨床適応

　肩甲上神経ブロック（suprascapular nerve block）は1941年に，WertheimとRovenstineによって初めて報告された。肩甲上神経は腕神経叢の末梢枝の1つであるが，その感覚運動神経支配はさまざまな臨床病態に関与する。例えば，癒着性関節包炎，関節リウマチ，筋筋膜疼痛症候群，悪性腫瘍に伴う疼痛，腱板損傷，肩の手術後などの患者の疼痛管理を目的として，肩甲上神経ブロックが行われる。斜角筋間法と違い，肩甲上神経ブロックは横隔神経麻痺を起こさずに，肩関節，肩関節包，肩の皮膚の鎮痛を得ることができる。横隔神経麻痺を回避できることは，慢性閉塞性肺疾患などで呼吸機能の低下した患者にとってはメリットになりうる。また，肩甲上神経ブロックは原因のはっきりしない肩の痛みの鑑別診断目的でも行われてきた。

肩甲上神経の解剖

　肩甲上神経（suprascapular nerve）は，腕神経叢の上神経幹から分枝する。C5とC6の頸神経根に由来し，ときにC4頸神経が含まれることもある（図11-1）。肩甲上神経は腕神経叢後方を肩甲舌骨筋と並走し，肩甲骨上縁へ向けて上部僧帽筋の深部を通過した後，肩甲上切痕を横断する。肩甲上切痕内

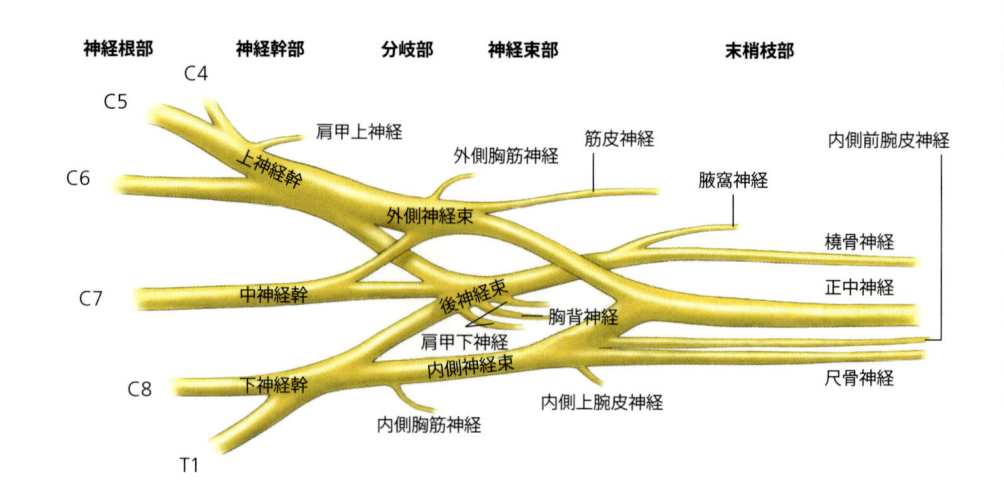

図 11-1 腕神経叢の解剖

では，肩甲上動静脈は肩甲横靭帯の上を走行するが，肩甲上神経は肩甲横靭帯の下を通過して棘上窩に入る。肩甲上神経は，肩関節上部と後上部領域を含む肩関節の約70％，肩関節包，およびそれらの部分の皮膚の感覚を司る（図11-2）。腕の外転筋である棘上筋に枝を出した後，肩甲上神経は肩甲棘外側縁周辺へ向かい，肩鎖関節，関節窩上腕関節，肩峰下滑液包，烏口鎖骨靭帯へ感覚神経を送る。肩甲上神経の末梢枝は棘下窩に至り，腕の外旋筋である棘下筋の運動を支配する（図11-3）。

体表解剖

最も重要な解剖学的体表ランドマークは，上肢帯後面の肩甲棘である。肩甲棘は，肩甲骨内側縁から肩峰先端へと続く骨隆起であり，肩甲骨後面を棘上窩と棘下窩に分ける。肩甲棘は表在性であり，筋肉質な患者や肥満の患者でも簡単に触知できる。

患者体位

患者は座位とし，顔を軽く下へ向ける。ブロック側の手を反対側の肩の上に置いて，上肢帯後面を胸壁から離れるように回転させる（図11-4）。

ブロック法
神経同定法

肩甲上神経は，電気刺激法や感覚異常誘発法で同定できる。あるいは，周囲浸潤法により棘上窩で肩甲上神経をブロックできる。

ブロック針の刺入部位

肩甲上神経ブロックには2つのアプローチ法がある。WertheimとRovenstineが報告した原法では，肩甲棘の上縁に沿って肩甲棘と同じ長さの線を引く。次にこの線の垂直二等分線を引き，この部分を4つの領域に分ける。最後に，2本の直線の交点から上外側領域を2等分する線を引き，その線上で

図 11-2　上肢の皮膚神経支配

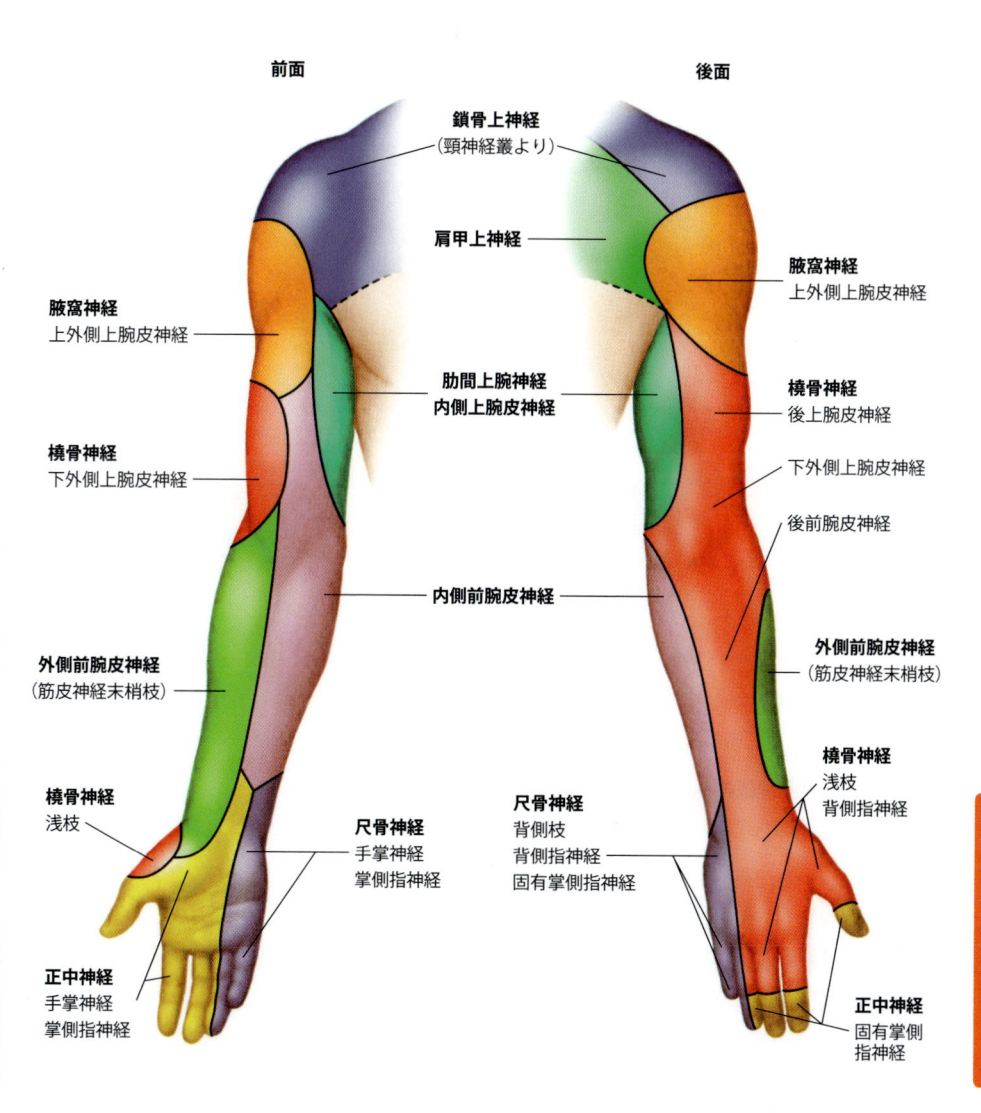

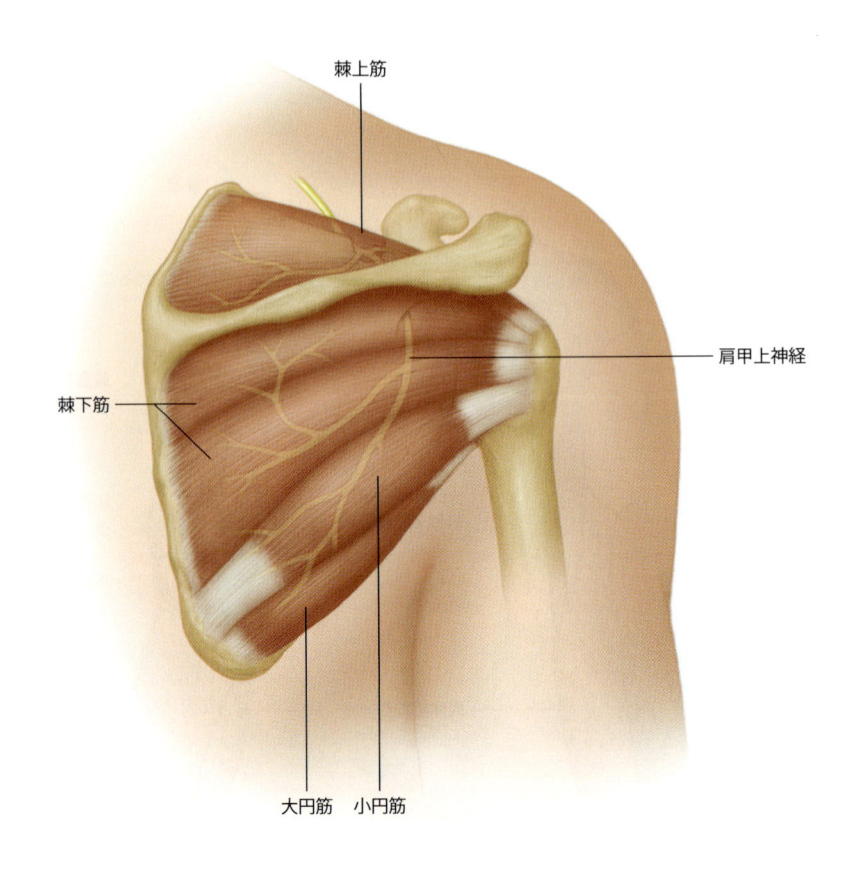

図 11-3　肩甲上神経の運動支配

交点から1.5～2 cm離れたところを刺入点とする（図11-5）。22ゲージ×2インチ（5 cm）の刺激電極付きブロック針を，皮膚に対して垂直に刺入する。針を進めると肩甲骨にあたるか，針先が肩甲上切痕に滑り込む感触が得られる。肩甲上切痕の深さは，最大でも1.5～3 cm程度である。電気刺激法では，肩甲上神経の刺激反応として，肩の外転や外旋が起こる。しかし，肩関節の回旋腱板損傷が著しい場合は，神経刺激で誘発される運動が小さく限られることがある。5～10 mLの局所麻酔薬を注入して，肩甲上神経ブロックを行う。

2つ目のアプローチ法は，1994年にDangoisseらによって報告された。原法と同様，肩甲棘を触診し，その上縁に沿って線を引く。次に，その線の垂直二等分線を引く。両者の交点から1 cm上方，すなわち肩甲棘の中点から1 cm上方を刺入点とする。針を鉛直方向，つまり床に対して直角となるよう下向きに進め，棘上窩底部の骨にあてる（図11-4）。吸引テストで確認後，10 mLの局所麻酔薬を棘上窩底部に注入する。

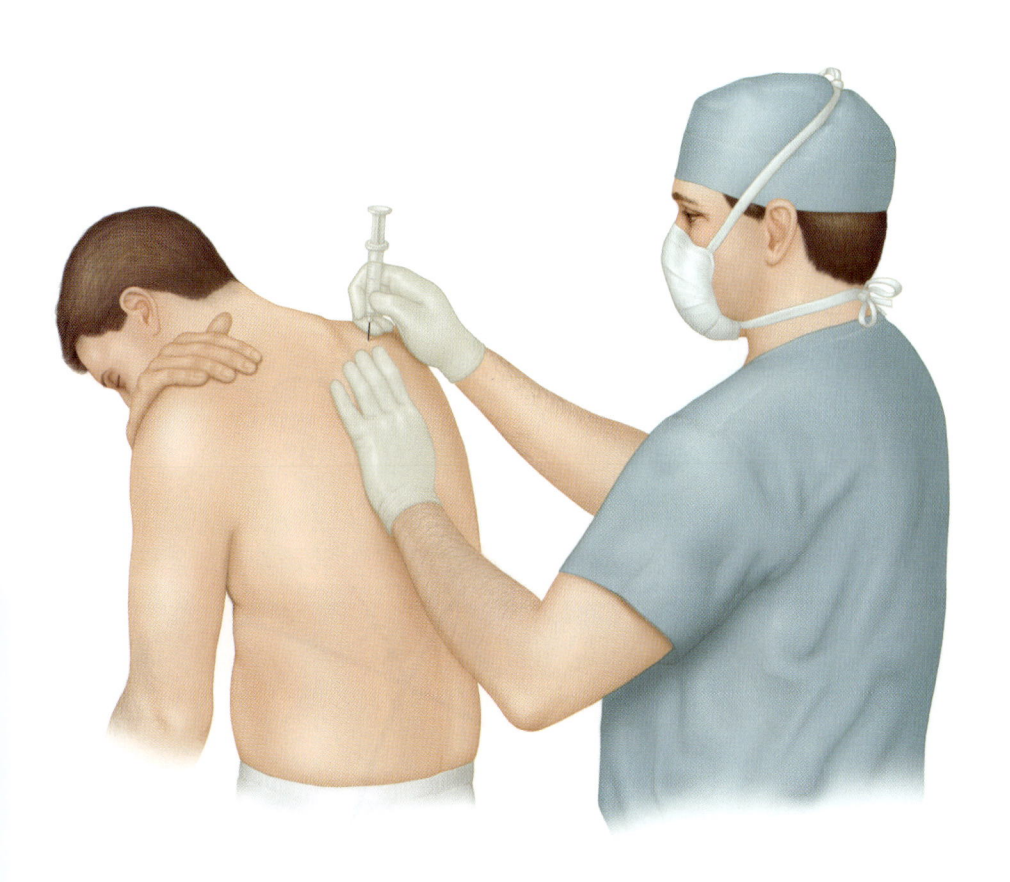

図 11-4　肩甲上神経ブロックでの患者体位

穿刺のコツ

　原法でアプローチする際には，針先を肩甲上切痕に滑り込ませるために，ブロック針を内側，外側，上方へ傾け直すことが必要な場合がある。刺入方向を少しずつ変えていくと，およそ 1.5～3 cm 程度の深さで，針先が肩甲上切痕に滑り込む。

副作用と合併症

　肩甲上神経ブロックの最も重大な合併症は気胸である。肩甲上切痕より深く針を進めると，胸膜穿刺をする可能性がある。Dangoisseらのアプローチ法では，ブロック針を肩甲骨面と平行，つまり床に対して垂直に進めるため，針先は胸壁から遠ざかり，気胸のリスクが理論上は軽減する。肩甲上動静脈が神経近傍に位置するため，吸引テストを注意深く行う必要がある。神経損傷も報告されているが，持続性の感覚異常は通常は自然に寛解する。

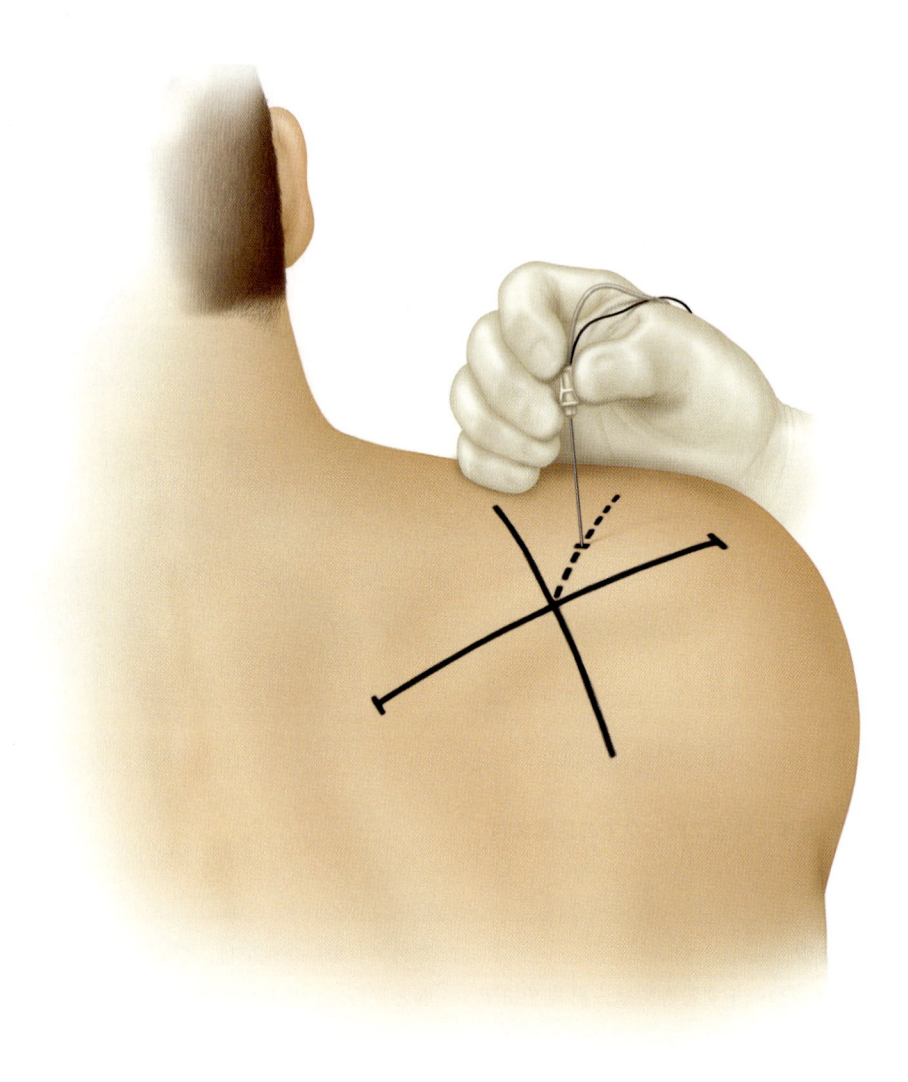

図 11-5　肩甲上神経ブロックでの体表ランドマークとブロック針の刺入部位

参考文献

Aszmann OC, Dellon AL, Birely BT, McFarland EG. Innervation of the human shoulder joint and its implications for surgery. Clin Orthop Relat Res. 1996 Sep; (330): 202-7.

Dangoisse MJ, Wilson DJ, Glynn CJ. MRI and clinical study of an easy and safe technique of suprascapular nerve blockade. Acta Anaesthesiol Belg. 1994; 45(2): 49-54.

Karatas GK, Meray J. Suprascapular nerve block for pain relief in adhesive capsulitis: comparison of 2 different techniques. Arch Phys Med Rehabil. 2002 May; 83(5): 593-7.

Neal JM, McDonald SB, Larkin KL, Polissar NL. Suprascapular nerve block prolongs analgesia after nonarthroscopic shoulder surgery but does not improve outcome. Anesth Analg. 2003 Apr; 96(4): 982-6.

Raj PP, Lou L, Erdine S, Staats PS. Radiographic imaging for regional anesthesia and pain management. New York: Churchill Livingstone; 2003. Chapter 21, Suprascapular nerve block; p.128-31.

Ritchie ED, Tong D, Chung F, Norris AM, Miniaci A, Vairavanathan SD. Suprascapular nerve block for postoperative pain relief in arthroscopic shoulder surgery: a new modality? Anesth Analg. 1997 Jun; 84(6): 1306-12.

Singelyn FJ, Lhotel L, Fabre B. Pain relief after arthroscopic shoulder surgery: a comparison of intraarticular analgesia, suprascapular nerve block, and interscalene brachial plexus block. Anesth Analg. 2004 Aug; 99 (2): 589-92.

Wertheim HM, Rovenstine EA. Suprascapular nerve block. Anesthesiology. 1941 Sept; 2: 541-5.

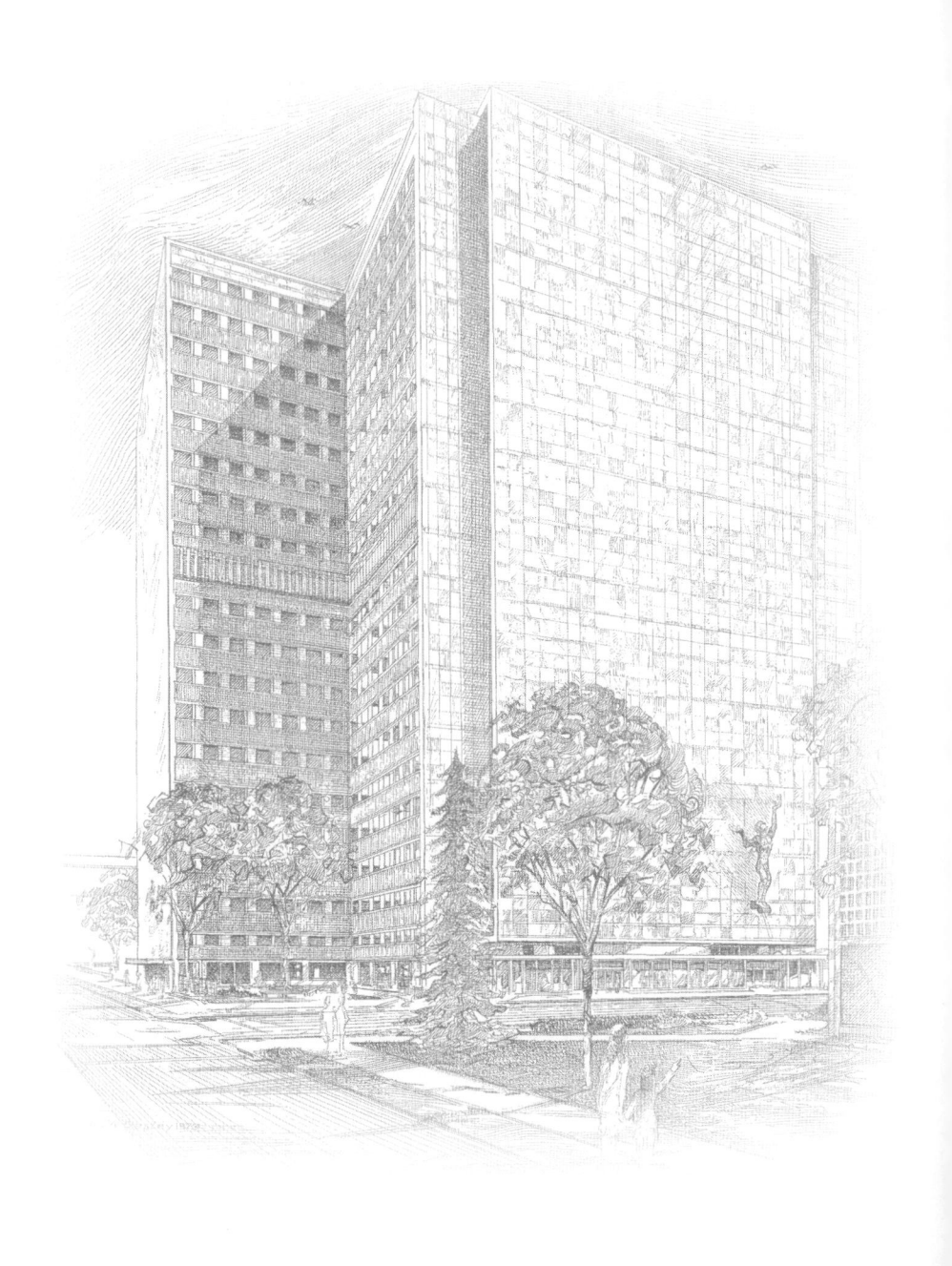

12章

胸鎖乳突筋間法による腕神経叢ブロック

Michelle A. O. Kinney, M.D.

臨床適応

　1997年にPham-Dangらが初めて，胸鎖乳突筋間法（intersternocleidomastoid approach）による腕神経叢ブロックを報告した。このアプローチ法は，古くから行われてきた鎖骨上法の変法であり，斜角筋間法，傍斜角筋法，鎖骨下法などのより新しいアプローチ法とは大きく異なる。鎖骨上法と同様，胸鎖乳突筋間法の適応は，肩，上腕，前腕の手術である。しかし，C8頸神経とT1胸神経のブロックが不十分となる可能性があり，前腕遠位や手の手術には麻酔域が不足することがある。

　胸鎖乳突筋間法には，4つの利点があるといわれている。まず，簡単でわかりやすい体表ランドマークを利用する点である。その次に，斜角筋間法に比べて，椎骨動脈や脊柱管内への誤投与リスクが低い点である。これは，外側からの胸鎖乳突筋間法が優れているとされる。第3に，鎖骨上法に比べて気胸のリスクが低い点である。最後に，腕神経叢に沿って接するように穿刺するため，カテーテルの挿入留置が容易な点である。また，胸鎖乳突筋の鎖骨頭と胸骨頭に囲まれた領域は安静が保たれやすいため，カテーテル抜去のリスクも小さい。

腕神経叢の解剖

　C5〜T1の脊髄神経は椎間孔を出た後，前斜角筋と中斜角筋の間を走行する。C5神経根とC6神経根は合流して腕神経叢上神経幹となり，C7は中神経幹に，C8神経根とT1神経根は下神経幹となる（図12-1）。3本の神経幹は後頸三角の下部に位置し，第1肋骨へ向けて外側下方へ走行する（図12-2）。これらの神経幹は，第1肋骨外側縁と，鎖骨を3等分した中央部の真上か後方でそれぞれ，前後に分岐する。これらの神経は第1肋骨上を走行した後，神経血管束として鎖骨中央部付近をくぐり抜けて腋窩へ向かう。

　胸鎖乳突筋間法は，腕神経叢の神経幹から分枝近位部でブロックを行う。このアプローチでは，次の2つの頸部三角を形成する解剖学的ランドマークを同定することがポイントになる。最初の三角は，胸鎖乳突筋鎖骨頭と胸骨頭，および鎖骨を3等分した内側部で囲まれる体表ランドマークである。2つ目は，胸鎖乳突筋，肩甲舌骨筋，鎖骨でつくられる鎖骨上の三角である。この三角は，前斜角筋より表層で外側に位置する頸筋膜気管前葉（中頸筋膜）で覆われる。横隔神経は中頸筋膜より深層で，前斜角筋の前方表面上を走行する。腕神経叢の各神経幹は斜角筋の間を通り，鎖骨中点に向けて外側へ走行する（図12-2）。

体表解剖

　胸骨上切痕，鎖骨中点，および胸鎖乳突筋胸骨頭，鎖骨頭，鎖骨を3等分した内側部でつくられる三角などが，主要な体表ランドマークである（図12-3）。患者の頭をベッドや枕から上げさせると，三角を形成する筋肉辺縁がよく見えて触れやすくなる。

患者体位

　患者を仰臥位とし，顔はブロック側と反対に少し向ける。ブロック側の上腕は体側に付

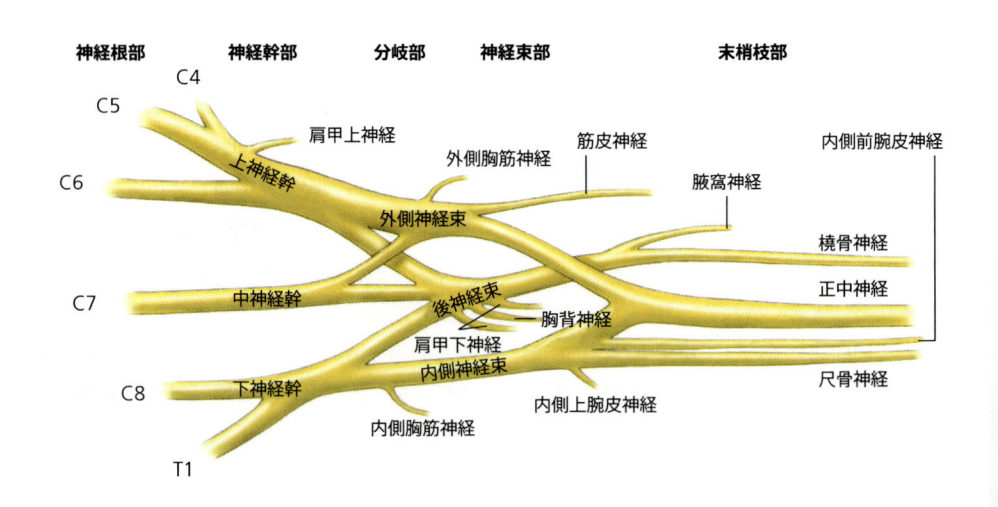

図 12-1　腕神経叢の解剖

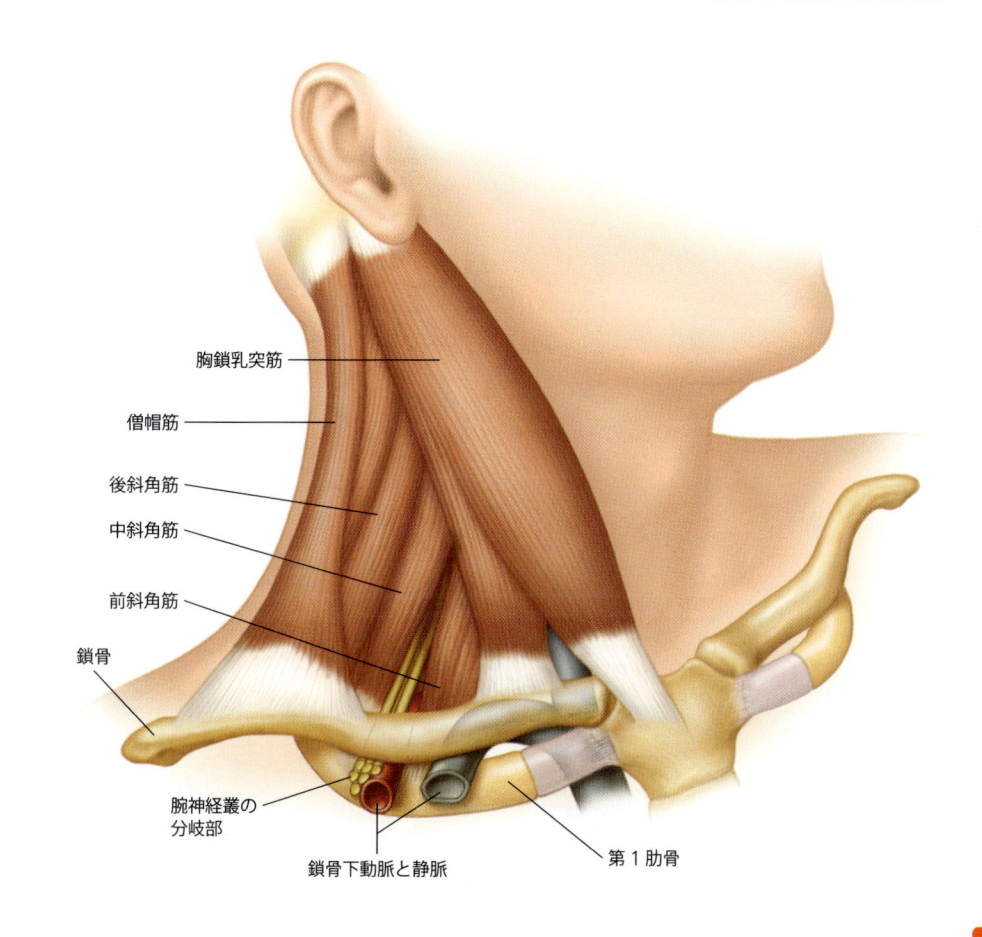

図 12-2　後頸三角の解剖

ブロック法
神経同定法
　胸鎖乳突筋間法は通常，電気刺激法を用いて行われる。ブロック針はまず腕神経叢の上神経幹と横隔神経の近傍に達するため，最初に肘関節の屈曲や横隔膜の収縮が起こる。斜角筋間法と同様，適切な麻酔域を得るためにけ，肘関節を曲げて手を腹の上に置く。麻酔科医は患者の頭側で，ブロック側と反対に立つ（図 12-4）。

必要な運動反応に関しては意見が一致していない。一般に，肩の手術で十分な麻酔を行うには，肘関節の運動反応が必要とされている。一方で手の手術には，指の屈曲や肩の収縮と同時に，指へ放散する感覚異常が必要とされる。

ブロック針の刺入部位
　ブロック針は，胸鎖乳突筋鎖骨頭の内側縁で，鎖骨上縁から 2 横指（2〜3 cm）の位置で刺入する（原法では胸骨上切痕の 2 横

胸骨上切痕

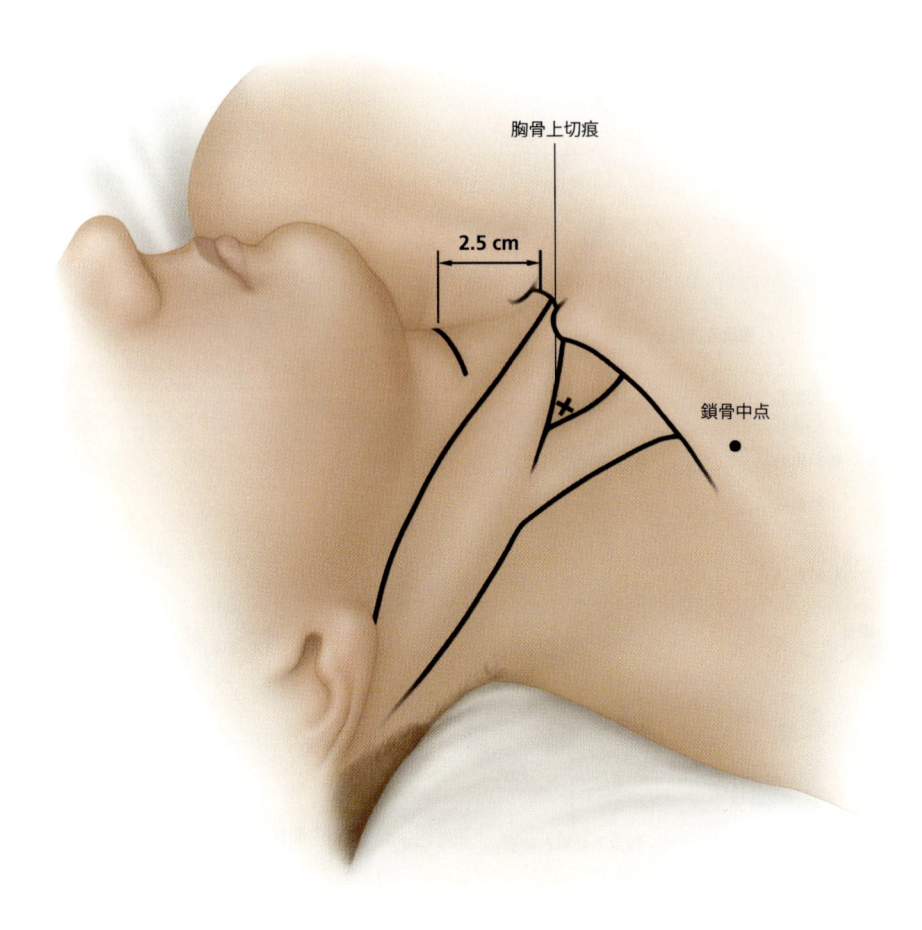

2.5 cm

鎖骨中点

図 12-3 胸鎖乳突筋間法での体表ランドマーク

指上方が勧められている）（図 12-5）。首周りが 32 〜 38 cm で痩せ型の患者には，22 ゲージ×2 インチ（5 cm）の刺激電極付きブロック針がよい。首周りが 38 〜 48 cm と太い患者には，21 ゲージ×4 インチ（10 cm）の針が必要なこともある。穿刺の前に，胸鎖乳突筋胸骨頭と鎖骨頭の間の窪みを人差し指で押さえる。こうして鎖骨頭を相対的に高くしておくと，内頸静脈を傷つけることなく，鎖骨頭筋腹の内縁後方へ刺入できる（図 12-5）。次にブロック針を，外側，尾側，やや背側に向けて，鎖骨中点より 1 cm 外側まで進める。この穿刺法では，針は鎖骨頭のすぐ後方を通過し，手術台に対する角度は 45 度となる。あるいは，針を烏口突起に向けて真っ直ぐ進めてもよい。いずれにしても，ブロック針は頸筋膜を貫き，横隔神経のすぐ外側を通過し，前斜角筋内を進んだ後に腕神経叢に達する。腕神経叢の深さは通常，首周りが 32 〜 38 cm で痩せ型の患者では 5 cm 以

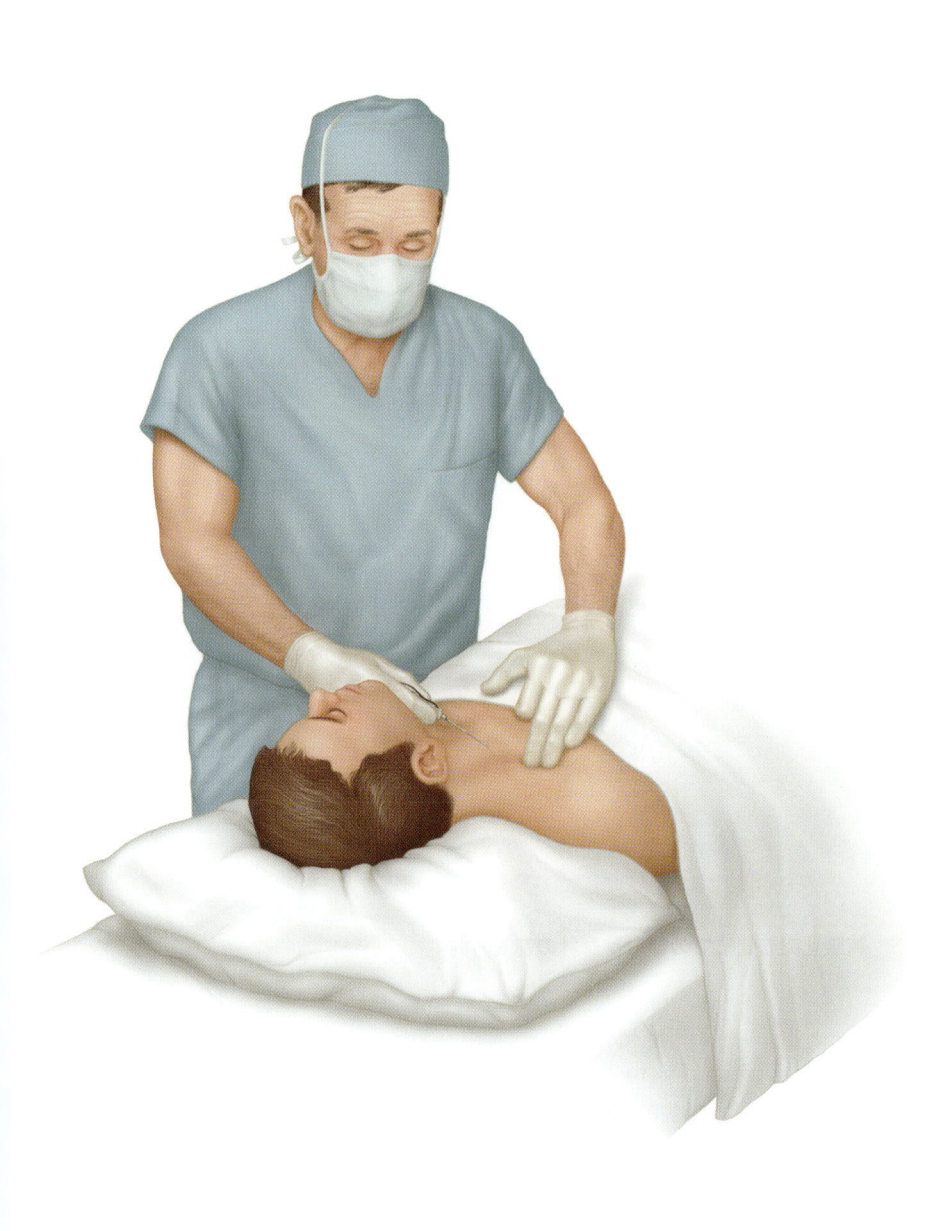

図 12-4　胸鎖乳突筋間法での患者と麻酔科医の位置

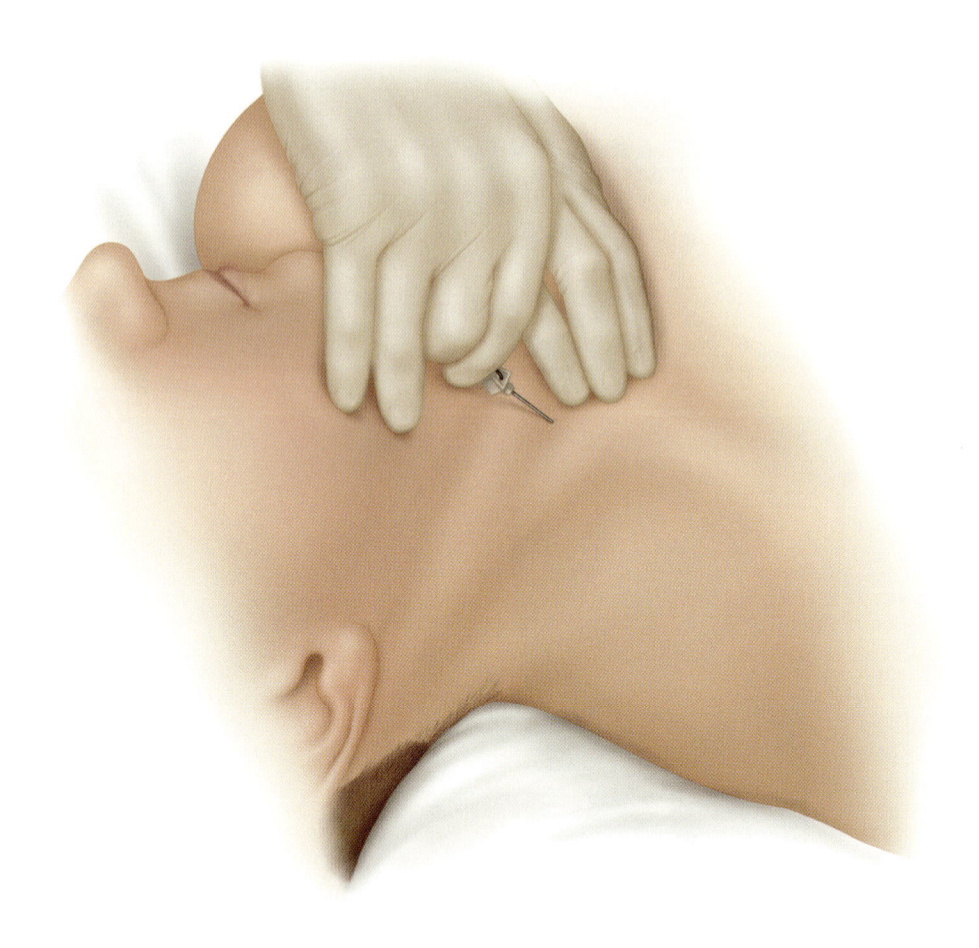

図 12-5 胸鎖乳突筋間法でのブロック針の刺入方向

下であり，首周りが 38〜48 cm と太い患者では 6〜7 cm である．肺尖部胸膜を穿刺しないために，ブロック針を 7 cm 以上進めないようにし，尾側にも向けないようにする．目的の運動反応が得られれば，20〜40 mL の局所麻酔薬を少しずつ投与する．分割投与中は吸引テストを何度も行い，血管内誤投与のリスクをできるだけ避ける．

穿刺のコツ

横隔神経の刺激による横隔膜の収縮は，穿刺方向が内側か後側に傾きすぎていることを示すと考えられる．この反応がみられたら，横隔神経に対する直接的あるいは間接的な損傷を避けるため，針をより外側へ向け直す．横隔神経刺激が認められた場合は，針をそれ以上進めない．5〜7 cm まで刺入しても運動反応が認められない場合は，ブロック針を皮膚まで引き戻して内側に向け直し，少しず

つ尾側へ傾けながら穿刺を繰り返す。

副作用と合併症

　胸鎖乳突筋間法には，重篤な合併症が2つ起こりうる。横隔神経麻痺と胸膜穿刺である。比較的まれではあるが，永久的な横隔神経障害と重篤な気胸の報告がある。気胸については，胸壁の外側と上面を区切る線[訳注1]よりも外側で針を刺入し，冠状断面に対して45度以上の角度をつけないことで，リスクを最小限にできる。しかし，これら2つの合併症は予後が重篤となりかねないことが，胸鎖乳突筋間法が腕神経叢ブロックとしてあまり用いられない理由と考えられる。

　胸鎖乳頭筋間法には他にも，一過性の横隔神経麻痺と片側の横隔膜挙上（60％），Horner症候群，内頸静脈穿刺，鎖骨下静脈穿刺，鎖骨下動脈穿刺，発声障害を伴う反回神経麻痺，発声障害を伴わない反回神経麻痺，痙攣などの局所麻酔薬中毒，神経損傷，などが副作用や合併症として起こりうる。

参考文献

Brachial plexus intersternocleidomastoid approach. ASRA News. 2001 Nov: 2-3.

Dewees JL, Schultz CT, Wilkerson FK, Kelly JA, Biegner AR, Pellegrini JE. Comparison of two approaches to brachial plexus anesthesia for proximal upper extremity surgery: interscalene and intersternocleidomastoid. AANA J. 2006 Jun; 74(3): 201-6.

Pham-Dang C. Correct needle direction in the intersternocleidomastoid approach to the brachial plexus. Reg Anesth Pain Med. 2005 Nov-Dec; 30(6): 595-6.

Pham-Dang C, Gunst JP, Gouin F, Poirier P, Touchais S, Meunier JF, et al. A novel supraclavicular approach to brachial plexus block. Anesth Analg. 1997 Jul; 85(1): 111-6.

Pham-Dang C, Kick O, Collet T, Gouin F, Pinaud M. Continuous peripheral nerve blocks with stimulating catheters. Reg Anesth Pain Med. 2003 Mar-Apr; 28(2): 83-8.

訳注1：原文は "a line representing the lateral and superior aspect of the chest wall"。患者を仰臥位としたとき，前胸部の平面が肩から側胸部に向けて傾斜し始めるラインのことで，おおよそ前腋窩線から大胸筋による膨隆の上縁をたどり，胸鎖関節に至る弧状のライン。参考文献にあげられた Brachial plexus intersternocleidomastoid approach. ASRA News. 2001 Nov: 2-3 に写真が例示されており，www.asra.com/Newsletters/Nov_01.pdf で閲覧できる。

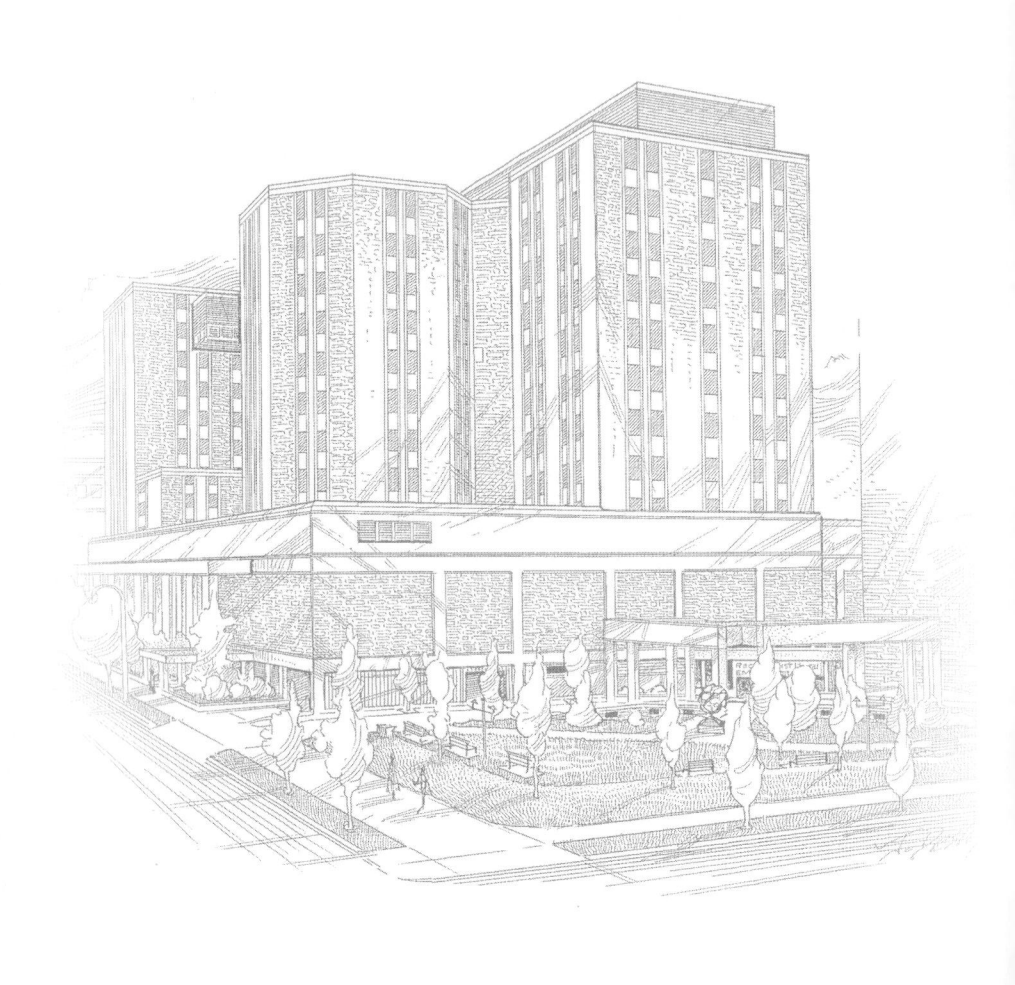

13章

鎖骨上法による腕神経叢ブロック

Adam K. Jacob, M.D.
Kenneth P. Scott, M.D.

臨床適応

　1911年にKulenkampffが，鎖骨上法（supraclavicular approach）による腕神経叢ブロックを初めて報告した。このブロック法は，手術の際に鎖骨下動脈周辺の腕神経叢を観察した結果に基づいて考案され，腕神経叢の分岐部で行われる。腕神経叢は，分岐部では6本の神経からなり，上肢の大部分を支配する。これらの神経は互いに近接しているため，この部分でブロックを行うと，広範囲に完全な麻酔域が得られる。鎖骨上法は，肘関節，前腕，手などの肩より末梢の手術に最適である。しかし，頸神経叢と腕神経叢の近位分枝には解剖学的変異が認められるため，肩の手術では麻酔が不十分となることがある。

腕神経叢の解剖

　腕神経叢の5つの神経根（C5～T1）は，それぞれの椎間孔から出た後，前斜角筋と中斜角筋の間を走行する。C5神経根とC6神経根は合流して腕神経叢の上神経幹となり，C7神経根は中神経幹，C8神経根とT1神経根は下神経幹となる（図13-1）。3つの神経幹は，第1肋骨に近づきながら前枝と後枝に分かれ，さらに合流して外側神経束，後神経束，内側神経束となる。腕神経叢前枝と後枝はこの部位で，鎖骨下動脈の後外側に位置

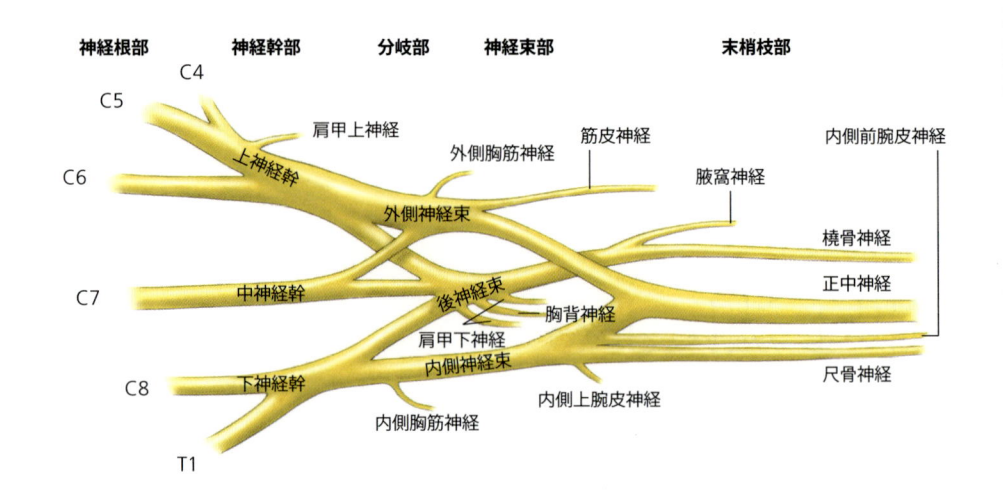

図 13-1　腕神経叢の解剖

する。腕神経叢と鎖骨下動脈の周りを，椎前筋，前斜角筋，中斜角筋などの筋膜と連続する筋膜鞘が囲む（図13-2）。神経血管束は第1肋骨の上を走行し，次いで鎖骨中点付近で鎖骨を3等分した中央部の下をくぐり，腋窩へ向かう。

体表解剖

　鎖骨上法のための重要な体表ランドマークは，鎖骨上窩と，その中の鎖骨上三角に存在する。鎖骨上三角は，内側が胸鎖乳突筋鎖骨頭の外側縁，上方が肩甲舌骨筋下腹（これは痩せた患者を除いてほとんど触知できない），下方は鎖骨を3等分した中央部からなる。斜角筋間溝の尾側部分が，鎖骨上三角内で触知できる患者もいる。鎖骨上窩内で鎖骨下動脈の拍動が触知されれば，これも重要なランドマークとなる。

患者体位

　患者は仰臥位か半座位とし，顔を反対側に少し向ける。ブロック側の上腕は内転させて体側に付け，肘関節を曲げて前腕を腹の上に置く。肩甲骨の間に小さな枕を入れて肩を下垂させると，腕神経叢が同定しやすくなる。

ブロック法
神経同定法

　鎖骨上法では従来，感覚異常誘発法や電気刺激法で腕神経叢を同定していた。しかし，これらの方法には，気胸を合併するリスクがつきまとう。この問題を解決するために，鎖骨上法の変法や超音波ガイド下ブロック法など，新しい方法が考案された。超音波ガイド下の鎖骨上法に関する研究結果が，いくつか発表されている。超音波ガイド下ブロックを支持する研究では，解剖を確認しながらブロックを行うため，これまでの方法に比べて気胸のリスクが減ることが示唆されている。

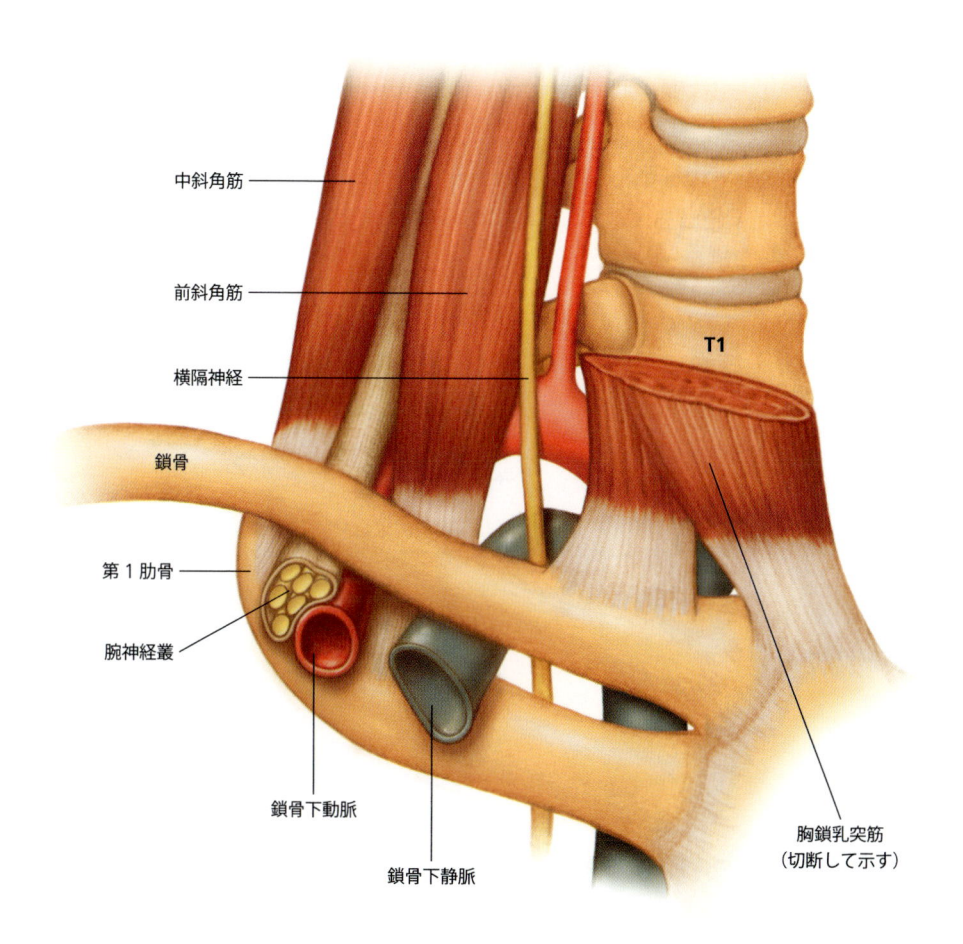

図 13-2 鎖骨上の神経，血管，筋肉の解剖

神経周囲への局所麻酔薬浸潤が確認できるので，ブロックの成功率が上がる可能性もある。しかし，現時点ではエビデンスが不足しており，このような意見が正しいか否かは不明である。

ブロック針の刺入部位

　鎖骨上法の変法では，胸鎖乳突筋の鎖骨頭外側縁から 2.5 cm 外側の点をまず確認する（図 13-3）。鎖骨中点がこの点に一致する患者が多い。そこから 1 cm 上方，つまり鎖骨中点のおよそ 1 横指上に，刺入点の印を付ける。刺入点はだいたい斜角筋間溝に相当する線上にくる。22 ゲージ×2 インチ（5 cm）の刺激電極付きブロック針を，皮膚に対して垂直に刺入する。0.5〜0.8 mA の電流で，手指や手関節の屈曲伸展など適切な運動反応が得られるところまで，針を矢状面に沿って正中線と平行に尾側へ進める（図 13-3）。適切な運動反応が認められない場合に，

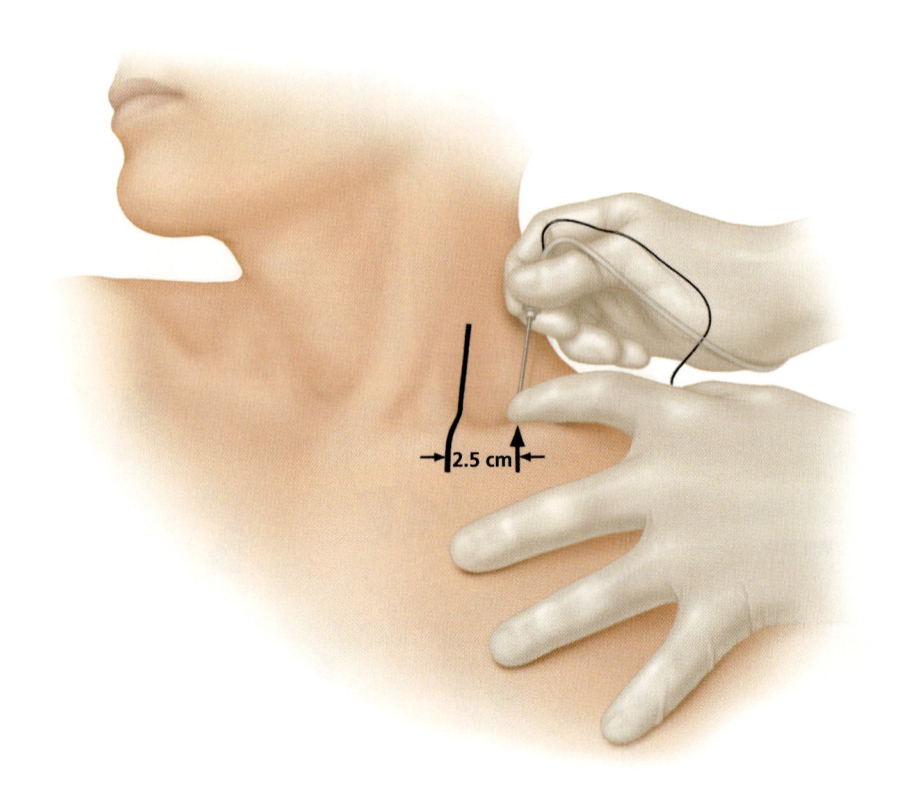

図 13-3 鎖骨上法での体表ランドマークとブロック針の刺入部位

そのまま 2.5 〜 3 cm よりも深く針を進めてはならない．適切な運動反応が認められたら，血管内誤注入を避けるために吸引テストを繰り返しながら，30 〜 40 mL の局所麻酔薬を少しずつ投与する．

穿刺のコツ

感覚異常や運動反応が誘発されず，またブロック針が第 1 肋骨にもあたらない場合，肋骨にあたるまで，少しずつ外側に向け直しながら刺入する．感覚異常や運動反応が得られないまま肋骨にあたった場合，針を後方 15 度くらいまで，弧を描くように少しずつ傾け直しながら刺入する．それでも感覚異常や運動反応が得られない場合は，針を最初に肋骨にあたった刺入角度へ戻し，今度は前方 15 度くらいまで，弧を描くように少しずつ傾け直しながら刺入する．針の先端を決して鎖骨の下方まで進めない．鎖骨下動脈穿刺となった場合は，針をより外側後方へ向け直す．

超音波ガイド下鎖骨上法

超音波ガイド法の登場により，鎖骨上法による腕神経叢ブロックへの関心が再燃した．針先を常に視認しながら穿刺することで，胸膜や周りの血管を誤って穿刺するリスクが減

る可能性がある。

神経叢描出法

　プローブを鎖骨上窩で鎖骨と平行にあて，超音波ビームを第1肋骨方向で尾側に向けると，神経叢と血管が描出される（図13-4，図13-5）。適切な断層像を描出するために，回転，angling，tilting[訳注1]などのプローブ操作が必要なことがある。第1肋骨の上に，腕神経叢の分岐部と鎖骨下動静脈が完全な横断像で丸く描出されるのが理想的である。

超音波解剖学

　他の超音波ガイド下ブロック法の場合と同様，神経や血管を正しく描出することがポイントである。超音波断層像では，神経叢は4～6本以上の低エコー性で暗い円形構造物として，より高エコー性で明るい周辺組織に囲まれて描出される（図13-6）。このような，分岐部近位における腕神経叢が神経筋膜鞘の中に納まっている様子は，"袋入りのブドウ"とよく表現される。円形で拍動する低エコー性の鎖骨下動脈は神経叢のすぐ内側に描出さ

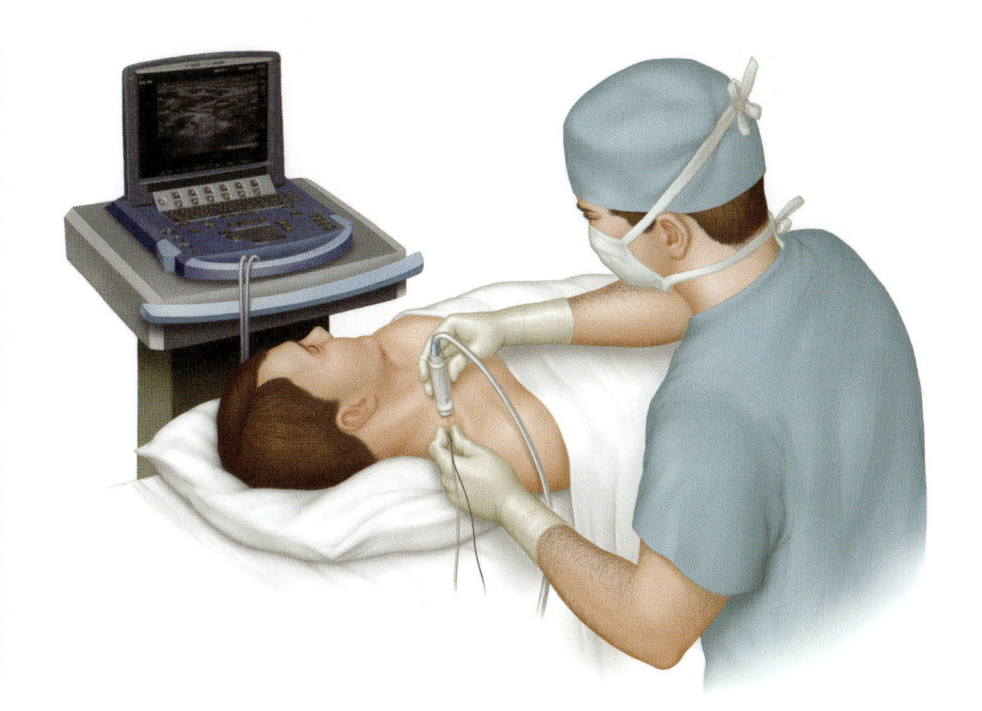

図 13-4　超音波ガイド下鎖骨上法での患者と麻酔科医の位置

訳注1：angling と tilting に関しては，用語に多少の混乱がみられる。本邦の超音波検査室などでは，本書で angling と呼ばれる走査法を tilting，また本書の tilting を angling と呼ぶ場合も多い。また英語の成書でも，Noble VE, Nelson BP, Sutingco AN. Manual of emergency and critical care ultrasound. New York: Cambridge University Press, 2007 のように，両者の定義が本書と反対のものもある。

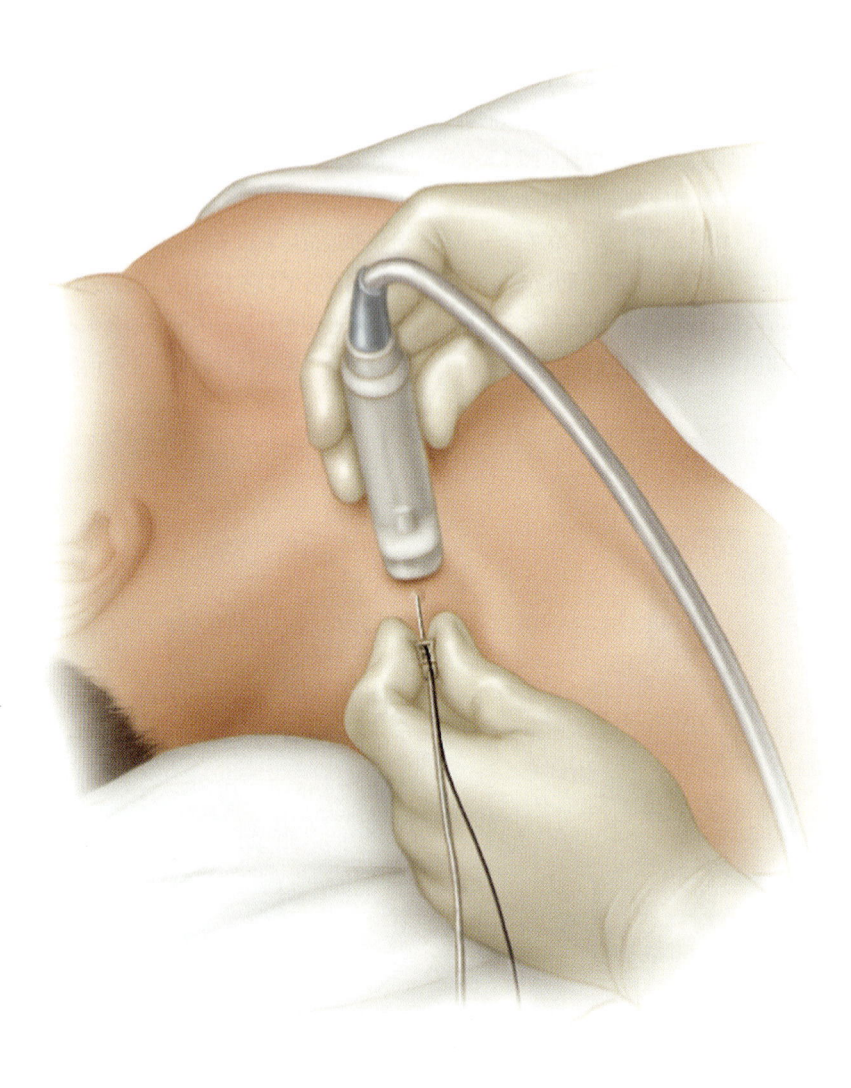

図 13-5　超音波ガイド下鎖骨上法でのプローブのあて方とブロック針の刺入方向

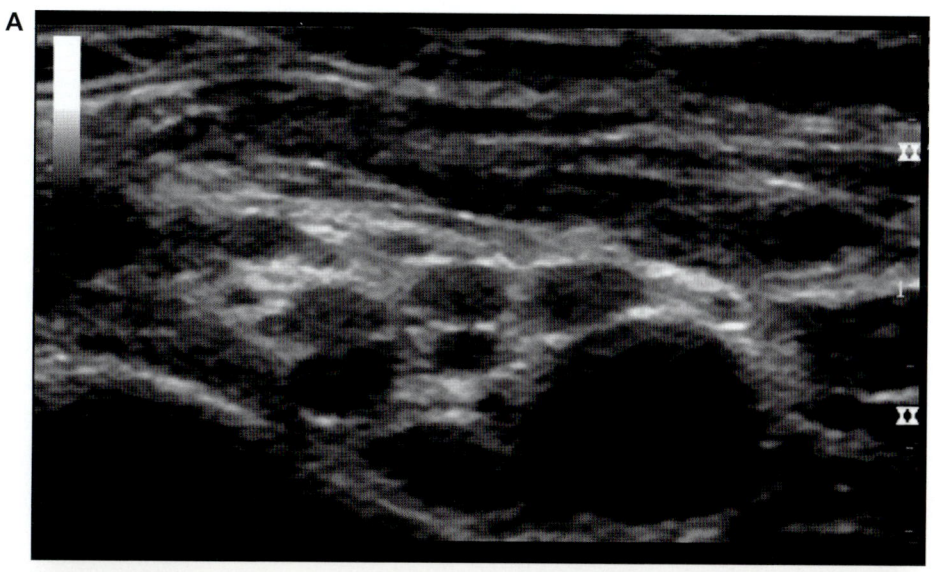

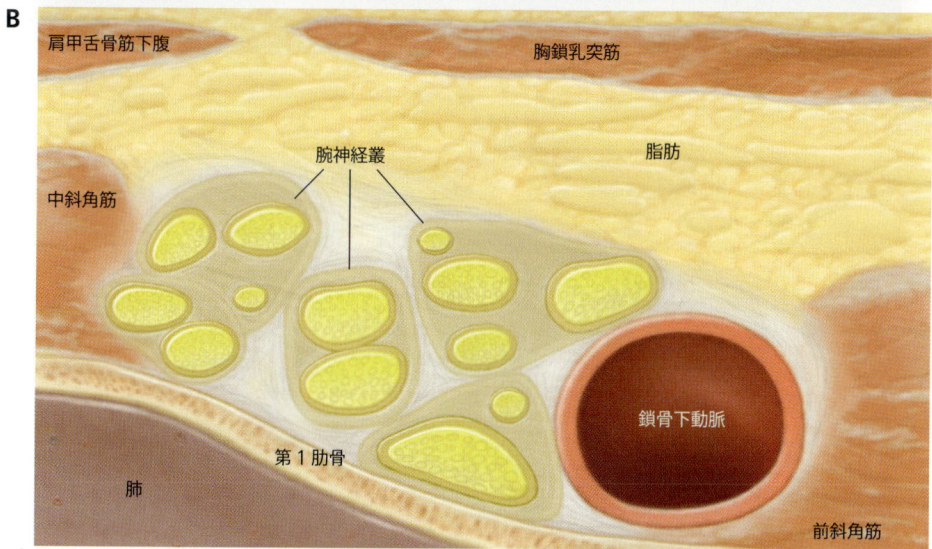

図 13-6　鎖骨上法で描出される腕神経叢の超音波画像
A：超音波断層像。B：解剖学的模式図。

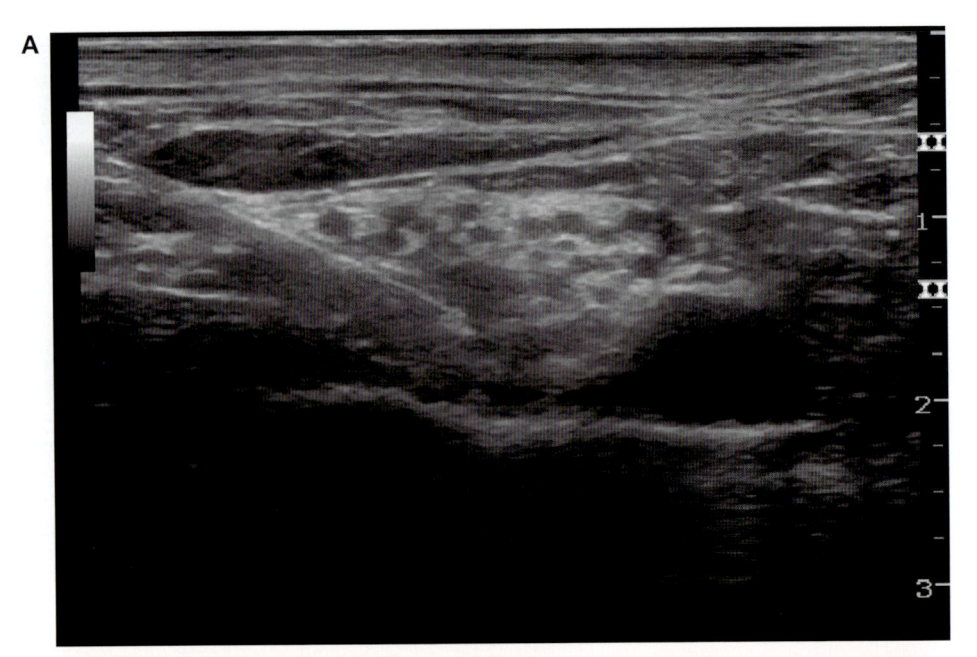

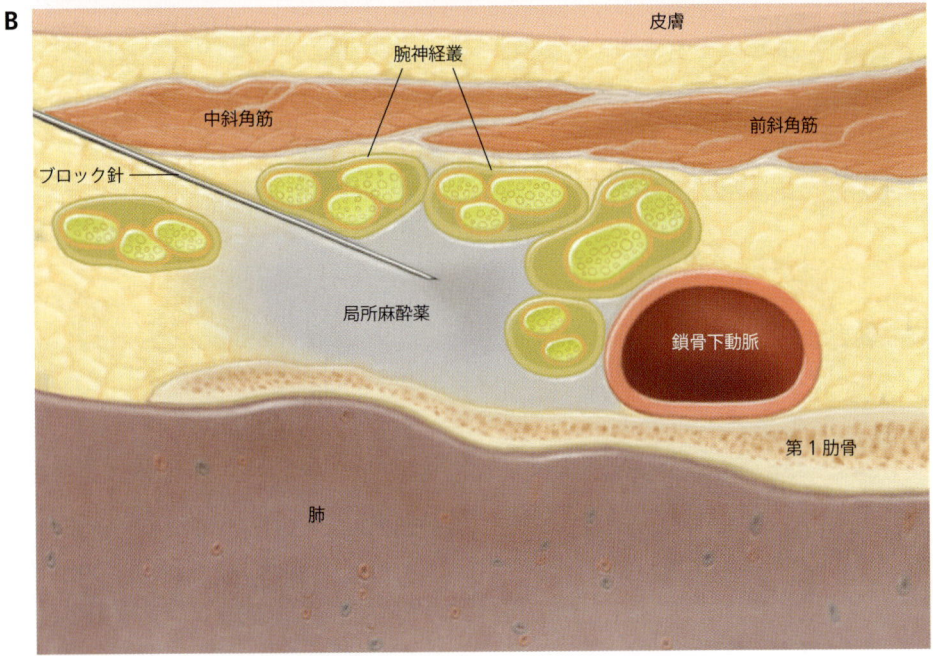

図 13-7 鎖骨上法による超音波ガイド下腕神経叢ブロック
A：超音波断層像。B：解剖学的模式図。

れ，カラー Doppler で同定できる。同じく円形で低エコー性の鎖骨下静脈は拍動がみられず，圧迫により容易につぶれることで動脈と鑑別できる。静脈の位置はさまざまであるが，動脈の内側にあることが多い。

ブロック法

超音波ガイド下鎖骨上法では，ブロック針を平行法で刺入することが多い。平行法で刺入すると，針を常にしっかりと視認しながらブロックすることができる。プローブのすぐ外側から 22 ゲージ×2 インチ（5 cm）の刺激電極付きブロック針を刺入し，針全体が描出されるよう超音波ビーム沿いに，外側から内側へ向けてゆっくり針を進める（図 13-5，図 13-7）。この穿刺法が安全とされる理由はひとえに，針先を常に視認しながら進めることにかかっている。

針は神経叢の後方外側から刺入し，前方内側でやや尾側の腕神経叢分岐部に向けて進める。針先が神経血管鞘内に入ったら，20 mL の局所麻酔薬を注入し，神経周囲への浸潤を超音波画像で確認する。完全なブロックを得るために，針先の位置を神経血管鞘内で何度か動かして，局所麻酔薬を神経叢全体にくまなく浸潤させ，下方の鎖骨下動脈周辺まで広げる。

副作用と合併症

鎖骨上法で最もよく起こる合併症は，横隔神経ブロックによる一側性の横隔膜麻痺と，交感神経ブロックによる Horner 症候群である。後者では，同側の眼瞼下垂，縮瞳，発汗低下を認める。横隔神経ブロックと交感神経ブロックはともに，30 ～ 50％の確率で起こるとされている。他の末梢神経ブロックの場合と同様，血管内注入，神経損傷，感染，血腫などの合併も報告されている。しかし，これらの合併症は，正しい方法で神経ブロックを行えばほとんど起こらないと考えられる。

鎖骨上法による腕神経叢ブロックの最も重大な合併症は気胸である。気胸の発生率は 0.5 ～ 5％と見積もられている。しかし，熟練した専門家が行えば，気胸の合併率は 0.5％以下にとどまることが多い。ブロック針の方向修正を前後方向に限り，針を内側へ向けず，鎖骨の下まで針を進めないことが，この合併症を避ける決め手である。

参考文献

Arcand G, Williams SR, Chouinard P, Boudreault D, Harris P, Ruel M, et al. Ultrasound-guided infraclavicular versus supraclavicular block. Anesth Analg. 2005 Sep; 101(3): 886-90.

Brown DL. Atlas of regional anesthesia. 2nd ed. Philadelphia: W.B. Saunders Company; c1999. Chapter 4, Supraclavicular block; p.31-40.

Chan VW, Perlas A, Rawson R, Odukoya O. Ultrasoundguided supraclavicular brachial plexus block. Anesth Analg. 2003 Nov; 97(5): 1514-7.

Dupre LJ, Danel V, Legrand JJ, Stieglitz P. Surface landmarks for supraclavicular block of the brachial plexus. Anesth Analg. 1982 Jan; 61(1): 28-31.

Franco CD. The subclavian perivascular block. Tech Reg Anesth Pain Mgmt. 1999; 3: 212-6.

Franco CD. Brachial plexus blocks. In: Chelly JE, editor. Peripheral nerve blocks: a color atlas. 2nd ed. Philadelphia: Lippincott Williams & Wilkins; c2004. p. 44-5.

Franco CD, Domashevich V, Voronov G, Rafizad AB, Jelev TJ. The supraclavicular block with a nerve stimulator: to decrease or not to decrease, that is the question. Anesth Analg. 2004 Apr; 98(4): 1167-71.

Franco CD, Gloss FJ, Voronov G, Tyler SG, Stojiljkovic LS. Supraclavicular block in the obese population: an analysis of 2020 blocks. Anesth Analg. 2006 Apr; 102(4): 1252-4.

Thompson AM, Newman RJ, Semple JC. Brachial plexus anaesthesia for upper limb surgery: a review of eight years' experience. J Hand Surg [Br]. 1988 May; 13(2): 195-8.

Williams SR, Chouinard P, Arcand G, Harris P, Ruel M, Boudreault D, et al. Ultrasound guidance speeds execution and improves the quality of supraclavicular block. Anesth Analg. 2003 Nov; 97(5): 1518-23.

14章

鎖骨下法による腕神経叢ブロック

Jack L. Wilson, M.D.
Adam K. Jacob, M.D.
Hugh M. Smith, M.D., Ph.D.

臨床適応

　1922年に，Gaston Labatが鎖骨下法（infraclavicular approach）による腕神経叢ブロックを初めて報告した。後の1973年にはRajらが，また1977年にはSimsが体表ランドマークとブロック針刺入方向に関する変法を発表し，ブロックの確実性と安全性を向上させた。1998年にWilsonらはさらに，烏口突起を主要なランドマークとする変法，すなわち烏口法（coracoid approach）を発表した。烏口法の特徴はブロック針をより外側から刺入することであり，これにより鎖骨下法は再び注目を集めるようになった。
　鎖骨下法は，肘関節，前腕，手関節，手などの手術に最も適する。鎖骨下法の利点は，ブロック施行中も腕を内転させて，比較的自然な位置に保てることである。腕を自然位に保てることは，上肢外傷や重症骨関節痛などにより腕の可動域制限がある患者でメリットが大きい。

腕神経叢の解剖

　鎖骨下窩は主に，前方を大胸筋と小胸筋，下内側方を肋骨，上方を烏口突起と鎖骨，外側方を上腕骨で囲まれる。第1肋骨外側縁で鎖骨下動脈は腋窩動脈となる。鎖骨下窩の解剖では，腋窩動脈が重要である。鎖骨下窩内の腕神経叢は外側神経束，後神経束，内側

神経束からなり，それぞれ動脈の上方，後方，下方に位置する（図14-1）。この神経血管束は大胸筋と小胸筋の下にあり，胸筋筋膜のすぐ深層を走行する。胸部X線前後像で観察できるように，壁側胸膜と肺は，鎖骨下窩から下内側方へ数センチメートルのところにある（図14-1）。

体表解剖

上腕骨骨頭，鎖骨，烏口突起，肩鎖関節が，烏口法による腕神経叢ブロックの体表ランドマークである。烏口突起（coracoid process）は上腕骨骨頭の内側深部で触知され，肩鎖関節は鎖骨のすぐ下方で触知される。たいていの患者は，烏口突起を直接押さえると痛がる。腕神経叢は烏口突起の2 cm下方2 cm内側で，胸筋直下を少し下外側に向かって走行する（図14-2）。

患者体位

患者を仰臥位とし，顔を少し反対側へ向ける。通常，腕は内転させ，肘関節を伸ばして手は体側に置く（図14-3）。また，腕を外転外旋し，肘関節を曲げた体位でもブロックは可能である。

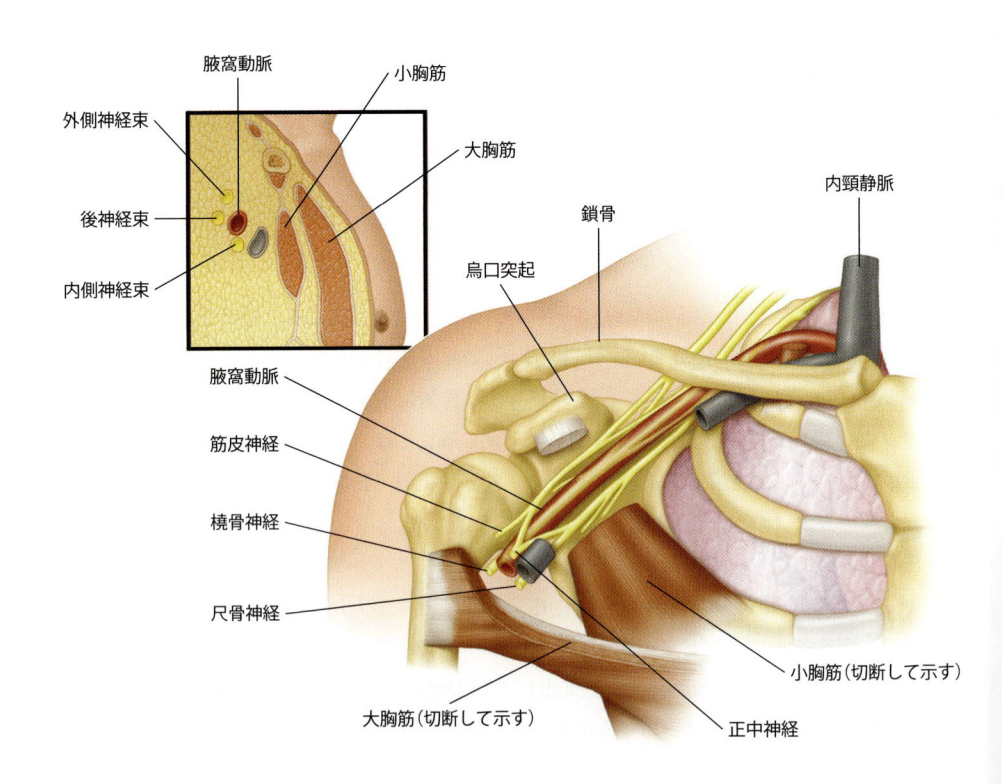

図 14-1 鎖骨下の神経と血管の解剖とその断面図

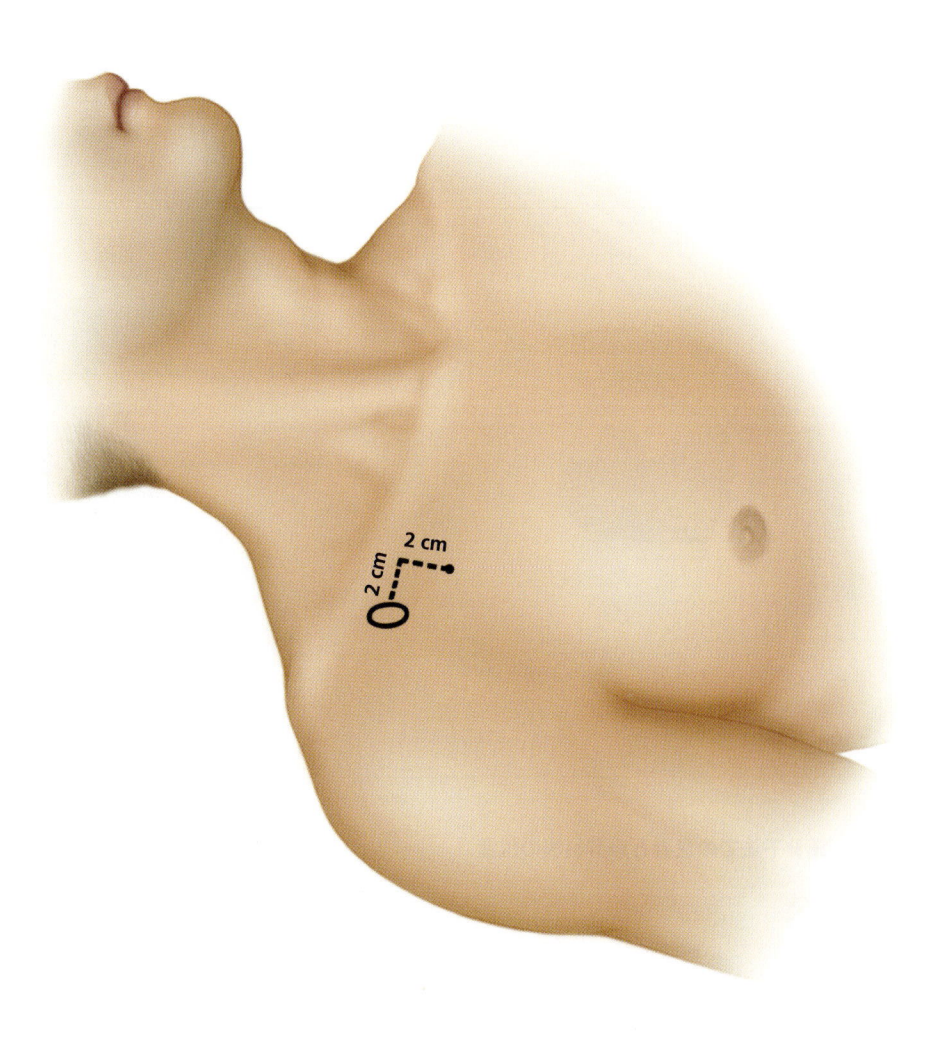

図 14-2　鎖骨下法（烏口法）での体表ランドマーク

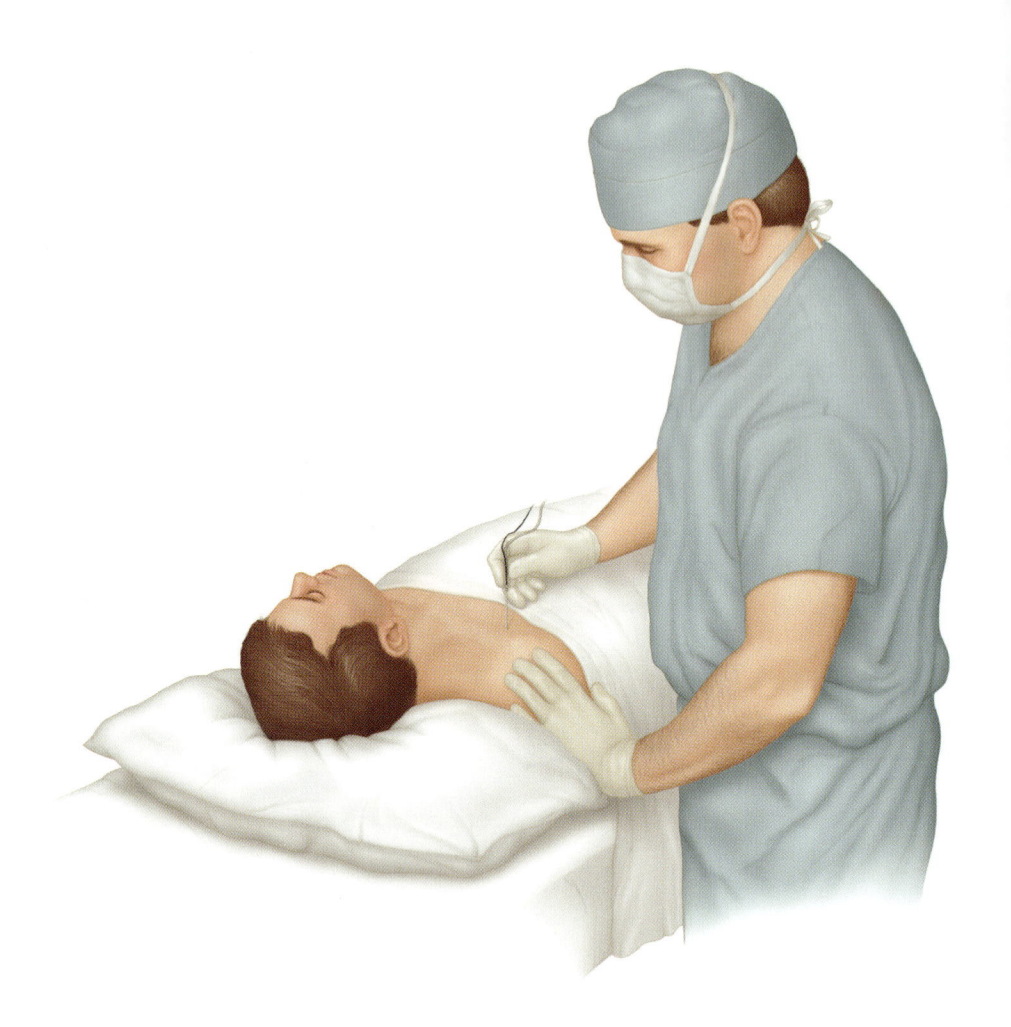

図 14-3 鎖骨下法での患者と麻酔科医の位置

ブロック法
神経同定法

　鎖骨下法で腕神経叢の同定に最もよく用いられるのは電気刺激法である．どのような神経刺激反応が誘発されればブロックが成功するかに関して，意見は一致していない．しかし，0.3 〜 0.5 mA の電流で，手やその固有筋の運動など上肢末梢の運動反応が誘発されるのが理想的である．筋皮神経や腋窩神経は鎖骨下窩より近位で腕神経叢を含む神経血管鞘から外へ出るため，筋皮神経刺激による上腕二頭筋の運動や腋窩神経刺激による三角筋の運動は，適切な反応ではない．電気刺激併用の有無にかかわらず，鎖骨下法によるブロックを超音波ガイド下で行う方法が急速に広まっている．

ブロック針の刺入部位

21 ゲージ×4 インチ（10 cm）の刺激電極付きブロック針を，烏口突起先端より 2 cm 内側で 2 cm 下方から刺入する（図 14-2）。針を傍正中矢状面に沿って真っ直ぐ後方に向けて進める（図 14-4）。腕神経叢の深さは体型により大きく異なり，痩せた患者では 2.5〜3 cm，肥満患者では 6〜8 cm 程度である。鎖骨下法で腕神経叢を完全にブロックするためには，比較的大量の局所麻酔薬を投与する必要がある。手やその固有筋の運動反応が誘発されたら，血管内注入のリスクを最小限にするために何度か吸引テストを繰り返しながら，30〜40 mL の局所麻酔薬を投与する。

穿刺のコツ

最初の刺入で腕神経叢にあたらない場合，矢状断面に沿って頭側や尾側に針を向け直して進めると，適切な神経刺激反応が得られる。内側や外側に向けて針を進めてはならない。内側へ向けて刺入すると，気胸のリスクが高まる。外側へ向けて刺入すると，針先が神経束の外側に向かい，局所麻酔薬が十分広がらず麻酔が不完全になる。

鎖骨下法の変法

鎖骨下法には，他にもいくつか変法が報告

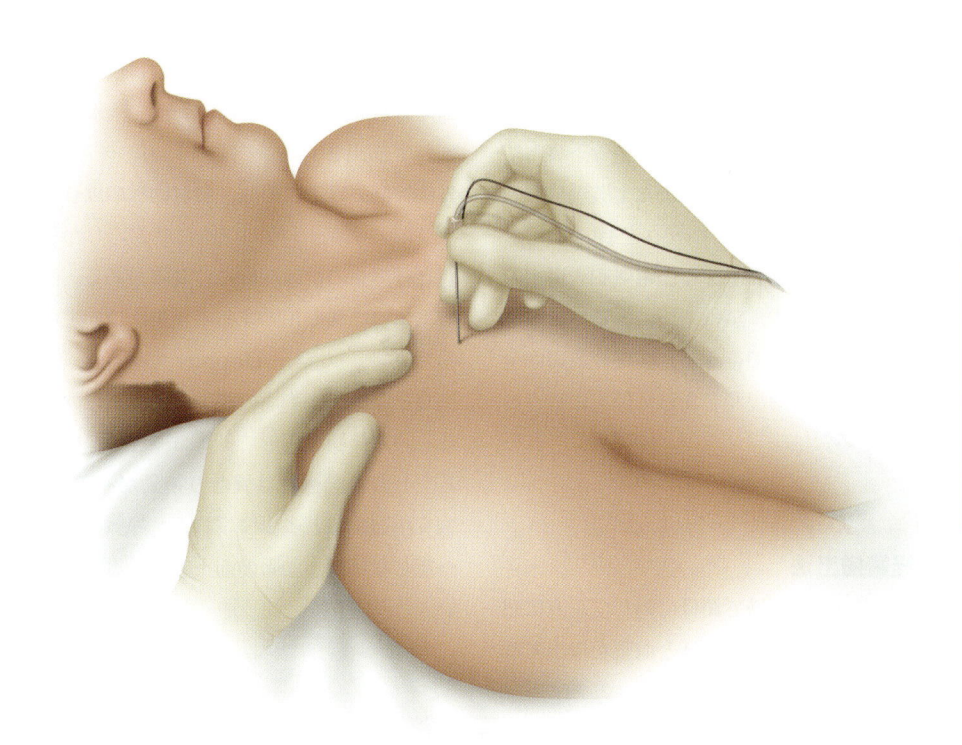

図 14-4　鎖骨下法（烏口法）でのブロック針の刺入方向

されている。最も一般的なものは，外側のアプローチと内側のアプローチである。これらの変法では，鎖骨と烏口突起がブロック針刺入のランドマークとなる。Kapralらは，矢状面に沿って後方から刺入し，針を烏口突起に向けて進める外側鎖骨下法（lateral infraclavicular approach）を報告した。針が烏口突起にあたったら少し引き抜き，下方に向け直して2〜3 cm進め，電気刺激法で確認する。

1995年にKilkaらは，より内側の鎖骨下法を報告した。この方法は鎖骨中点のすぐ下で穿刺し，針を後方に進める。この部位の腕神経叢は幅が最も狭く，局所麻酔薬が完全に広がるため，単回投与法に適していることがこの方法の利点である。鎖骨中点は，肩峰と胸骨上切痕中央部の間を2等分する点である。代わりに，肩鎖関節と胸鎖関節の間の中点をランドマークとすることもある。どのアプローチ法を用いた場合でも，鎖骨下窩内に解剖学的変異がある場合，また上肢近位部の運動反応に基づいてブロックを行った場合に，失敗の確率が高くなる。電気刺激併用の有無にかかわらず，鎖骨下法によるブロックを超音波ガイド下で行うと，腕神経叢周囲全体への局所麻酔薬浸潤をさらに確実に行うことができる。

超音波ガイド下鎖骨下法
神経叢描出法
鎖骨下窩の外側域で鎖骨に対して垂直に超音波プローブをあて，神経と血管を描出する（図14-5）。適切な断層像を描出するために，回転，angling，tilting[訳注1]などのプローブ操作が必要なことがある。プローブをあてた部位が内側すぎると，腋窩動脈が描出しにくくなる。この場合は，プローブをより外側にあて直す。神経と血管の深さが4 cm以上の場合，良好に描出するために6〜8 MHzの低周波プローブが必要となる場合がある。

超音波解剖学
鎖骨下窩の超音波断層像では，小胸筋直下に腋窩動脈と3本の腕神経叢神経束が完全な横断像で描出されるのが理想的である（図14-6）。神経叢と血管は，皮下2〜4 cmにあることが多い。ただし胸筋の厚さによって，神経や血管の深さは変わる。特に斜角筋間法や鎖骨上法と比べた場合，神経叢を完全には描出できないうらみがある。超音波断層像では，神経叢は3つの高エコー性蜂窩状構造として描出される。内側神経束，後神経束，外側神経束はそれぞれ，腋窩動脈の周りでほぼ3時，6時，9時の位置に並ぶ。しかし血管と神経束の位置関係には変異がある。円形で低エコー性の拍動する腋窩動脈は同定が容易であり，カラーDopplerで確認できる。腋窩動脈は，小胸筋の深部で神経束に囲まれる。腋窩静脈も円形で低エコー性に描出される。しかし動脈とは異なり拍動がみられず，強く圧迫すると多少つぶれる。静脈の位置は一定しないが，動脈の前下方にあることが多い。

訳注1：anglingとtiltingに関しては，用語に多少の混乱がみられる。本邦の超音波検査室などでは，本書でanglingと呼ばれる走査法をtilting，また本書のtiltingをanglingと呼ぶ場合も多い。また英語の成書でも，Noble VE, Nelson BP, Sutingco AN. Manual of emergency and critical care ultrasound. New York: Cambridge University Press, 2007のように，両者の定義が本書と反対のものもある。

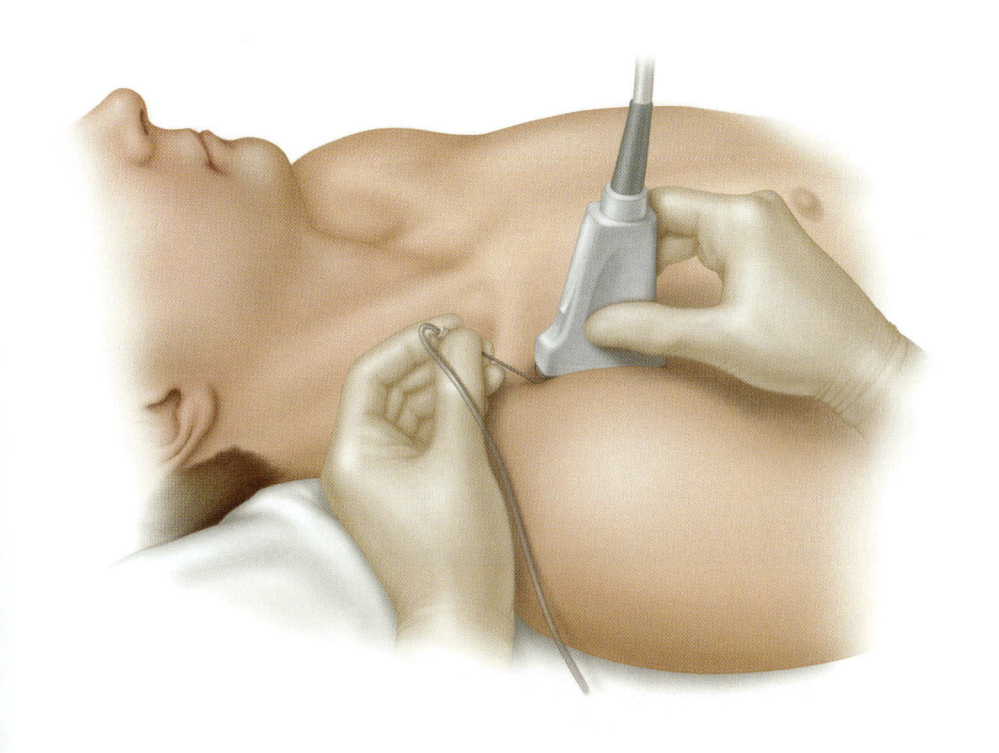

図 14-5 超音波ガイド下鎖骨下法でのプローブのあて方とブロック針の刺入方向

ブロック法

　ブロック針は，プローブの頭側で鎖骨直下から，超音波ビームに平行に刺入する（図14-5）。ブロックを行う麻酔科医は，患者の方を向いてブロック側に立つ（図14-7）。こうすると，腋窩動脈後方にある後神経束に向けて真っ直ぐ針を進める際に，手元が安定する。あるいは，麻酔科医が患者の頭側に，足の方を向いて座ることもある。

　針先を常に描出しながら，ブロック針を進めるべきである。電気刺激により腕，手，指などの伸展，つまり橈骨神経支配領域の筋収縮が認められれば，後神経束と同定できる。後神経束が同定されたら，15〜20 mL の局所麻酔薬を神経束周囲に少しずつ投与する。この位置から局所麻酔薬を投与すると，内側神経束周辺への浸潤も期待できる。次に針を少し引き，外側神経束周囲に局所麻酔薬 5〜10 mL を投与する（図14-8）。局所麻酔薬を腋窩動脈の周囲に，3時から12時の方向にかけて浸潤させるとよい。

持続末梢神経ブロック用カテーテル留置

　ブロック併用麻酔や術後疼痛管理の目的で，末梢神経カテーテルがよく用いられる。特に鎖骨下法で挿入された末梢神経カテーテルは，入院患者と外来患者の両者において術

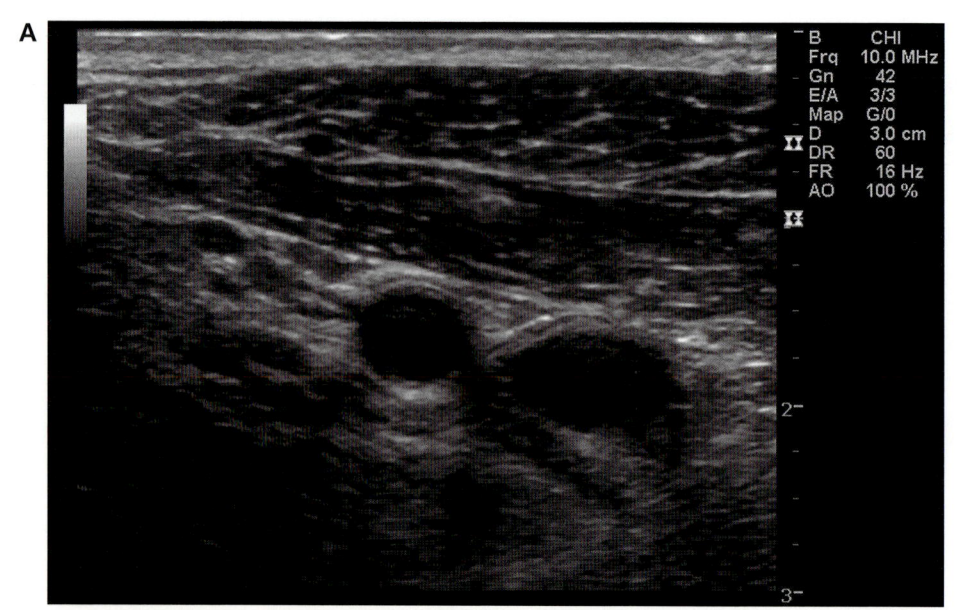

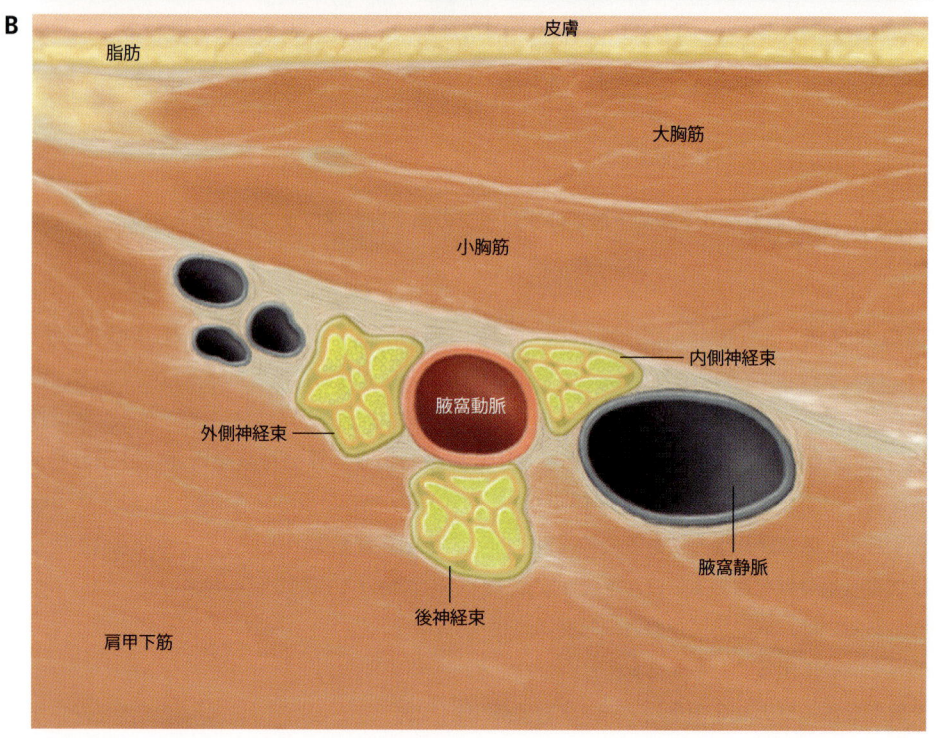

図 14-6　鎖骨下法で描出される腕神経叢の超音波画像
A：超音波断層像。B：解剖学的模式図。

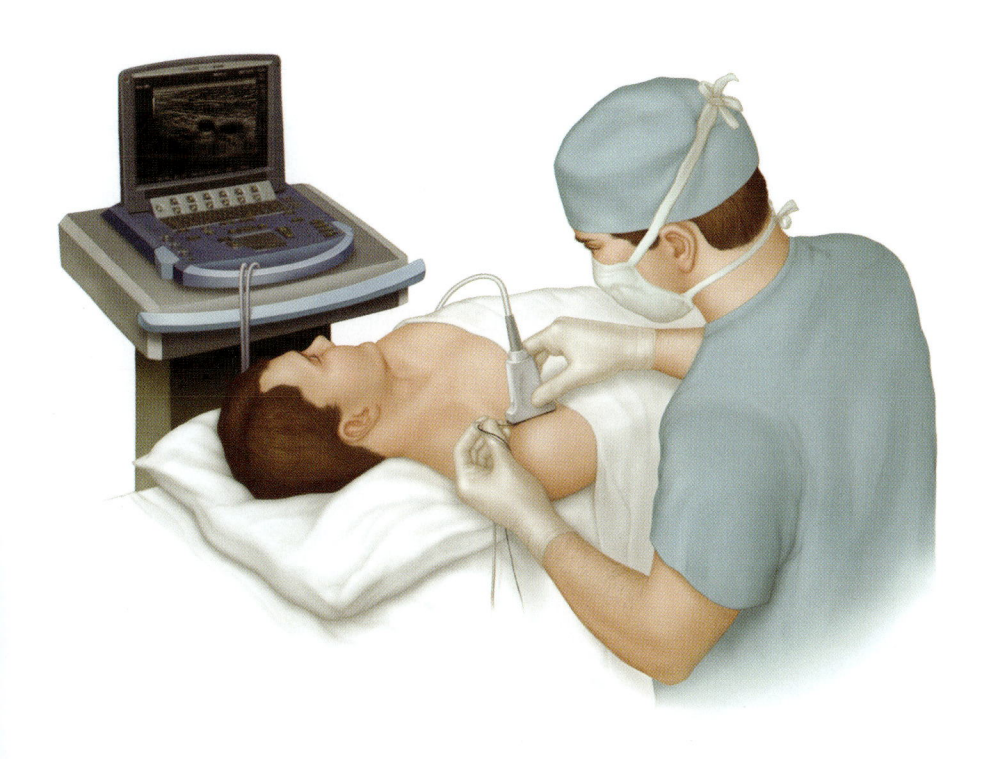

図 14-7 超音波ガイド下鎖骨下法での患者と麻酔科医の位置

後鎮痛に極めて有用であることが証明されている。鎖骨下法によるカテーテル留置は，電気刺激法，その他の方法，あるいは超音波ガイド下で行われる。

　超音波ガイドを用いずにカテーテルを留置する場合，神経同定法は通常の電気刺激法の場合と同じである。末梢神経カテーテルを留置するには，単回投与法で用いる21ゲージの刺激電極付きブロック針の代わりに，18ゲージ×4インチ（10 cm）の刺激電極付きTuohy針を用いる。針のベベルを斜角筋の方向へ頭側に向け，腕神経叢の走行と合うようにする。針の刺入法は，前述した単回投与法の場合と同じである。適切な神経刺激反応が誘発され，針先が正しい位置にあることが確認されたら，カテーテルを針先から3～5 cm挿入し，胸壁前面に固定する。

　超音波ガイド下のカテーテル留置法は，超音波ガイド下で単回投与を行う場合と同様である。18ゲージ×4インチ（10 cm）の刺激電極付きTuohy針を，超音波ガイド下に後神経束へ向けて進める。後神経束は，電気刺激により同定できる。後神経束が同定されれば，カテーテルを針先から1～2 cm挿入する。カテーテル先端を後神経束の近くに留置できれば理想的である。次に，局所麻酔薬の浸潤を予測する目的で，生理食塩液を試験注入して広がりを観察する。引き続き電気刺

A

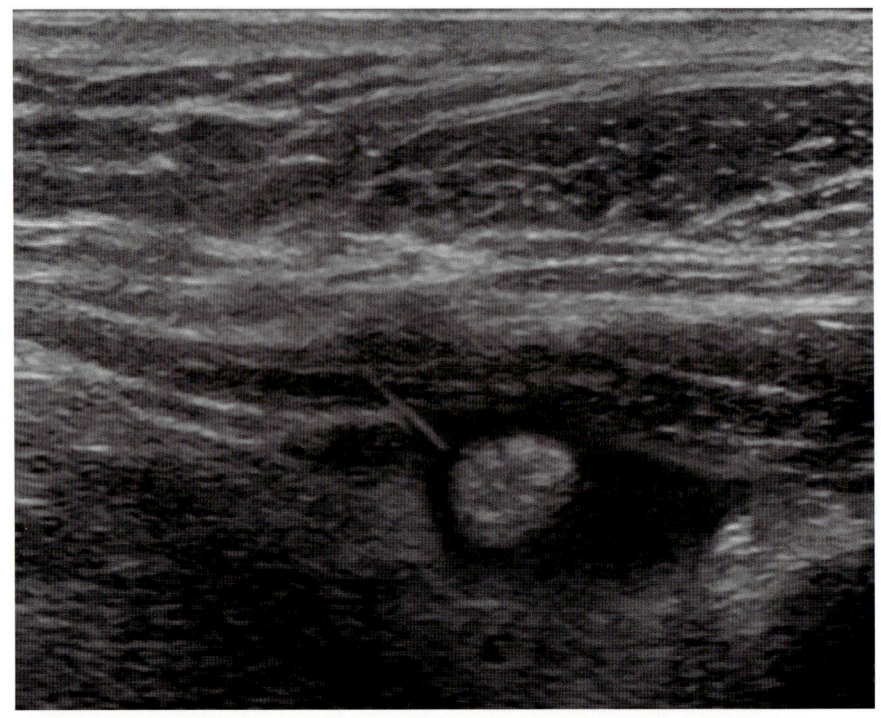

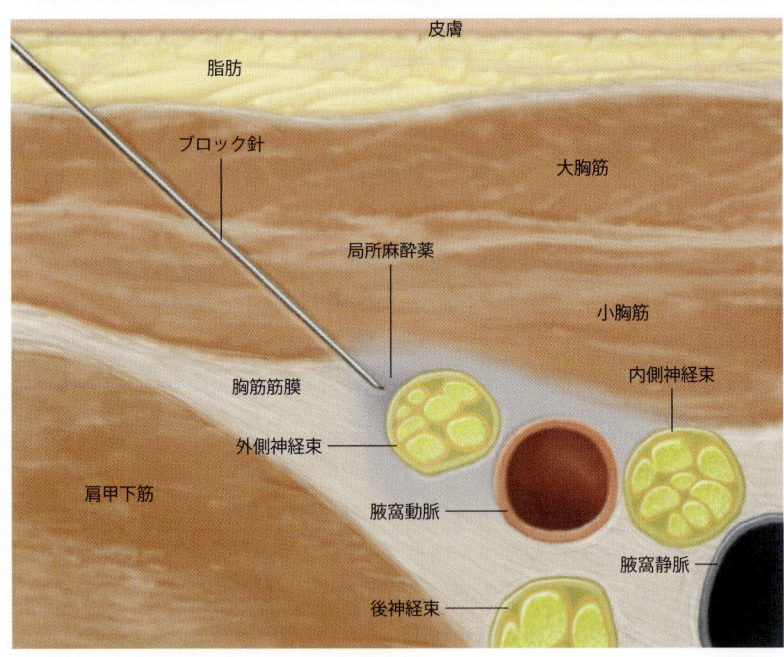

B

皮膚
脂肪
ブロック針
局所麻酔薬
大胸筋
小胸筋
胸筋筋膜
外側神経束
内側神経束
肩甲下筋
腋窩動脈
腋窩静脈
後神経束

図 14-8　鎖骨下法による超音波ガイド下腕神経叢ブロックでの外側神経束周囲への局所麻酔薬浸潤
A：超音波断層像。B：解剖学的模式図。

激を行う場合は，生理食塩水の代わりにブドウ糖溶液を試験注入する．試験注入液が，内側神経束と外側神経束の方まで広がる．広がりが適切であれば，カテーテルから局所麻酔薬をゆっくりと少しずつ投与する．広がりが不十分であればカテーテル位置を調整し，超音波画像で確認しながら試験注入を繰り返し，適切な広がりが得られる位置へカテーテルを留置する．

　鎖骨下法で留置された末梢神経カテーテルは，さまざまな方法で胸壁に固定できる．カテーテルのずれや抜去，感染を防ぐため，カテーテルを皮下トンネルに通すことを勧める専門家が多い．一方で，カテーテルを滅菌済みのドレッシング材とテープで固定するだけの場合もある．いずれにせよ，カテーテル挿入部位を毎日診察し，発赤，硬結，膿汁など感染の初期徴候がないか，またカテーテルが抜けていないかを確認すべきである．

副作用と合併症

　鎖骨下法による腕神経叢ブロックは，鎖骨上法や斜角筋間法によるブロックと比べて，呼吸障害が少ないことが示されている．一方，より近位でのアプローチに比べて，麻酔が不完全となる割合が高い．特に，筋皮神経と腋窩神経は腕神経叢のより近位部で分枝するため，これらの神経支配領域を完全にブロックすることは難しい．他にも，血管内注入，感染，血腫形成，気胸などの合併症が起こりうる．烏口突起などの解剖学的ランドマークを正確に同定して針の刺入部を決め，胸腔のある内側や内側下方へ向けて針を進めないようにすれば，気胸のリスクを最小限にできる．重症の凝固障害を有する患者では，鎖骨下法は避けるべきである．腋窩動脈穿刺を引き起こすと，圧迫止血が難しい部位に広範な大量出血をきたす可能性がある．Horner症候群と直接的な神経損傷も起こりうるが，その発生頻度は不明である．持続末梢神経ブロック法を行う場合は，局所麻酔薬中毒の症状や徴候に注意する必要がある．

参考文献

Dabu A, Chan VWS. A practical guide to ultrasound imaging for peripheral nerve blocks. c2004. p.50-5.

Kapral S, Jandrasits O, Schabernig C, Likar R, Reddy B, Mayer N, et al. Lateral infraclavicular plexus block vs. axillary block for hand and forearm surgery. Acta Anaesthesiol Scand. 1999 Nov; 43(10): 1047-52.

Kilka HG, Geiger P, Mehrkens HH. Infraclavicular vertical brachial plexus blockade: a new method for anesthesia of the upper extremity. An anatomical and clinical study. Anaesthesist. 1995 May; 44(5): 339-44. German.

Ootaki C, Hayashi H, Amano M. Ultrasound-guided infraclavicular brachial plexus block: an alternative technique to anatomical landmark-guided approaches. Reg Anesth Pain Med. 2000 Nov-Dec; 25(6): 600-4.

Raj PP, Montgomery SJ, Nettles D, Jenkins MT. Infraclavicular brachial plexus block: a new approach. Anesth Analg. 1973 Nov-Dec; 52(6): 897-904.

Raphael DT, McIntee D, Tsuruda JS, Colletti P, Tatevossian R. Frontal slab composite magnetic resonance neurography of the brachial plexus: implications for infraclavicular block approaches. Anesthesiology. 2005 Dec; 103(6): 1218-24.

Sandhu NS, Capan LM. Ultrasound-guided infraclavicular brachial plexus block. Br J Anaesth. 2002 Aug; 89(2): 254-9.

Sims JK. A modification of landmarks for infraclavicular approach to brachial plexus block. Anesth Analg. 1977 Jul-Aug; 56(4): 554-5.

Wilson JL, Brown DL, Wong GY, Ehman RL, Cahill DR. Infraclavicular brachial plexus block: parasagittal anatomy important to the coracoid

technique. Anesth Analg. 1998 Oct; 87(4): 870-3.
Weller RS, Gerancher JC. Brachial plexus block: "best" approach and "best" evoked response: where are we? Reg Anesth Pain Med. 2004 Nov-Dec; 29(6): 520-3.

15章

腋窩法による腕神経叢ブロック

Sandra L. Kopp, M.D.
Hugh M. Smith, M.D., Ph.D.

臨床適応

　Hirschelが1911年に最初に報告して以来，腋窩法（axillary approach）による腕神経叢ブロックは，上肢の手術において最もよく行われる神経ブロック法の1つとなった。腋窩法は最も腕神経叢が体表に近い部位で行うため，鎖骨上法や鎖骨下法と比べて安全である。腋窩法では，腕神経叢の3本の末梢枝，すなわち正中神経，橈骨神経，尺骨神経が確実にブロックできる（図15-1）。さらに，筋皮神経や腋窩神経も，ある程度ブロックされることがある。しかし，上肢近位部の麻酔は不十分になりやすいので，通常この方法は肘関節，前腕，手関節，手の手術に対して行われる。持続ブロック法を用いると，局所麻酔薬の反復投与を行わなくても，長時間の術後鎮痛が可能である。

腋窩の神経解剖

　腋窩では通常，腕神経叢の3本の末梢枝が腋窩動脈を囲む（図15-2）。これまで，動脈は橈骨神経の前方，正中神経の後内側，尺骨神経の後外側に位置するとされてきた（図15-3）。しかし，最近の研究や超音波検査から，神経や血管の解剖には相当なばらつきがあることが判明した。筋皮神経は比較的一定しており，腕神経叢から分かれて動脈の後方頭側にある烏口腕筋内を走行する。腋窩静脈

図 15-1 腕神経叢の解剖

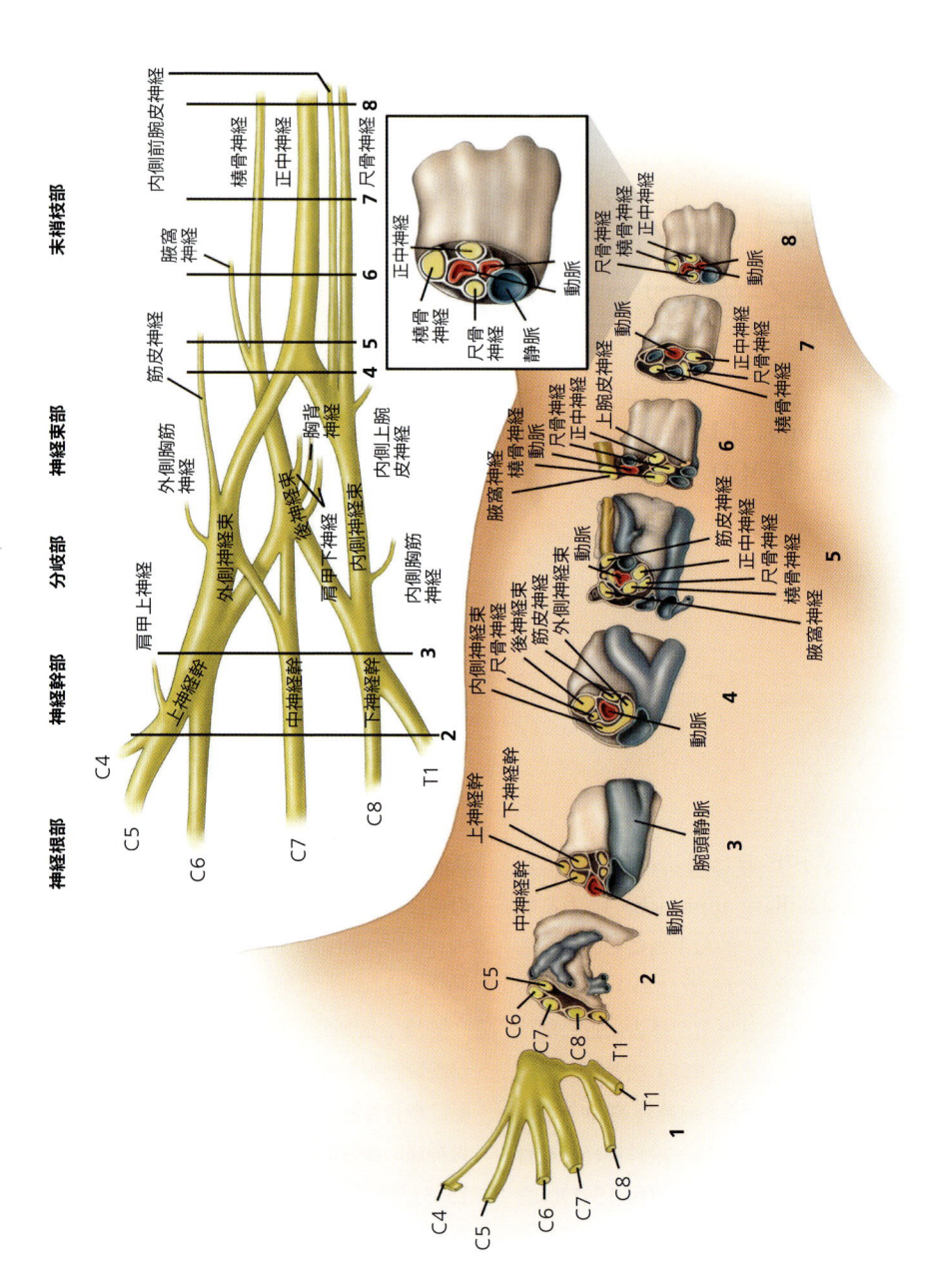

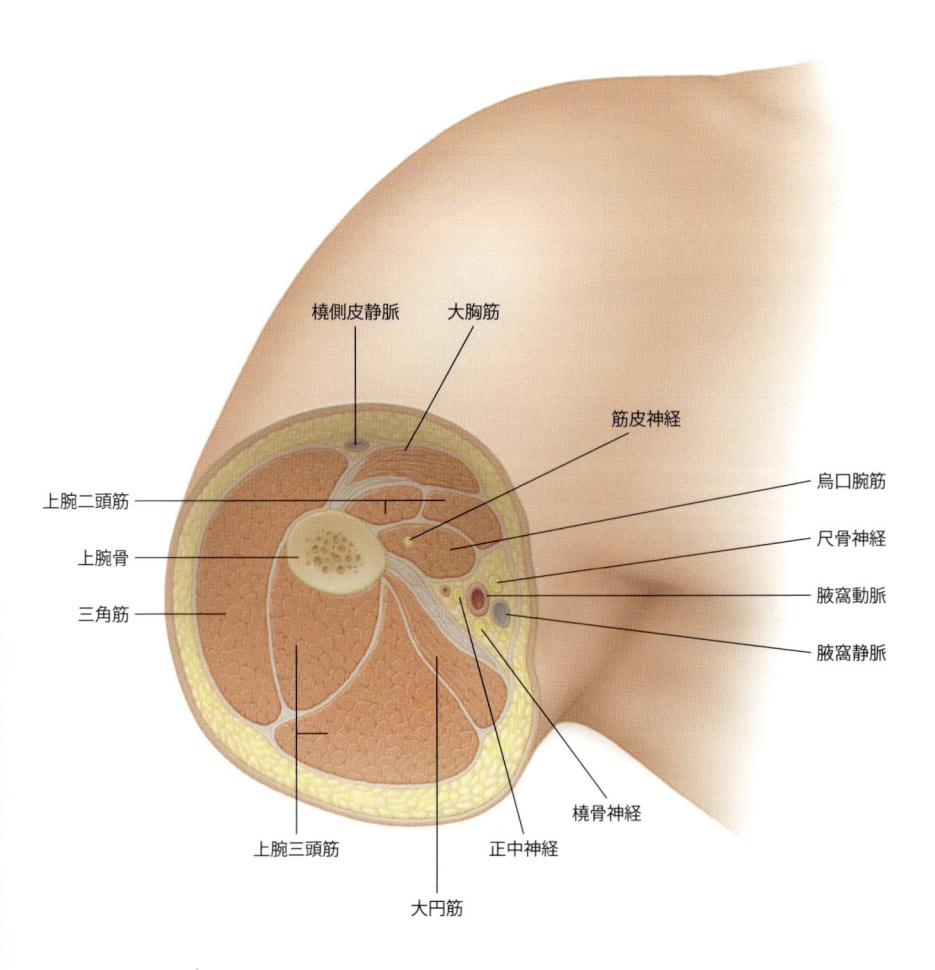

図 15-2　腋窩の解剖（横断面）

の太さや位置は個人差が大きい。上腕内側や腋窩の皮膚感覚を司る肋間上腕神経は，T2神経根の細い末梢枝であり，1本の神経として認められる場合と，多数の皮膚枝に分岐している場合がある（図 15-4）。

体表解剖

　腋窩法の主要な体表ランドマークは腋窩動脈の拍動である。腋窩動脈は通常，烏口腕筋下縁と大胸筋外側縁の間の溝で触知される。拍動が触れにくい場合は，腕の内転により胸筋と烏口腕筋を引き伸ばして緊張させると，2つの筋肉間の溝がよく触れるようになる。腋窩のできるだけ近位から腋窩動脈に沿って線を描き，目印とする。

患者体位

　患者を仰臥位とし，顔は正面か少し反対側に向ける。腕は外転させ，肘関節は約90度に曲げる（図 15-5）。腕は体幹と同じ高さに

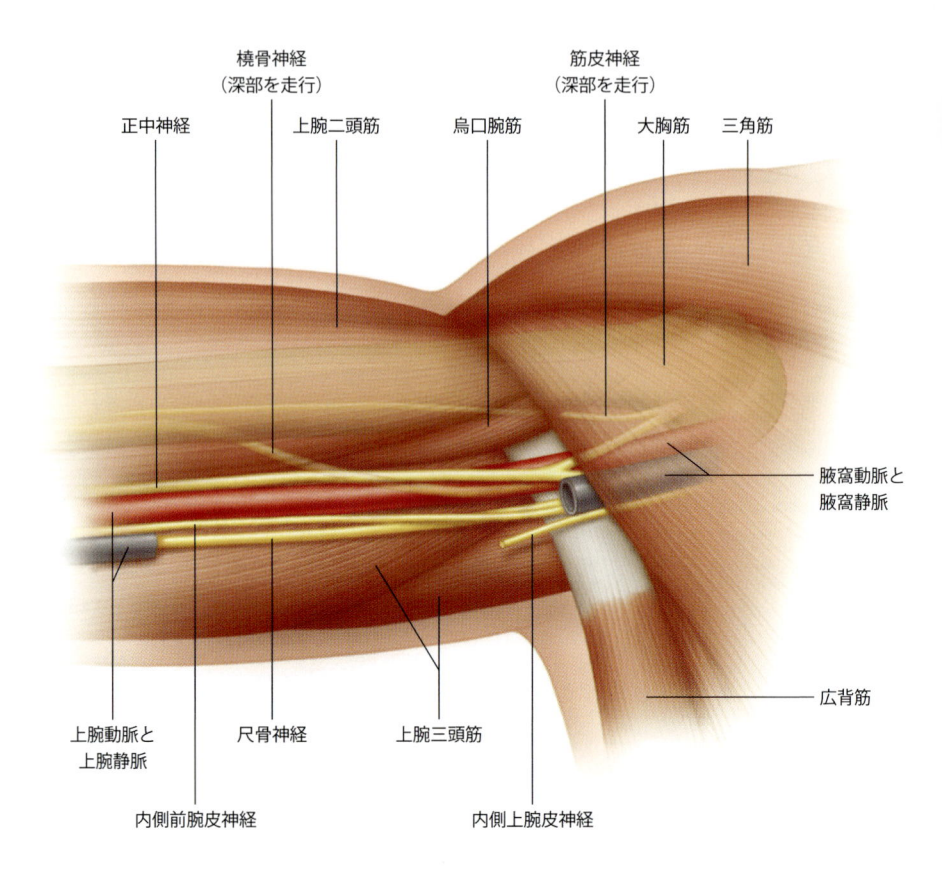

図 15-3 腋窩の神経，血管，筋肉の解剖

保つことが重要である。腕が背側に曲がると，上腕骨頭が前方にずれて動脈血流が妨げられる。

ブロック法
神経同定法

電気刺激法は，腋窩法で最もよく用いられる神経同定法である。それぞれの神経が刺激されたときに誘発される手の運動を表15-1にまとめ，図15-6〜9に図示した。

感覚異常誘発法や動脈貫通法も，依然としてよく用いられている。しかし，これらの方法による成功率は，麻酔科医の経験，局所麻酔薬の投与法（1カ所へ投与するか複数個所へ投与するか）や使用量，解剖学的変異などの影響を大きく受ける。電気刺激を併用した超音波ガイド下ブロックは急速に広まっており，神経と血管の両者を同定するうえで効果的かつ確実な方法である。

ブロック針の刺入部位

25ゲージ×2インチ（5 cm）の刺激電極付きブロック針を腋窩近位部で動脈上方か下方に刺入する。皮膚に対して約45度の角

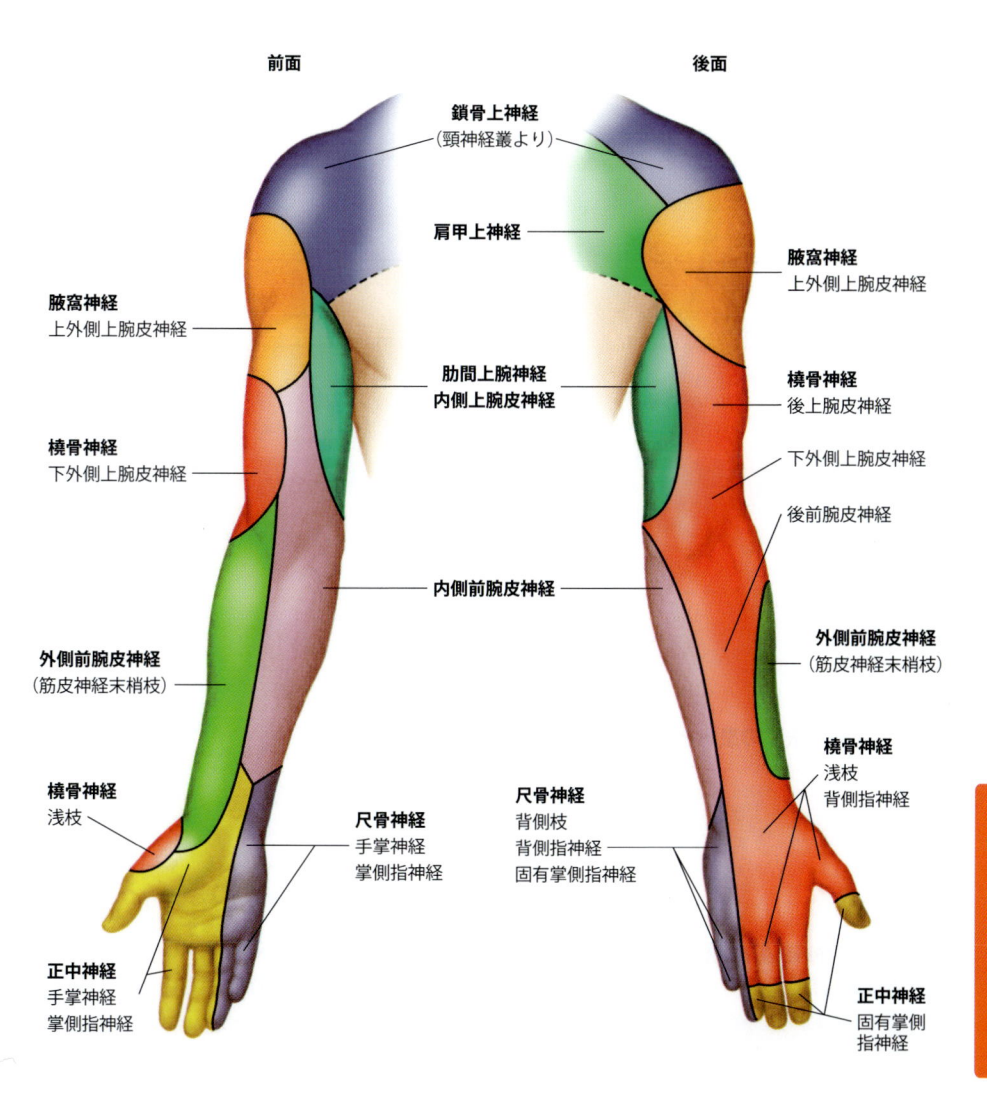

15章 腋窩法による腕神経叢ブロック　233

前面

- 鎖骨上神経（頸神経叢より）
- 肩甲上神経
- 腋窩神経　上外側上腕皮神経
- 橈骨神経　下外側上腕皮神経
- 肋間上腕神経　内側上腕皮神経
- 内側前腕皮神経
- 外側前腕皮神経（筋皮神経末梢枝）
- 橈骨神経　浅枝
- 正中神経　手掌神経　掌側指神経
- 尺骨神経　手掌神経　掌側指神経

後面

- 腋窩神経　上外側上腕皮神経
- 橈骨神経　後上腕皮神経
- 下外側上腕皮神経
- 後前腕皮神経
- 外側前腕皮神経（筋皮神経末梢枝）
- 橈骨神経　浅枝　背側指神経
- 尺骨神経　背側枝　背側指神経　固有掌側指神経
- 正中神経　固有掌側指神経

図 15-4 上肢の皮膚神経支配

第4部　上肢の神経ブロック

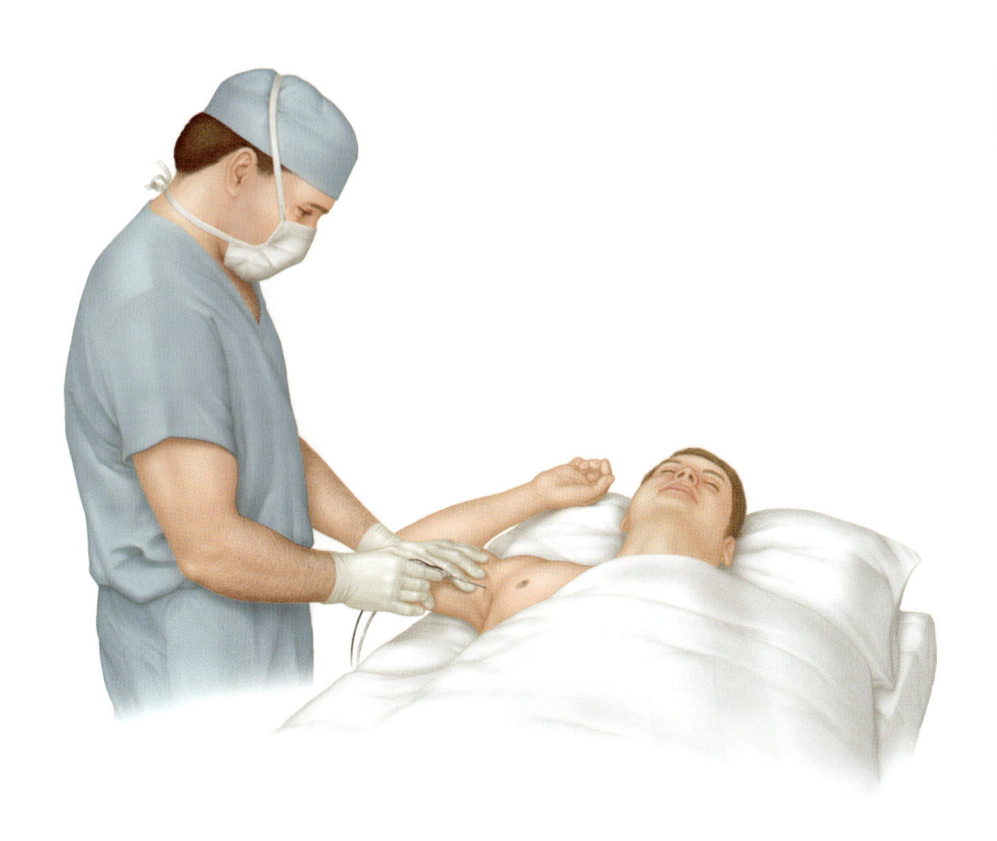

図 15-5　腋窩法での患者と麻酔科医の位置

表 15-1　腕神経叢末梢枝の刺激により誘発される運動反応

神経	運動反応
正中神経	手関節，第 2 指，第 3 指の屈曲 第 1 指の対立 前腕の回内
尺骨神経	手関節，第 4 指，第 5 指の屈曲 第 1 指の内転
橈骨神経	すべての指の伸展 手関節の背屈 肘関節の伸展 前腕の回外
筋皮神経	肘関節の屈曲

度で，動脈に平行に刺入する（図 15-10）。目的とする運動が誘発されるまで，針をゆっくりと進める（図 15-6 〜 9）。一般的に，1 〜 2 cm の深さで神経を確認できる。手術部位に相当する神経を最初に確認し，麻酔を行うとよい。

　0.5 mA 以下の電流で目的とする運動が誘発されたら，局所麻酔薬を 5 mL ずつゆっくり注入し，吸引テストを繰り返しながら総量 10 〜 15 mL を投与する。ブロックの成功率を上げるために，最低でも 2 本の神経を同定し，局所麻酔薬を投与する。どの神経を同定すべきかについては意見が分かれるが，少

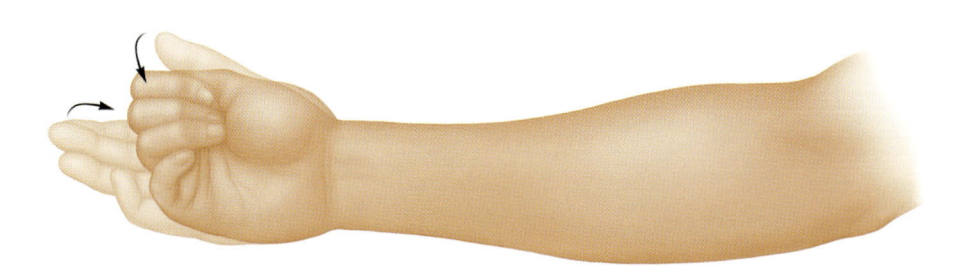

正中神経
手関節，第2指，第3指の屈曲
第1指の対立

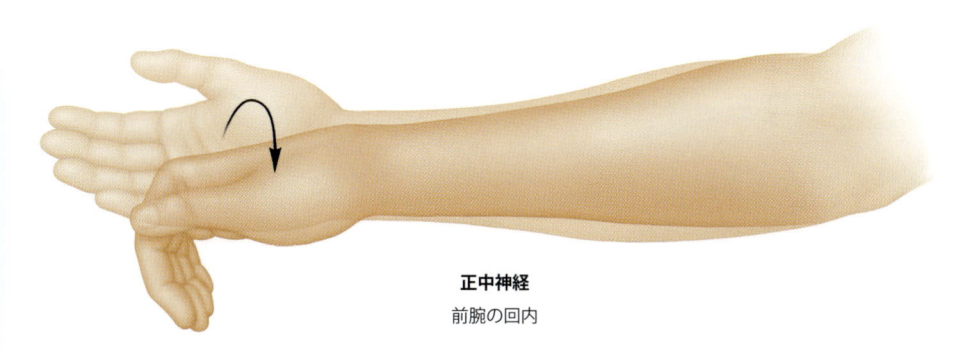

正中神経
前腕の回内

図 15-6　正中神経刺激で誘発される運動反応

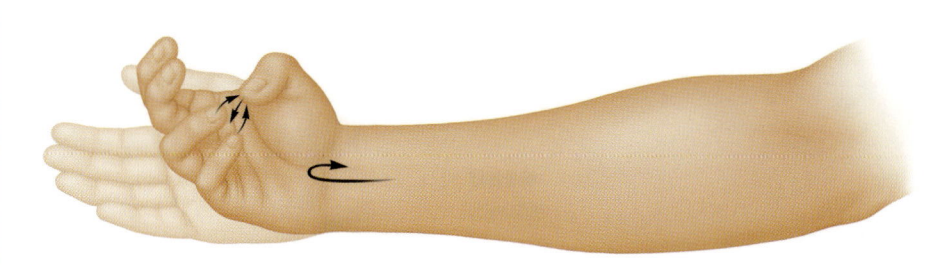

尺骨神経
手関節，第4指，第5指の屈曲
第1指の内転

図 15-7　尺骨神経刺激で誘発される運動反応

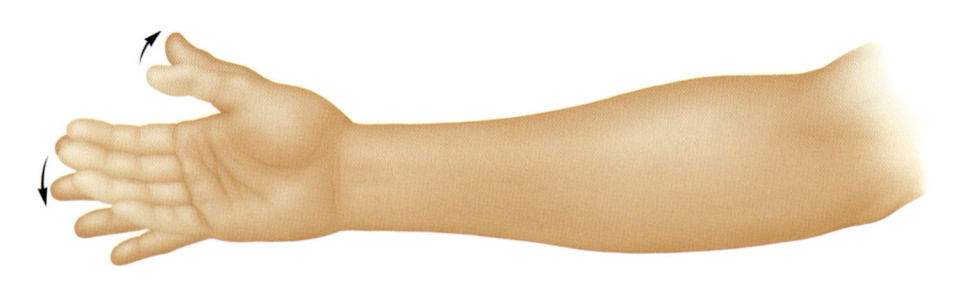

橈骨神経
すべての指の伸展

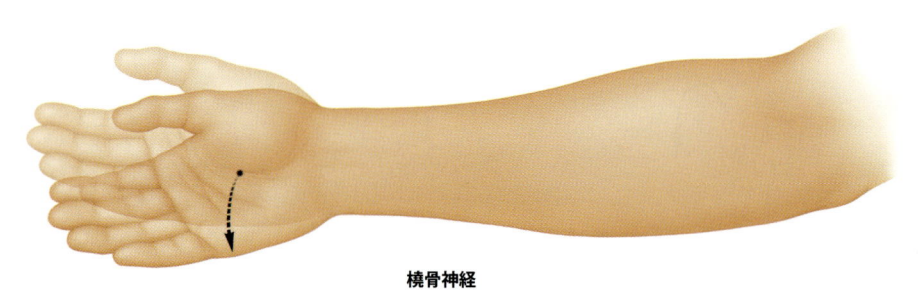

橈骨神経
手関節の背屈と肘関節の伸展

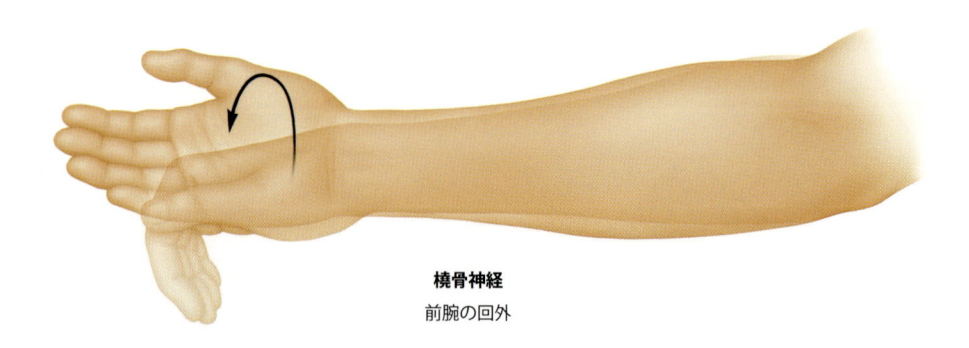

橈骨神経
前腕の回外

図 15-8　橈骨神経刺激で誘発される運動反応

筋皮神経
肘関節の屈曲

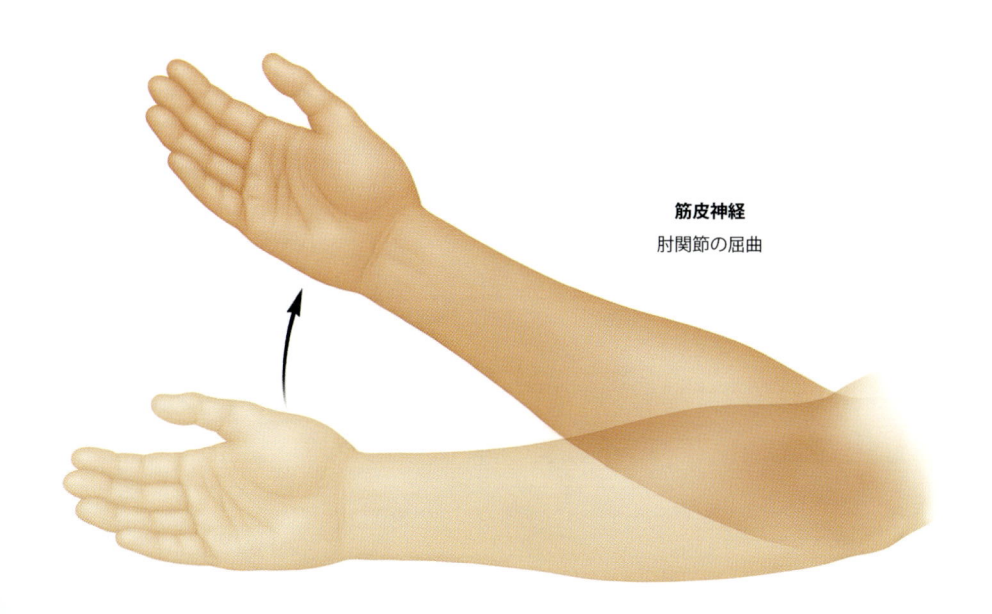

図 15-9 筋皮神経刺激で誘発される運動反応

なくとも尺骨神経同定はブロック成功にあまり重要ではないようである。正中神経，尺骨神経，橈骨神経に対して合計 30 ～ 40 mL の局所麻酔薬を使用する。

腋窩の同じ刺入点から，動脈上方を烏口腕筋に向けてブロック針を進めると，筋皮神経ブロック（musculocutaneous nerve block）が可能なことがある。筋皮神経が同定されて 0.5 mA 以下の電流で適切な運動が誘発されたら，局所麻酔薬 5 ～ 8 mL をゆっくり注入する（図 15-9）。電気刺激装置を用いない場合は，同等量の局所麻酔薬を烏口腕筋内に，その外側面から内側面にかけて扇状に注入する（すなわち，上腕骨頭の前面に注入する）。

駆血帯痛を予防するために，肋間上腕神経のブロックが必要なことがある。腋窩の刺入点から，腋窩動脈の上下約 2 ～ 3 cm にわたって，5 ～ 8 mL の局所麻酔薬を皮下に注入する。

穿刺のコツ

ブロック針を 2 ～ 3 cm 以上進めても運動反応や感覚異常が認められない場合，いったん針を引き抜き，神経の走行に垂直な平面に沿って，刺入方向を上下に少しずつ変更する。静脈血の逆流は通常，針先が動脈の下方，つまり内側にあることを示す。

電気刺激以外の方法

感覚異常誘発法は，それぞれの神経に特有の放散痛を誘発する方法である。体表ランドマーク，患者体位，ブロック針の刺入点などは，電気刺激法と同じである。しかし，感覚異常誘発法には，特別に注意すべき点が 2 つある。まず，患者が迅速で的確に感覚異常とその放散部位を訴えられるよう，鎮静は最

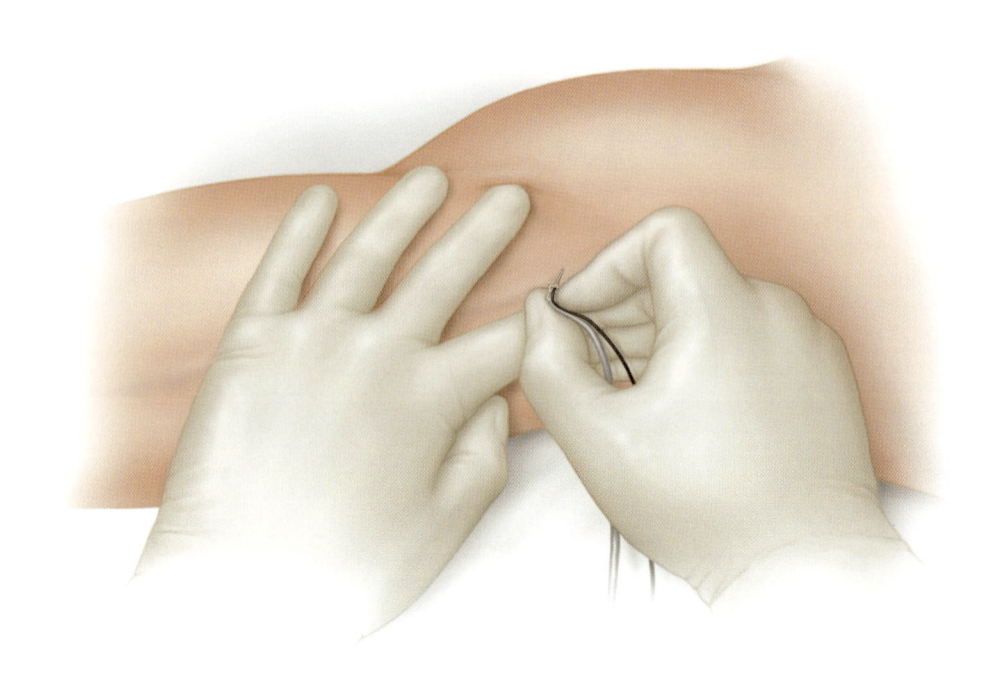

図 15-10　腋窩法でのブロック針の刺入方向

小限とする。次に，ブロック針をゆっくり進めることにより，患者が感覚異常を直ちに訴え，誤って神経を傷つけることがないようにする。他の神経ブロックと同様，局所麻酔薬を神経線維束内へ注入するリスクを最小限に抑えるためには，注入時痛の有無を注意深く観察することが重要である。感覚異常誘発法によるブロック施行中に動脈血の逆流が認められた場合は，動脈貫通法に変更するのが一般的である。

　腋窩では，正中神経，尺骨神経，橈骨神経は腋窩動脈に近接して走行する（図 15-2）。動脈貫通法はこの位置関係と，腋窩動脈鞘の存在を利用した方法である。持続的な吸引をかけながら 25 ゲージ × 1.5 インチ（3.8 cm）のブロック針を腋窩動脈に向けて進め，動脈を貫通して血液逆流が認められなくなるまで針を進める。このようにして，動脈後方つまり動脈の裏側にあたる位置まで針を進め，局所麻酔薬を 5 mL ずつ，吸引テストを繰り返しながら合計 15〜20 mL 注入する。麻酔薬注入後，持続的な吸引をかけながら針をゆっくりと引き抜き，再び血液逆流がみられなくなるところまで戻す。同様にして動脈前方，つまり動脈の手前にも，15〜20 mL の局所麻酔薬を 5 mL ずつ注入する。動脈貫通法では，局所麻酔薬中毒や血腫形成の症状，徴候をしっかり監視する必要がある。

超音波ガイド下腋窩法
神経描出法
　プローブを腋窩上に上腕長軸と垂直にあて

る（図15-11）。これで，神経と血管の横断面が描出される（図15-12）。腋窩動脈がモニター画面の中心に描出されるようプローブ位置を調整すると，より適切な断層像が得られる。正中神経，橈骨神経，尺骨神経，筋皮神経のすべてが，同時に描出されるとは限らない。そのため，これらの神経がすべて確認できるブロックに最適な断層像を描出するために，プローブを近位や遠位へ動かすことが必要となることが多い。近位の断層像では橈骨神経が確認しやすく，遠位の断層像では筋皮神経が確認しやすい。腋窩の神経叢は表在性のため，神経や血管を良好に描出するには，10〜15 MHzの高周波プローブが適している。

超音波解剖学

　腋窩法に最適な断層像は，腋窩動脈を垂直に輪切りするよう描出したものであり，円形で高エコー性の正中神経，尺骨神経，橈骨神経が，腋窩動脈の周囲に認められる。円形で圧迫してもつぶれにくく，拍動性で低エコー性の腋窩動脈は，同定が容易である（図15-13）。一方，正中神経，尺骨神経，橈骨神経などは蜂窩状に描出されるが，これは末梢神経の神経束構造による（図15-14）。プローブのマーカーを外側に向けてあてた場合はたいてい，正中神経は動脈の左側上方，ほぼ10時の方向に描出される。同じプローブのあて方で，尺骨神経は動脈の右側上方，腋窩静脈の近くに確認できることが多い。橈骨神経は通常，尺骨神経の深部で動脈の3時〜6時方向で見つかる（図15-12）。ただし，これらの神経走行は個人差が大きい。

ブロック法

　超音波ガイド下腋窩法は，平行法で穿刺を行うのが一般的である。神経が表在性であることと，上腕の輪郭が円形であることにより，断層画像を横切るようにブロック針が刺入できる。そのため，ブロック針が描出されやすい（図15-15）。超音波ビームに対して直角に刺入できるよう，プローブから1〜2 cm離れたところを刺入点とするのが一般的である。静脈穿刺を避けるため，針を動脈上方にあたる外側から刺入し，下方（内側）に向けて進める（図15-11）。この穿刺法を用いる場合，まず針を奥まで進めて，橈骨神経と尺骨神経の麻酔を先に行う方がよい。手前の神経を先にブロックすると，さらに針を進める際や刺入方向を変える際に，これらの神経を損傷するリスクが生じるためである。22ゲージ×2インチ（5 cm）の刺激電極付きブロック針を，腋窩動脈後方から橈骨神経に向けてゆっくり進める。ブロック針が完全に描出された場合を除いて，針で神経を損傷することがないよう，ブロック針を神経より少し上，あるいは少し下に向けて進める。電気刺激で神経を同定する場合は，運動反応を誘発するために，しばしば針を神経に直接接触させる必要がある。

　8〜12 mLの局所麻酔薬を，それぞれの神経の周囲に注入する（図15-15）。神経の周り全体に局所麻酔薬を注入すると，効果発現が早くなり成功率も高まる。深部の神経を先にブロックすることが勧められているが，これは，注入された局所麻酔薬が組織全体を手前に"押し上げ"，描出が改善される可能性があるためである。橈骨神経周囲へ局所麻酔薬を注入した後，針をいったん皮膚まで引き抜き，動脈前方を正中神経と尺骨神経に向

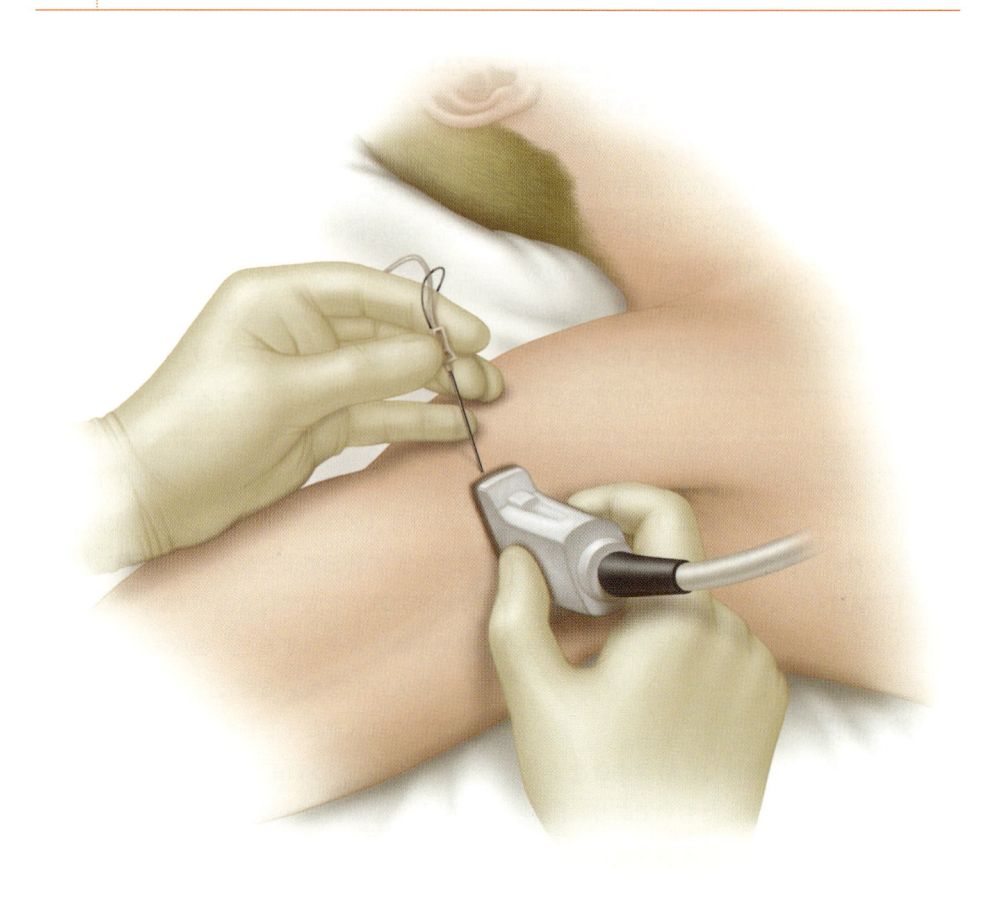

図 15-11　超音波ガイド下腋窩法でのプローブのあて方とブロック針の刺入方向

かって進める。先に尺骨神経をブロックすると，正中神経が見やすくなる場合が多く，ブロックが容易となる。ブロック施行中に電気刺激を適宜行うと，局所麻酔薬注入に先立って神経の同定や確認ができる。

最後に筋皮神経を麻酔する。プローブを外側にずらして上腕二頭筋の上にあてると，神経が良好に描出されることがある。平行法で行う場合の穿刺法は，上述した橈骨神経，尺骨神経，正中神経の場合と同様である（図15-16）。

持続末梢神経ブロック用カテーテル留置

　ブロック併用麻酔や術後疼痛管理の目的で，末梢神経カテーテル留置がよく行われる。電気刺激法によるカテーテル留置，およびその他の方法によるカテーテル留置とも，入院患者の手術と外来手術の両者で成果が上がっている。超音波ガイド下でカテーテルを正しく留置できるが，この方法が従来の電気刺激法に比べて優れているというエビデンスはまだ少ない。

　電気刺激を用いたカテーテル留置のための

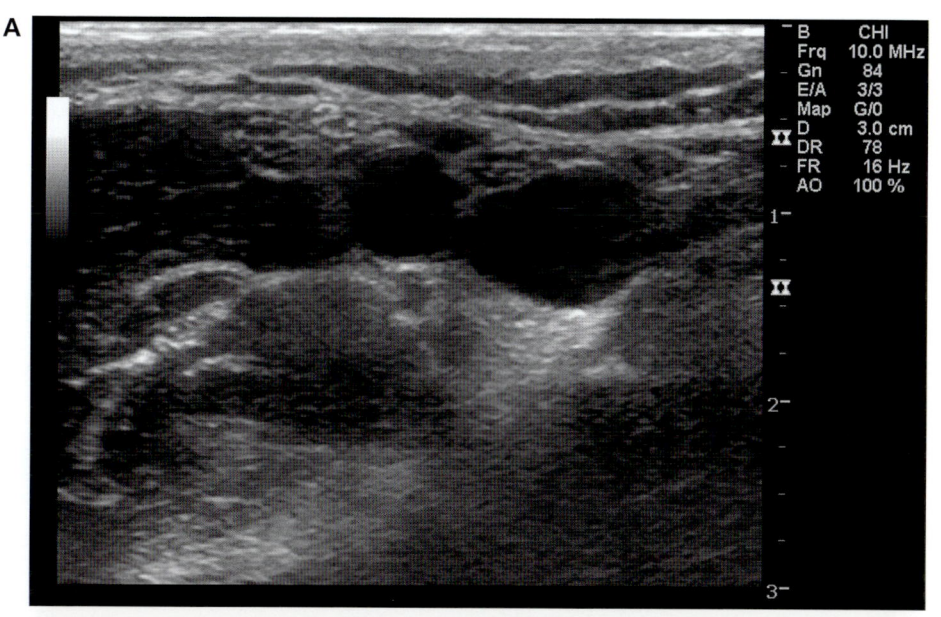

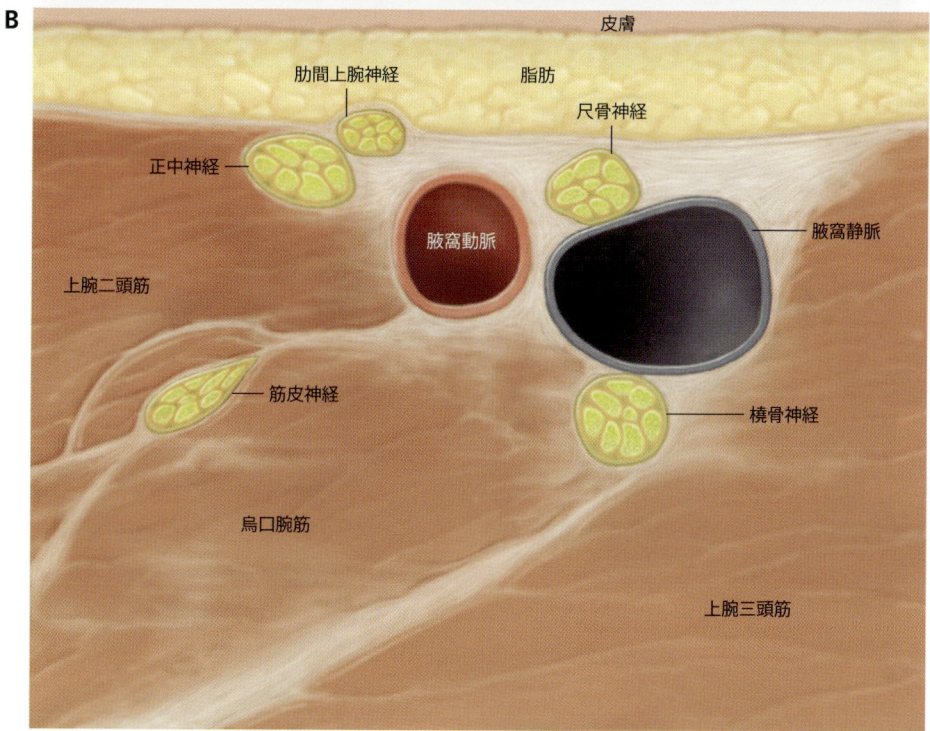

図 15-12　腋窩法で描出される腕神経叢の超音波画像
A：超音波断層像。B：解剖学的模式図。

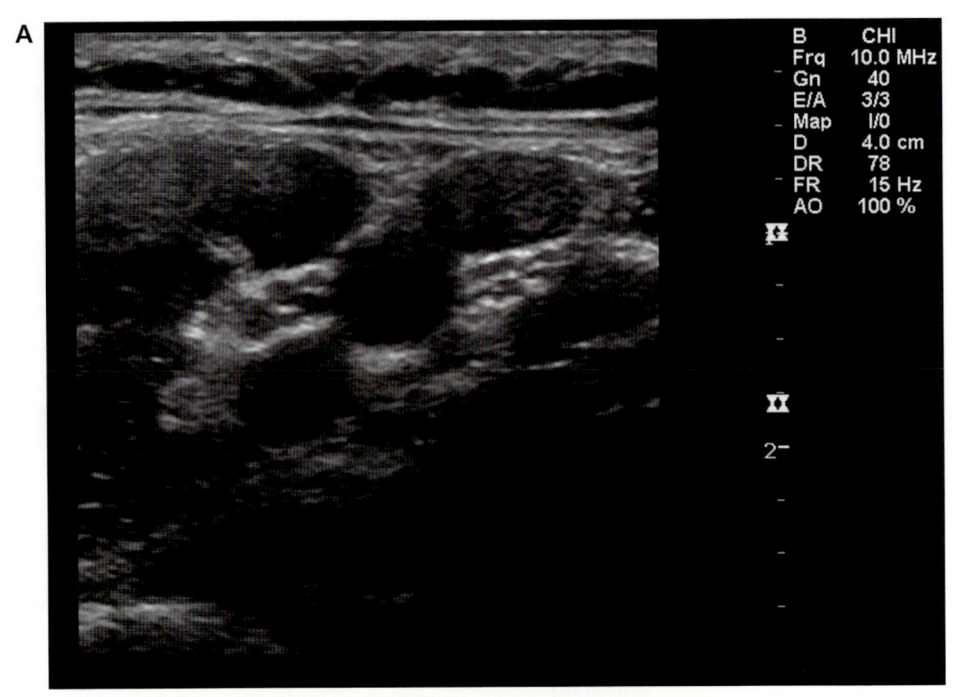

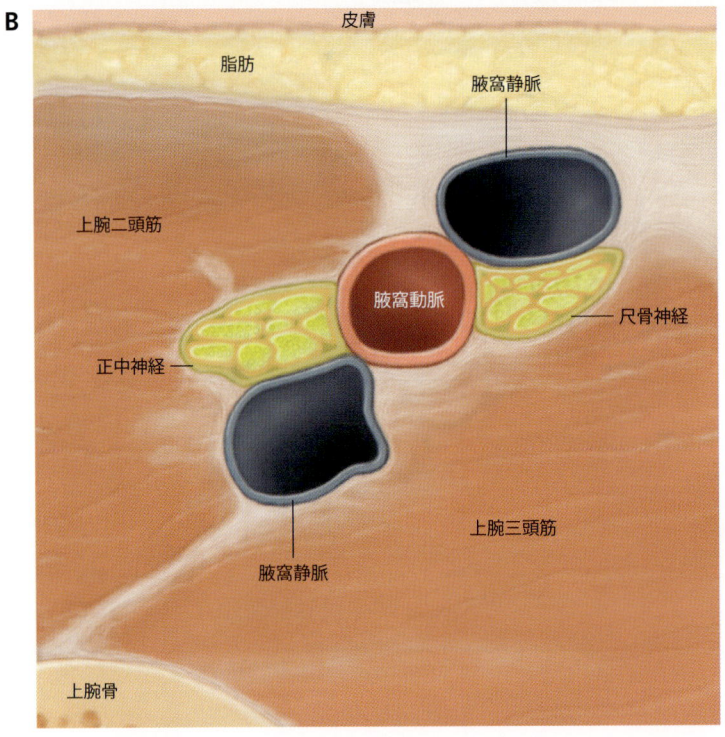

図 15-13 腋窩法で高エコー性に描出された正中神経と尺骨神経の超音波画像
A：超音波断層像。B：解剖学的模式図。

図 15-14　末梢神経の解剖

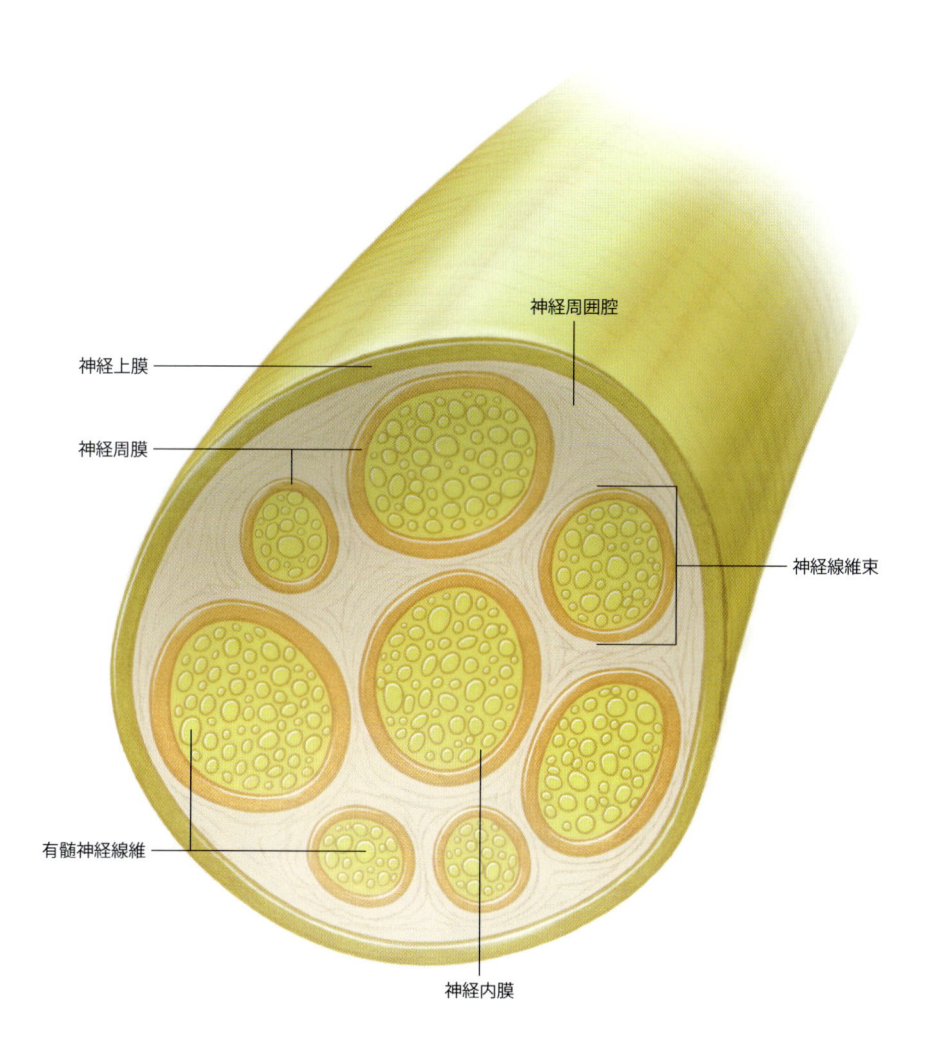

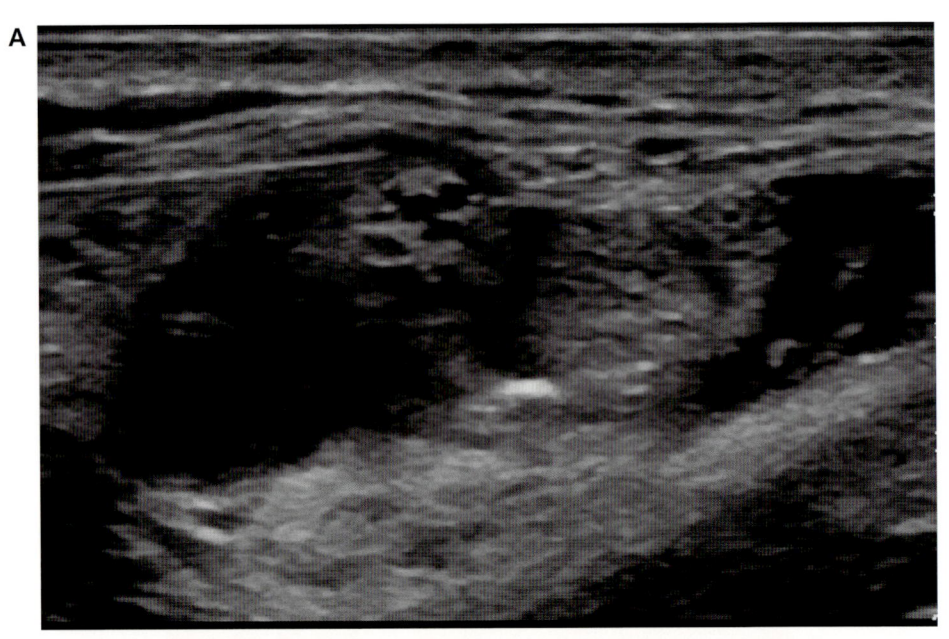

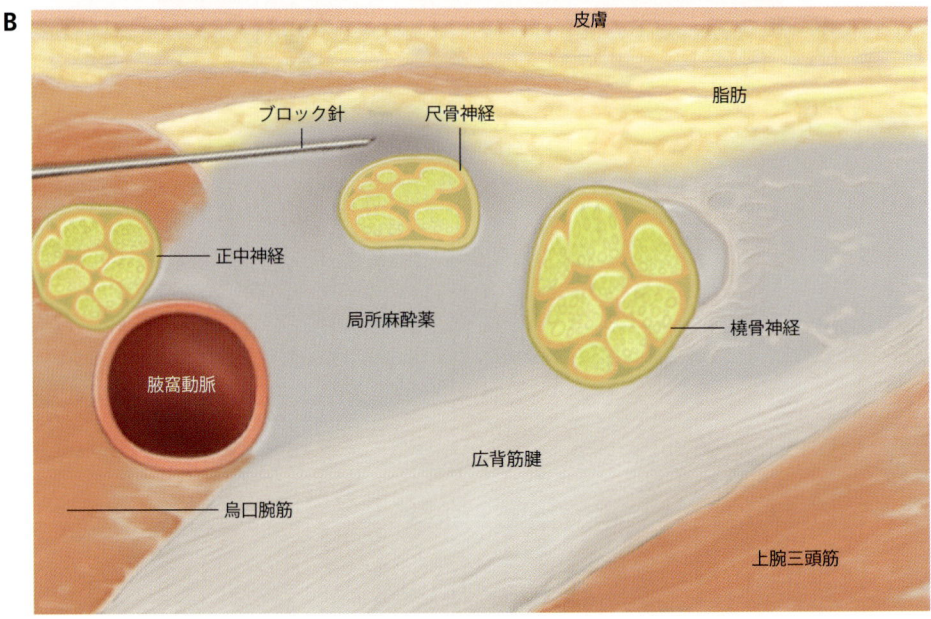

図 15-15　腋窩法による超音波ガイド下腕神経叢ブロック
A：超音波断層像。B：解剖学的模式図。

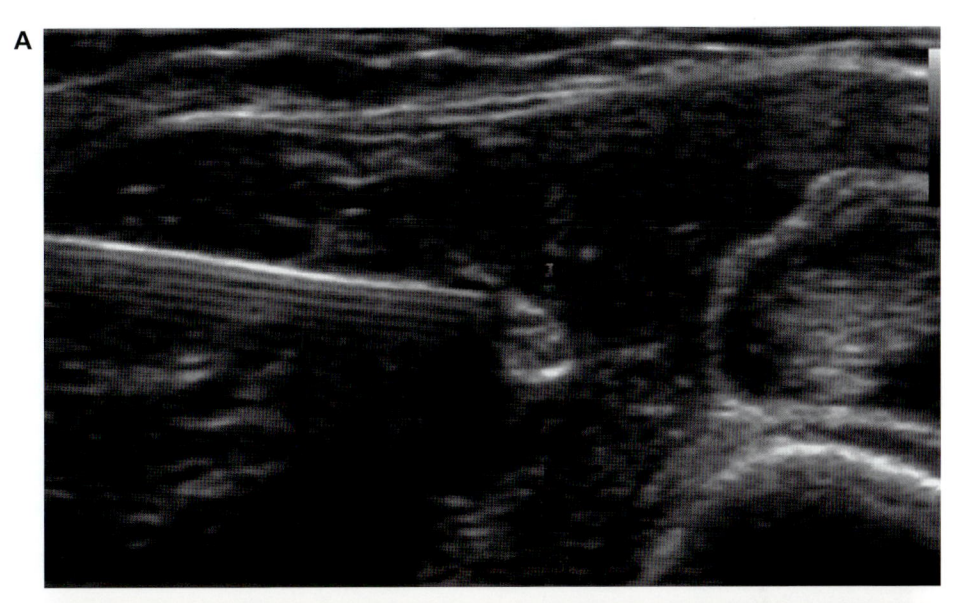

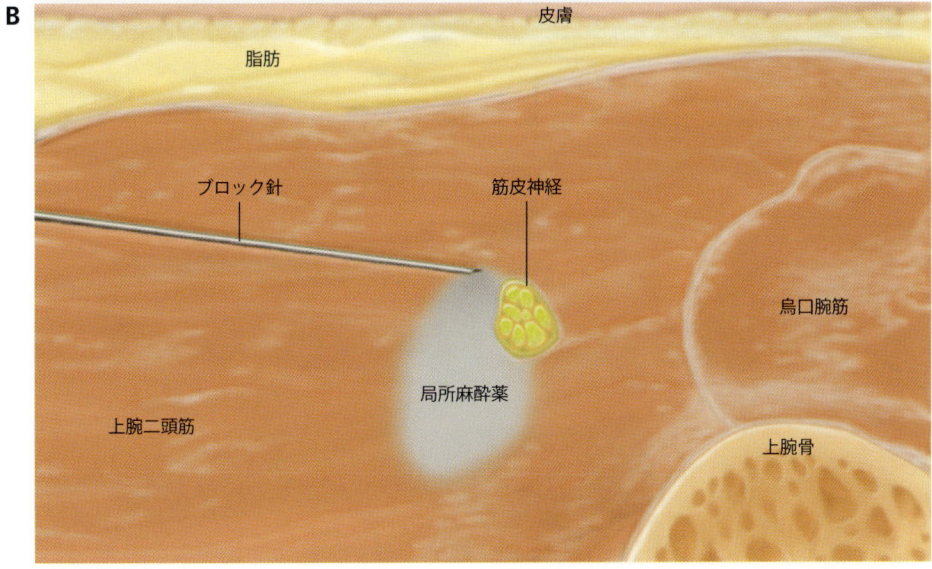

図 15-16　腋窩法による超音波ガイド下筋皮神経ブロック
A：超音波断層像。B：解剖学的模式図。

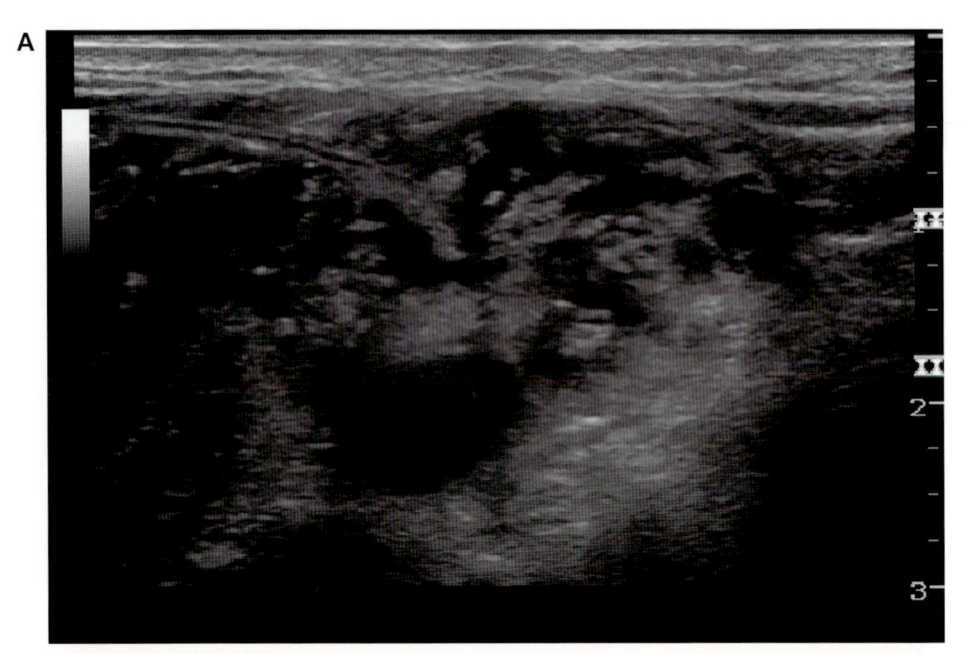

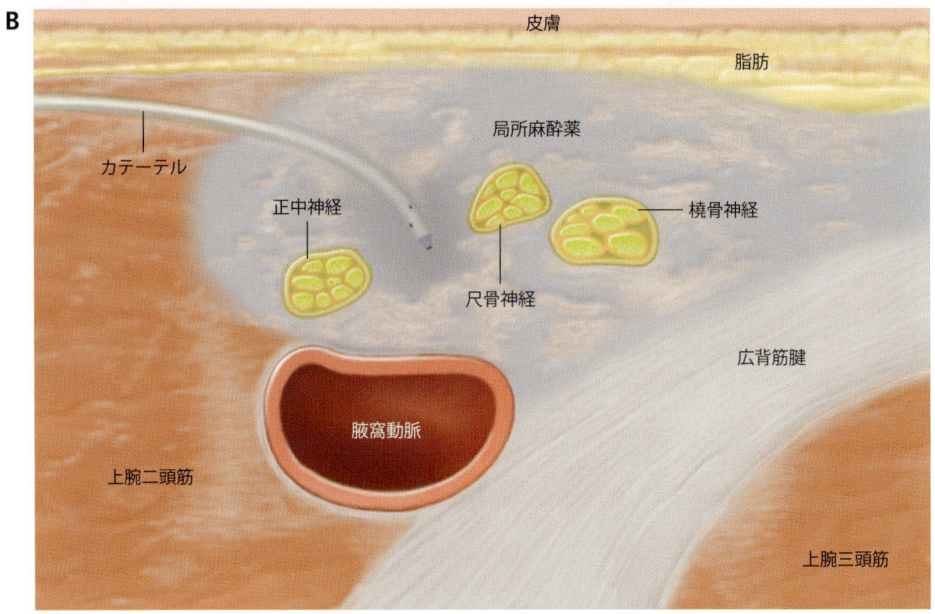

図 15-17　腋窩法による超音波ガイド下カテーテル留置
A：超音波断層像。B：解剖学的模式図。

神経同定法は，単回注入によるブロックの場合と同様である．カテーテル留置は，18 ゲージ × 2 インチ（5 cm）の刺激電極付き Tuohy 針を用いて行う．動脈上方，すなわち外側から刺入し，腋窩に向けて頭側で少し後方に針を進める．これは，針先を腋窩動脈後方の橈骨神経付近に進めるのが目的である．静脈穿刺のリスクがあるため，針を腋窩動脈下方に進めるのは避ける．0.5 mA 以下の電流で橈骨神経の刺激運動（図 15-8）が誘発されたら，20 ゲージのカテーテルを針先から 3 〜 5 cm 挿入する．

超音波ガイド下のカテーテル留置法は，通常の単回投与法によるブロックの場合と同様である．18 ゲージ × 2 インチ（5 cm）の Tuohy 針を腋窩動脈上方，つまり外側から刺入し，超音波ガイド下に進める．カテーテルを尺骨神経と橈骨神経の間に留置するのが望ましい．この位置で，カテーテルを針先から約 1 cm 挿入する．局所麻酔薬の広がりを超音波画像でリアルタイムに確認できる（図 15-17）．局所麻酔薬が神経の周り全体に広がらなければ，カテーテルを描出しながら位置を調整することが必要となる場合もある．

カテーテルが適切に留置できたら，液状接着剤，ステリストリップ™，滅菌済み透明ドレッシング材でカテーテルを固定する．また，カテーテルを皮下トンネルに通し，刺入点から離れたところで固定することもある．

副作用と合併症

腋窩法による腕神経叢ブロックの合併症はほとんどない．局所的な皮下出血や圧痛を認めることはあるが，血腫形成などはごくまれである．局所麻酔薬中毒や痙攣などの重篤な全身性合併症は，注意深く監視しながら慎重に注入すれば，滅多に起こらない．0.5 〜 4% の症例に，一過性の術後感覚異常が起こることがある．しかし，重篤な感覚異常や運動障害，永続的な神経後遺症はごくまれである．興味深いことに，神経関連合併症全般の発生率に関して，感覚異常誘発法，動脈貫通法，電気刺激法，超音波ガイド下，などの神経同定法による差は認められていない．

参考文献

Aantaa R, Kirvelä O, Lahdenperä A, Nieminen S. Transarterial brachial plexus anesthesia for hand surgery: a retrospective analysis of 346 cases. J Clin Anesth. 1994 May-Jun; 6(3): 189-92.

Brown DL. Atlas of regional anesthesia. 2nd ed. Philadelphia: W.B. Saunders; c1999.

Brull R, McCartney CJ, Chan VW, El-Beheiry H. Neurological complications after regional anesthesia: contemporary estimates of risk. Anesth Analg. 2007 Apr; 104(4): 965-74.

De Jong RH. Axillary block of the brachial plexus. Anesthesiology. 1961 Mar-Apr; 22: 215-25.

Handoll HH, Koscielniak-Nielsen ZJ. Single, double or multiple injection techniques for axillary brachial plexus block for hand, wrist or forearm surgery. Cochrane Database Syst Rev. 2006 Jan 25; (1): CD-003842.

Neal JM, Gerancher JC, Hebl JR, Ilfeld BM, McCartney CJ, Franco CD, et al. Upper extremity regional anesthesia: essentials of our current understanding, 2008. Reg Anesth Pain Med. 2009 Mar-Apr; 34(2): 134-70.

Schroeder LE, Horlocker TT, Schroeder DR. The efficacy of axillary block for surgical procedures about the elbow. Anesth Analg. 1996 Oct; 83(4): 747-51.

Selander D, Dhunér KG, Lundborg G. Peripheral nerve injury due to injection needles used for regional anesthesia. An experimental study of the acute effects of needle point trauma. Acta Anaesthesiol Scand. 1977; 21(3): 182-8.

Selander D, Edshage S, Wolff T. Paresthesiae or no paresthesiae? Nerve lesions after axillary blocks. Acta Anaesthesiol Scand. 1979 Feb; 23(1): 27-

33. Sia S, Bartoli M. Selective ulnar nerve localization is not essential for axillary brachial plexus block using a multiple nerve stimulation technique. Reg Anesth Pain Med. 2001 Jan-Feb; 26(1): 12-6.

Sia S, Bartoli M, Lepri A, Marchini O, Ponsecchi P. Multiple-injection axillary brachial plexus block: a comparison of two methods of nerve localization-nerve stimulation versus paresthesia. Anesth Analg. 2000 Sep; 91(3): 647-51.

Stan TC, Krantz MA, Solomon DL, Poulos JG, Chaouki K. The incidence of neurovascular complications following axillary brachial plexus block using a transarterial approach: a prospective study of 1,000 consecutive patients. Reg Anesth. 1995 Nov-Dec; 20(6): 486-92.

Thompson G. The multiple compartment approach to brachial plexus anesthesia. Tech Reg Anesth Pain Management. 1997; 1: 163-8.

Winnie AP. Does the transarterial technique of axillary block provide a higher success rate and a lower complication rate than a paresthesia technique? New evidence and old. Reg Anesth. 1995 Nov-Dec; 20(6): 482-5.

16章

上腕でのブロック

Sandra L. Kopp, M.D.

臨床適応

1994年にDupréは，腕神経叢の4本の末梢枝である正中神経，尺骨神経，橈骨神経，筋皮神経を，上腕でブロックする方法を報告した。上腕でのブロック（midhumeral block）は，手，手関節，前腕の手術によく用いられる。上腕でのブロックはもともと，腋窩法で腕神経叢ブロックを行う際の神経刺激の繰り返しによる神経損傷リスクを軽減する目的，および腕神経叢末梢枝の"個別的ブロック"目的で考案された。手術の際に，それぞれの末梢枝を必要に応じて異なる局所麻酔薬でブロックすることを個別的ブロック法（differential block）という。個別的ブロックは，ブロックの持続時間を短くする，あるいはブロックの範囲を限局させる必要がある手術で，それぞれの神経を選択的に遮断する目的で行われる。個別的ブロック法を使いこなすためには，手術部位と上肢の皮膚神経支配に精通しておく必要がある（図16-1）。また，より中枢での腕神経叢ブロックが失敗，あるいは不十分な場合に，上腕でのブロックを追加することがある。

上腕の神経解剖

上腕管は上腕内側の窪みであり，その上縁は上腕二頭筋，下縁は上腕三頭筋，外側縁は烏口腕筋，内側縁は皮膚と皮下組織からなる

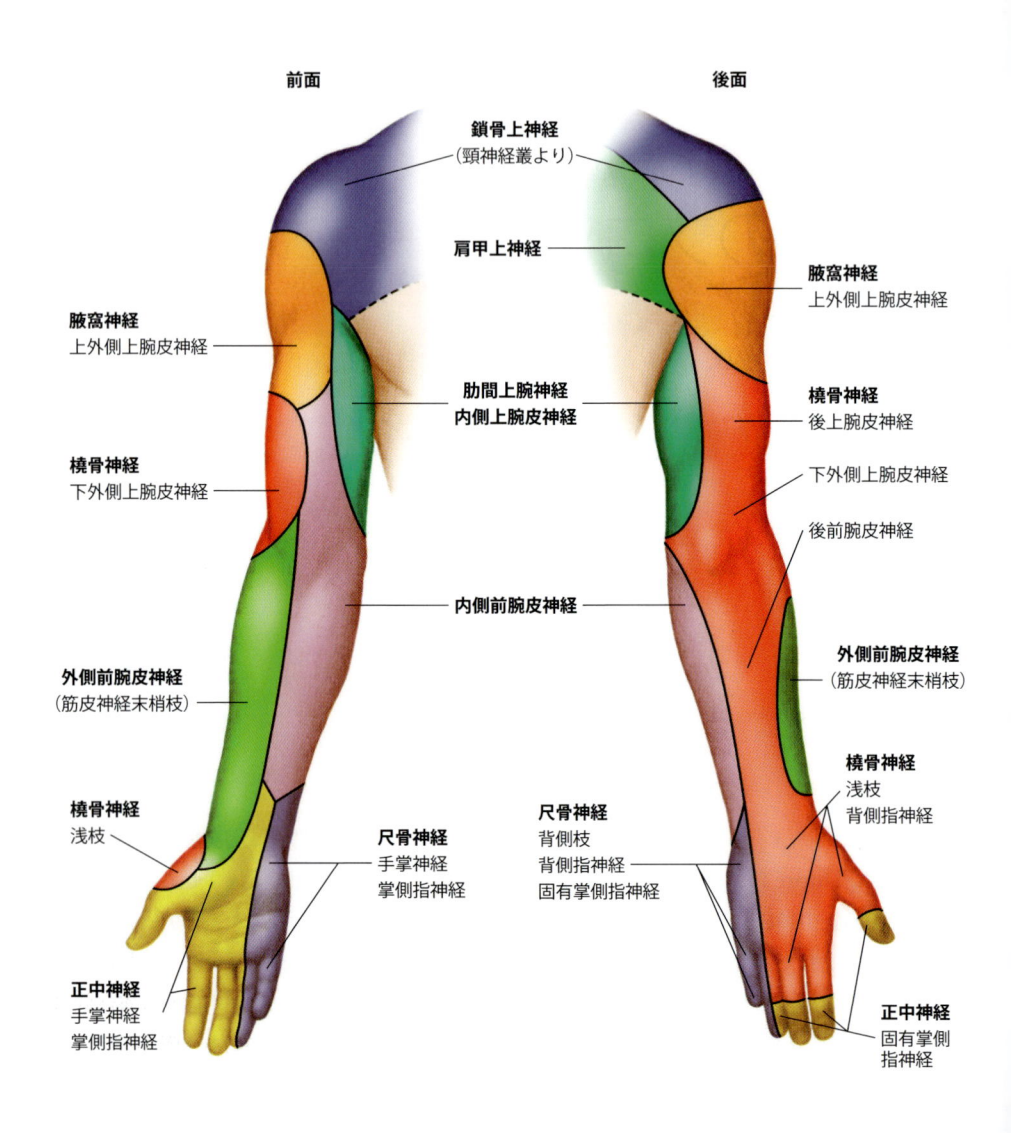

250　第4部　上肢の神経ブロック

前面　　　　　　　　　　　**後面**

鎖骨上神経
（頸神経叢より）

肩甲上神経

腋窩神経
上外側上腕皮神経

腋窩神経
上外側上腕皮神経

肋間上腕神経
内側上腕皮神経

橈骨神経
後上腕皮神経

橈骨神経
下外側上腕皮神経

下外側上腕皮神経

後前腕皮神経

内側前腕皮神経

外側前腕皮神経
（筋皮神経末梢枝）

外側前腕皮神経
（筋皮神経末梢枝）

橈骨神経
浅枝
背側指神経

橈骨神経
浅枝

尺骨神経
手掌神経
掌側指神経

尺骨神経
背側枝
背側指神経
固有掌側指神経

正中神経
手掌神経
掌側指神経

正中神経
固有掌側指神経

図 16-1　上肢の皮膚神経支配

(図 16-2)。上腕動静脈は上腕管内を走行し，上腕でのブロック法の重要な体表ランドマークとなる。正中神経は上腕動脈の前方内側を走行し，尺骨神経は上腕動脈下方のより表層を走行する（図 16-2）。しかし，これらには著しい解剖学的変異がみられることもある。橈骨神経も上腕動脈の下方であるが，こちらは上腕骨のすぐ後方を走行する（図 16-3）。筋皮神経は，烏口腕筋を貫いた後，上腕二頭筋と上腕筋の間の溝を下行する（図 16-3）。肋間上腕神経は上腕管から出て，尺側皮静脈近傍の皮下組織内を走行する。

体表解剖

上腕でのブロックは，英語で midhumeral block と呼ばれるが，上腕の中央部で施行するわけではない。むしろ，上腕動脈が最も触知しやすい上腕を 3 等分した近位部と中央部の境目で行う。三角筋は，この付近で上腕骨の外側に付着している。

患者体位

患者は仰臥位とし，顔は真っ直ぐ前か，少し反対側に向ける。上肢は肩を約 80〜90 度外転し，肘関節を屈曲する（図 16-4）。

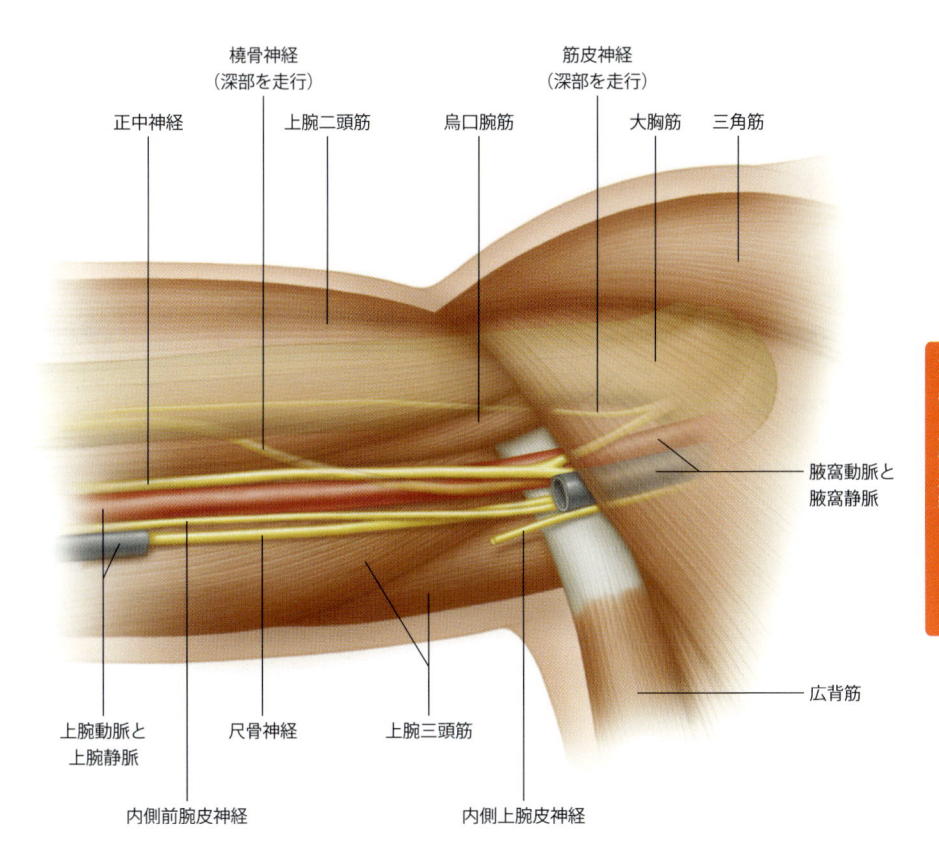

図 16-2　上腕近位部の神経，血管，筋肉の解剖

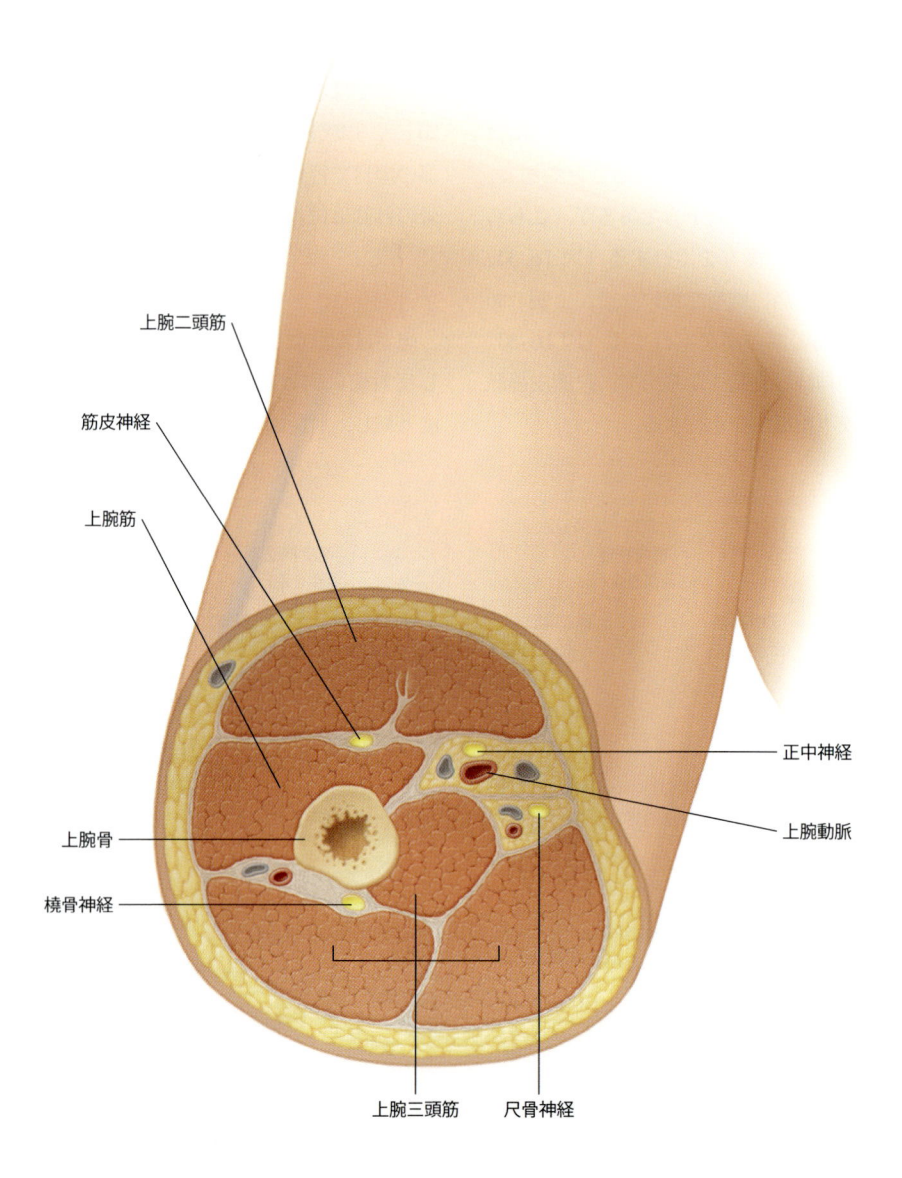

図 16-3　上腕中央部の解剖（横断面）

ブロック法

神経同定法

　Dupréの原法では，正中神経，尺骨神経，橈骨神経，筋皮神経の順にブロックすることが勧められている。この順番でブロックを行うと，それぞれの神経における効果発現時間の違いをうまく利用できる。上腕でのブロックはこれまで，電気刺激法を用いて行われてきた（表16-1）が，超音波ガイド下法でも神経同定が可能である。臨床経験，放射線画像，人体解剖学から，末梢神経に著しい解剖学的変異が存在することが示されている。このため，神経解剖を画像化することで神経同定が容易になり，神経ブロックの成績が向上し，神経損傷や神経内注入といった合併症が減少する可能性があるとして，超音波ガイド下ブロック法を勧める専門家もいる。しかし，こうした主張を裏づける明確なエビデンスを得るために，さらに研究を進める必要がある。

表16-1　腕神経叢末梢枝の刺激により誘発される運動反応

神経	運動反応
正中神経	手関節，第2指，第3指の屈曲 第1指の対立 前腕の回内
尺骨神経	手関節，第4指，第5指の屈曲 第1指の内転
橈骨神経	すべての指の伸展 手関節の背屈 肘関節の伸展 前腕の回外
筋皮神経	肘関節の屈曲

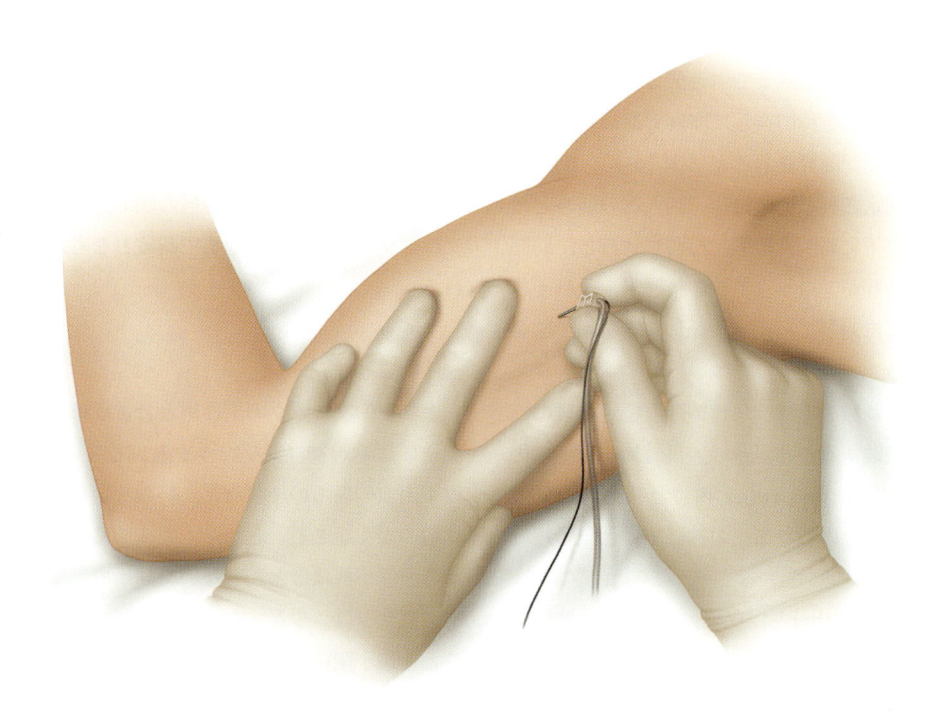

図16-4　上腕でのブロックの患者体位とブロック針の刺入方向

ブロック針の刺入部位

　上腕を3等分した近位部と中央部の境目で，上腕動脈が触知される。正中神経ブロックでは，22ゲージ×1.5インチ（3.8 cm）の刺激電極付きブロック針を，上腕動脈の浅層を動脈と平行に肩に向かって進める。0.5 mA以下の電流で正中神経刺激による運動反応が誘発されると（図16-5），正中神経が同定される。尺骨神経ブロックでは，同じ刺入点から動脈内側へ向けて手術台に垂直にブロック針を進める。0.5 mA以下の電流で尺骨神経刺激による運動反応が誘発されるところで（図16-6），尺骨神経ブロックを行う。橈骨神経ブロックでは，ブロック針を同じ刺入点から外側に進め，上腕骨にあてる（図16-4）。針を上腕骨後方にウォーキングさせ，骨を越えて針を進めると，0.5 mA以下の電流で橈骨神経刺激による運動反応が誘発される（図16-7）。筋皮神経ブロックでは，針をもう一度皮下組織まで引き戻し，上腕二頭筋のすぐ後方を烏口突起に向けて進める。肘関節の屈曲が誘発されると（図16-8），筋皮神経が同定される。最後に，刺入部の前方と後方の皮下に局所麻酔薬を浸潤させると，肋間上腕神経がブロックできる。通常，それぞれの神経に対して，5～8 mLの局所麻酔薬を用いる。

　電気刺激法では，尺骨神経と橈骨神経の同定に失敗することが多い。尺骨神経同定の失敗は，Martin-Gruber吻合と呼ばれる，腕管内でよくみられる正中神経線維と尺骨神経線維の交通によると考えられている。Martin-Gruber吻合があると，正中神経刺激で尺骨神経刺激と同様の運動反応が誘発される。このため，尺骨神経ブロックの成功率は正中神経，橈骨神経，筋皮神経よりも低くなる。こうした事情により，電気刺激法によって正しく尺骨神経を同定することがしばしば困難になっている。一方，上腕骨のより遠位でブロック針を刺入した場合，橈骨神経刺激による運動反応が誘発できないことがある。上腕を3等分した近位部と中央部の境目よりも遠位では，橈骨神経は上腕骨外側をらせん状に走行する。この部位では，上腕管穿刺による内側からのアプローチで橈骨神経を刺激することは，極めて困難である。

上腕でのブロックの変法

　Guntzらは最近の総説で，目的とは異なる神経の刺激反応を指標として，神経損傷の可能性を検討している。彼らによれば，橈骨神経の同定中に，50％の患者で尺骨神経の感覚異常が誘発された。一方，尺骨神経の同定中に橈骨神経の反応が誘発された患者は，10％だけであった。理論的には，より表層の尺骨神経を先にブロックすると，より深層の橈骨神経を同定する際に尺骨神経を損傷する可能性がある。したがって，正中神経，橈骨神経，尺骨神経，筋皮神経の順で上腕でのブロックを行う方が，適切であるとも考えられる。

副作用と合併症

　上腕でのブロックの副作用と合併症は，腋窩法による腕神経叢ブロックと同様である。皮下出血や局所の圧痛など，軽微な合併症は比較的よく起こる。しかし，臨床的に問題となる血腫形成はほとんどない。局所麻酔薬中毒のリスクは，少量ずつ緩徐に分割投与することで最小限にできると思われる。また，中枢側の腕神経叢ブロックが不十分なために上腕でのブロックを追加する場合は，部分的に

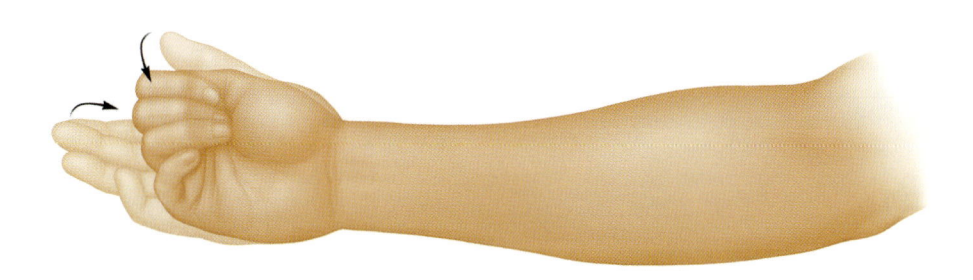

正中神経
手関節,第2指,第3指の屈曲
第1指の対立

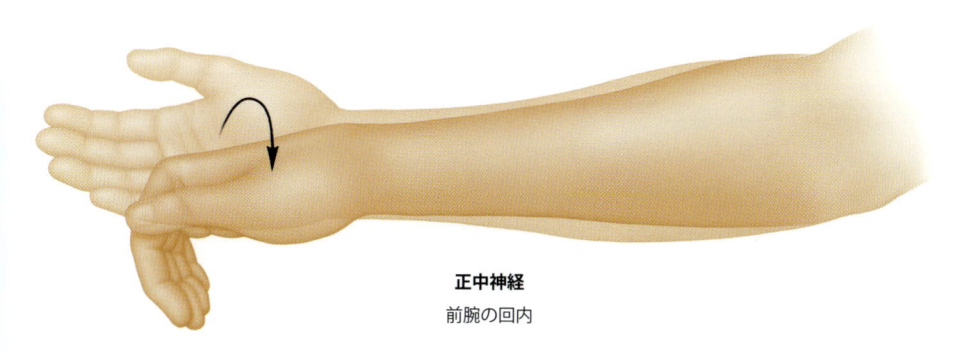

正中神経
前腕の回内

図 16-5　正中神経刺激で誘発される運動反応

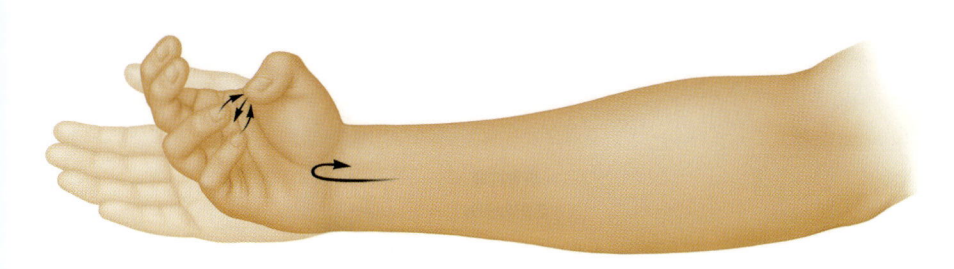

尺骨神経
手関節,第4指,第5指の屈曲
第1指の内転

図 16-6　尺骨神経刺激で誘発される運動反応

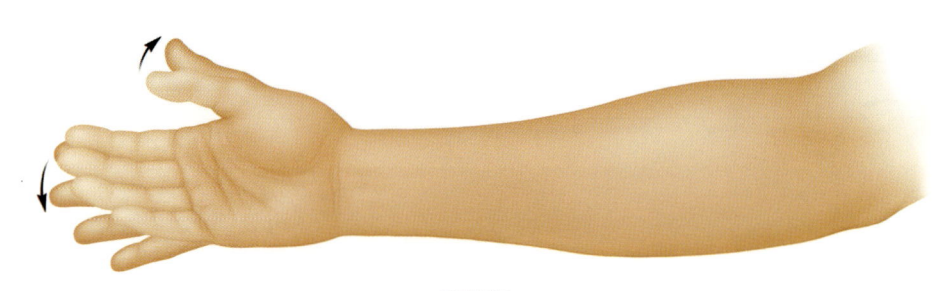

橈骨神経
すべての指の伸展

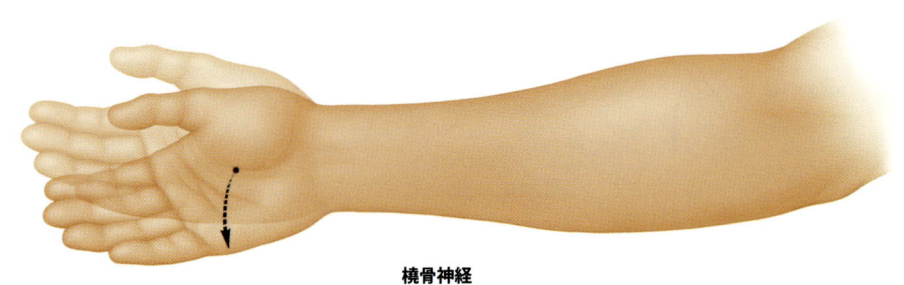

橈骨神経
手関節の背屈と肘関節の伸展

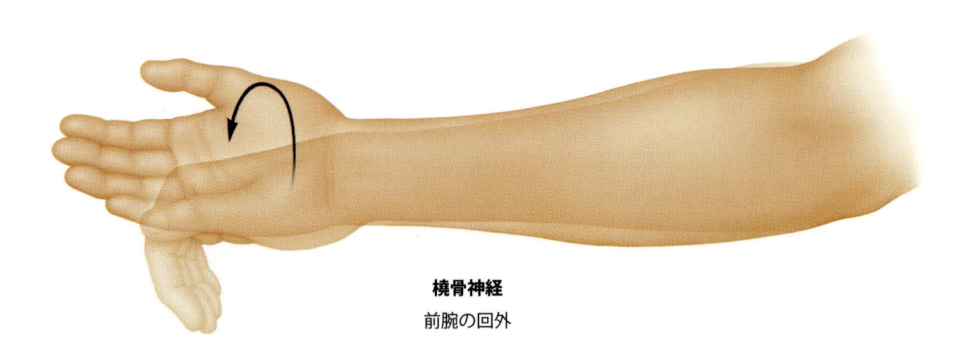

橈骨神経
前腕の回外

図 16-7　橈骨神経刺激で誘発される運動反応

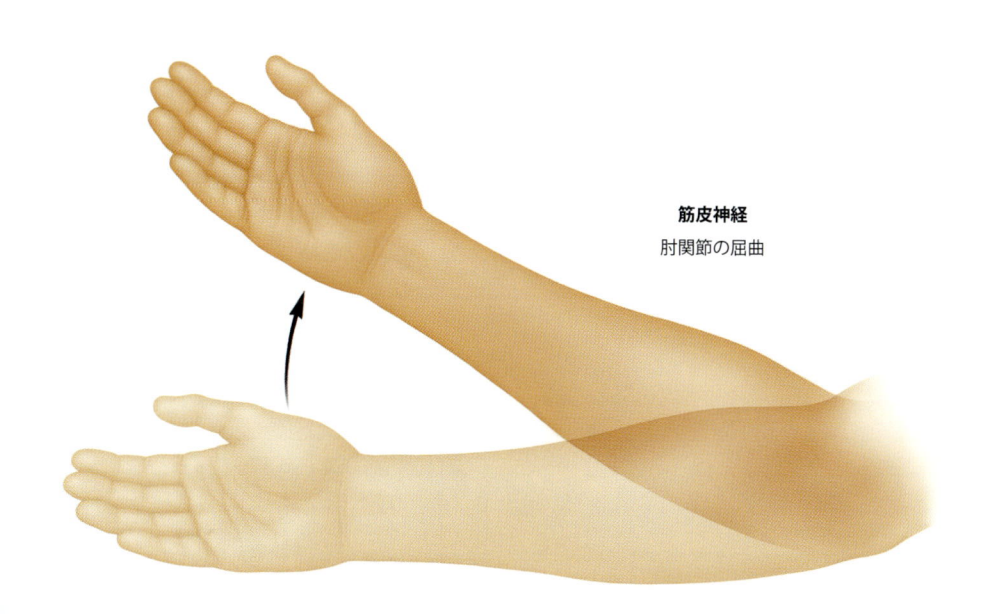

図 16-8 筋皮神経刺激で誘発される運動反応

筋皮神経
肘関節の屈曲

麻酔された神経を損傷するリスクが理論上つきまとう。

参考文献

Bouaziz H, Narchi P, Mercier FJ, Labaille T, Zerrouk N, Girod J, et al. Comparison between conventional axillary block and a new approach at the midhumeral level. Anesth Analg. 1997 May; 84(5): 1058-62.

Carles M, Pulcini A, Macchi P, Duflos P, Raucoules-Aime M, Grimaud D. An evaluation of the brachial plexus block at the humeral canal using a neurostimulator (1417 patients): the efficacy, safety, and predictive criteria of failure. Anesth Analg. 2001 Jan; 92(1): 194-8.

Dupré LJ. Brachial plexus block through humeral approach. Cah Anesthesiol. 1994; 42(6): 767-9. French.

Frizelle HP. Technical note: the humeral canal approach to the brachial plexus. Yale J Biol Med. 1998 Nov-Dec; 71(6): 585-9.

Guntz E, Herman P, Delbos A, Sosnowski M. The radial nerve should be blocked before the ulnar nerve during a brachial plexus block at the humeral canal. Can J Anaesth. 2004 Apr; 51(4): 354-7.

Neal JM, Gerancher JC, Hebl JR, Ilfeld BM, McCartney CJ, Franco CD, et al. Upper extremity regional anesthesia: essentials of our current understanding, 2008. Reg Anesth Pain Med. 2009 Mar-Apr; 34(2): 134-70.

Selander D, Edshage S, Wolff T. Paresthesiae or no paresthesiae? Nerve lesions after axillary blocks. Acta Anaesthesiol Scand. 1979 Feb; 23(1): 27-33.

Sia S, Lepri A, Campolo MC, Fiaschi R. Fourinjection brachial plexus block using peripheral nerve stimulator: a comparison between axillary and humeral approaches. Anesth Analg. 2002 Oct; 95(4): 1075-9.

Stan TC, Krantz MA, Solomon DL, Poulos JG, Chaouki K. The incidence of neurovascular complications following axillary brachial plexus block using a transarterial approach: a prospective study of 1,000 consecutive patients. Reg Anesth. 1995 Nov-Dec; 20(6): 486-92.

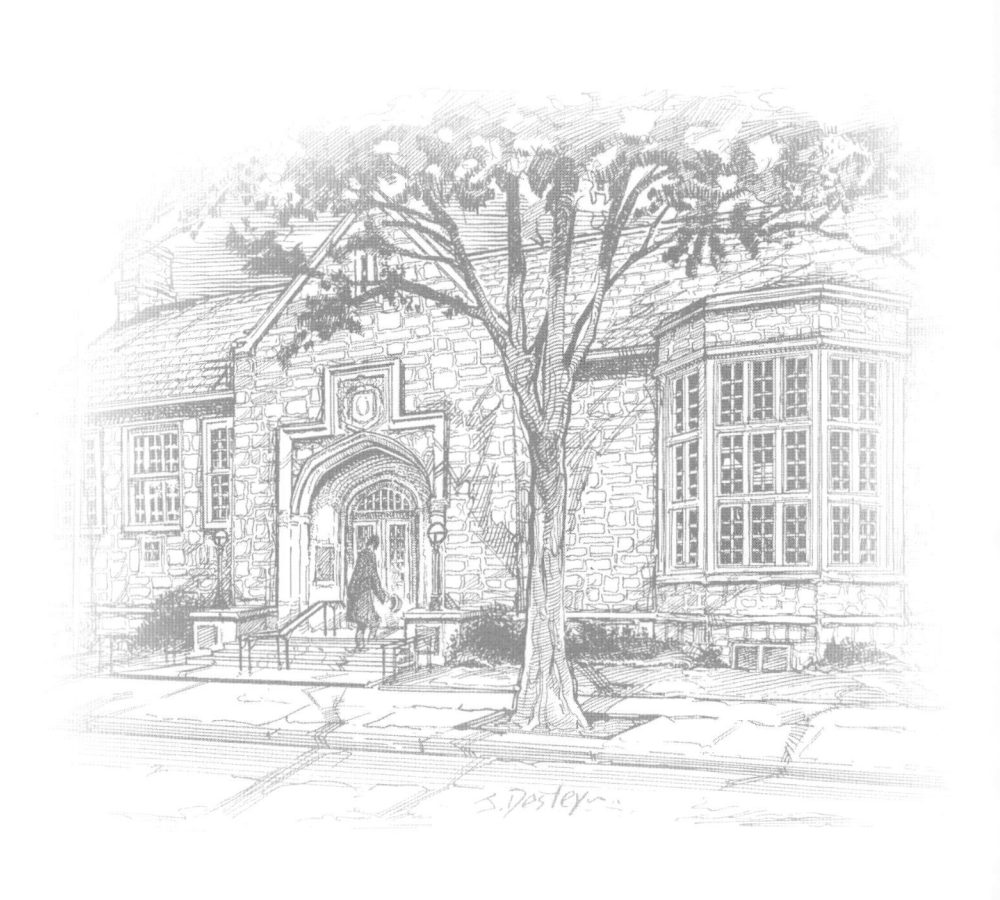

17章

肘関節でのブロック

Steven R. Rettke, M.D.
Hugh M. Smith, M.D., Ph.D.

臨床適応

　肘関節でのブロック（elbow block）には，限られてはいるが明確な臨床適応がある。肘関節でのブロックで，前腕，手関節，手，手指などの手術が可能であるが，上腕の駆血帯を長時間は使用できない点が大きな問題である。肘関節でのブロックは本来，術中麻酔と術後鎮痛を目的に行われるが，救急や院外での診療においての軽い手の外傷処置，局所のデブリドマン，異物の除去などにも広く用いられる。近位側での腕神経叢ブロックの麻酔効果や鎮痛効果が不十分な場合に，肘関節でのブロックが追加されることはさらに多い。ただし，部分的に麻酔がかかった部位では神経内注入や神経損傷がわからないおそれがあり，このような追加ブロックには議論もある。

肘関節の神経解剖

　肘関節では，腕神経叢の末梢枝を1本ずつブロックすることができる（図17-1）。肘関節では，これらの末梢枝は互いに大きく離れて走行するが，解剖学的な位置はほぼ一定している（図17-2，図17-3）。正中神経は上腕動脈内側にあり，上腕二頭筋腱内側を走行することが多い。橈骨神経の走行には解剖学的変異が大きいが，上腕骨外側上顆の約6cm近位側で筋間中隔を貫き，上腕筋と腕橈骨筋の間を走行するのが一般的である。尺骨

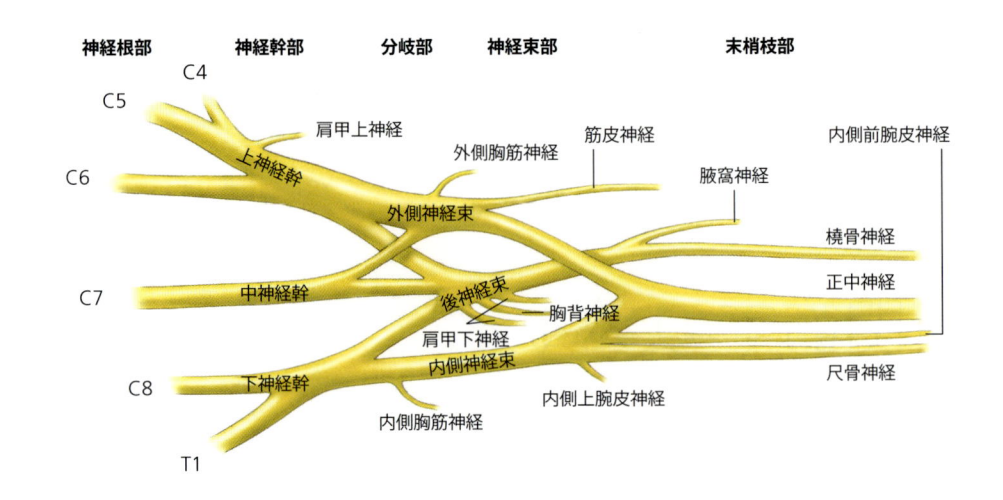

```
神経根部    神経幹部    分岐部    神経束部    末梢枝部
        C4
    C5        肩甲上神経
                    外側胸筋神経    筋皮神経        内側前腕皮神経
        上神経幹
    C6                外側神経束        腋窩神経
                                            橈骨神経
    C7    中神経幹        後神経束    胸背神経        正中神経
                    肩甲下神経
                        内側神経束            尺骨神経
    C8    下神経幹
                内側胸筋神経    内側上腕皮神経
        T1
```

図 17-1 腕神経叢の解剖

神経は，上腕骨内側上顆と肘頭突起の間の尺骨神経溝を走行する（図 17-4）。筋皮神経は，上腕二頭筋と上腕筋の間の筋膜内を走行し，前肘部の皺のすぐ近位側で上腕二頭筋腱外側縁から表層に出て（図 17-2），前腕の皮膚感覚を司る（図 17-5）。

体表解剖

腕神経叢の 4 本の末梢枝のうち，橈骨神経，筋皮神経，正中神経の前肘窩内における経路は，上腕二頭筋腱膜との関連で位置づけられる。橈骨神経は上腕二頭筋腱から 1〜2 cm 外側の点の後方，すなわち深部を走行する（図 17-2）。筋皮神経は同じく上腕二頭筋腱の 1〜2 cm 外側で，より浅層に現れる。正中神経の体表ランドマークは上腕動脈であり，上腕動脈は上腕二頭筋腱内側を走行する。尺骨神経は，骨のランドマークである上腕骨内側上顆と肘頭突起の近位で同定される。

患者体位

橈骨神経，筋皮神経，正中神経のブロックは，患者を仰臥位とし，腕を少し外転，肘関節を伸展させて行う（図 17-6）。尺骨神経ブロックは，仰臥位の患者で肘関節を屈曲させて行う（図 17-7）。尺骨神経溝は他に，肘関節を伸展したまま腕を内旋すると同定できる。

ブロック法
神経同定法

肘関節で正中神経と橈骨神経を同定する際は，電気刺激法が最もよく用いられる。一方，肘関節での筋皮神経や尺骨神経のブロックは，周囲浸潤法や局所浸潤法で行われることが多い。また，感覚異常誘発による神経同定法も報告されている。さらに近年では，超音波ガイド下法による神経の正確な同定が可能となり，超音波画像で確認しながらブロックを行うことができるようになった。

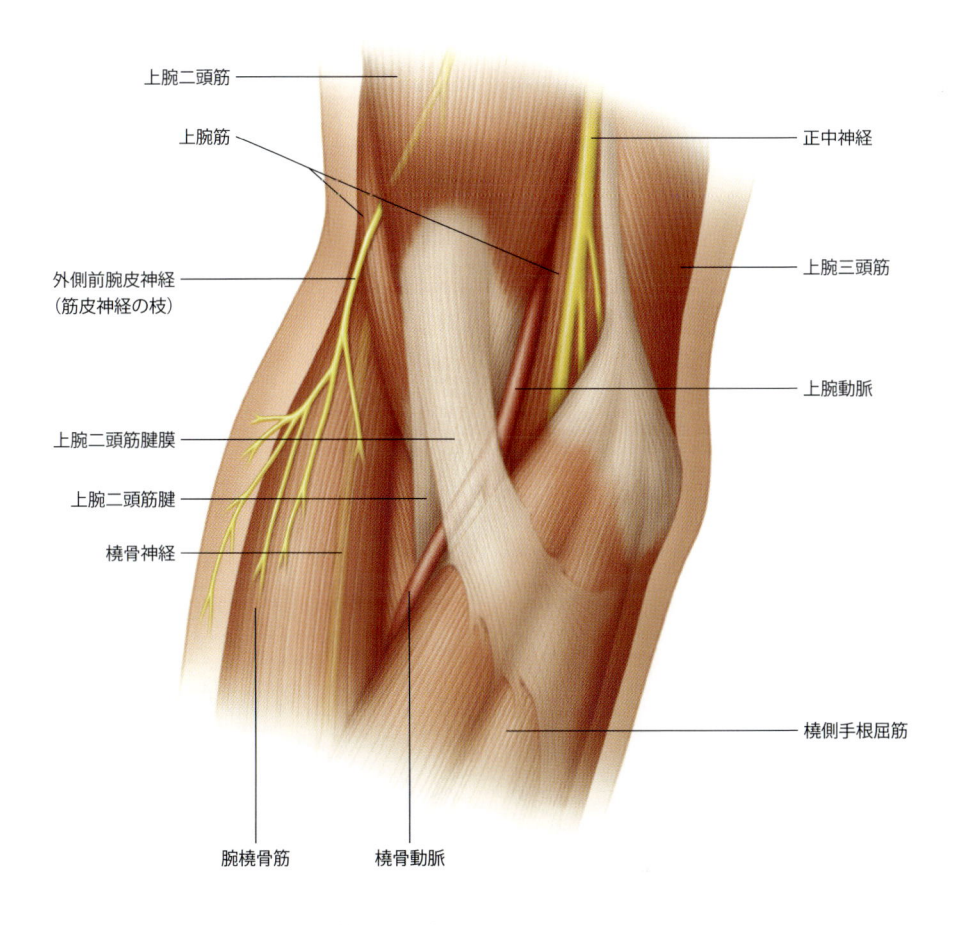

図 17-2 前肘窩の神経，血管，筋肉の解剖

ブロック針の刺入部位

正中神経ブロックでは，前肘部の皺から 1 cm 近位側，上腕動脈の拍動より 1 cm 内側の位置で，22 ゲージ × 2 インチ（5 cm）の刺激電極付きブロック針を皮膚に垂直，あるいはやや頭側方向に刺入する。針をゆっくり進めると，正中神経刺激による運動反応（図 17-8）や感覚異常が誘発される。吸引テストで確認した後，5〜8 mL の局所麻酔薬を投与する。針の向きを変える場合は，まず内側に向ける。内側に進め直しても運動反応が誘発されない場合，上腕動脈を穿刺しないように注意しながら針を外側に進める（図 17-2）。

橈骨神経は，22 ゲージ × 2 インチ（5 cm）の刺激電極付きブロック針を用いて，前肘部の皺より 3 cm 近位側，上腕二頭筋腱の外側でブロックする。上腕二頭筋腱の外側 1〜2 cm の位置で，皮膚に垂直に針を刺入する。ゆっくり針を進めると，橈骨神経刺激による運動反応（図 17-9）か感覚異常が誘発されるので，5〜8 mL の局所麻酔薬を投

図 17-3　前肘窩の解剖（横断面）

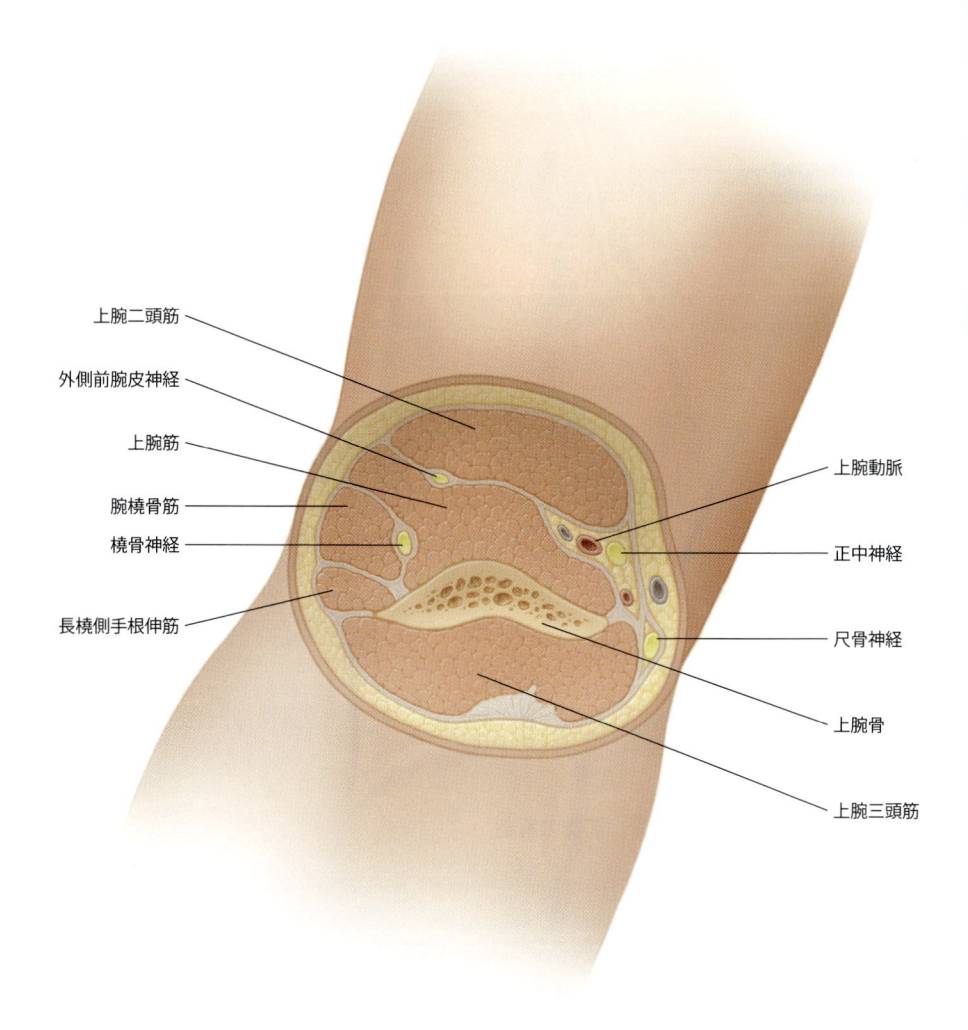

図 17-4　尺骨神経の解剖

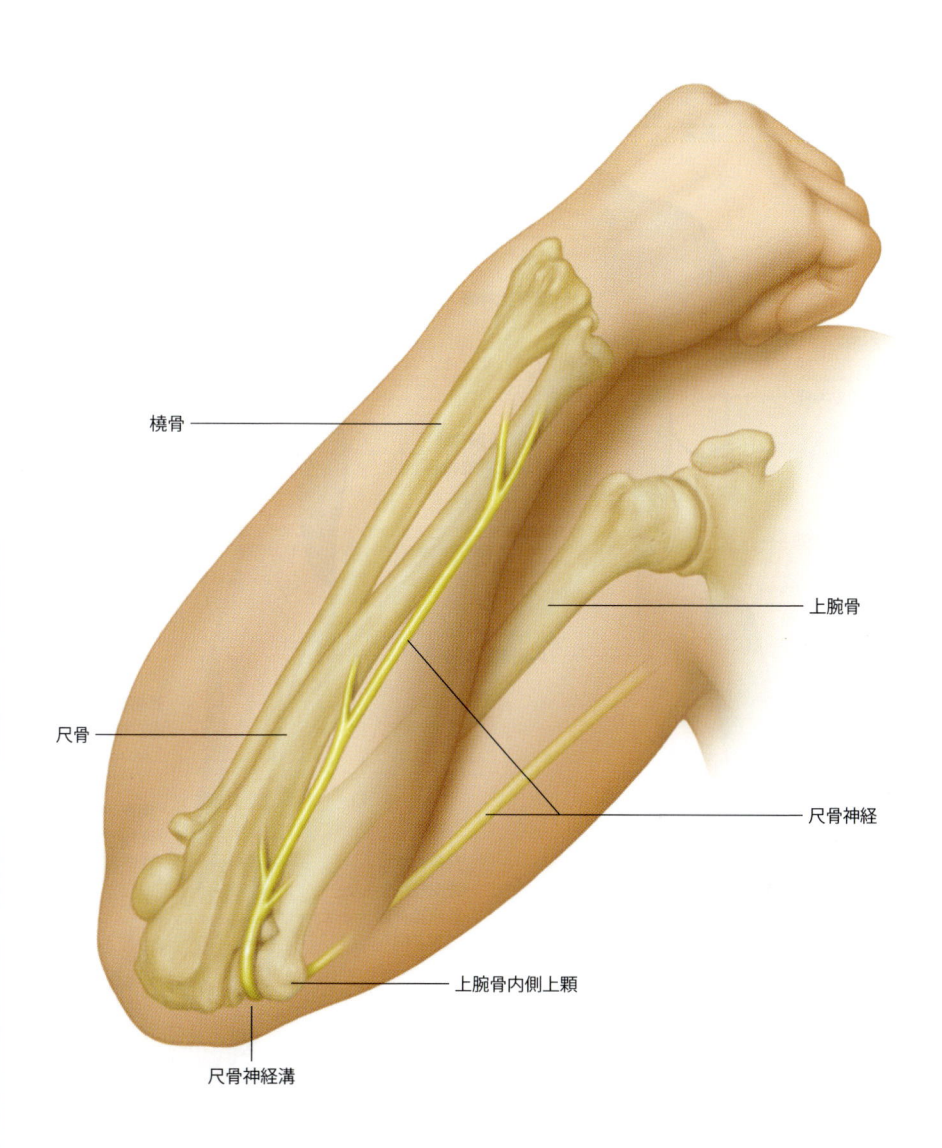

図 17-5　上肢の皮膚神経支配

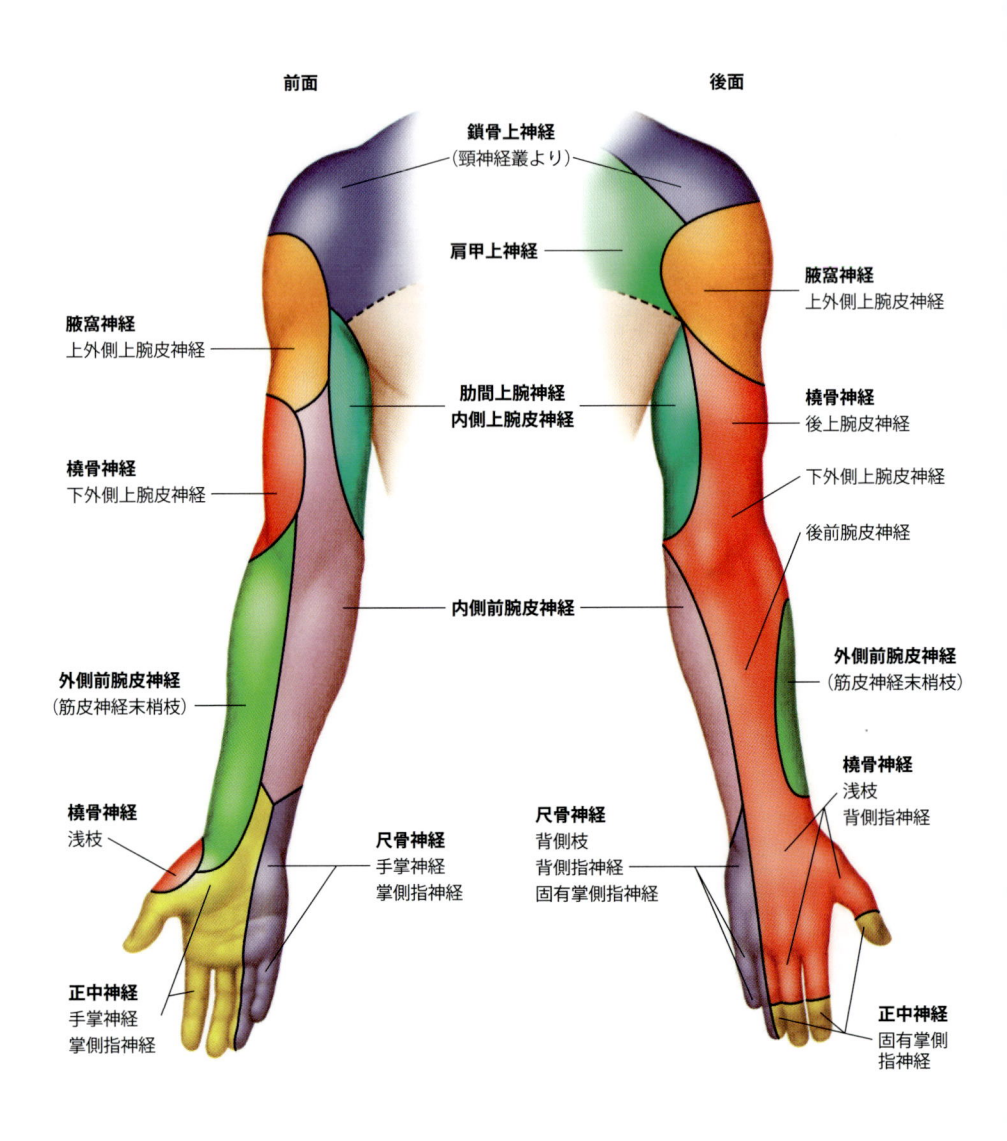

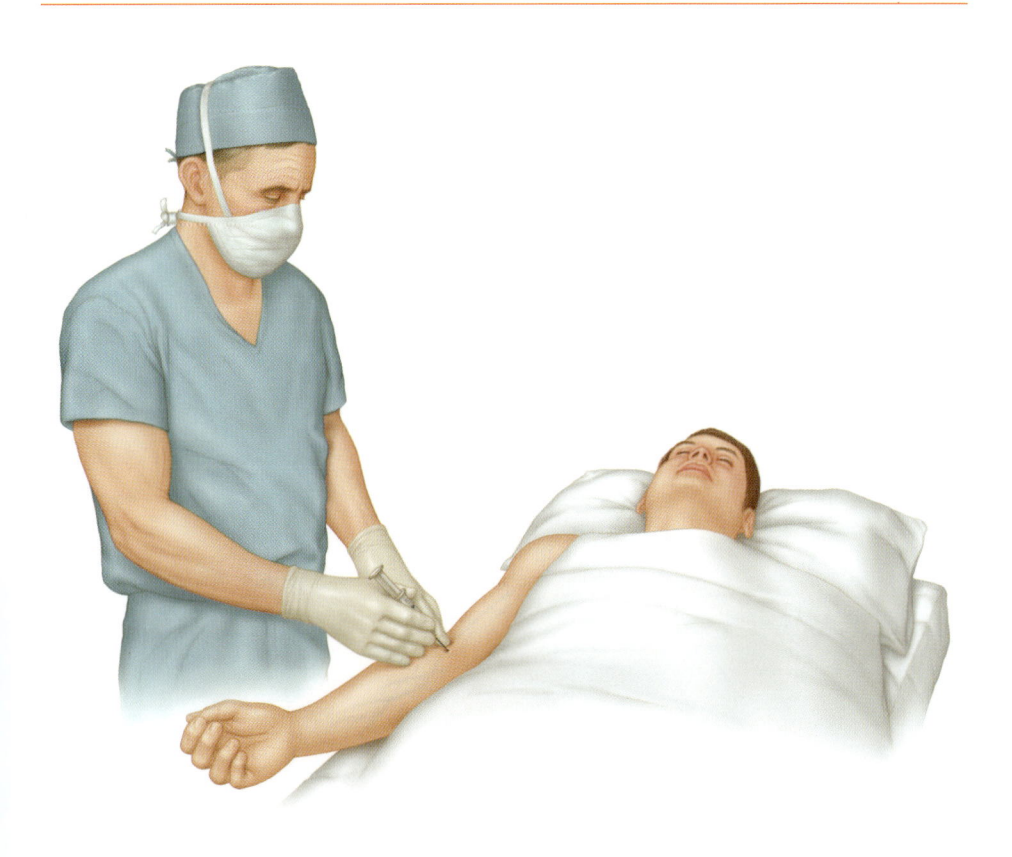

図 17-6　肘関節でのブロックの患者と麻酔科医の位置

与する．針の向きを変える場合は，まず外側に向きを変えて進み，必要ならば次は内側に向きを変える．

　尺骨神経溝に局所麻酔薬を直接注入すると，神経線維の機械的圧迫や虚血障害が生じる可能性がある．そのため，尺骨神経は尺骨神経溝の約2横指（3〜5 cm）近位側でブロックする（図17-7）．尺骨神経刺激による運動反応は（図17-10），かなり浅いところで誘発されるはずである．運動反応が誘発されない場合は，針の向きをわずかに内側か外側へ変える．吸引テストで確認後，5〜8 mLの局所麻酔薬を投与する．他にも，尺骨神経溝の3〜5 cm近位側に5〜8 mLの局所麻酔薬を扇状に局所浸潤させると，尺骨神経をブロックできる．

　肘関節のレベルでは，筋皮神経は純粋な感覚神経である．25ゲージ×1.5インチ（3.8 cm）のブロック針を，前肘部の皺から約2.5 cm近位側に刺入する．上腕二頭筋と上腕筋の間の溝と平行に，上腕二頭筋と腱の外側縁に沿って針を皮下に進める．外側前腕皮神経が上腕二頭筋の外側縁から表層に出てくる部位に，局所麻酔薬を投与する（図17-2）．

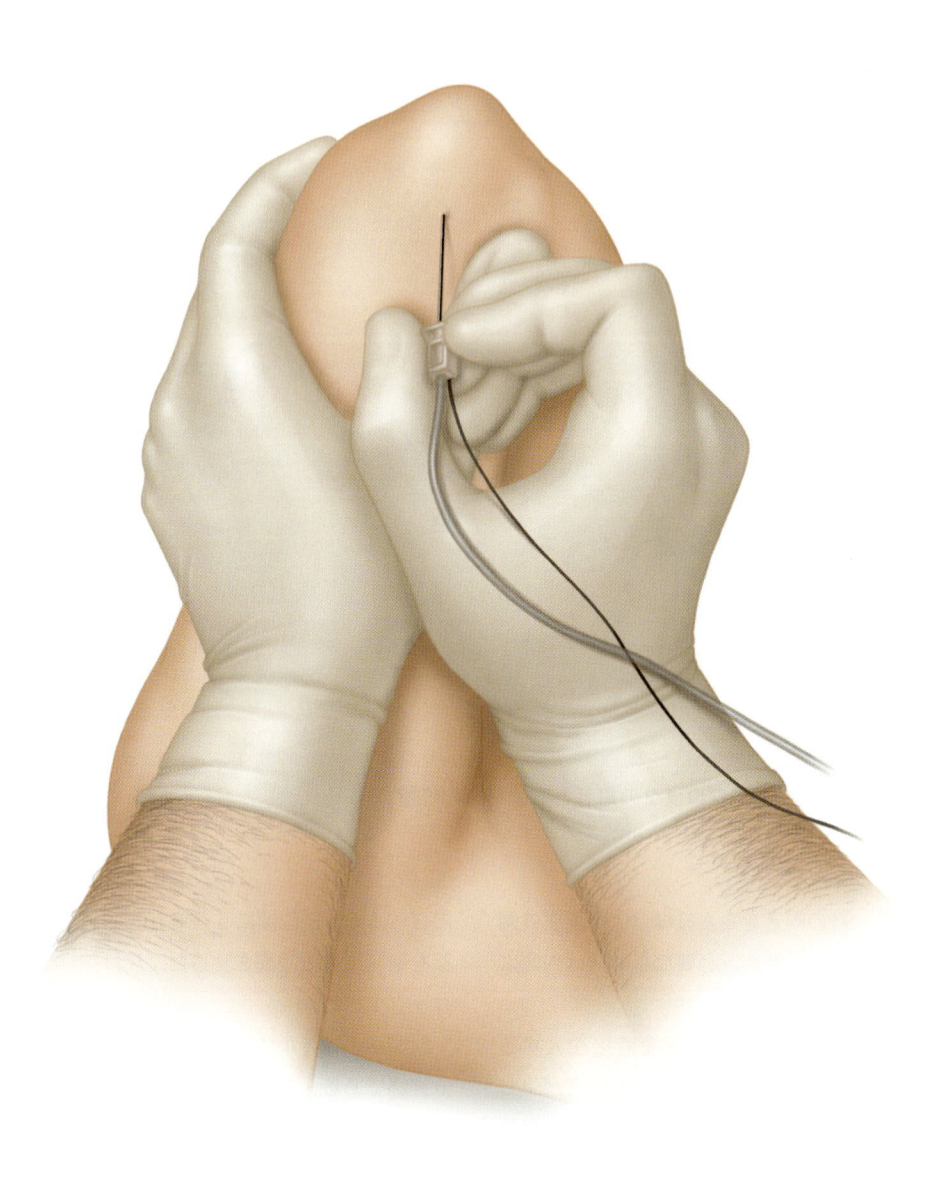

図 17-7　肘関節での尺骨神経ブロック

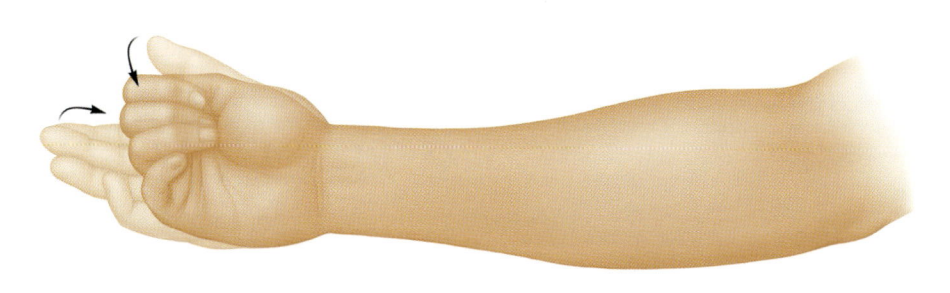

正中神経
手関節，第2指，第3指の屈曲
第1指の対立

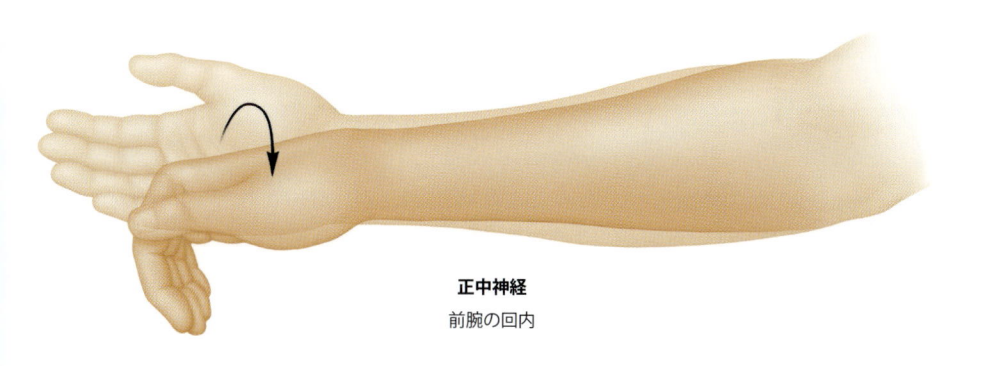

正中神経
前腕の回内

図 17-8　正中神経刺激で誘発される運動反応

肘関節での超音波ガイド下神経ブロック

　鎖骨上法，鎖骨下法，腋窩法などの腕神経叢ブロックをどのアプローチ法で行った場合でも，解剖学的な変異，不十分な機器性能，麻酔科医の力量不足などにより，ブロックの成功率が100％になることはない。したがって，特に手術操作が行われる部位の麻酔が不足する場合など，より完全でより広範囲なブロック効果を得るために，肘関節でのブロック追加が必要になることがある。しかし，部分的に麻酔のかかった部位にブロックを追加すると，神経内注入や神経損傷のリスクが増す可能性がある。超音波ガイド下のブロック追加はより安全であると明確に証明されたわけではないが，ブロック針と神経が視認できるため，神経損傷や神経内注入の合併を避けられるとする専門家もいる。

神経描出法

　肘関節で末梢枝を描出するには，超音波プローブを上肢の長軸と垂直にあて，それぞれの神経の断面を描出する。橈骨神経は腕の外側面上，前肘部の皺の近位側で最も良好に描

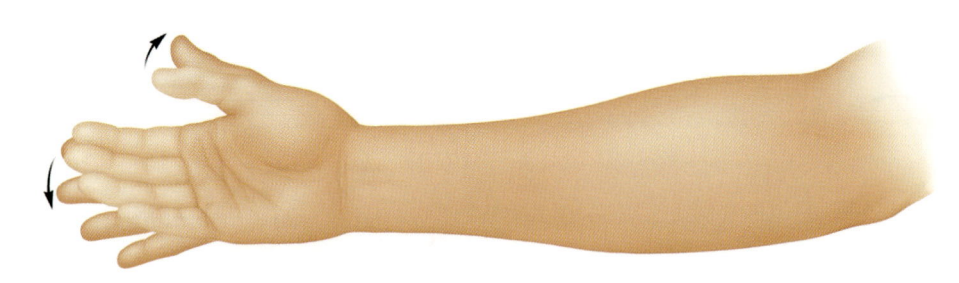

橈骨神経
すべての指の伸展

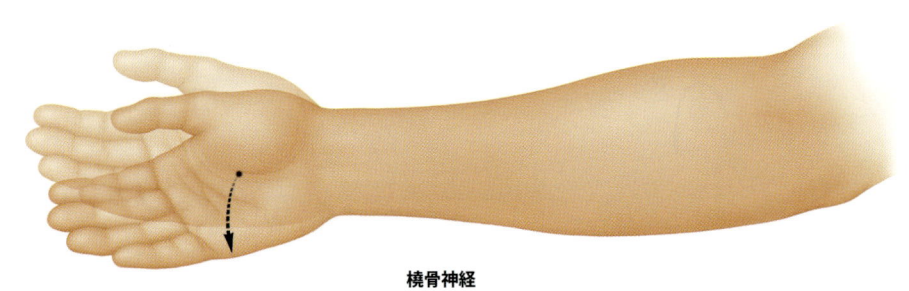

橈骨神経
手関節の背屈と肘関節の伸展

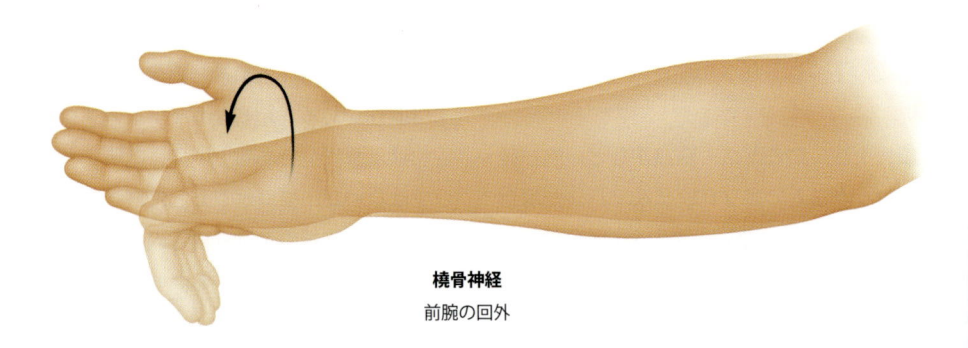

橈骨神経
前腕の回外

図 17-9 橈骨神経刺激で誘発される運動反応

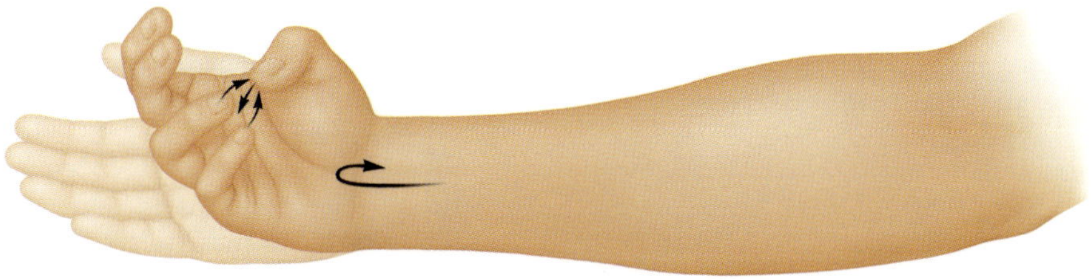

尺骨神経
手関節，第4指，第5指の屈曲
第1指の内転

図 17-10　尺骨神経刺激で誘発される運動反応

出される（図 17-11）。正中神経は顆上部でプローブを上腕二頭筋にあて，外側に傾けると容易に同定できる（図 17-12）。尺骨神経は，プローブを前腕前面，正中線より少し内側にあてると最も良好に描出される。肘関節のレベルでは筋皮神経の描出は困難である。しかし，筋皮神経はより近位側の腋窩で同定しやすく，ブロックも容易である。

超音波解剖学

　超音波断層像では，橈骨神経は肘関節のすぐ近位側で楕円形に描出されることが多いが，線状に描出されることもある（図 17-13）。一方，正中神経（図 17-14）と尺骨神経はより円形に描出される。橈骨神経は上腕骨の約 1 cm 前方に描出されるが，近位方向と遠位方向に追跡して神経であることを確認する。正中神経は，隣接する上腕動脈が確認できれば，簡単に同定できる。上腕動静脈と正中神経は，顆上部で明瞭な神経血管束を構成する。正中神経は，上腕二頭筋腱膜によって生じる陰影のために，肘関節のレベルでは描出が難しい。そのため正中神経は，顆上部のより近位側でブロックすることが推奨される（図 17-12，図 17-14）。

　尺骨神経は，上腕の内側面，上腕骨内側上顆のすぐ近位側で描出できる（図 17-15）。あるいは，前腕の中央部でも描出できる。前腕の中央部では，尺骨動脈が尺骨神経同定のためのわかりやすいランドマークである。動脈拍動とカラー Doppler 画像により，尺骨動脈とそれに隣接する尺骨神経を容易に同定できる。

ブロック法

　超音波ガイド下に肘関節の近位部あるいは遠位部で神経ブロックを追加する場合は，平行法で行う。これは，次にあげる2つの重要な理由による。まず，上肢は丸みを帯びた形状をしており目的の神経も表層にあるため，ブロック針を超音波ビームに対してほぼ垂直に刺入することが可能であり，針の描出が容易になる。次に，部分的に麻酔のかかった神経にブロックを追加する場合は，細心の

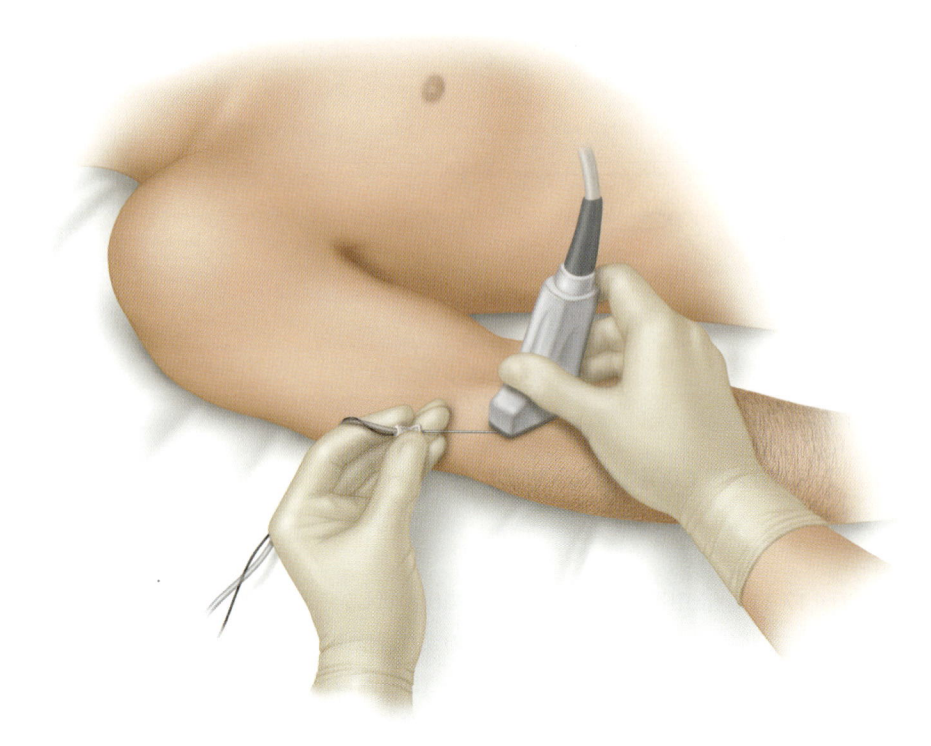

図 17-11 肘関節での超音波ガイド下橈骨神経ブロック

注意を払わなければならないからである。針先と神経の位置関係を常にしっかりと把握しておくことが不可欠であり，これには平行法が最も適している。

目的の神経が良好に描出されて同定できたら，ブロック針を平行法で神経の直上あるいは直下まで進める。できればブロック針を血管と反対側から刺入し，血管が邪魔になったり血管内投与が起こらないようにする。電気刺激法は併用してもしなくてもよい。近位側でブロックが行われていても，末梢側では電気刺激に対する運動反応が誘発されるはずである。ブロック針を神経の直上または直下まで刺入し，適切な運動反応が誘発されたら，数ミリメートル引き戻し，局所麻酔薬 0.5 mL を注入する。このようにして，局所麻酔薬が組織内に広がる様子から針先の位置を確認しておくと，神経内注入合併のリスクを軽減できる。針先の位置が確認できれば，続いて針を安全に進めて，神経周囲に局所麻酔薬を浸潤させることができる。5〜7 mL の局所麻酔薬で完全なブロックが得られるが，局所麻酔薬の投与量は近位部のブロックで使用された量を考慮して決める。

副作用と合併症

はっきりとした証拠はないが，遠位部での神経ブロックでは神経損傷の頻度がわずかに高くなるようである。これは，神経が周囲の骨や靭帯と近接している解剖学的関係が原因

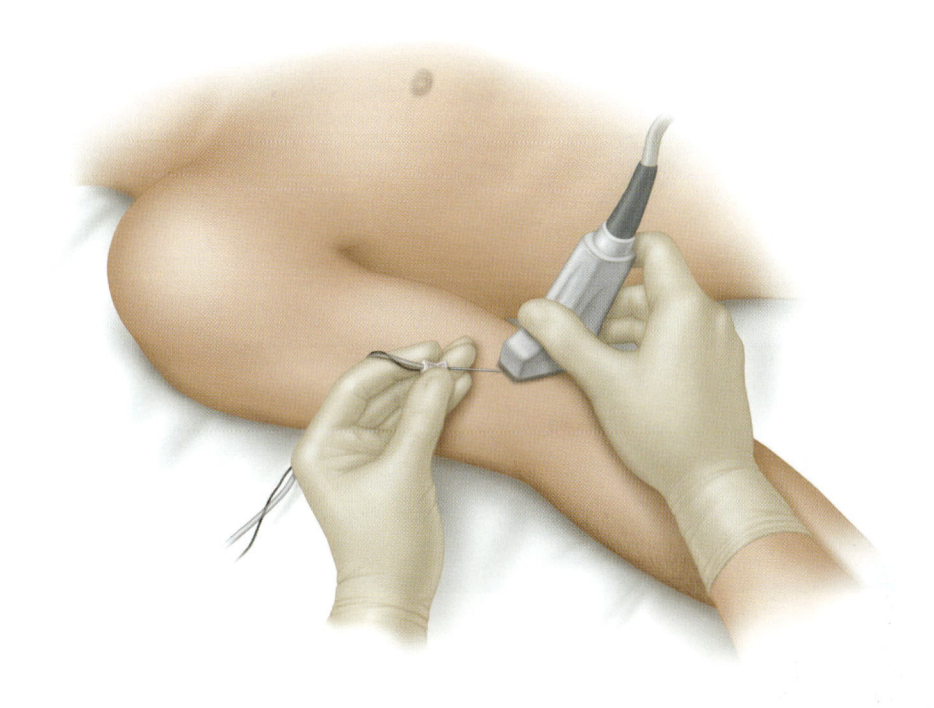

図 17-12　肘関節での超音波ガイド下正中神経ブロック

と思われる。さらに，肘関節でのブロックの際は，特に部分的にブロックされた状態では，神経内注入とその後の神経損傷を避けるために細心の注意が必要である。とりわけ，従来の電気刺激法や広範囲への局所浸潤法で，神経内注入がわからない可能性が高い。また，筋膜と骨からなる尺骨神経溝は隙間に乏しく，内圧上昇により神経損傷のリスクが増すため，尺骨神経溝へ大量の局所麻酔薬を直接注入するべきではない。

参考文献

Brown AR. Anaesthesia for procedures of the hand and elbow. Best Pract Res Clin Anaesthesiol. 2002 Jun; 16(2): 227-46.

Brown DL. Atlas of regional anesthesia. 2nd ed. Philadelphia: W.B. Saunders Company; c1999. Chapter 7, Distal upper extremity blocks, p.57-65.

Crews JC, Hilgenhurst G, Leavitt B, Denson DD, Bridenbaugh PO, Stuebing RC. Tourniquet pain: the response to the maintenance of tourniquet inflation on the upper extremity of volunteers. Reg Anesth. 1991 Nov-Dec; 16(6): 314-7.

deJong RH. Modified axillary block with block of the lateral antebrachial cutaneous (terminal musculocutaneous) nerve. Anesthesiology. 1965 Sep-Oct; 26: 615-8.

Dilger JA, Wells RE Jr. The use of peripheral nerve blocks at the elbow for carpal tunnel release. J Clin Anesth. 2005 Dec; 17(8): 621-3.

Löfström JB. Ulnar nerve blockade for the evaluation of local anaesthetic agents. Br J Anaesth. 1975 Feb; 47 Suppl: 297-300.

Lopez S, Gros T, Deblock N, Capdevila X, Eledjam

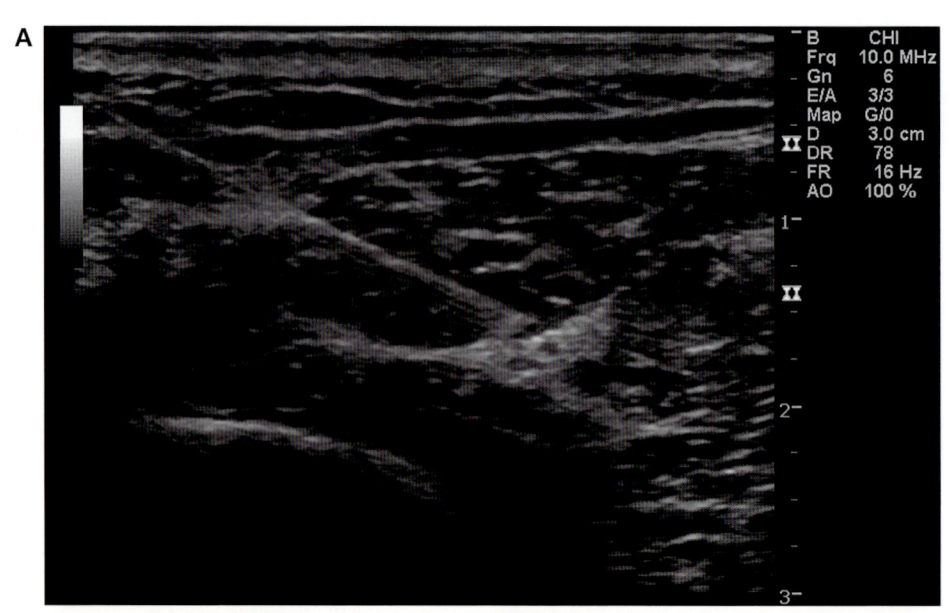

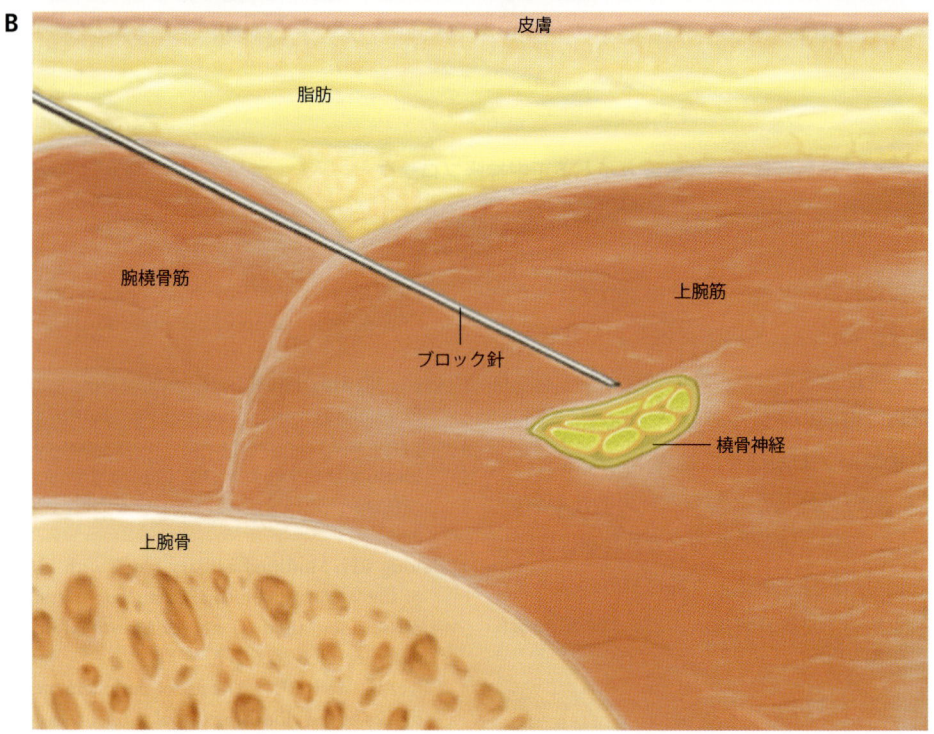

図 17-13 肘関節での超音波ガイド下橈骨神経ブロック
A：超音波断層像。B：解剖学的模式図。

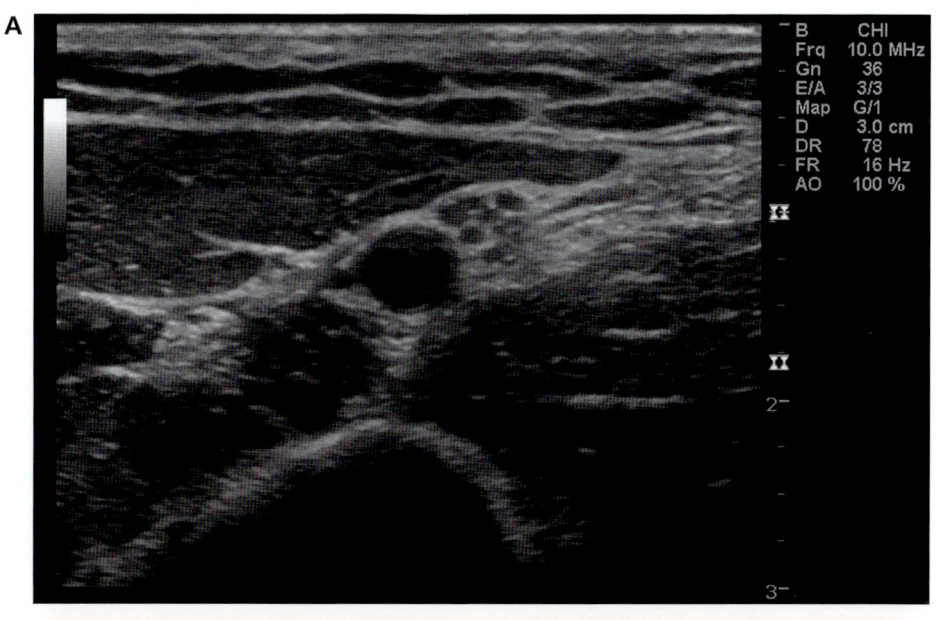

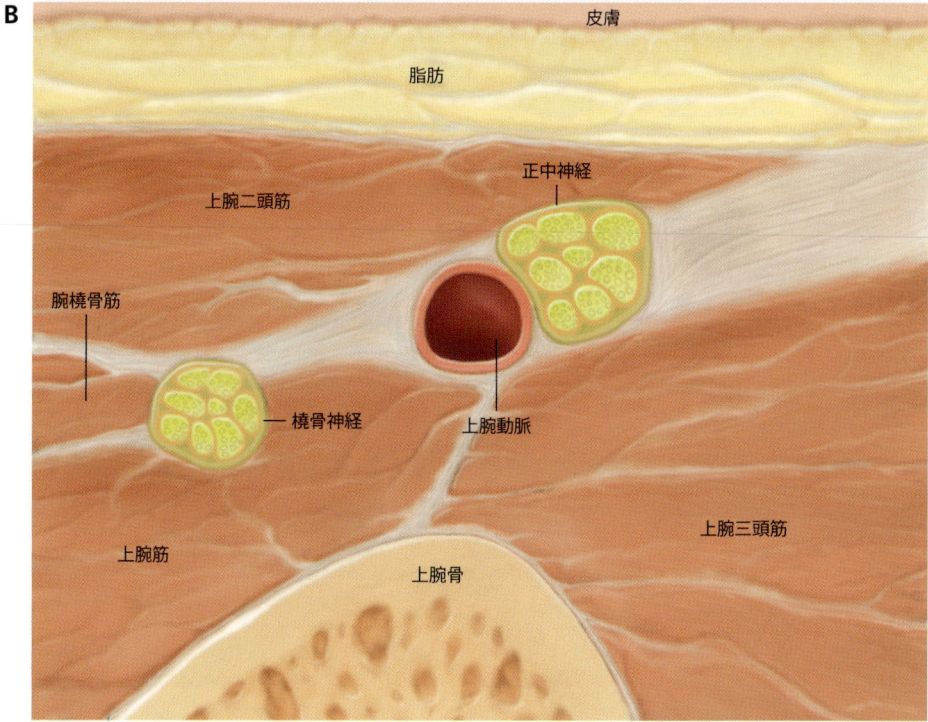

図 17-14　肘関節で描出される正中神経の超音波画像
A：超音波断層像。B：解剖学的模式図。

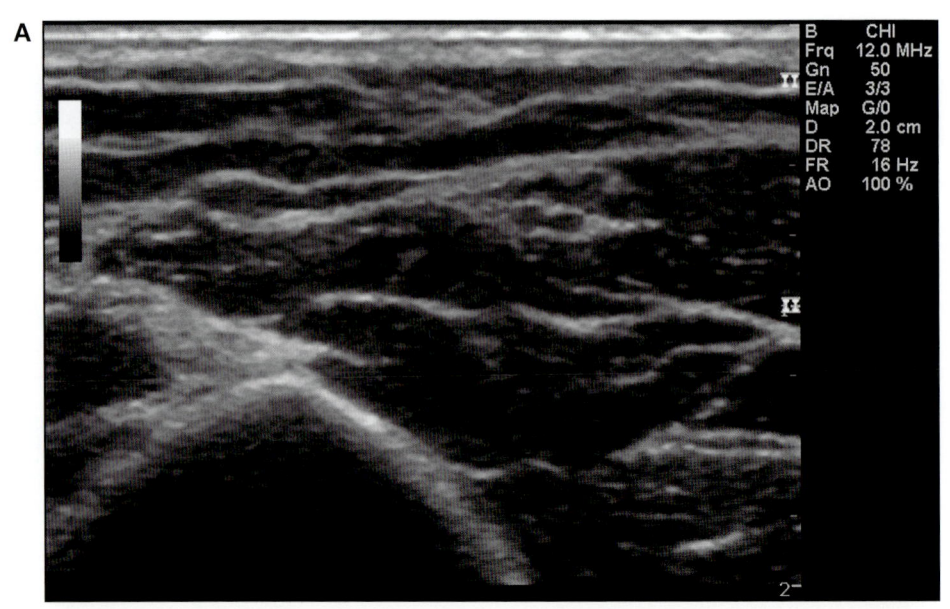

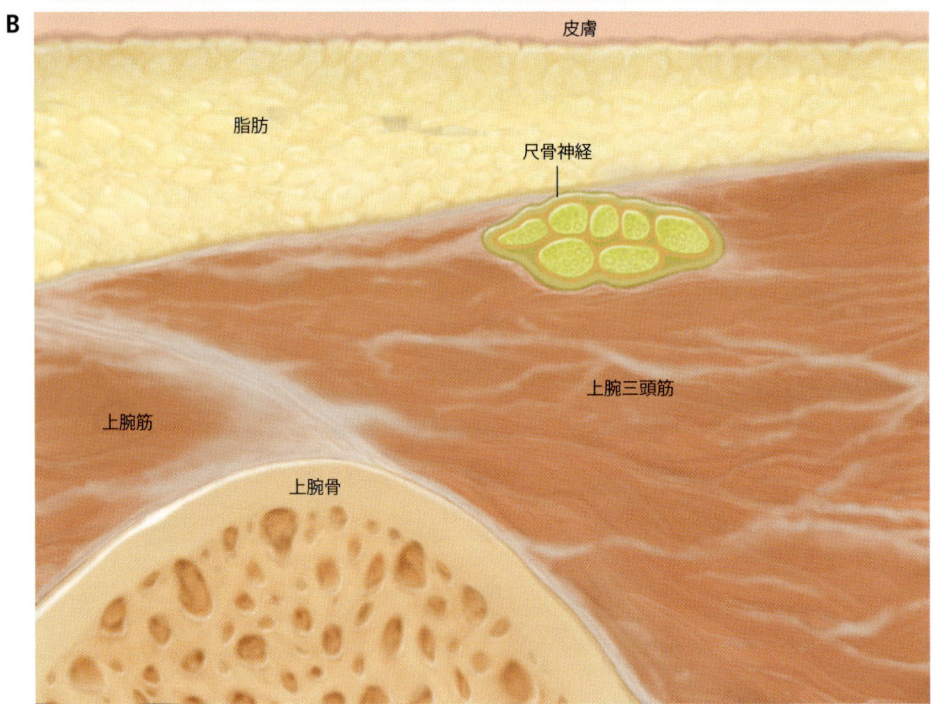

図 17-15 肘関節で描出される尺骨神経の超音波画像

A：超音波断層像。B：解剖学的模式図。

JJ. Multitruncular block at the elbow for a major hand trauma for prehospital care. Ann Fr Anesth Reanim. 2002 Dec; 21(10): 816-9. French.

McQuillan PM, Hahn MB. Does location matter in ulnar and common peroneal nerve block? Lancet. 1996 Aug 24; 348(9026): 490-1.

Melone CP Jr, Isani A. Anesthesia for hand injuries. Emerg Med Clin North Am. 1985 May; 3(2): 235-43.

Olson IA. The origin of the lateral cutaneous nerve of forearm and its anaesthesia for modified brachial plexus block. J Anat. 1969 Sep; 105(Pt 2): 381-2.

Warner MA, Warner ME, Martin JT. Ulnar neuropathy: incidence, outcome, and risk factors in sedated or anesthetized patients. Anesthesiology. 1994 Dec; 81(6): 1332-40.

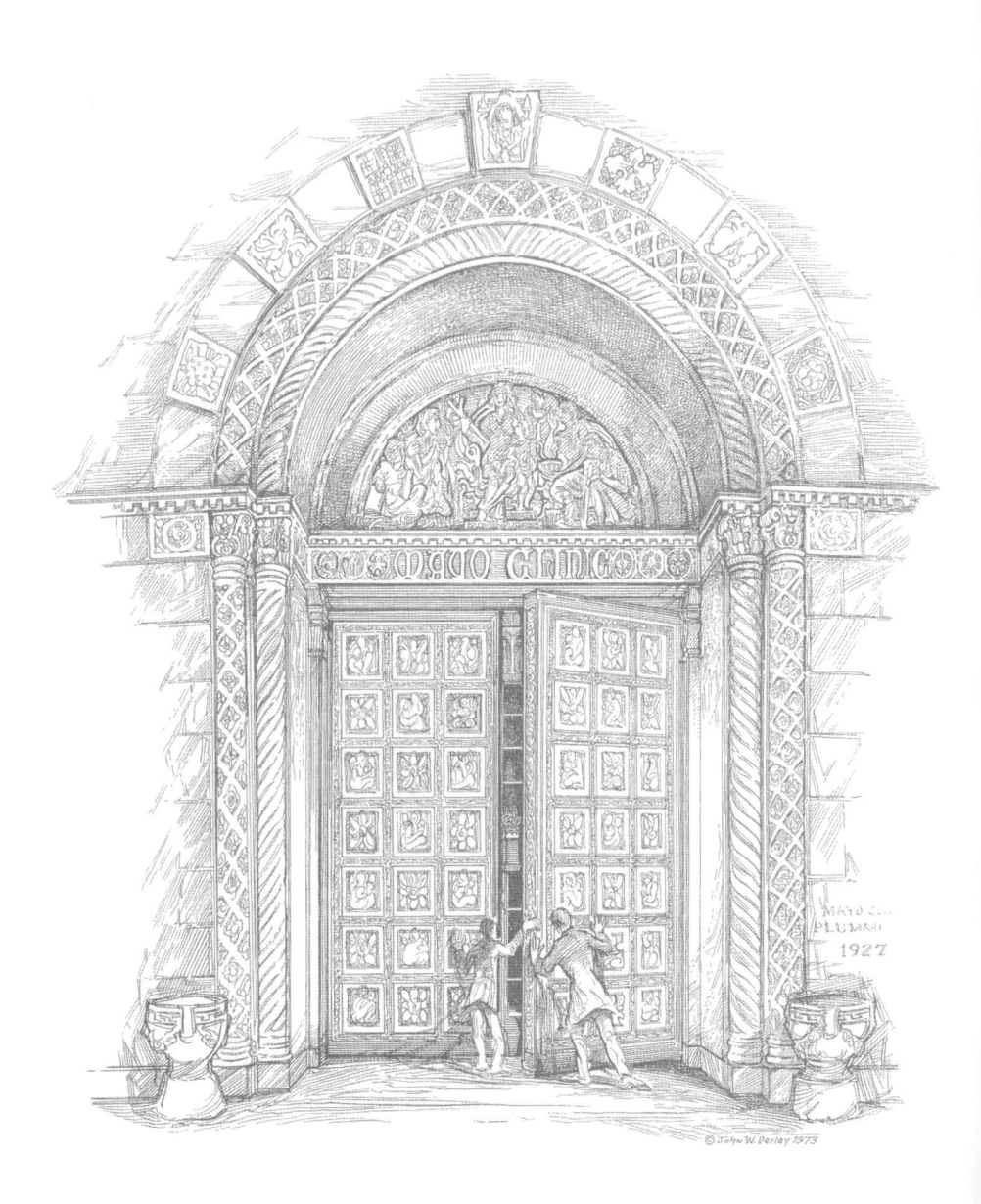

18章

手関節でのブロック

David E. Byer, M.D.

臨床適応

　手関節では，正中神経，尺骨神経，橈骨神経のブロックができる。感染症や解剖学的な困難のために，より近位部での腕神経叢ブロックが難しい場合，手関節でのブロック（wrist block）が役に立つことがある。また，両手の手術や，手術操作が手に限局する場合，より近位部で行ったブロックが不十分で麻酔の追加が必要な場合などにも，手関節でのブロックが有用である。正中神経，尺骨神経，橈骨神経をそれぞれ別個にブロックすることで，たいていの患者では手全体の麻酔ができる。何本かの指に対して指ブロックが必要な場合は，代わりに手関節でのブロックも考慮すべきである。

手関節の神経解剖

　腕神経叢の3本の末梢枝である，正中神経，尺骨神経，橈骨神経は，手関節でブロックできる。正中神経は屈筋腱と一緒に，前腕腹側の手根管を通る（図18-1）。正中神経は，手掌橈側と，第1指，第2指，第3指，第4指橈側の掌側，およびこれら4本の背側遠位部の感覚を司る（図18-2）。尺骨神経は，前腕の腹内側面，尺骨動脈の内側で尺側手根屈筋腱の外側を走行する（図18-1）。尺骨神経は手背と手掌の尺側と，第5指，第4指の尺側半分の感覚を司る。橈骨神経は手関節

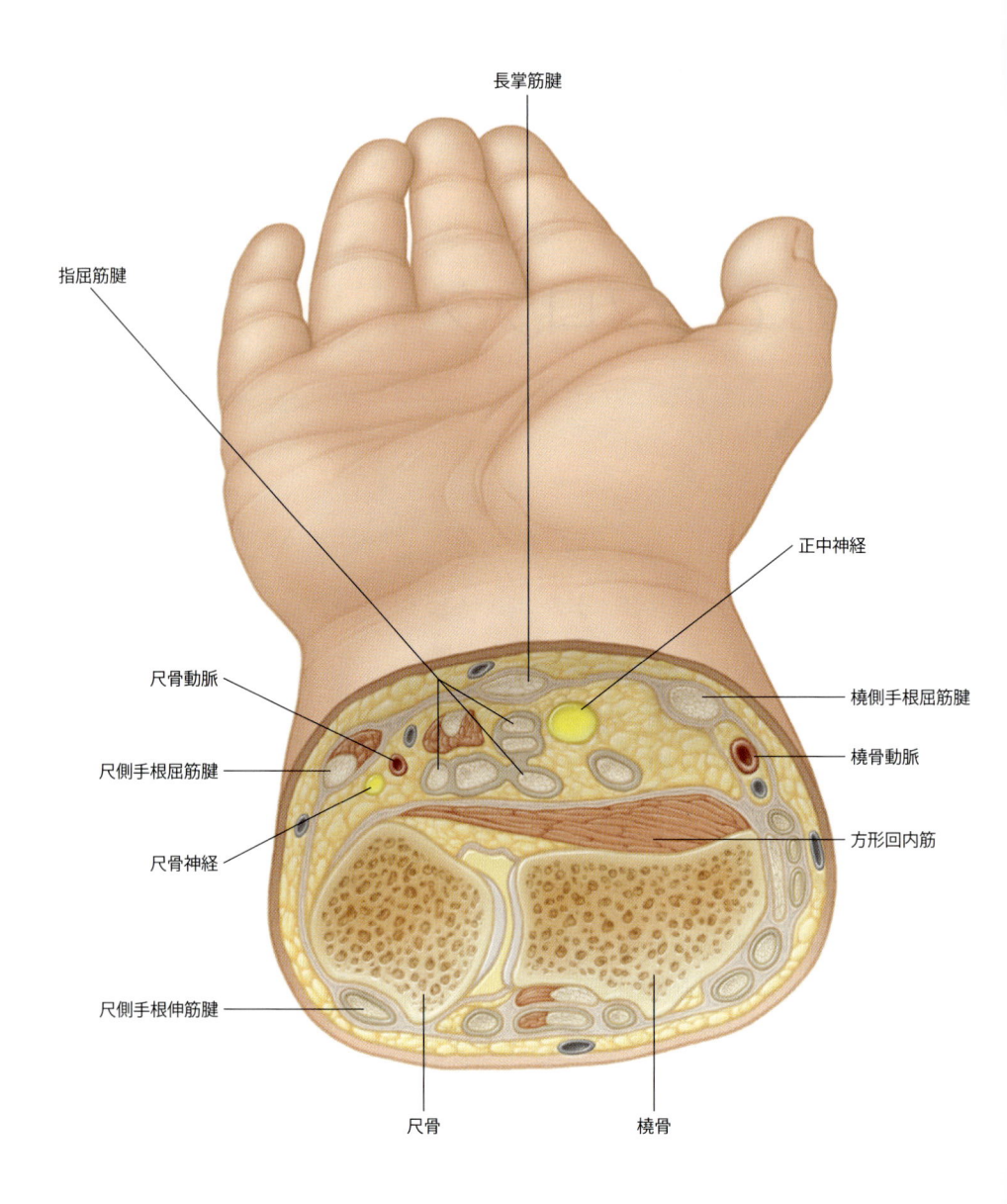

278　第4部　上肢の神経ブロック

図 18-1　手関節の解剖（横断面）

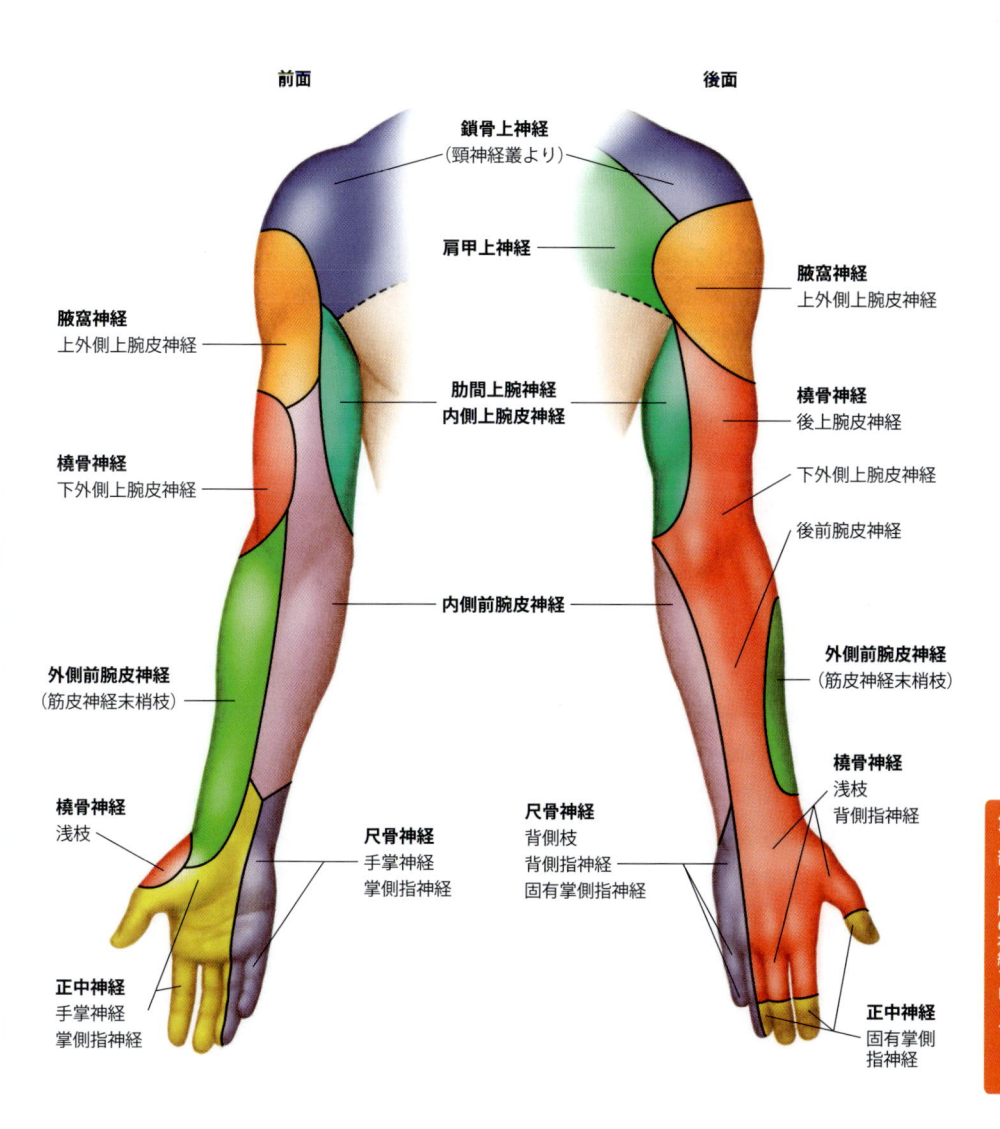

18章　手関節でのブロック　279

前面　　　　　　　　　　　　後面

鎖骨上神経
（頸神経叢より）

肩甲上神経

腋窩神経
上外側上腕皮神経

腋窩神経
上外側上腕皮神経

肋間上腕神経
内側上腕皮神経

橈骨神経
後上腕皮神経

橈骨神経
下外側上腕皮神経

下外側上腕皮神経

後前腕皮神経

内側前腕皮神経

外側前腕皮神経
（筋皮神経末梢枝）

外側前腕皮神経
（筋皮神経末梢枝）

橈骨神経
浅枝
背側指神経

橈骨神経
浅枝

尺骨神経
手掌神経
掌側指神経

尺骨神経
背側枝
背側指神経
固有掌側指神経

正中神経
手掌神経
掌側指神経

正中神経
固有掌側指神経

図 18-2　上肢の皮膚神経支配

外側表面で，数本の細い末梢皮枝に分枝し，手背と，第1～3指，第4指橈側の背側近位部の感覚を司る（図18-2）。

体表解剖

手関節でブロックを行うには，重要なランドマークをいくつか同定する必要がある。尺骨と橈骨の茎状突起はそれぞれ，手関節の内側面と外側面で触知される。手関節と手指を屈曲させると，前腕腹側部にある屈筋腱，特に長掌筋腱と橈側手根屈筋腱がはっきりわかる（図18-1）。第1指を最大に外転させると，長母指伸筋腱，短母指伸筋腱，長母指外転腱で縁取られる解剖学的"嗅ぎたばこ入れ"が，手関節背面に同定される。尺骨神経のすぐ外側を走行する尺骨動脈は，手関節の腹内側面で触診される。

患者体位

患者は仰臥位とし，前腕を外転し，伸展する。正中神経と尺骨神経のブロックを行う際は，手を回外し手関節を背屈するために，前腕の下に小さな枕を入れる。橈骨神経ブロックを行う際は，手を回内して処置台の上に置く。

ブロック法

神経同定法

手関節における正中神経，尺骨神経，橈骨神経のブロックは，周囲浸潤麻酔法で行うのが一般的である。しかし，正中神経と尺骨神経のブロックには，電気刺激法を用いることもある。これらは1本1本の神経としてその場所が確認でき，それぞれ運動神経と感覚神経の両者を含むからである。また，これら腕神経叢の3本の末梢枝は，すべて超音波ガイド下で同定できる。

ブロック針の刺入部位

正中神経ブロックでは，25ゲージ×1.5インチ（3.8 cm）のブロック針を，手関節の皺より2 cm近位で長掌筋腱橈側縁のすぐ横に刺入する（図18-1，図18-3）。長掌筋腱が触知できない場合は，橈側手根屈筋腱尺側縁から内側へ1 cmの位置で刺入する。吸引テストで確認後，3～6 mLの局所麻酔薬を投与する。

尺骨神経ブロックでは，まず手関節の腹内側面で尺骨動脈を同定する。尺骨神経は動脈の内側後方，つまり深部を走行する（図18-1）。25ゲージ×1.5インチ（3.8 cm）のブロック針を，手関節の皺より2 cm近位で尺骨動脈より内側，尺側手根屈筋腱橈側縁に刺入する（図18-4）。吸引テストで確認後，3～6 mLの局所麻酔薬を投与する。

手関節レベルの橈側神経は，正中神経や尺骨神経と異なり，感覚神経のみを含む。橈骨神経の細い末梢皮枝は，局所浸潤法でブロックする。25ゲージ×1.5インチ（3.8 cm）のブロック針を，手関節の皺の高さで解剖学的"嗅ぎたばこ入れ"の中央に刺入する（図18-5）。針を手関節背面へ向けて外側へ進めながら，5 mLの局所麻酔薬を皮下投与する。解剖学的"嗅ぎたばこ入れ"から内側方向にも，5 mLの局所麻酔薬を皮下へ追加投与する。

ブロックの変法

麻酔域が不十分な場合は，失敗したブロックをもう一度行い，局所麻酔薬の投与部位を強く揉む。正中神経ブロックには，変法もある。すなわち，長掌筋腱から橈側手根屈筋腱

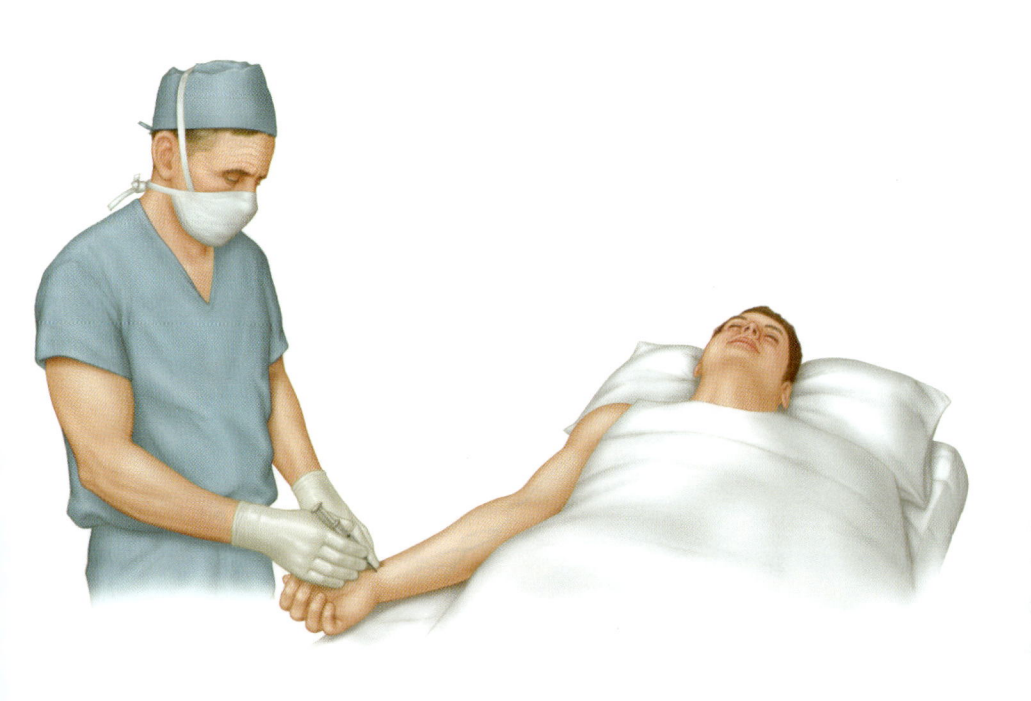

図 18-3 手関節での正中神経ブロック

まで，つまり正中から外側方向に向けて段階的にブロック針の向きを変えながら進め，手関節腹側部内に局所麻酔薬を浸潤させる方法である．尺骨神経ブロックの変法は，ブロック針の刺入部位が異なる．針を尺側手根屈筋腱尺側縁より刺入し，橈側に 1.5 cm 進める．吸引テストで確認後，3 ～ 6 mL の局所麻酔薬を投与する．

副作用と合併症

手関節でのブロックで，手や指に対する手術の痛みをとることは十分できる．しかし，近位に駆血帯を装着するため，臨床的にはこのブロック法はあまり有用ではない．適切な症例にこのブロック法を行うと，最小限の局所麻酔薬で手術ができる．筋膜で仕切られた手関節部のコンパートメントは小さく非伸展性であり，局所麻酔薬の大量注入は中の神経を圧迫するリスクを伴うため，大量投与は避ける．他にも，血管内誤投与や神経の直接損傷などが起こりうる．しかし，これらの合併症は 2 つとも極めてまれである．

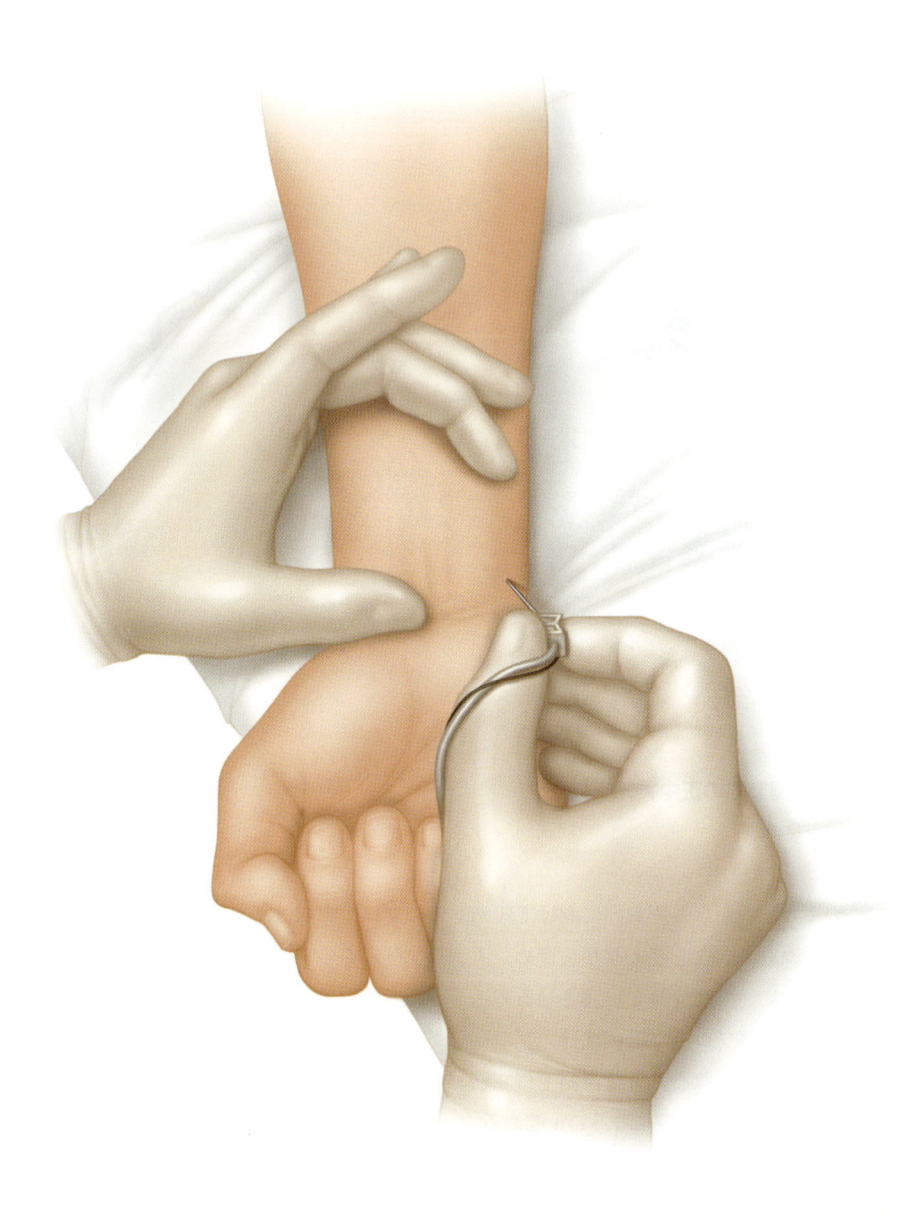

図 18-4　手関節での尺骨神経ブロック

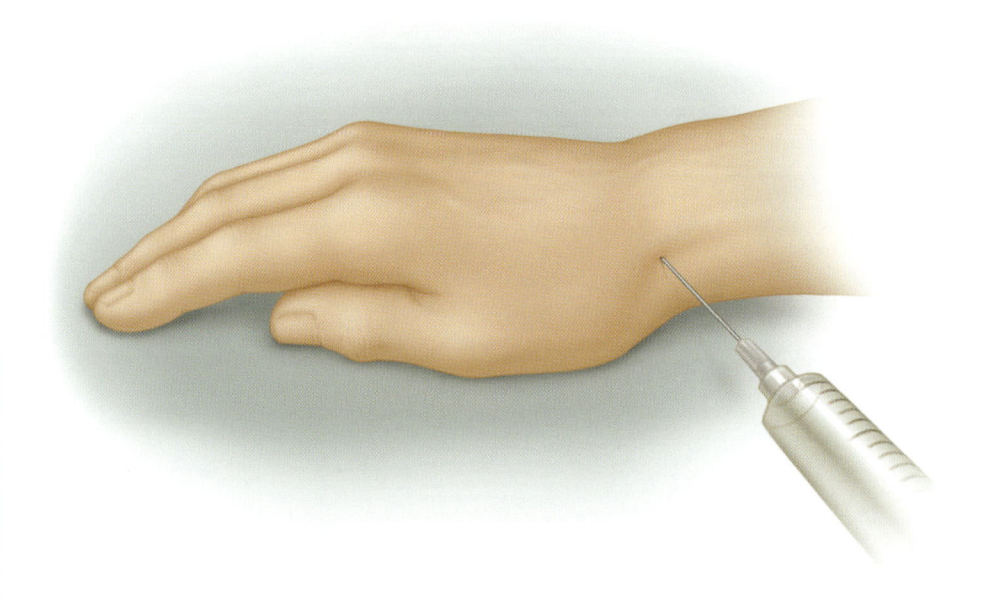

図 18-5 手関節での橈骨神経ブロック

参考文献

Bridenbaugh LD. The upper extremity: somatic blockade. In: Cousins MJ, Bridenbaugh PO, editors. Neuronal blockade in clinical anesthesia and management of pain. 2nd ed. Philadelphia: J.B. Lippincott Company; c1988. p.387-416.

Brown DL. Atlas of regional anesthesia. 2nd ed. Philadelphia: W. B. Saunders Company; c1999. Chapter 7, Distal upper extremity blocks, p.57-65.

Derkash RS, Weaver JK, Berkeley ME, Dawson D. Office carpal tunnel release with wrist block and wrist tourniquet. Orthopedics. 1996 Jul; 19(7): 589-90.

Sites BD, Spence BC. Ultrasound-guided rescue blocks: a description of a technique for the median and ulnar nerves. The Internet Journal of Anesthesiology. 2005; 10(1).

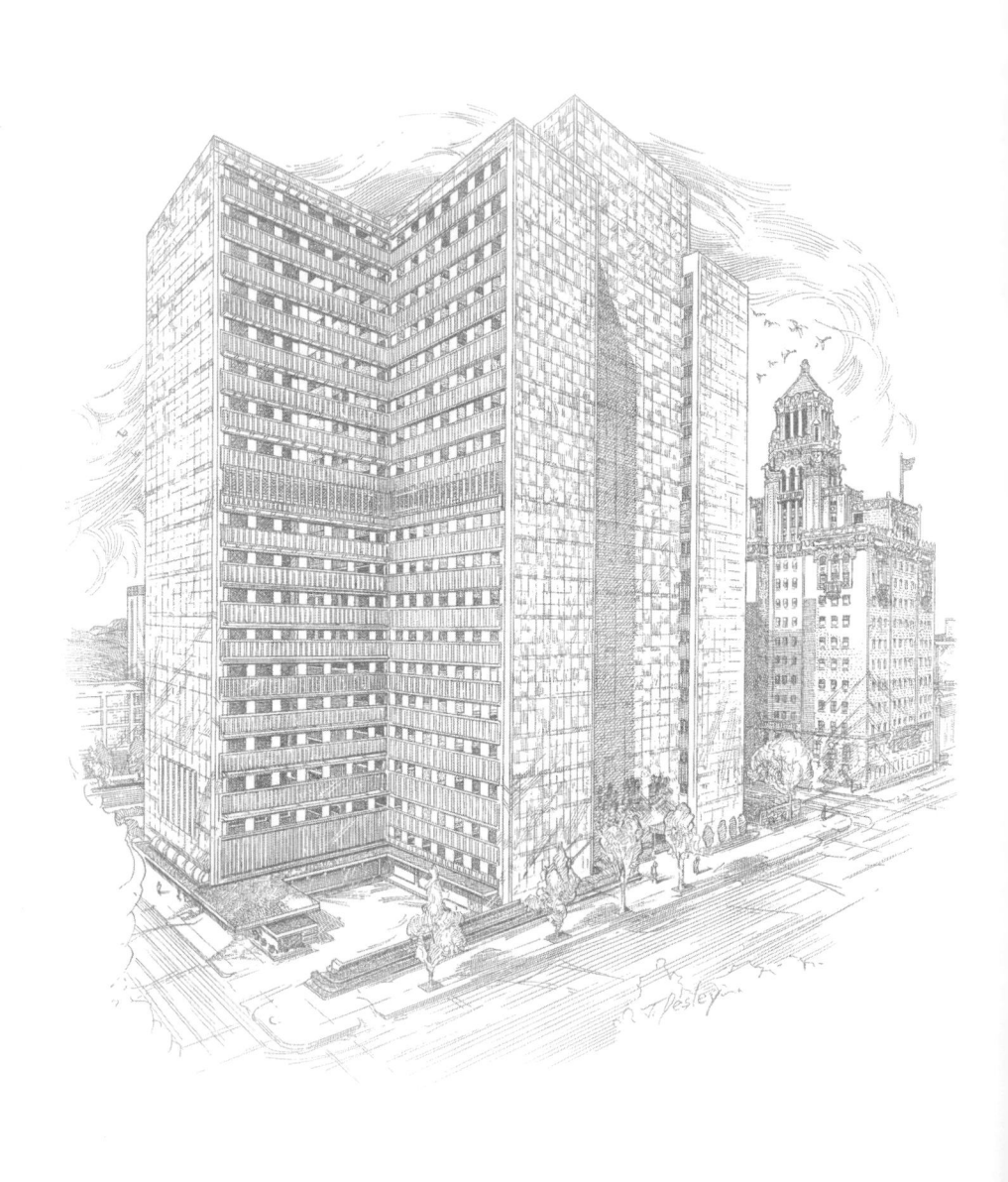

19章

指ブロック

David E. Byer, M.D.

臨床適応

指での神経ブロックは，1〜数本の指（趾）の麻酔目的で行われる。指ブロック（digital nerve block）は1889年に初めて報告され，趾の巻き爪切除に対して行われた。それ以来，指ブロックは外科的処置，救急，その他の初期診療において一般的に行われるようになった。裂創修復，爪切除，爪周囲炎ドレナージ，異物除去，整形外科的小手術など，さまざまな処置を指ブロック下で行うことができる。

指の神経解剖

手の総掌側指神経（common palmar digital nerve）は，正中神経または尺骨神経の末梢枝である。総掌側指神経は固有掌側指神経（proper palmar digital nerve）に分枝し，指の内側面，外側面，掌側面，指尖，爪床に分布する。固有掌側指神経は，指の腹外側面と腹内側面に1本ずつ，対称的に存在する。それぞれ，固有掌側指動静脈とともに屈筋腱鞘に沿って走行する（図19-1）。

より細い背側指神経（dorsal digital nerve）は，橈骨神経と尺骨神経からの分枝であり，それぞれの指の背側を走行する（図19-1）。背側指神経は，遠位指節間関節までの指背面の感覚を司る。第1指の神経支配は，橈骨神経の背側指枝と正中神経の固有掌側指神経による。

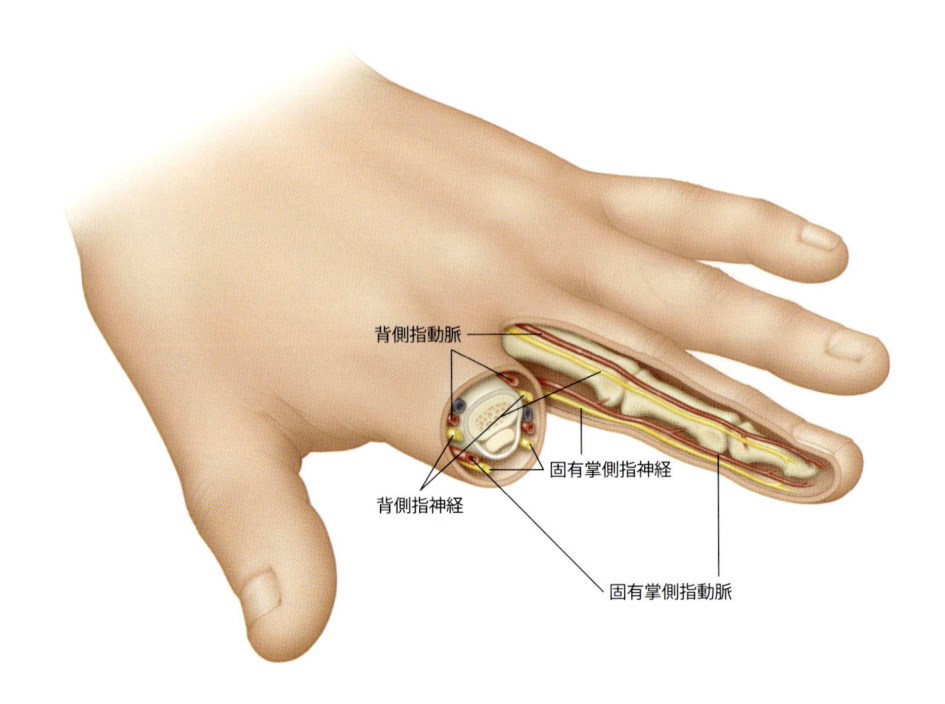

図 19-1 指の神経と血管の解剖（横断面と長軸方向）

体表解剖

それぞれの指の基部と，それに続く指間部は，容易に触知できる。

患者体位

患者は仰臥位とし，術側の手を回内して平坦な台の上に置く。

ブロック法

ブロック針の刺入部位

固有掌側指神経と背側指神経は，それぞれの指の基部でブロックできる。指の基部の背側外側に 25 ゲージ × 1.5 インチ（3.8 cm）のブロック針を刺入し，指節骨を越えて前方へ進めると，指間部腹側の掌側真皮が針先で持ち上がるのを観察できる。局所麻酔薬を 2 〜 3 mL 投与して，固有掌側指神経をブロックする。背側指神経のブロックは，ブロック針を少し引き抜き，針の挿入部直下に 1 mL の局所麻酔薬を投与して行う（図 19-2）。同じ指の反対側の固有掌側指神経と背側指神経に対しても，同様の局所麻酔薬投与を行う。

ブロックの変法

麻酔が不十分な場合は，ブロックを繰り返す，注入部位を揉むなどで，局所麻酔薬の広がりと神経への浸潤を促進できることがある。また，総掌側指神経は中手骨頭間で固有

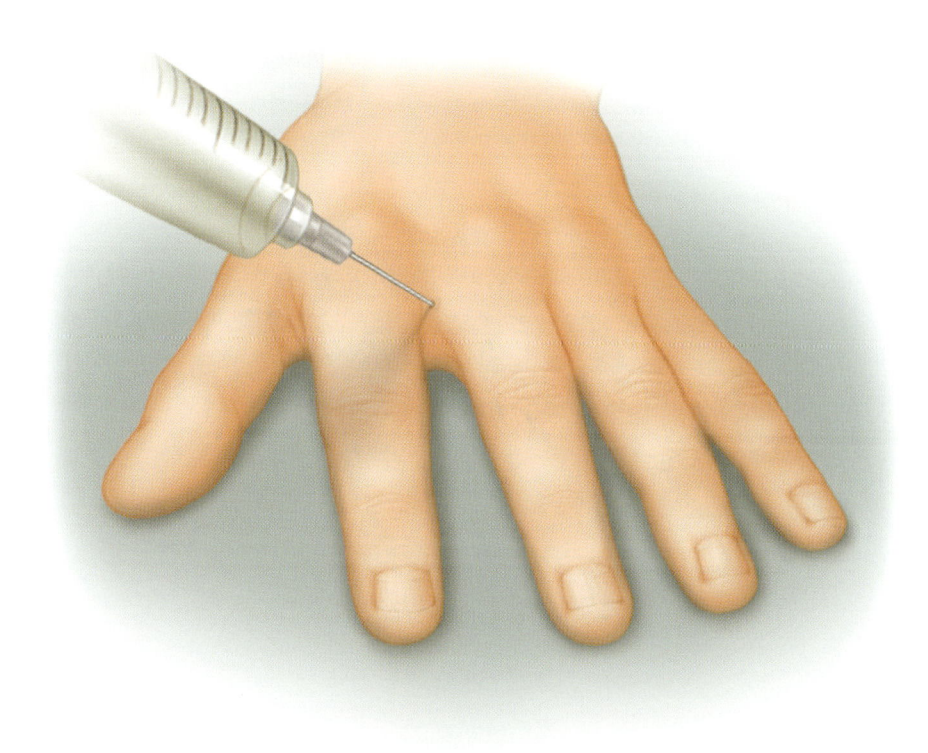

図 19-2 指ブロック

掌側指神経に分岐するが，この部位で総掌側指神経をブロックすることができる。このブロック法では，25 ゲージ × 1.5 インチ（3.8 cm）のブロック針を，指間部と掌側皮膚の接合部の近位部から，頭側に向けて指間部へ 2 〜 3 mm 刺入する。針を，真っ直ぐに伸ばした指に沿って，手に向けて近位へ進め，1 〜 2 mL の局所麻酔薬を投与する。針をさらに後方に向け直すと，背側の神経をブロックできる。

副作用と合併症

指ブロックでは通常，合併症はほとんど起こらない。血行障害による指の虚血や壊死が起こりうるため，アドレナリン添加や局所麻酔薬の大量投与は避ける。指の細い血管を直接損傷する可能性もある。神経損傷のリスクは小さいが，ブロック後に遷延性の一過性感覚低下が起こりうること，それにより指の怪我を起こしやすくなることを患者に説明しておく。

参考文献

Bridenbaugh LD. The upper extremity: somatic blockade. In: Cousins MJ, Bridenbaugh PO, editors. Neural blockade in clinical anesthesia and management of pain. 2nd ed. Philadelphia: J.B. Lippincott Company; c1988. p.387-416.

Flarity-Reed K. Methods of digital block. J Emerg Nurs.2002 Aug; 28(4): 351-4.

Knoop K, Trott A, Syverud S. Comparison of digital versus metacarpal blocks for repair of finger injuries. Ann Emerg Med. 1994 Jun; 23(6): 1296-300.

O'Donnell J, Wilson K, Leonard PA. An avoidable complication of digital nerve block. Emerg Med J. 2001 Jul; 18(4): 316.

20章

静脈内区域麻酔

Edward D. Frie, M.D.

臨床適応

静脈内区域麻酔（intravenous regional anesthesia）は1908年に，ドイツの外科医であるAugust Bierによって初めて報告された。Bierブロックの原法では，あらかじめ駆血しておいた患肢にプリロカインを静脈内投与し，短時間の麻酔効果が得られた。このブロック法は当初，四肢末端の手術に用いられていた。

その後しばらくの間に合併症や死亡例が報告されたため，長い間Bierブロック法は顧みられなかった。しかし1963年，Holmesによってリドカインを用いる方法が新たに報告され，それから上肢の区域麻酔に頻用されるようになった。

駆血された患肢の静脈内に投与された局所麻酔薬が，微小血管から末梢神経に拡散して麻酔効果を発揮するのが，この麻酔法の原理である。近位側の駆血により動静脈の血流をともに遮断して，ブロック中は局所麻酔薬が全身循環へ流出しないようにする。この方法の最大の問題点は，駆血帯痛である。ダブルカフ駆血帯が，駆血帯痛の軽減や麻酔時間の延長に役立つことがある。ただし，患者に苦痛を与えず，全身麻酔への変更を避けるためには，手術時間を1時間以内に限るべきである。

静脈内区域麻酔は通常，手，手関節，指の

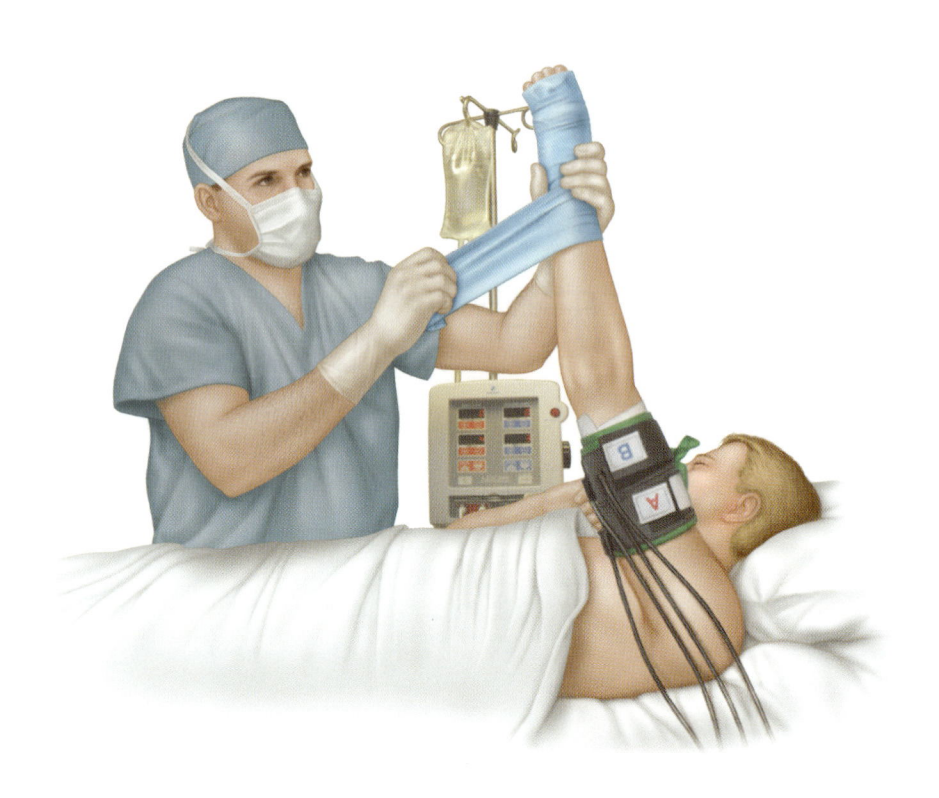

図 20-1 Esmarch バンドを用いた上肢の駆血

手術に用いられるが，足や足関節の小手術にも用いることができる．Bier ブロック法は手術以外でも救急部やペインクリニックで，四肢の骨折の非観血的整復や，複合性局所疼痛症候群など慢性疼痛症候群の治療の際に行われることがある．

患者体位

患者は仰臥位とし，患肢を軽く外転させる．

体表解剖

ブロックを行う患肢に，静脈カテーテルを留置する必要がある．そのための静脈穿刺は通常，手術部位に近い手背で行う．しかし，駆血帯より遠位であれば，どこで静脈穿刺を行ってもブロックできる．術中の輸液や投薬路として，別の四肢にも静脈路を確保する．

ブロック法

静脈内区域麻酔法では，駆血された患肢の血管内容量を局所麻酔薬に置き換える．静脈カテーテルは，手術部位の近くに留置する．静脈カテーテルと延長チューブは，駆血操作中に抜去しないよう，しっかりと皮膚に固定する．ダブルカフ駆血帯，あるいは駆血帯を2つ，患肢のできるだけ近位に巻く．標準的

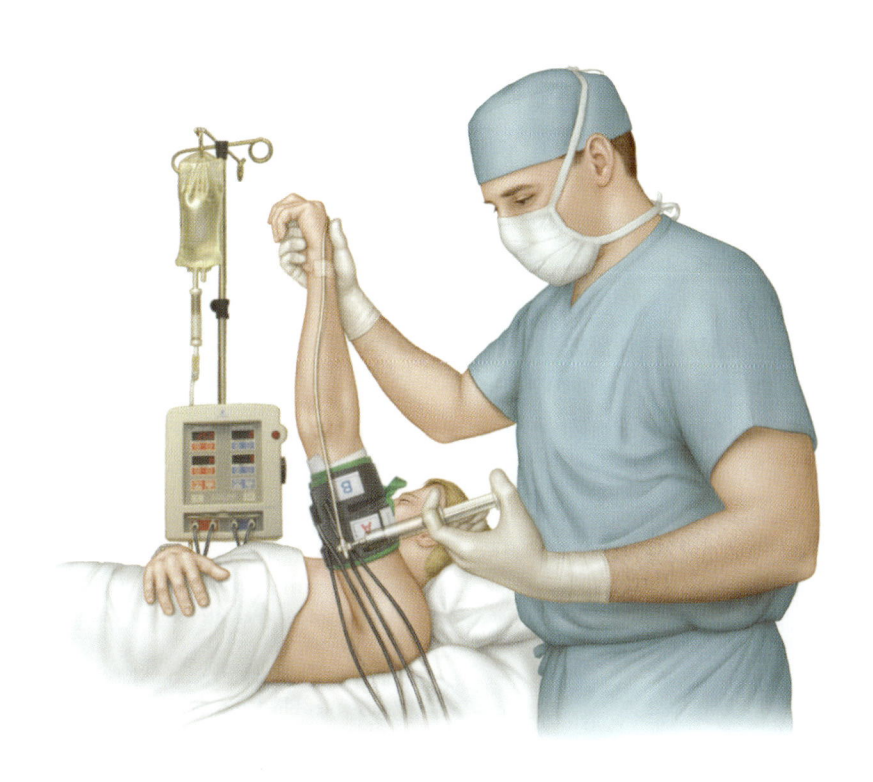

図 20-2 ダブルカフ駆血帯を用いた静脈内区域麻酔

な血圧計カフを，駆血帯の代わりに使ってはならない。これは手術中に一定の圧を確実に維持することができないためである。駆血圧が下がると，局所麻酔薬が全身循環へ急速に流出してコントロールできず，局所麻酔薬中毒を引き起こすことがある。

駆血帯を装着したら患肢を挙上し，遠位から近位に向かって巻き付けた Esmarch バンドで圧迫して駆血する（図 20-1）。長い間，ブロックの質は駆血の具合に左右されると考えられてきた。しかし最近のエビデンスから，駆血はブロックの強さに影響しないことが示唆されている。

患肢を駆血したら，ダブルカフ駆血帯の近位側を 250〜300 mmHg で加圧する。その後，Esmarch バンドを解く。駆血がうまくできていれば，患肢は青白い斑模様となる。手術部位の近位部を静脈穿刺で使う駆血用のゴム管で締めると，局所麻酔薬注入時の静脈内圧が高まり，麻酔薬が末梢へ広がり良好なブロックが得られる。

これまでに静脈内区域麻酔法に用いられた局所麻酔薬はいくつかあるが，0.5％リドカインを 1.5〜3 mg/kg 用いるのが最も一般的である。薬物注入中は，末梢静脈内の血液が麻酔薬と置き換わるため，患者が軽い局所

痛を感じたり，皮膚の斑模様が濃くなることがある。耳鳴，めまい，口周囲のしびれなどの局所麻酔薬中毒の徴候や症状に注意しながら，麻酔薬をゆっくりと投与する（図20-2）。

局所麻酔薬注入から3〜5分以内に感覚鈍麻を認めるが，手術に十分な麻酔が得られるまでには，およそ10分かかる。駆血開始から10〜15分で，早くも患者が駆血帯痛を訴え始めることがある。駆血をダブルカフ駆血帯の遠位側に変えると，カフの下の組織は麻酔が効いているため，駆血帯痛を軽減できる。カフを切り替える際は，まず遠位カフが近位カフと同じ圧まで加圧され，遠位カフが正常に機能することを確かめた後，近位カフによる駆血を解除する。駆血帯痛が強くなると，麻酔が続けられなくなる。90分以上の駆血はまず無理である。

駆血を解除すると，すぐに麻酔がきれる。そのため，手術が完全に終わるまでは，遠位の駆血帯を減圧してはならない。最短でも駆血時間は45分とし，大量の局所麻酔薬が急速に全身循環系に流れ込むリスクを最小限とする。麻酔開始から45分経ったら，遠位の駆血を約5秒間解除し，その後45秒間の再駆血を行う。駆血解除と再駆血を4〜5回繰り返した後に，駆血を完全に解除する。麻酔科医はその間，局所麻酔薬中毒のリスクが高いことを絶えず念頭において，患者のモニタリングと注意深い観察を行うべきである。

副作用と合併症

静脈内区域麻酔は一般に，安全な麻酔法だとされている。副作用の報告はあるものの，それらは極めてまれである。最もよく起こる合併症は，駆血帯の故障，技術的な問題，不注意な駆血解除などによる局所麻酔薬中毒である。興味深いことに，静脈内区域麻酔後の局所麻酔薬血中濃度は，腋窩法による腕神経叢ブロックなど一般的に行われる上肢の神経ブロック後に比べて，より低い傾向がみられる。コンパートメント症候群や，物理的あるいは虚血による筋障害や神経障害といった駆血帯に関連する障害も報告されている。

参考文献

Barnes CL, Blasier RD, Dodge BM. Intravenous regional anesthesia: a safe and cost-effective outpatient anesthetic for upper extremity fracture treatment in children. J Pediatr Orthop. 1991 Nov-Dec; 11(6): 717-20.

Blasier RD, White R. Intravenous regional anesthesia for management of children's extremity fractures in the emergency department. Pediatr Emerg Care. 1996 Dec; 12(6): 404-6.

Bolte RG, Stevens PM, Scott SM, Schunk JE. Mini-dose Bier block intravenous regional anesthesia in the emergency department treatment of pediatric upper-extremity injuries. J Pediatr Orthop. 1994 Jul-Aug; 14(4): 534-7.

Brown EM, McGriff JT, Malinowski RW. Intravenous regional anaesthesia (Bier block): review of 20 years' experience. Can J Anaesth. 1989 May; 36(3 Pt 1): 307-10.

Farrell RG, Swanson SL, Walter JR. Safe and effective IV regional anesthesia for use in the emergency department. Ann Emerg Med. 1985 Mar; 14(3): 239-43.

Hilgenhurst G. The Bier block after 80 years: a historical review. Reg Anesth. 1990 Jan-Feb; 15(1): 2-5.

Mabee J, Orlinsky M. Bier block exsanguination: a volumetric comparison and venous pressure study. Acad Emerg Med. 2000 Feb; 7(2): 105-13.

Rawlings ID, Staniforth P. Intravenous regional anaesthesia in upper limb trauma. Injury. 1979 Feb; 10(3): 231-4.

Roberts JR. Intravenous regional anesthesia: "Bier block." Am Fam Physician. 1978 Feb; 17(2): 123-6.

Rodolà F, Vagnoni S, Ingletti S. An update on

intravenous regional anaesthesia of the arm. Eur Rev Med Pharmacol Sci. 2003 Sep-Oct; 7(5): 131-8.

Rosenberg PH, Kalso EA, Tuominen MK, Lindén HB. Acute bupivacaine toxicity as a result of venous leakage under the tourniquet cuff during a Bier block. Anesthesiology. 1983 Jan; 58(1): 95-8.

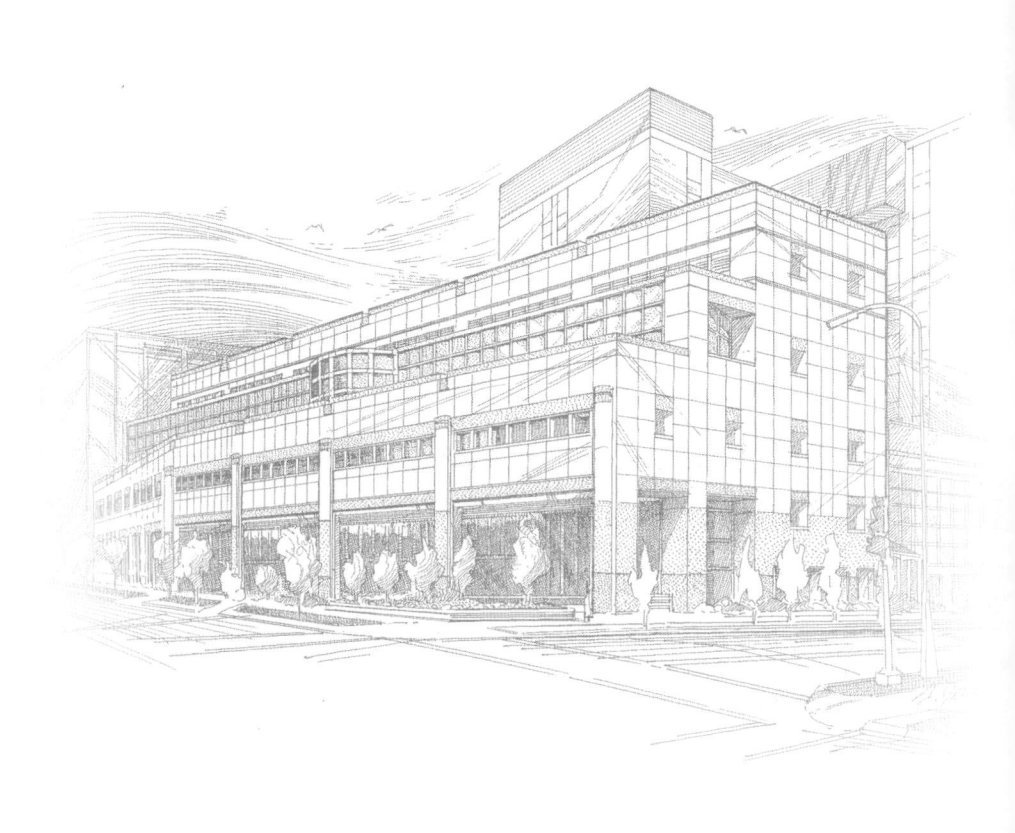

21章

傍脊椎ブロック

Sandra L. Kopp, M.D.
Hugh M. Smith, M.D., Ph.D.

臨床適応

　1905年，Hugo Sellheimが傍脊椎ブロック（paravertebral block）を初めて報告した。しかし，EasonとWyattが1979年に再評価を行うまで，このブロック法はほとんど用いられなかった。今日では，胸部の傍脊椎ブロックは，一側の乳房，腋窩，胸壁の手術や慢性疼痛症候群の治療に広く用いられる。また，頸部や腰部の傍脊椎ブロックも報告されているが，こちらは他にもより有効で安全なブロック法があり，その臨床的有用性は限られる。

　胸部の傍脊椎ブロックは，硬膜外麻酔や脊髄くも膜下麻酔と比べて，心血管系や呼吸器系への影響がほとんどない。さらに，麻酔域より遠位の感覚運動機能は保たれる。効果的な術中麻酔や術後鎮痛のために，単回投与法あるいはカテーテルを用いた持続投与法による傍脊椎ブロックを，手術に応じてさまざまな高さで行うことができる（表21-1）。

傍脊椎腔の神経解剖

　傍脊椎腔は楔形であり，前面は壁側胸膜，内側面は椎体，椎間板，椎間孔，外側面は後肋間膜，後面は上肋横突靱帯からなる（図21-1）。そのため，胸部の傍脊椎腔は内側で硬膜外腔に，外側で肋間腔に連続し，椎前筋膜を介して対側の傍脊椎腔と連続する。傍脊

椎ブロックは，棘突起，横突起，肋骨，肋横突靱帯を念頭において行うことが重要である．傍脊椎腔内には，脊髄神経前枝すなわち肋間神経，脊髄神経後枝，灰白交通枝，白交通枝，交感神経鎖などがある（図21-1）．肋間神経は傍脊椎腔内で分枝し，局所麻酔薬で容易にブロックできる．

体表解剖

ブロック針を正しく刺入するには，麻酔すべき皮膚分節の神経支配に一致する胸椎の棘突起を同定することが重要である．よく目立つC7棘突起と，T7棘突起が肩甲骨下縁の高さに相当することを利用して，目的とする胸椎を同定する（図21-2）．傍正中穿刺を行う部位は，同定された胸椎棘突起の上縁から2.5 cm外側である（図21-3）．これは，1つ尾側の椎体横突起の高さにあたる．

表21-1 手術別の傍脊椎ブロックの高さ

術式	ブロック施行部位
肩の処置	C6
乳房切除	C7〜T5
乳房生検	手術部位の高さ
開胸術	T5〜T9
鼠径ヘルニア手術	T10〜L2
腹壁ヘルニア手術	T7〜T10

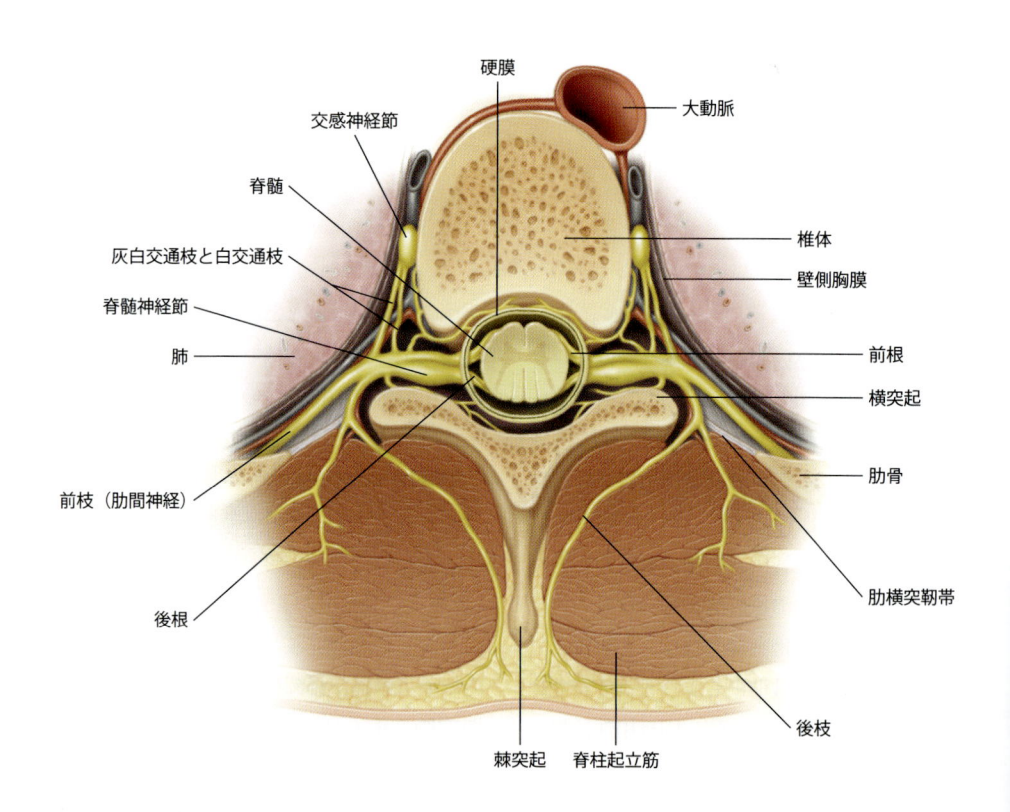

図21-1 傍脊椎腔の解剖（横断面）

21 章　傍脊椎ブロック　　297

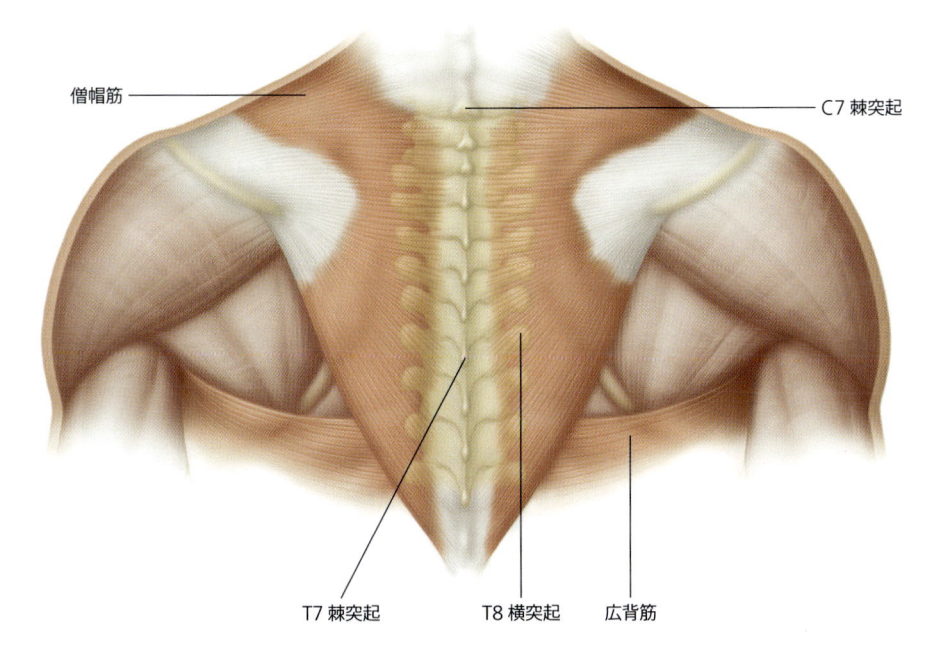

図 21-2　脊椎背側と表在筋の解剖

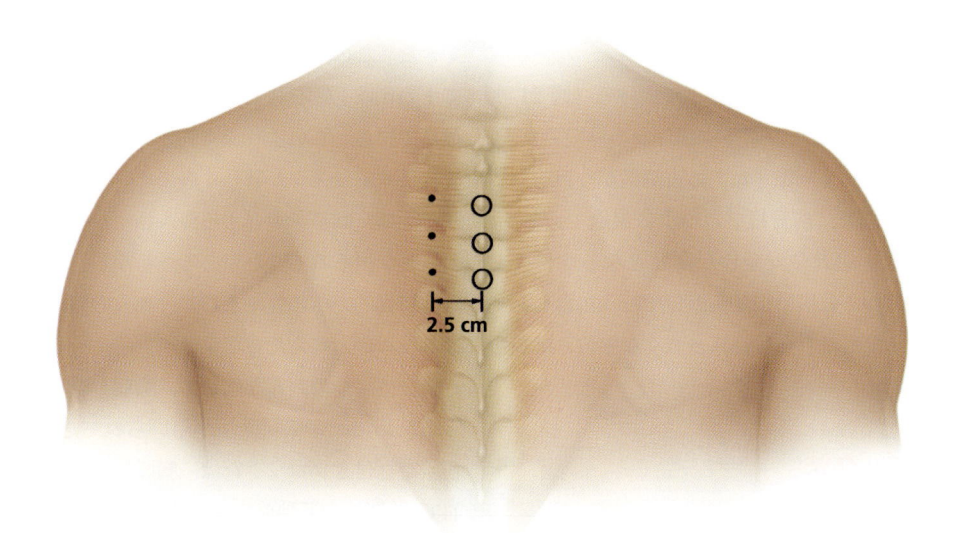

図 21-3　傍脊椎ブロックに必要な体表解剖とランドマーク

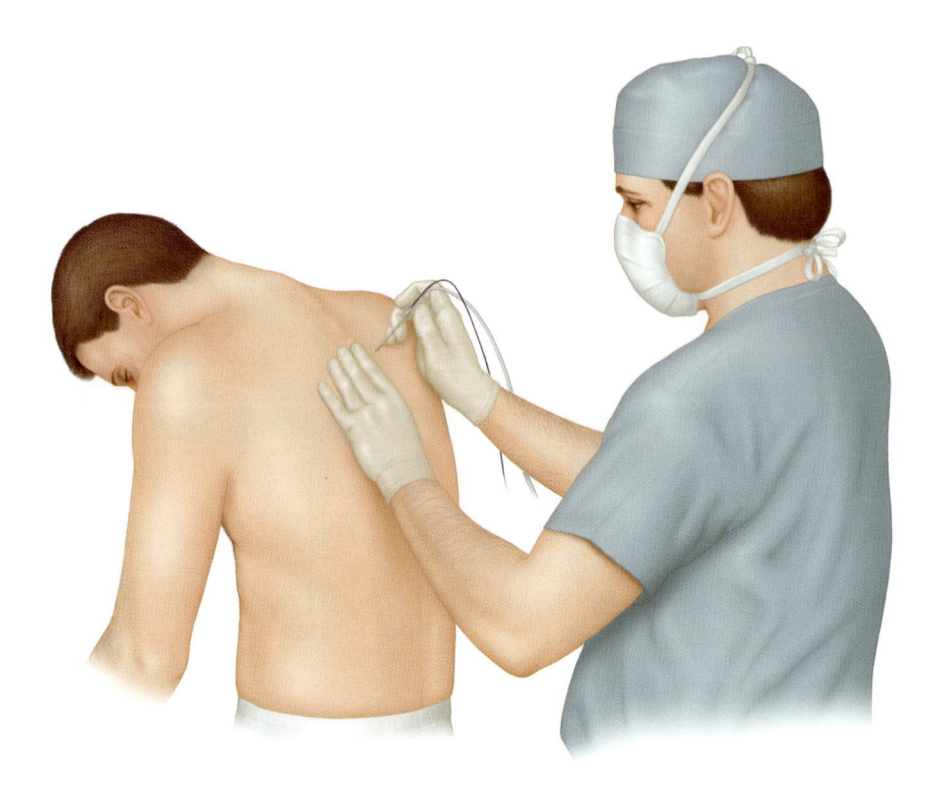

図 21-4　傍脊椎ブロックでの患者と麻酔科医の位置

患者体位

患者は座位とし，顔を下に向ける（図 21-4）。この体位は，ブロック操作が容易であり，脊椎が正しく固定され，体表解剖が一目瞭然であるため，傍脊椎ブロックに最適である。座れない患者や安全性が問題となる症例では，代わりに腹臥位や側臥位で行う場合もある。しかしこれらは，真っ直ぐな座位には及ばない。

ブロック法
神経同定法

傍脊椎ブロックはこれまで，体表の解剖学的ランドマークと針先の感触を頼りに行われてきた。この方法の安全性は，横突起を越えて 1 cm 以上針を刺入しないことに大きく依存している。これより深く刺入すると，気胸を合併するリスクが著しく高まる。ブロック針が肋横突靭帯を通過する際，わずかな抵抗消失感が得られることもある。しかし，これは非特異的で信頼性に乏しく，刺入の目印にはならないと考えた方がよい。

傍脊椎腔への刺入を確認し，胸膜穿刺を避けるために，電気刺激法が用いられてきた。刺激電極付きブロック針は，胸膜に達する手前で，肋間筋の運動反応を誘発する。ただし，電気刺激法によるブロックを数カ所で行う場合，投与された局所麻酔薬が上下に拡散し，

続く穿刺では肋間筋の運動反応が不明瞭となるおそれがある。

超音波で計測される皮膚から横突起間の距離と表皮から壁側胸膜間の距離は，ブロック針を実際に刺入する深さと相関することが判明している。針をどこまで刺入してよいか把握していれば，気胸のリスクは最小限となるはずである。

ブロック針の刺入部位

棘突起を同定し，棘突起上縁の 2.5 cm 外側を刺入部位とする（図 21-3）。傍脊椎ブロックにはさまざまなブロック針が用いられるが，22 ゲージ×4 インチ（10 cm）の Tuohy 針を用いると抵抗消失がよりわかりやすい。皮膚に対して垂直に刺入し（図 21-4），目的とする脊椎横突起にあたるまで進める。たいていの成人患者では，2〜4 cm の深さで横突起にあたる。横突起にあたらない場合はまず，針先を少し頭側に向け直す。それでもあたらない場合は，針先を少し尾側に向け直して，横突起を探す。予想した深さで横突起にあたらない場合，胸膜穿刺の合併を防ぐため，針をそれより深くへ進めてはならない。

ブロック針が横突起にあたったら，皮膚の刺入部で針を保持し，いったん針を引き抜く。針を保持した点から針先までの長さが，皮膚から横突起までの距離である。ブロック針を再び刺入して横突起にあてた後，針を少しずつ尾側へ向け直し，横突起の上をウォーキングさせる。針先が横突起を越えたら，皮膚から横突起間距離の計測値プラス 1 cm まで，針を進める。針をかなり尾側に向けても横突起を越えない場合は，刺入位置が横突起の頭側に寄りすぎていることが多い。この場合は針をいったん引き抜き，1 cm 尾側から穿刺し直し，再び尾側へウォーキングさせる。これでも針先が横突起を越えにくい場合は，針を頭側にウォーキングさせる。ただし，この場合は麻酔域が予定した部位より高くなることがある。吸引テストで確認した後に，5 mL 程度の局所麻酔薬を投与する。複数個所でのブロックが必要な場合は，同様の操作を繰り返す。

左右両側とも数カ所ずつの傍脊椎ブロックが必要な手術では，1 カ所に投与する局所麻酔薬を 3 mL に減らすという方法もある。単回投与法による傍脊椎ブロックでは，局所麻酔薬を最大で 15 mL まで使用した報告もある。うまくいけば，この方法で最大 5 カ所の皮膚分節を麻酔できる。しかし，単回投与法では，麻酔域の広がりとその方向のばらつきが大きい。

穿刺のコツ

横突起の深さは，患者の体格や脊椎の高さによって少しずつ異なる。T1〜T2 の高位胸椎と L4〜L5 の低位腰椎が最も深く，平均的な体格の成人では通常は皮下 6〜8 cm である。T5〜T10 の中位胸椎は最も浅く，横突起はだいたい皮下 2〜4 cm の深さにある。

局所麻酔薬注入の際に抵抗があれば，針先が上肋横突靱帯のすぐ近傍にあることが多い。この場合は，抵抗が軽くなるまで，針を少しだけ（2〜3 mm）進める。針を進めすぎると，胸膜穿刺のリスクが高くなる。針は決して，正中へ向けて内側へ進めてはならない。内側へ進めると針が椎間孔に入り，脊髄を損傷することがある。

頸部と腰部の傍脊椎ブロック

　上述した穿刺法で，腰部の傍脊椎ブロックも行うことができる。胸椎に比べて腰椎の横突起が短くて薄いため，ブロック針は棘突起上縁から2 cmだけ外側で刺入する。また，針先は横突起を越えて0.5 cmだけ進め，局所麻酔薬を投与する。これより深く刺入すると針先が腰筋に達し，その結果ブロック効果が減弱する。

　頸部の傍脊椎ブロック法は，Kappisが1919年に初めて報告した。2003年には，Boezaartらが変法を考案した。頸部の傍脊椎ブロックでは，C6棘突起の高さで，肩甲挙筋と僧帽筋の間に刺激電極付きブロック針を刺入する。針を約30度尾側に傾け，胸骨上切痕に向けて内側へ進める。皮膚からおよそ4〜6 cmで，横突起にあたる。針を外側にウォーキングさせると，傍脊椎腔への刺入が空気による抵抗消失法で明瞭に確認され，同時に肩の筋肉の運動反応が誘発される。傍脊椎腔は横突起より0.5〜1 cm深く，ここに局所麻酔薬を注入するか，カテーテルを留置する。

副作用と合併症

　傍脊椎ブロックには，胸膜穿刺と気胸，硬膜外麻酔や脊髄くも膜下麻酔，低血圧，血腫や出血，神経損傷，感染，硬膜穿刺後頭痛などが合併する可能性がある。血管内注入も起こりうるが，全身的な局所麻酔薬中毒はまれである。傍脊椎ブロックの失敗は6〜10％の症例で認められるが，これは麻酔科医の技量によるところが大きいと考えられる。

参考文献

Boezaart AP, Koorn R, Rosenquist RW. Paravertebral approach to the brachial plexus: an anatomic improvement in technique. Reg Anesth Pain Med. 2003 May-Jun; 28(3): 241-4.

Buckenmaier CC III, Klein SM, Nielsen KC, Steele SM. Continuous paravertebral catheter and outpatient infusion for breast surgery. Anesth Analg. 2003 Sep; 97(3): 715-7. Erratum in: Anesth Analg. 2004 Jan; 98(1): 101.

Eason MJ, Wyatt R. Paravertebral thoracic block: a reappraisal. Anaesthesia. 1979 Jul-Aug; 34(7): 638-42.

Ganapathy S, Nielsen KC, Steele SM. Outcomes after paravertebral blocks. Int Anesthesiol Clin. 2005 Summer; 43(3): 185-93.

Karmakar MK. Thoracic paravertebral block. Anesthesiology. 2001 Sep; 95(3): 771-80.

Karmakar MK, Ho AM. Acute pain management of patients with multiple fractured ribs. J Trauma. 2003 Mar; 54(3): 615-25.

Klein SM, Bergh A, Steele SM, Georgiade GS, Greengrass RA. Thoracic paravertebral block for breast surgery. Anesth Analg. 2000 Jun; 90(6): 1402-5.

Lönnqvist PA, MacKenzie J, Soni AK, Conacher ID. Paravertebral blockade: failure rate and complications. Anaesthesia. 1995 Sep; 50(9): 813-5.

Naja Z, Lönnqvist PA. Somatic paravertebral nerve blockade: incidence of failed block and complications. Anaesthesia. 2001 Dec; 56(12): 1184-8.

Pusch F, Wildling E, Klimscha W, Weinstabl C. Sonographic measurement of needle insertion depth in paravertebral blocks in women. Br J Anaesth. 2000 Dec; 85(6): 841-3.

Richardson J, Lönnqvist PA. Thoracic paravertebral block. Br J Anaesth. 1998 Aug; 81(2): 230-8.

Terheggen MA, Wille F, Borel Rinkes IH, Ionescu TI, Knape JT. Paravertebral blockade for minor breast surgery. Anesth Analg. 2002 Feb; 94(2): 355-9.

第5部

下肢の神経ブロック

22章

大腰筋筋溝ブロック

Sandra L. Kopp, M.D.

臨床適応

　1974年にWinnieらが初めて，外側大腿皮神経，大腿神経，閉鎖神経を含む片側の腰神経叢を広範囲にブロックする方法を報告した。後にChayenらがこの変法を考案し，大腰筋筋溝ブロック（psoas compartment block）と名づけた。大腰筋筋溝ブロックは主に，片側の股関節や大腿近位部の麻酔と鎮痛を目的として行われる。ただし，このブロック法は腰神経叢の麻酔を要する術式ならば，どのような手術にも適用できる。人工股関節全置換術，骨盤手術，大腿骨頸部骨折，大腿骨骨幹部骨折，大腿軟部組織手術，人工膝関節全置換術などの術後鎮痛によく用いられる。大腰筋筋溝ブロックでは通常は仙骨神経叢がブロックされないため，下肢の完全な麻酔や鎮痛には坐骨神経ブロックを併用しなければならない。単回投与法による大腰筋筋溝ブロック，およびカテーテル留置による持続ブロック法の両者が報告されている。

大腰筋筋溝の神経解剖

　腰神経叢（lumbar plexus）は，第1〜第4腰神経（L1〜L4）前枝に由来し，第12胸神経（T12）や第5腰神経（L5）からの枝もさまざまな程度に受ける（図22-1）。これらの脊髄神経前枝は腰椎横突起前方で，大腰筋内深部または大腰筋と腰方形筋の間にお

図 22-1　腰神経叢の解剖

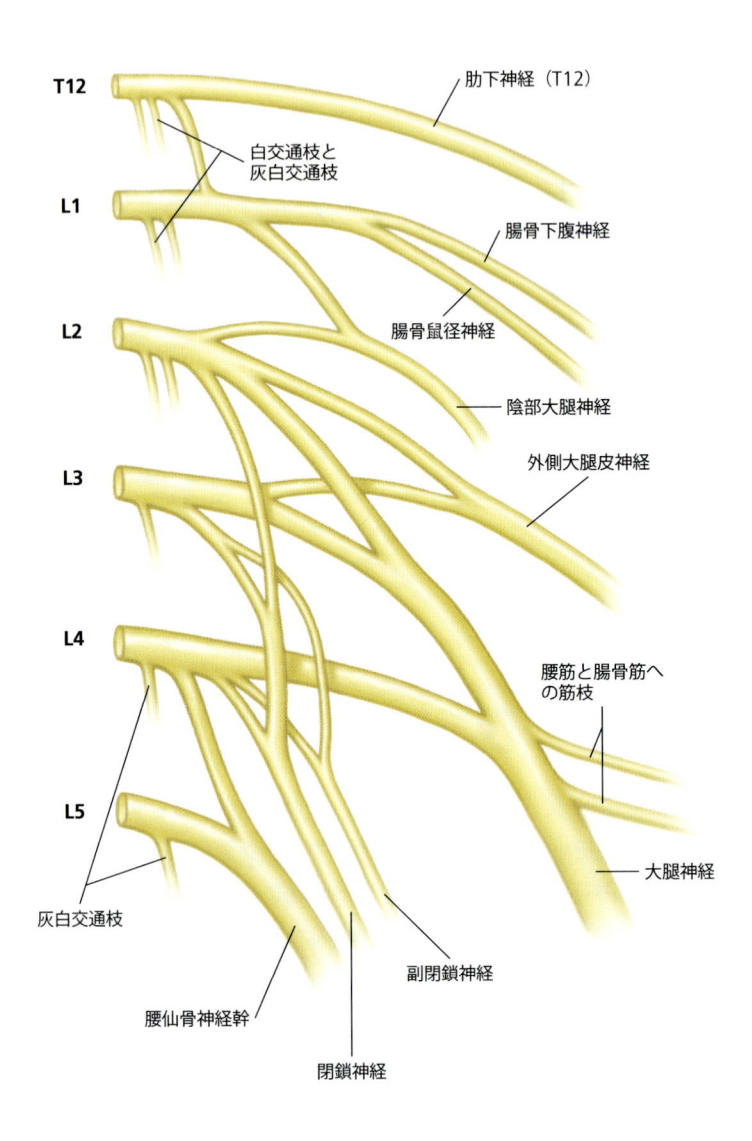

いて集束し，腰神経叢を形成する（図22-2）。T12胸神経とL1腰神経に由来する腰神経叢の頭側部分は，すぐに上枝と下枝に分岐する。次いで上枝は腸骨下腹神経，腸骨鼠径神経に分岐するが，下枝はL2腰神経からの細い枝と合流し，陰部大腿神経となる（図22-1，図22-2）。

L2〜L4腰神経に由来する腰神経叢の尾側部分は，下肢への太い3本の神経，すなわち外側大腿皮神経，大腿神経，閉鎖神経となる（図22-1）。これらの太い神経は骨盤前方から出て，主に下肢前部を支配する（図22-3）。外側大腿皮神経はL2〜L3腰神経前枝後部に由来する。腹壁後部に沿って走行し，腸骨稜を横切って骨盤に入り，腸骨筋膜後方で腸骨筋前方を下行する。大腿神経は腰神経叢最大の枝で，L2〜L4腰神経前枝後部に由来する。大腿神経は，大腰筋と腸骨筋の間の溝を大腰筋外縁沿いに下行し，骨盤内を通過する。腸骨筋膜深部で鼠径靱帯の下を通過し，大腿三角に入り，そこで，大腿動静脈の外側を走行する（図22-4）。閉鎖神経は，L2〜L4腰神経前枝前部に由来する。大腰筋後内側縁に沿って骨盤へ下行し，腸骨筋膜の下方を通って閉鎖孔に至る。閉鎖動静脈と並走して閉鎖孔を通過し，大腿の内側部分に至り，前枝と後枝に分岐する（図22-4）。

体表解剖

腸骨稜，上後腸骨棘，腰椎棘突起が，重要

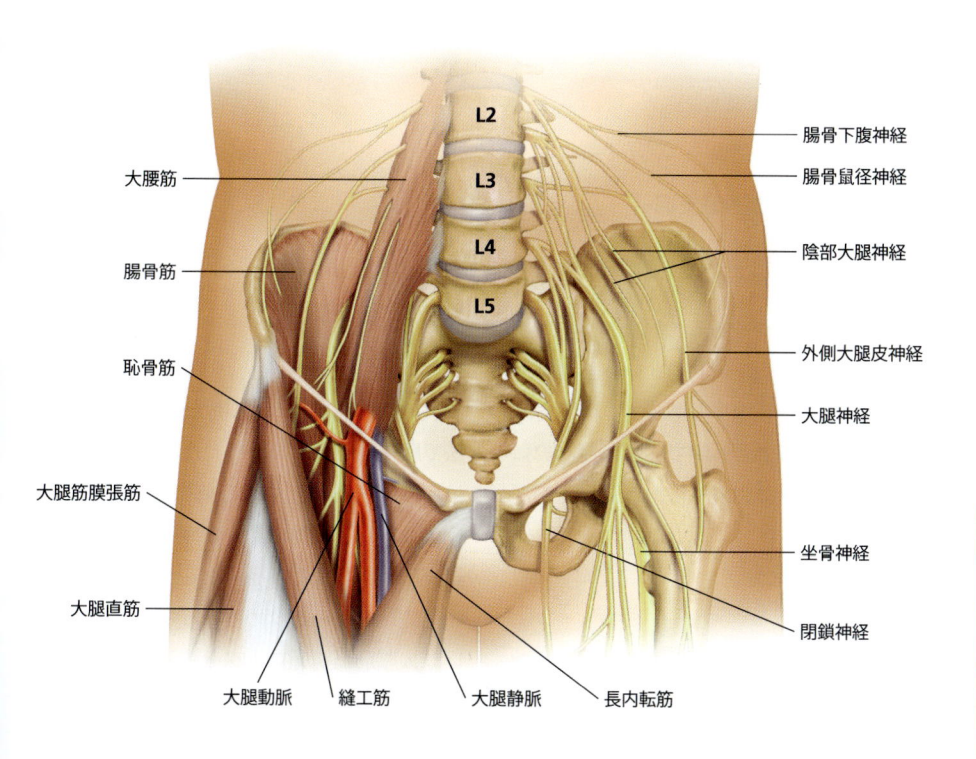

図 22-2　腰神経叢と周辺組織の解剖

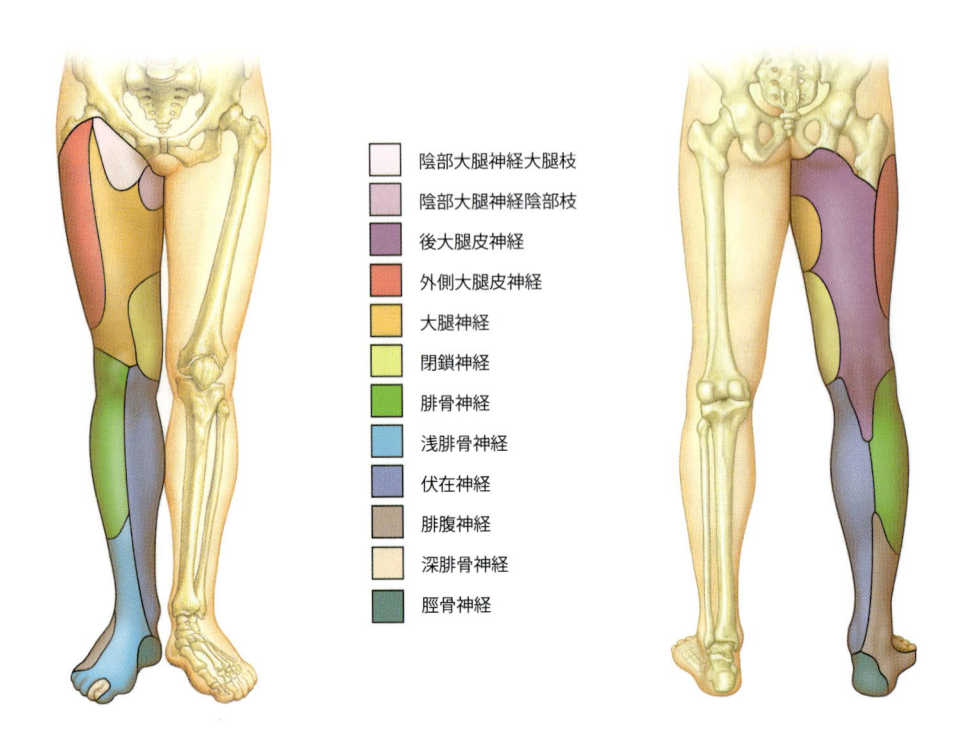

図 22-3　下肢の皮膚神経支配

凡例：
- 陰部大腿神経大腿枝
- 陰部大腿神経陰部枝
- 後大腿皮神経
- 外側大腿皮神経
- 大腿神経
- 閉鎖神経
- 腓骨神経
- 浅腓骨神経
- 伏在神経
- 腓腹神経
- 深腓骨神経
- 脛骨神経

な体表ランドマークである（図22-5）。左右の腸骨稜を結んだ線を稜間線という。腰椎棘突起を結んだ線が正中線である。上後腸骨棘は正中線から約5cm外側で腸骨後面沿いに触知できるが、肥満患者ではわかりにくい場合がある。

患者体位

患者は側臥位とし、股関節と膝関節を屈曲させる。術側下肢、つまりブロック側を上側にする（図22-5，図22-6）。

ブロック法

神経同定法

大腰筋筋溝ブロックの原法では、抵抗消失法で腰神経叢同定が行われた。しかしその後は、電気刺激法を用いて神経が同定されるようになった。腰神経叢の刺激で誘発される運動反応であればどの筋肉でもよいが、大腿四頭筋の運動反応が認められるとさらに望ましい。大腰筋筋溝ブロックを超音波ガイド下で行うこともある。しかし、腰神経叢は深在性で描出が不良なため、超音波ガイド下法はあまり広まっていない。

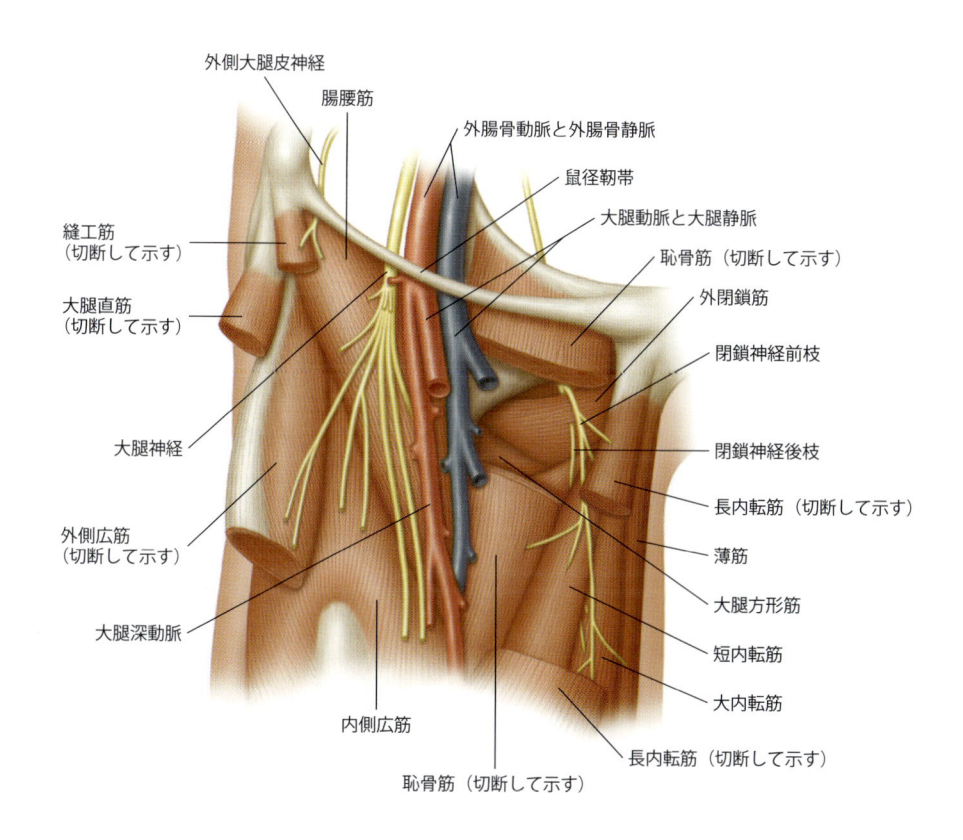

図 22-4　大腿の神経，血管，筋肉の解剖

ブロック針の刺入部位

　左右の腸骨稜を結ぶ稜間線を垂直に引く。次に，腰椎棘突起をつないで正中線を引く。最後に，上後腸骨棘から，正中線と平行に第3の線を引く（図22-7）。2本の平行線の間の稜間線を3等分し，その中央部と外側部の境界から1 cm頭側でブロック針を刺入する（図22-7）。

　21ゲージ×4インチ（10 cm）の刺激電極付きブロック針を皮膚に対して垂直に刺入し，L4椎体横突起にあたるまで進める。針を少し引き戻し，針先を尾側に向けて横突起上をウォーキングさせる。あるいは，針を頭側にウォーキングさせることもある（図22-8）。横突起を越えて針を1～2 cm進めると，腰神経叢の刺激による運動反応が誘発される。皮膚から腰神経叢までの距離は性別や肥満指数（BMI）により大きく異なるが，L4椎体横突起から腰神経叢までの距離は常に1.5～2 cmである（図22-9）。横突起を越えて針を1～2 cm進めても運動反応が誘発されない場合は，針を少し引き抜いて内側へ少しずつ向け直すと，運動反応が得られる。0.7 mA以下の電流で大腿四頭筋の運動反応

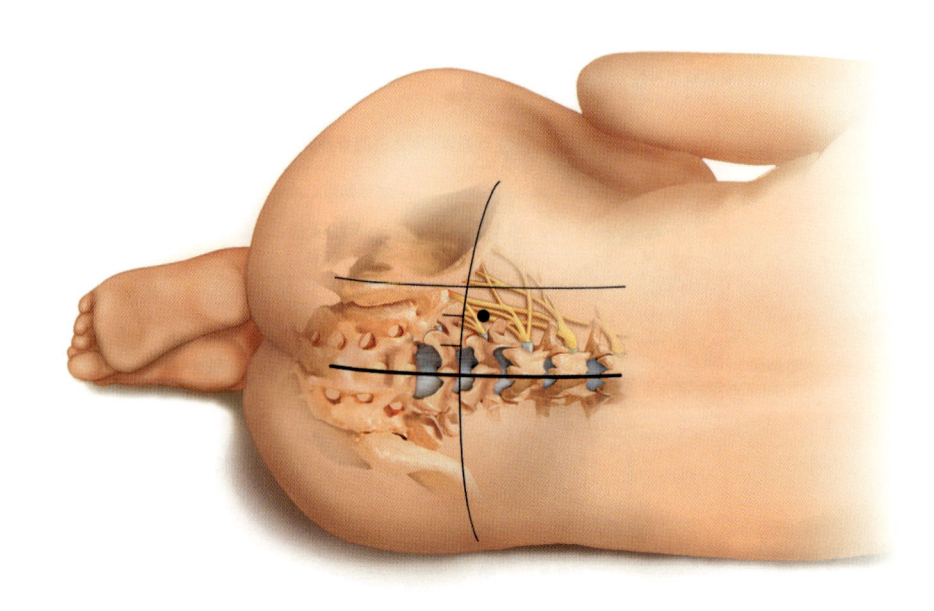

図 22-5　大腰筋筋溝ブロックでの体表ランドマーク

が適切に誘発されたら，吸引テストを繰り返しながら局所麻酔薬を 5 mL ずつ，総量で 20 〜 30 mL 投与する．

穿刺のコツ

　初回刺入時にブロック針が L4 椎体横突起にあたらない場合は，横突起にあたるまで，あるいは適切な運動反応が誘発されるまで，針を少しずつ尾側に向き変える．針を尾側に向け直しても横突起にあたらず，適切な運動反応も誘発されない場合は，針を少しずつ頭側に向き変える．針先を尾側や頭側に向け直しても横突起にあたらない場合は，針を少し内側に向き変え，さらに尾側や頭側に振りながら穿刺を繰り返す．針を極端に内側へ向けることは避けて，硬膜穿刺，神経損傷，広範囲の硬膜外麻酔，全脊椎麻酔などを合併するリスクを最小限にする．

　大腿二頭筋，半膜様筋，半腱様筋など大腿後側の運動反応が誘発された場合は，ブロック針が尾側に向きすぎているので，針を頭側に向け直す．針を深く刺入しすぎると，大腰筋が直接刺激されて股関節の屈曲が起こることがある．腎下極が L3 椎体の付近に位置する患者もいる．したがって，L4 かそれより高い位置で刺入する場合は，腎損傷合併のリスクを最小限とするため，ブロック針を極端に頭側へ向けないことが重要である．

持続末梢神経ブロック用カテーテル留置

　末梢神経カテーテル留置による持続大腰筋筋溝ブロック法は，下肢手術における術中麻酔の補助手段や術後鎮痛の目的で用いられることが多い．末梢神経カテーテル留置の際の体表ランドマーク，患者体位，神経同定法，

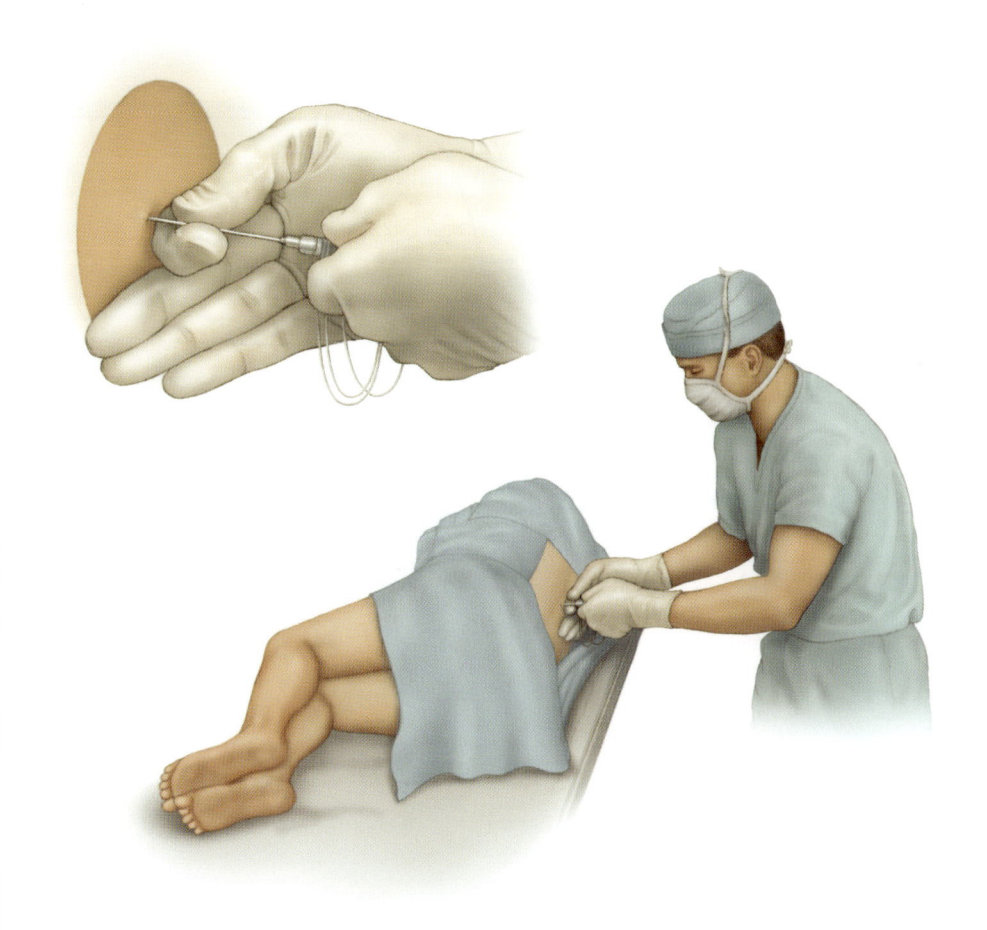

図 22-6　大腰筋筋溝ブロックでの患者と麻酔科医の位置

　ブロック針刺入部位は，上述した単回投与法の場合と同様である。18 ゲージ×4 インチ（10 cm）の刺激電極付き Tuohy 針を皮膚に対して垂直に刺入し，ベベルを外側に向けて進める。0.7 mA 以下の電流で大腿四頭筋の収縮が適切に誘発されたら，20 ゲージの多孔カテーテルを，針先を越えて 4～5 cm 挿入する（図 22-10）。針を抜去したら，透明な粘着性ドレッシング材を用いて，カテーテルを患者の背中にしっかりと固定する。局所麻酔薬を投与する前にカテーテルの吸引テストを行い，血液や脳脊髄液の逆流がないことを確かめる。

副作用と合併症

　大腰筋筋溝ブロックに伴う副作用や合併症は，局所の不快感，皮下出血，感染性合併症など，他の神経ブロックと同様である。しか

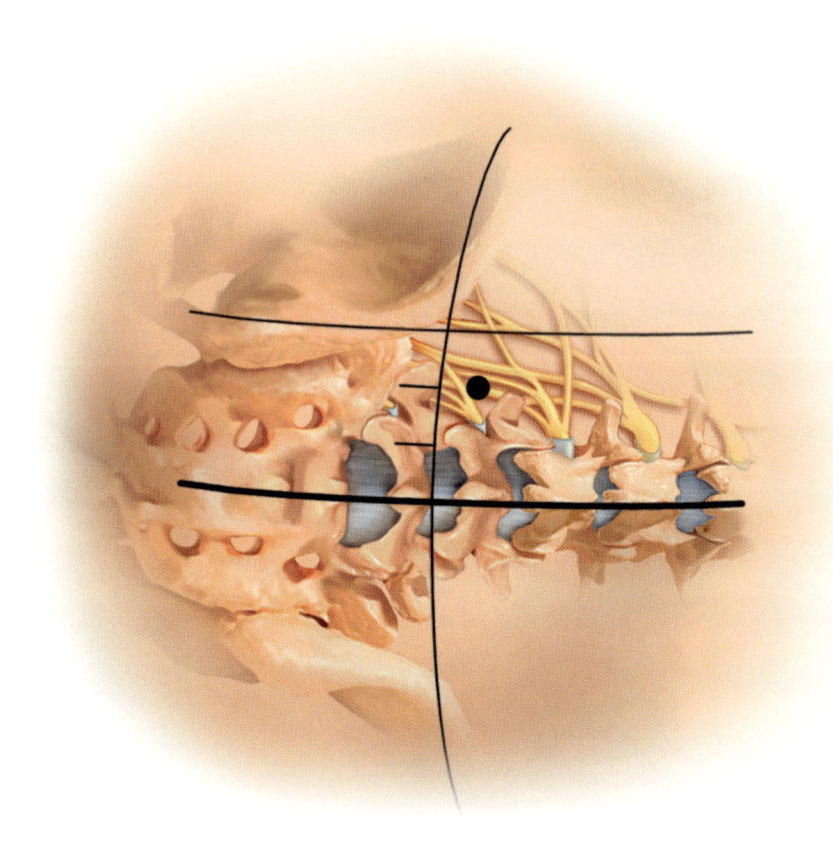

図 22-7　大腰筋筋溝ブロックでの体表ランドマークとブロック針の刺入部位

し，腰神経叢は脊髄に近いため，大腰筋筋溝ブロックには他にも注意すべきリスクがある。くも膜下腔や硬膜外腔への局所麻酔薬投与は，1.8〜16％の頻度で起こりうる。ブロック針を内側に向ける，局所麻酔薬の大量投与，神経根周囲硬膜鞘が刺入部の近傍にあること，側弯などが，くも膜下腔投与や硬膜外腔投与の原因となりうる。硬膜外投与の合併頻度は，ブロック針の刺入部が頭側であるほど高く，L3 では L5 より高いことも示唆されている。局所麻酔薬が広範囲に広がる，あるいは尾側でブロック針を刺入した場合は，片側の仙骨神経叢ブロックも起こる可能性がある。

　大腰筋と腰方形筋は血流に富む組織である。そのため，大腰筋筋溝ブロックで大量の局所麻酔薬を投与すると，他の神経ブロックと比較して，局所麻酔薬の血中濃度がより高

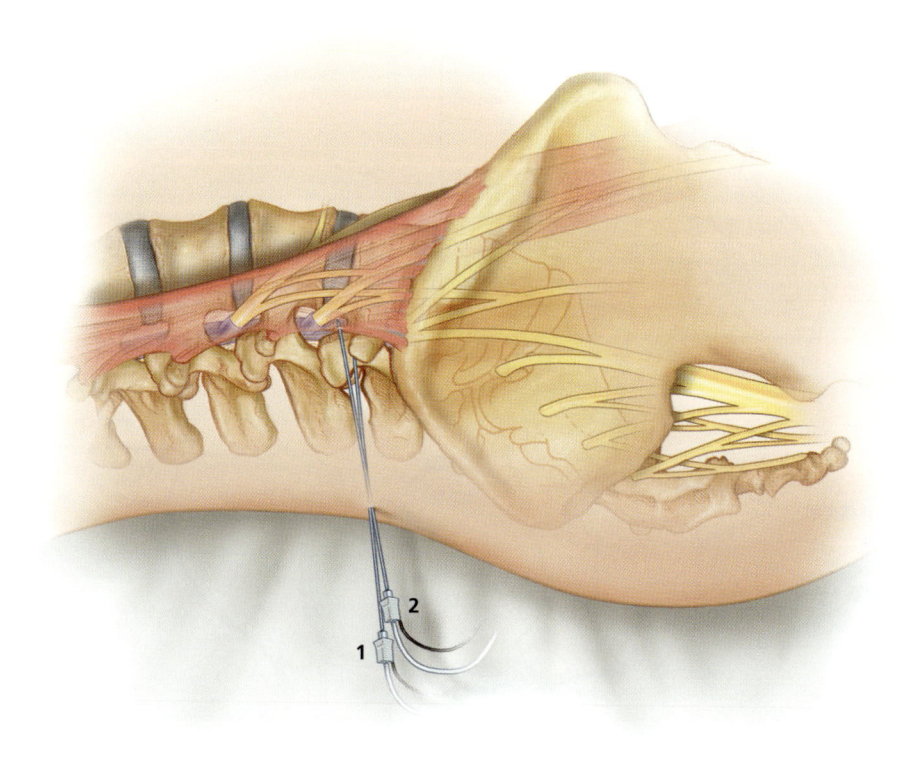

図 22-8　大腰筋筋溝ブロックでのブロック針のウォーキング

　くなる。こうしたリスクがあるため，局所麻酔薬中毒の徴候や症状を絶えず監視し，適切なモニタリングを行う必要がある。大腰筋筋溝ブロック施行後に，後腹膜血腫や腎被膜血腫が生じた例も報告されている。しかし，こうした症例の大部分では，周術期の抗凝固療法が行われていた．

　抗凝固療法中の患者では，硬膜外麻酔や脊髄くも膜下麻酔により硬膜外血腫が形成されるリスクはよく知られているが，神経ブロック後の出血性合併症のリスクは明らかではなく，診療の手引きとなるガイドラインや勧告も存在しない．神経ブロックを含むすべての局所麻酔法で，American Society of Regional Anesthesia and Pain Medicine Consensus Conference on Neuraxial Anesthesia and Anticoagulationのガイドラインに従うのが，慎重な方法であろう．た

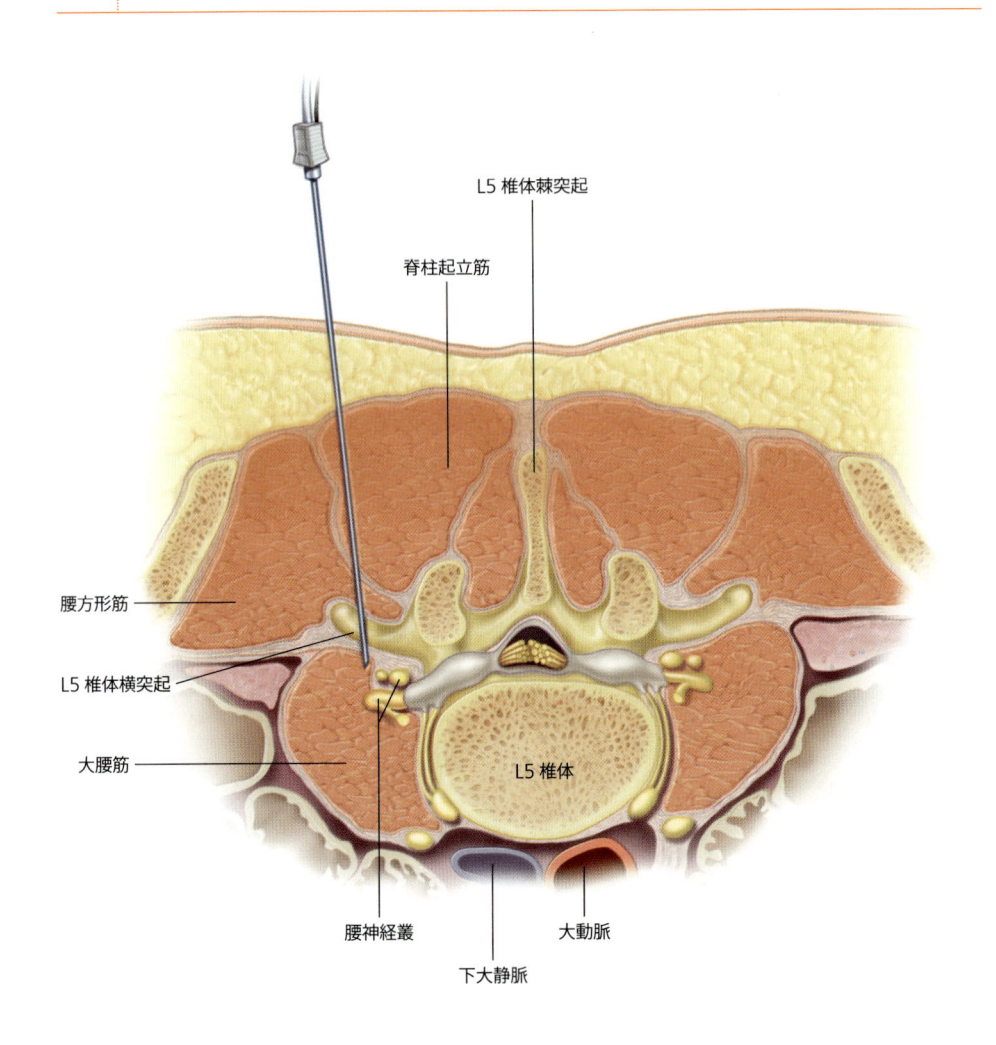

図 22-9　腰部の解剖（横断面）

だし，このガイドラインは慎重すぎるきらいがある。むしろ，穿刺の危険がある血管だけでなく，刺入部の圧迫のしやすさも考慮に入れて判断するのが，賢明と考えられる。そこで，抗凝固療法中の患者に神経ブロックを行うかどうかを，リスクとベネフィットの十分な検討に基づいて判断することが勧められる。さらに，ブロックは十分な注意を払って施行すべきである。大腰筋筋溝ブロックなど圧迫止血の難しい血腫形成が数時間から数日の期間見過ごされる可能性がある場合，あるいは斜角筋間法による腕神経叢ブロックなど血腫による気道閉塞が起こりうる場合には，慎重な判断と注意深いブロックが特に必要である。いずれにしても，抗凝固療法中の患者に手術や神経ブロックを適切に行い，重篤な出血性合併症のリスクを軽減するためには，こうした患者の周術期管理に携わる主治医と

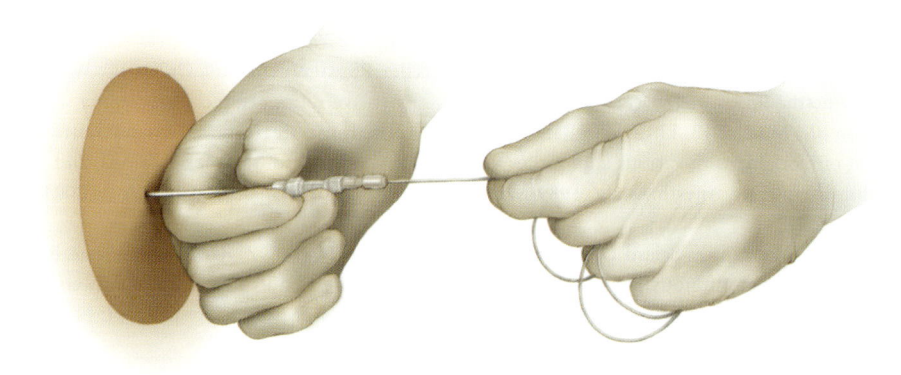

図 22-10 持続大腰筋筋溝ブロックのための末梢神経カテーテル挿入

麻酔科専門医の間のコミュニケーションが極めて重要である。

持続大腰筋筋溝ブロック後の腰神経叢神経損傷も，まれではあるが報告されている。ブロック針や末梢神経カテーテルによる直接的な神経損傷，局所麻酔薬の持続投与がもたらす長期曝露による神経毒性，局所麻酔薬に添加した薬物による虚血などが，神経損傷の原因となりうる。また，大腰筋筋溝ブロックには通常，一側性の交感神経ブロックが伴う。しかし，低血圧など交感神経遮断による副作用は極めてまれである。

参考文献

Aida S, Takahashi H, Shimoji K. Renal subcapsular hematoma after lumbar plexus block. Anesthesiology. 1996 Feb; 84(2): 452-5.

Awad IT, Duggan EM. Posterior lumbar plexus block: anatomy, approaches, and techniques. Reg Anesth Pain Med. 2005 Mar-Apr; 30(2): 143-9.

Ben-David B, Joshi R, Chelly JE. Sciatic nerve palsy after total hip arthroplasty in a patient receiving continuous lumbar plexus block. Anesth Analg. 2003 Oct; 97(4): 1180-2.

Capdevila X, Macaire P, Dadure C, Choquet O, Biboulet P, Ryckwaert Y, et al. Continuous psoas compartment block for postoperative analgesia after total hip arthroplasty: new landmarks, technical guidelines, and clinical evaluation. Anesth Analg. 2002 Jun; 94(6): 1606-13.

Chayen D, Nathan H, Chayen M. The psoas compartment block. Anesthesiology. 1976 Jul; 45(1): 95-9.

Enneking FK, Chan V, Greger J, Hadžić A, Lang SA, Horlocker TT. Lower-extremity peripheral nerve blockade: essentials of our current understanding. Reg Anesth Pain Med. 2005 Jan-Feb; 30(1): 4-35.

Farny J, Drolet P, Girard M. Anatomy of the posterior approach to the lumbar plexus block. Can J Anaesth. 1994 Jun; 41(6): 480-5.

Horlocker TT, Wedel DJ, Benzon H, Brown DL, Enneking FK, Heit JA, ct al. Regional anesthesia in the anticoagulated patient: defining the risks (the Second ASRA Consensus Conference on Neuraxial Anesthesia and Anticoagulation). Reg Anesth Pain Med. 2003 May-Jun; 28(3): 172-97.

Kirchmair L, Lirk P, Colvin J, Mitterschiffthaler G, Moriggl B. Lumbar plexus and psoas major

muscle: not always as expected. Reg Anesth Pain Med. 2008 Mar-Apr; 33(2): 109-14.
Klein SM, D'Ercole F, Greengrass RA, Warner DS. Enoxaparin associated with psoas hematoma and lumbar plexopathy after lumbar plexus block. Anesthesiology. 1997 Dec; 87(6): 1576-9.
Parkinson SK, Mueller JB, Little WL, Bailey SL. Extent of blockade with various approaches to the lumbar plexus. Anesth Analg. 1989 Mar; 68(3): 243-8.
Pousman RM, Mansoor Z, Sciard D. Total spinal anesthetic after continuous posterior lumbar plexus block. Anesthesiology. 2003 May; 98(5): 1281-2.
Vaghadia H, Kapnoudhis P, Jenkins LC, Taylor D. Continuous lumbosacral block using a Tuohy needle and catheter technique. Can J Anaesth. 1992 Jan; 39(1): 75-8.
Weller RS, Gerancher JC, Crews JC, Wade KL. Extensive retroperitoneal hematoma without neurologic deficit in two patients who underwent lumbar plexus block and were later anticoagulated. Anesthesiology. 2003 Feb; 98(2): 581-5.
Winnie AP, Durrani Z, Radonjic R. Plexus blocks, for lower extremity surgery: new answers to old problems. Anaesthesiol Rev. 1974; 1: 11-6.

23章

大腿神経ブロック

Kimberly P. Wynd, M.B., B.Ch.
Hugh M. Smith, M.D., Ph.D.

臨床適応

　大腿神経ブロック（femoral nerve block）は，最もよく行われる下肢の神経ブロックの1つである。大腿神経ブロックにより，大腿前面と膝関節前面の術中麻酔と術後鎮痛が可能である。大腿神経ブロックは通常，筋生検など大腿軟部組織の手術，膝関節鏡，前十字靭帯修復術などに対して行われる。人工膝関節全置換術など術野が広い手術では，より完全で広範囲のブロック域を得るために，坐骨神経ブロック，外側大腿皮神経ブロック，閉鎖神経ブロックなど，他のブロックと併用されることもある。単回投与法が一般的であるが，持続大腿神経ブロックも広く行われるようになってきた。解剖学的ランドマークがわかりやすいこと，仰臥位で施行できるためブロックに際して患者体位がとりやすいこと，成功率が高いこと，合併症が少ないこと，などが持続ブロック法の広まった理由である。

大腿神経の解剖

　大腿神経（femoral nerve）は腰神経叢最大の枝で，L2腰神経〜L4腰神経前枝に由来し（図23-1），さまざまな程度にL5腰神経から枝が合流する。大腰筋の外側から出た後，大腰筋と腸骨筋の間の溝を下行する。鼠径靭帯の下を走行し，大腿動脈外側，大腿筋膜と腸骨筋膜の深部で，大腿近位部に至る（図23-2）。

図 23-1　腰神経叢の解剖

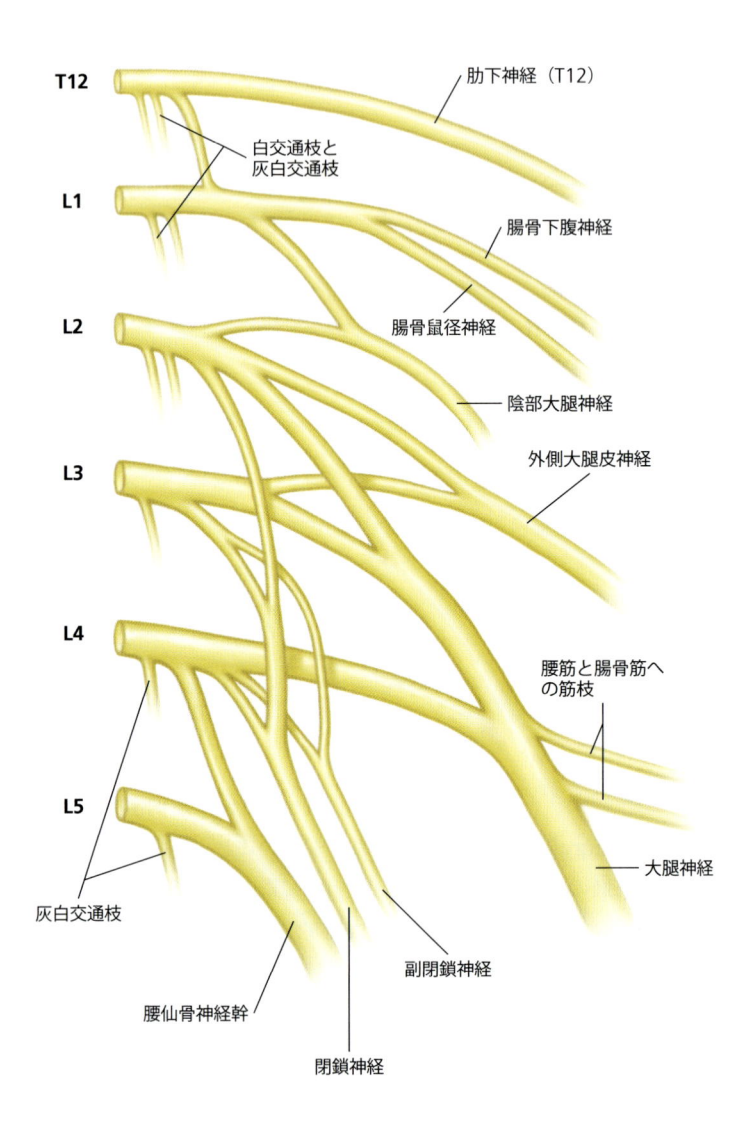

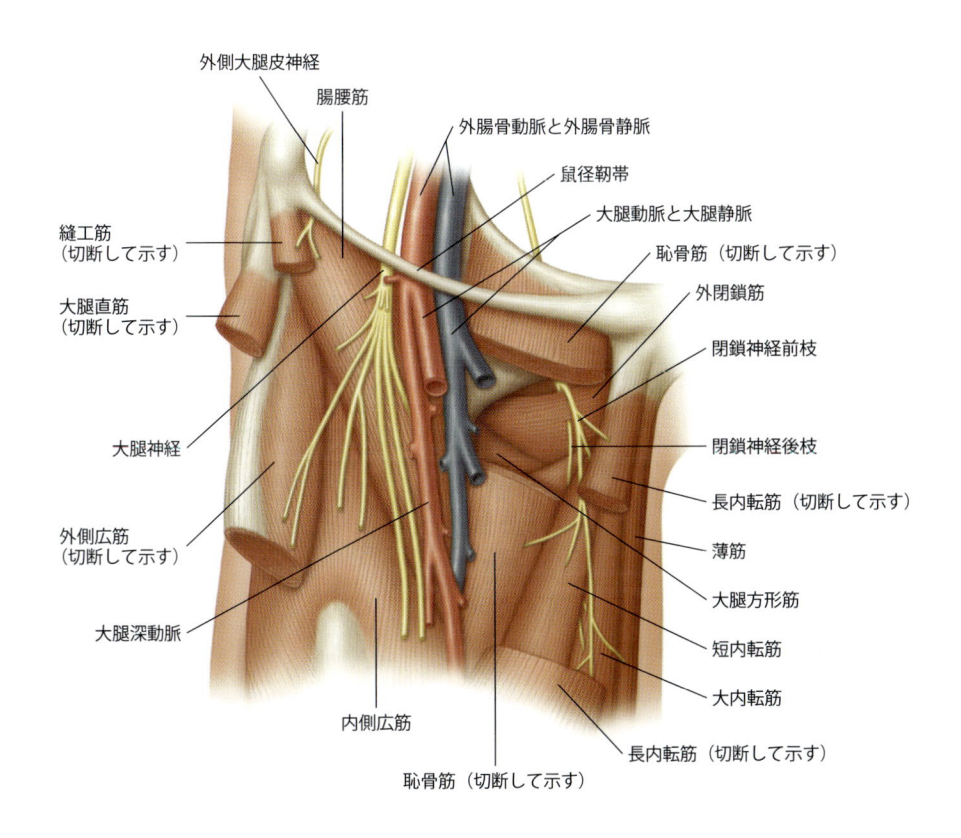

図 23-2 大腿の神経，血管，筋肉の解剖

　大腿神経は鼠径靱帯の下を通過した後，大腿前部を支配する大小の筋枝や皮枝を分枝する。大腿神経前（浅）枝と大腿神経後（深）枝が，大腿神経の主要な2分枝である。大腿神経前枝は，縫工筋と恥骨筋を支配し，大腿前面と内側面の皮膚感覚を司る（図23-3）。大腿神経後枝は，大腿四頭筋，すなわち大腿直筋，外側広筋，内側広筋，中間広筋を支配し，膝の前面，前内側面，前外側面の皮膚感覚を司る。大腿神経後枝はさらに，膝関節前面，膝蓋骨，大腿骨前外側部，脛骨高原前内側面に感覚枝を送る。

体表解剖

　鼠径部の皺，鼠径靱帯，大腿動脈の拍動，などが大腿神経ブロックの重要な体表ランドマークである。鼠径靱帯は，上前腸骨棘と恥骨結節を結ぶ線の深部にある。鼠径部の皺の高さで大腿動脈の拍動を触知し，印を付ける（図23-4）。

患者体位

　患者は仰臥位とし，術側下肢を中間位，あるいは少し外転位とする。下肢の内旋や外旋は，神経や血管の解剖学的位置関係を変化さ

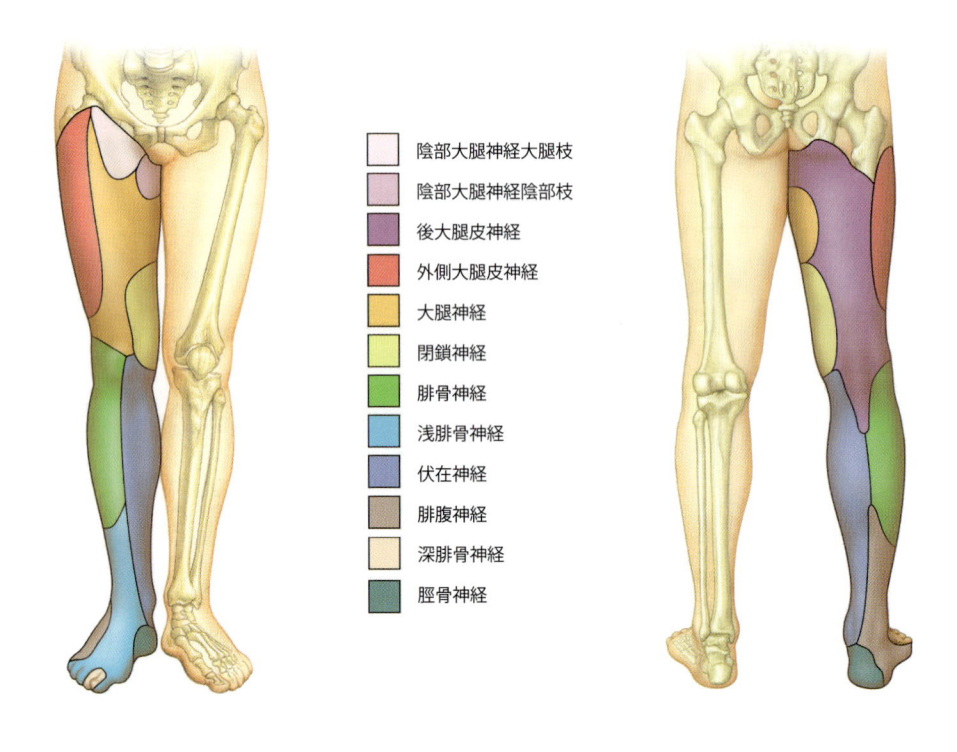

図 23-3　下肢の皮膚神経支配

陰部大腿神経大腿枝
陰部大腿神経陰部枝
後大腿皮神経
外側大腿皮神経
大腿神経
閉鎖神経
腓骨神経
浅腓骨神経
伏在神経
腓腹神経
深腓骨神経
脛骨神経

せることがあるので，避けるべきである。麻酔科医は通常，ブロック側に立つ（図23-5）。ただし，ブロック側にかかわらず，右利きの麻酔科医は患者の右側に，左利きの麻酔科医は患者の左側に立った方が，ブロックがしやすいとする専門家もいる。

ブロック法
神経同定法

　大腿神経ブロックの神経同定法として最もよく用いられる方法の1つは，電気刺激法である。大腿神経刺激で誘発される運動反応はいくつかある（表23-1）。なかでも，大腿四頭筋収縮と膝蓋骨挙上が誘発されるのが最も望ましい。膝関節への関節枝は大腿神経後枝から分枝するので，後枝の刺激を示す大腿四頭筋の運動反応が重要となる。大腿四頭筋収縮と縫工筋収縮の鑑別が肝要である。縫工筋の収縮は，直接的な筋刺激，あるいは大腿神経前枝の刺激で誘発される。大腿四頭筋の運動反応を見誤ると，ブロックの効果が不十分になることがある。電気刺激法以外に，超音波ガイド下法も大腿神経同定によく用いられる。

ブロック針の刺入部位

　上前腸骨棘と恥骨結節を結んで，鼠径靱帯上の皮膚に直線を描く。大腿動脈の拍動を触

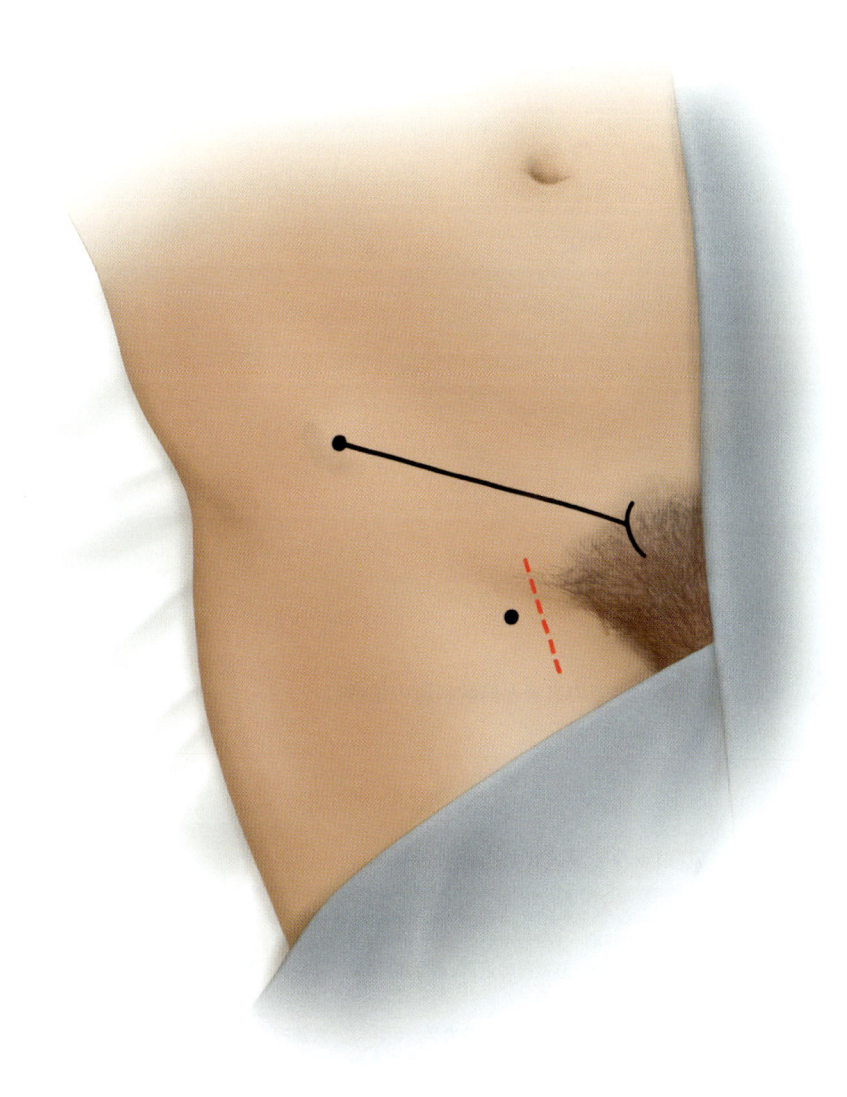

図 23-4　大腿神経ブロックでの体表ランドマーク

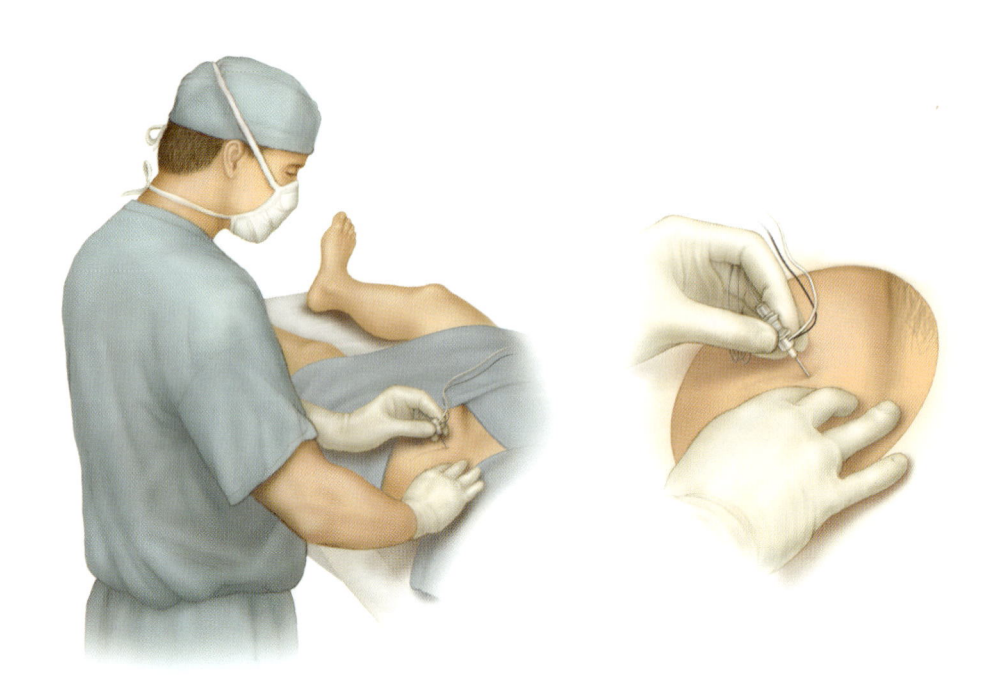

図 23-5　大腿神経ブロックでの患者と麻酔科医の位置

表 23-1　大腿神経ブロックで誘発される運動反応

誘発される運動反応	刺激位置	修正方法
膝蓋骨挙上を伴う大腿四頭筋の収縮が誘発され，局所麻酔薬注入で消失する	ブロック針やカテーテルは，大腿神経後枝の近傍，腸骨筋膜深部に位置する	ブロック針やカテーテルは適正な位置にあり，位置修正は必要ない
膝蓋骨挙上を伴う大腿四頭筋の収縮が誘発されるが，局所麻酔薬注入で消失しない	ブロック針やカテーテルは，大腿神経後枝の近傍に位置するが，腸骨筋膜より浅いか，血管内にある	ブロック針を少し深く進め，刺激を繰り返す
膝蓋骨挙上を伴わない縫工筋の収縮が誘発される	ブロック針やカテーテルは，大腿神経前枝の近傍，大腿神経後枝より浅層に位置する	ブロック針を後方，すなわち深部へ進め，刺激を繰り返す。反応が誘発されなければ，針の向きを後外側に変える
大腿部の局所的な筋収縮が誘発される	ブロック針やカテーテルは，腸腰筋か恥骨筋を直接刺激しており，大腿神経の背側か頭側に位置する	ブロック針を皮下まで引き戻し，より尾側に向きを変える

知し，その走行に沿って鼠径靱帯から鼠径部の皺まで線を描く．刺入部位は通常，大腿動脈が鼠径靱帯を通過する点，あるいは鼠径部の皺を通過する点から，それぞれ1 cm外側で1 cm尾側である（図23-4）．しかし，解剖学的研究によると，大腿神経は鼠径部の皺の高さの部分がより太く，大腿動脈との位置関係も一定している（図23-6）．

単回投与法では，22ゲージ×2インチ（5 cm）の刺激電極付きブロック針を皮膚に対して40～60度の角度で刺入し，大腿動脈と平行に頭側へ進める．通常2～4 cmの深さで，大腿神経後枝に達する．しかし，その距離は体格によって大きく変わることがある．ブロック針が大腿筋膜と腸骨筋膜を貫く際に，"プツン"と抜ける感じが2回することが多い．0.5 mA以下の電流で適切な運動反応が誘発されたら，吸引テストを繰り返しながら局所麻酔薬を5 mLずつ，総量20～30 mLをゆっくり投与する．

穿刺のコツ

大腿神経ブロック施行中は，ブロック針がまず大腿神経前枝にあたることが多く，大腿内側面に縫工筋の収縮反応が誘発される．膝関節枝は大腿神経後枝から分枝するため，大腿神経前枝刺激による縫工筋の運動反応だけでは，大腿神経ブロックには不十分と考えられる．そのため，縫工筋の運動反応が誘発された場所からさらに後方，すなわち深く，ブ

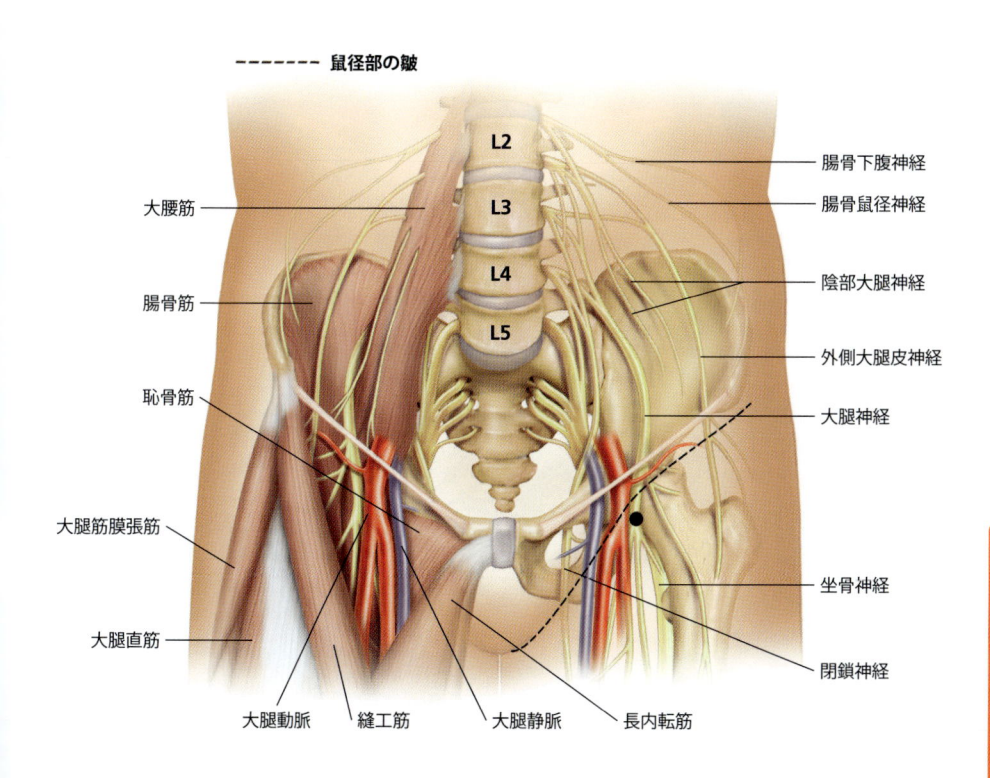

図23-6 大腿神経ブロックでの解剖学的ランドマークとブロック針の刺入部位

ロック針をゆっくり進める。膝蓋骨の挙上を伴う大腿四頭筋収縮が適切に誘発されない場合，針を少しずつ外側へ向き変える。針を外側へ向け直しても大腿四頭筋収縮が誘発されない場合は，針を少しずつ内側へ向き変える。針を内側へ向け直す場合は，大腿動脈を穿刺しないように注意する。

超音波ガイド下大腿神経ブロック
神経描出法

超音波プローブを大腿部に大腿長軸と直交するようにあてる（図23-7，図23-8）。このあて方で，大腿動脈や大腿神経などの横断面が最も良好に描出される。大腿神経ブロックには，中〜高周波数（8〜12 MHz）のプローブが最適である。

超音波解剖学

大腿神経ブロックに最適な超音波断層像は，大腿動脈外側で腸骨筋膜深部に大腿神経の横断像が描出されたものである（図23-9）。大腿神経内側に低エコー性の暗い大腿動脈が丸く描出され，圧迫してもつぶれず，拍動することから容易に同定できる。一方，圧迫するとつぶれる大腿静脈は，大腿動脈内側を走行する。大腿動静脈は，Doppler法を用いても同定できる。大腿神経は通常，皮膚表面から2〜4 cmの深さを走行するが，これは患者の体格によって大きく変わる。大腿神経の超音波断層像は，描出する高さに

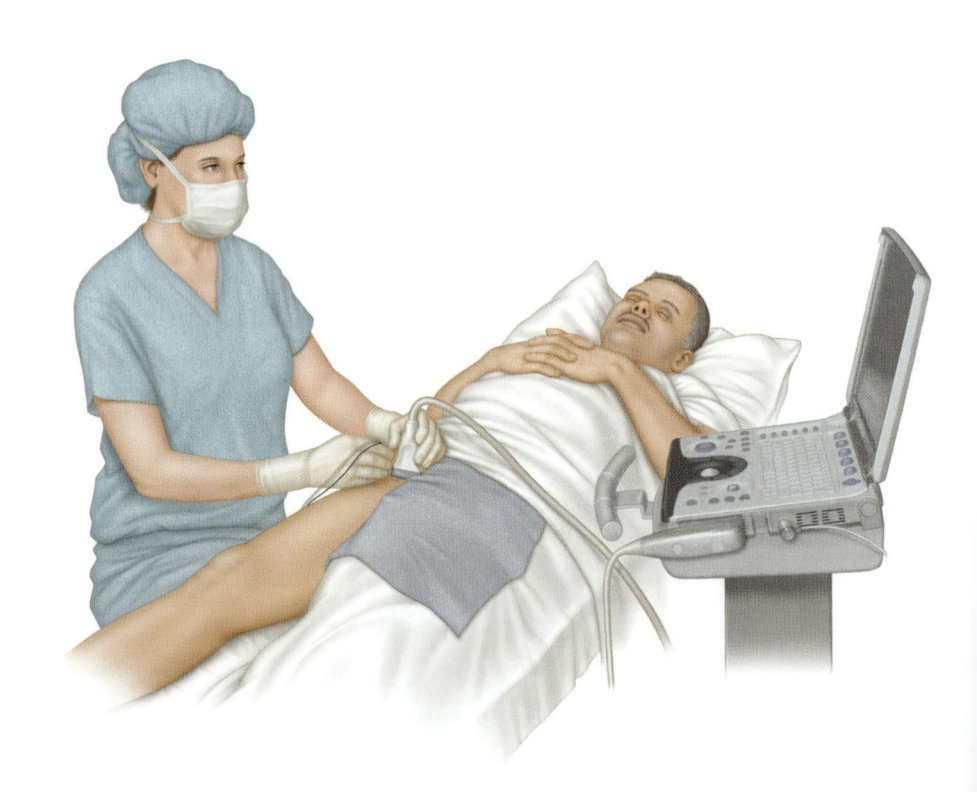

図23-7　超音波ガイド下大腿神経ブロックでの患者と麻酔科医の位置

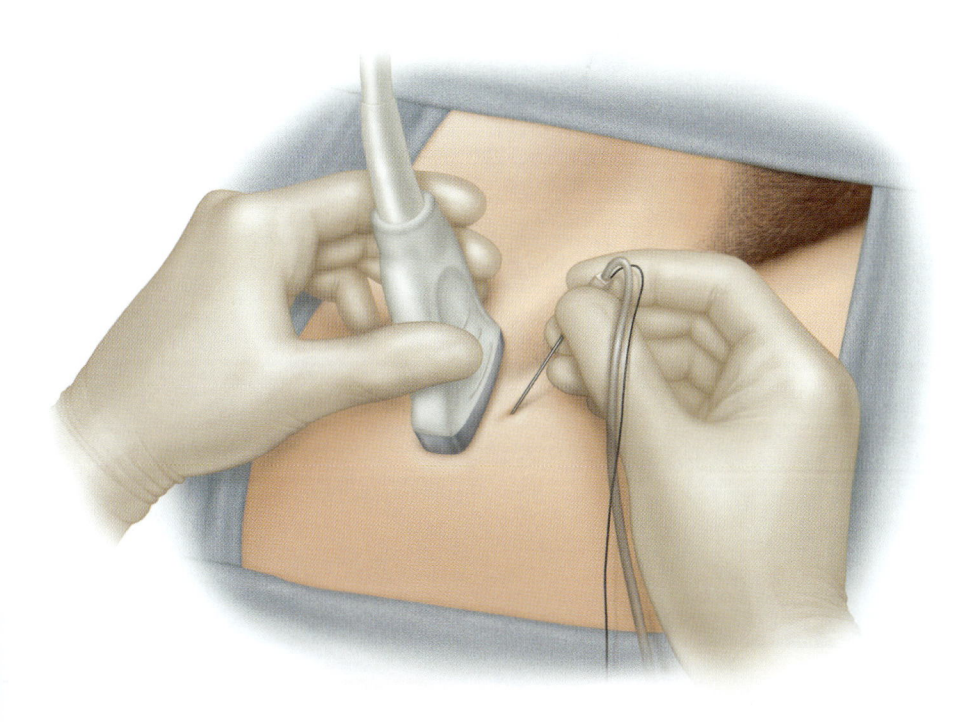

図 23-8 超音波ガイド下大腿神経ブロックでのプローブのあて方とブロック針の刺入方向

よって異なる。例えば、鼠径靱帯の高さの大腿神経は通常、三角形から楔形で高エコーで明るく描出され（図 23-9），その中央部は末梢神経の線維束構造により蜂窩状に見える（図 23-10）。一方，鼠径部の皺の高さでは，前枝と後枝への分枝が始まり，より円形に描出されることがある（図 23-11）。

ブロック法

超音波ガイド下大腿神経ブロックは，平行法あるいは直交法[訳注1]のいずれでも可能である。直交法では，プローブのあて方を調整して，大腿神経を画面中央付近に描出する（図 23-12）。22 ゲージ×2 インチ（5 cm）の刺激電極付きブロック針を，プローブの縁から 1～2 cm 尾側で，皮膚に対して 45～60度の角度で刺入する（図 23-8）。針を大腿神経のすぐ外側またはすぐ内側へ進める。針をわずかに動かす，組織が針先で押される，溶液を注入して組織に浸潤させるなどで，針先位置や刺入方向を確認する。特に神経が 2本以上描出された場合などは，電気刺激法が神経同定に役立つ（表 23-1）。まず吸引テストで確認を行い，次に局所麻酔薬を 5 mL ずつ注入しながら吸引テストを繰り返し，総量 20～30 mL をゆっくり投与する。

訳注 1：一般的には"交差法"といわれることが多いが，ブロック針を超音波ビーム面に対し垂直に穿刺することの重要性を強調するため，本書では"直交法"という語を使用した。

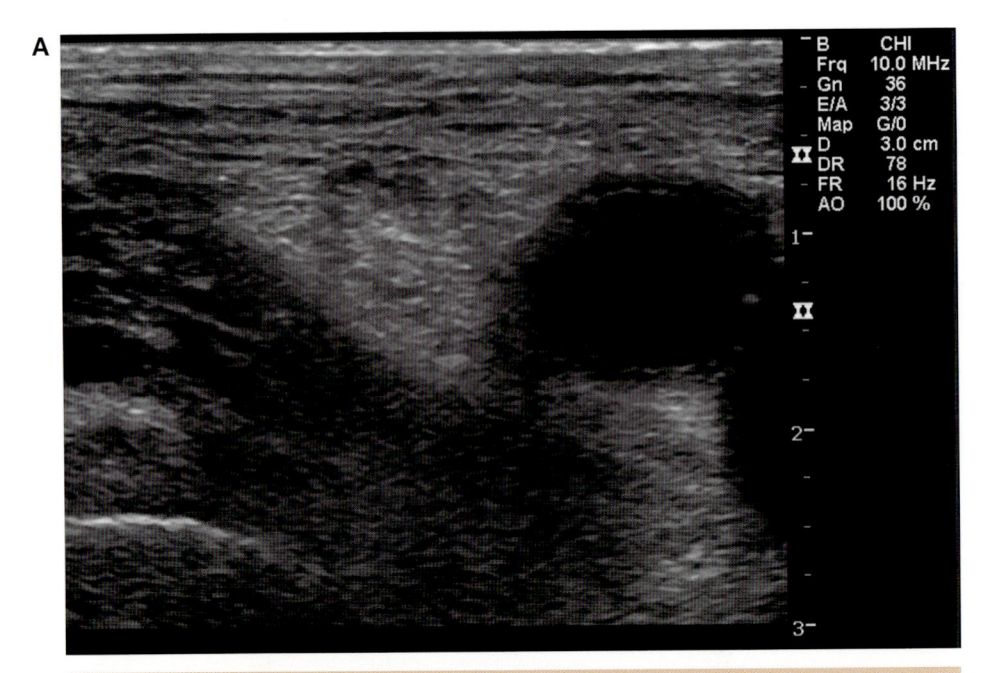

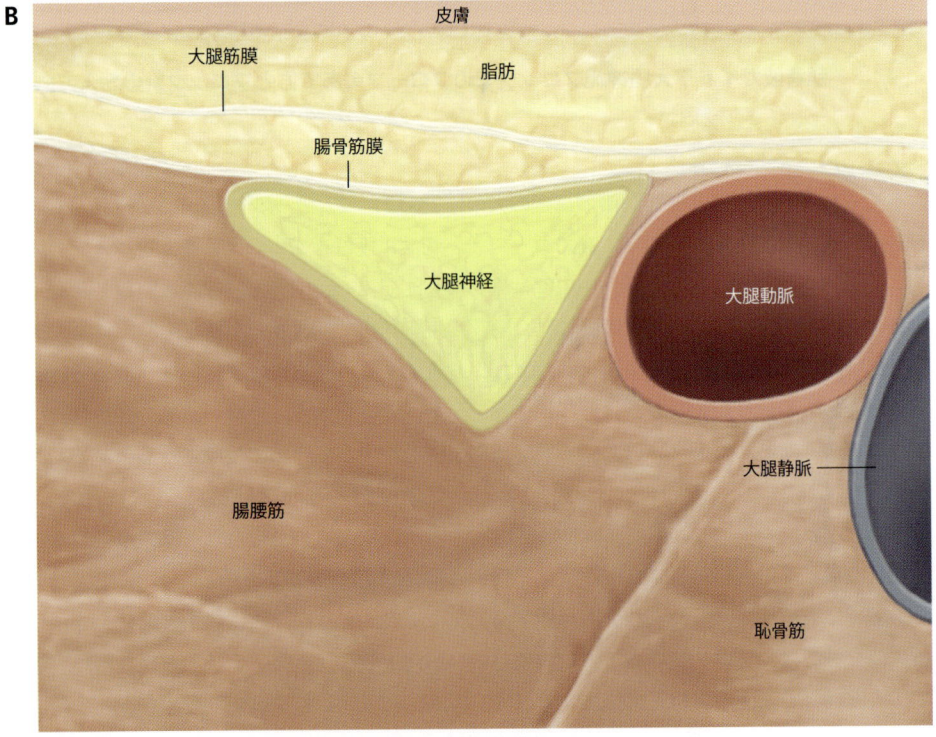

図 23-9　鼠径靱帯の高さで描出される大腿神経の超音波画像
A：超音波断層像。B：解剖学的模式図。

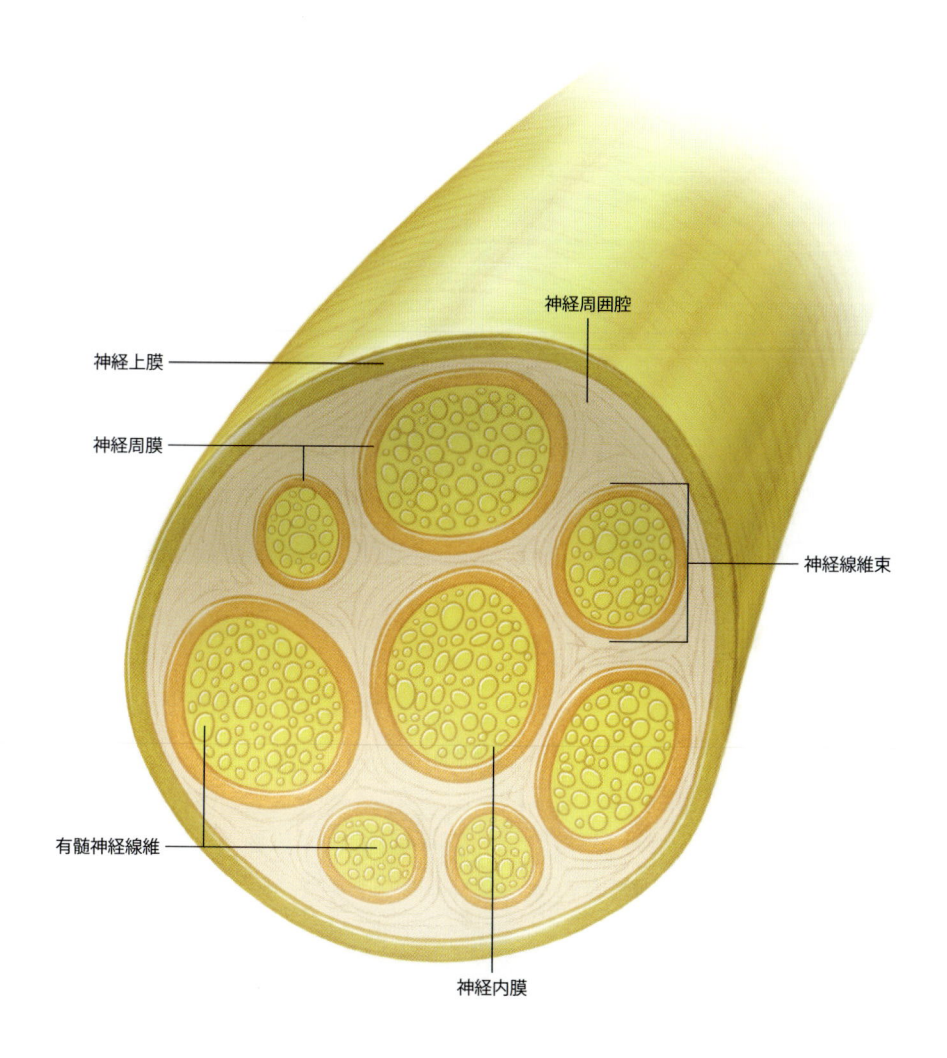

図 23-10　末梢神経の解剖

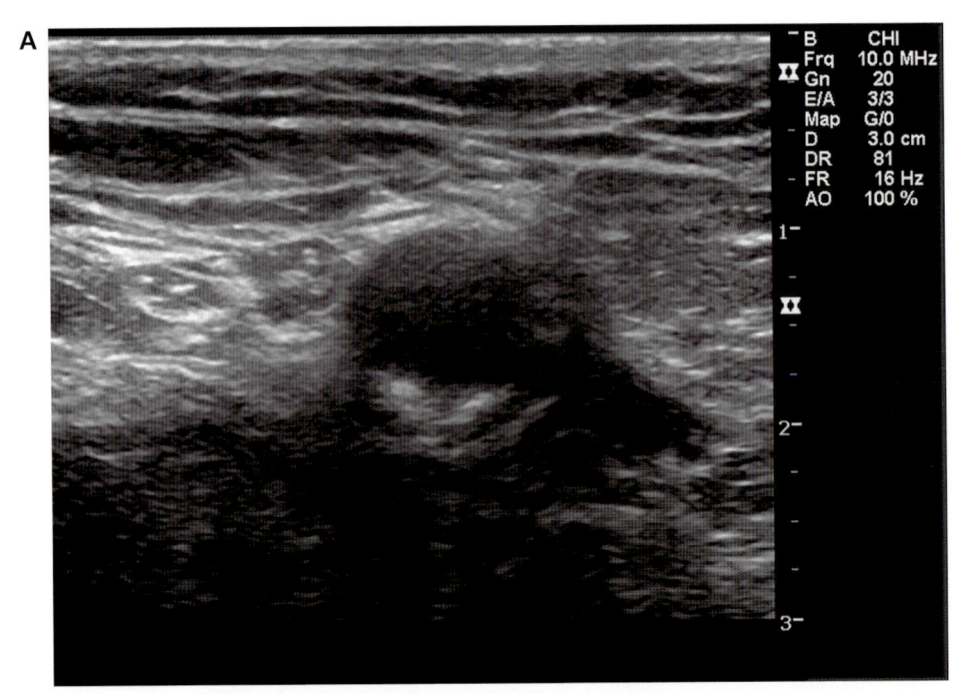

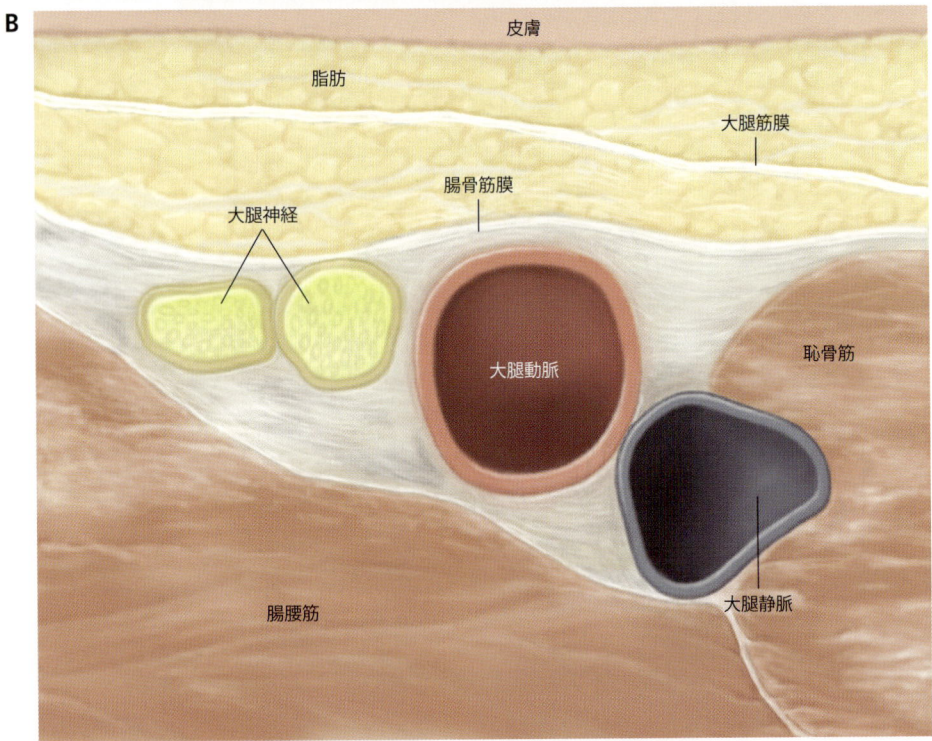

図 23-11　鼠径部皮膚の皺の高さで描出される大腿神経の超音波画像
A：超音波断層像。B：解剖学的模式図。

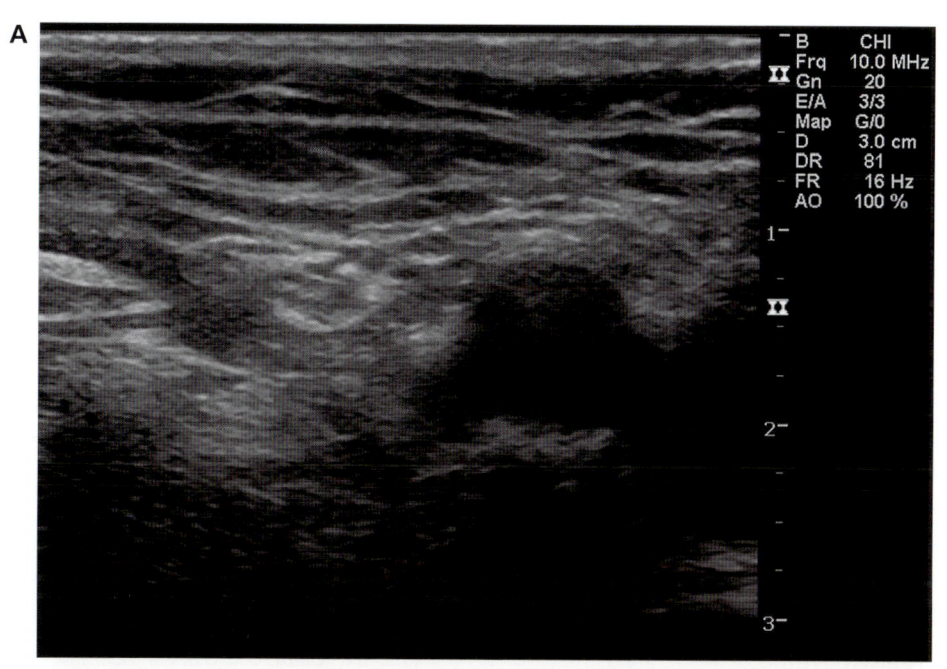

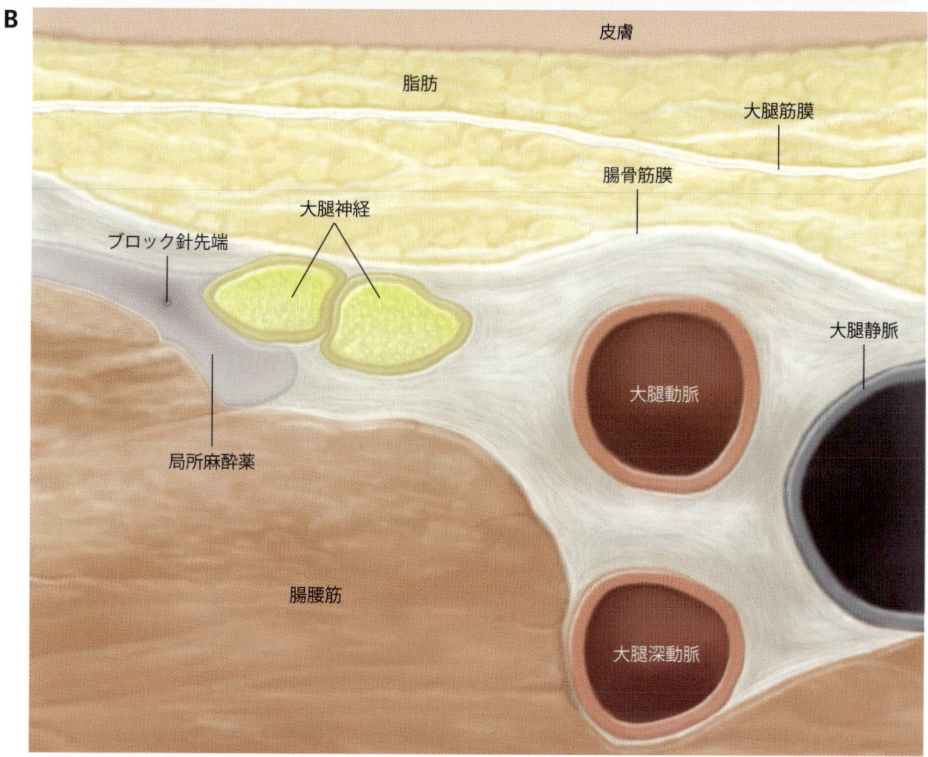

図 23-12　直交法による超音波ガイド下大腿神経ブロック
A：超音波断層像。B：解剖学的模式図。

平行法では，大腿神経が超音波断層像を3等分した内側に描出されるようプローブのあて方を調整し，ブロック針全体を常に視認しながらブロックを行う。21ゲージ×4インチ（10 cm）の刺激電極付きブロック針を，プローブの縁から1～2 cm外側で，皮膚に対して30～45度の角度で刺入する。針を描出しながら，大腿神経のすぐ後側へ向けて，針をゆっくり内側に進める。特に神経が2本以上描出された場合などは，電気刺激法が神経同定に役立つ。まず吸引テストで確認を行い，次に局所麻酔薬を5 mLずつ注入しながら吸引テストを繰り返し，総量20～30 mLをゆっくり投与する。

持続末梢神経ブロック用カテーテル留置

末梢神経カテーテルによる持続大腿神経ブロックは通常，術中麻酔の補助や持続的な術後鎮痛を目的として用いられる。持続大腿神経ブロックは，刺激電極付きカテーテルや通常の末梢神経カテーテルを用いて行うことができ，下肢の手術を受ける入院患者と外来患者の両者で満足のいく結果が得られている。人工膝関節全置換術に持続大腿神経ブロックを用いると，従来のオピオイド静注法に比べて良質な鎮痛が得られ，術後の機能回復が促進されることが示されている。持続大腿神経ブロックには，硬膜外麻酔や脊髄くも膜下麻酔と比べてブロックが片側であるため離床が容易となり，硬膜穿刺後頭痛がないという利点がある。さらに，周術期の低分子ヘパリン投与など深部静脈血栓予防に伴うリスクは，たいていの末梢神経カテーテル留置では問題とならない。超音波ガイド下に大腿神経カテーテルを正確に留置できるが，従来の電気刺激法に比べて超音波ガイド下法が優れていることを示す十分なエビデンスは得られていない。

大腿神経カテーテル留置時の電気刺激法による大腿神経の同定，ブロック針の刺入部位，刺入方向の変更などは，単回投与法の場合と同様である。大腿神経カテーテル留置の際は，18ゲージ×2インチ（5 cm）の刺激電極付きTuohy針を刺入し，0.5 mA以下の電流で膝蓋骨挙上を伴う大腿四頭筋の収縮が誘発される部位に針先を進める。20ゲージの末梢神経カテーテルを針先から4～6 cm挿入し，滅菌済みの透明なドレッシング材で固定する。またカテーテルは皮下トンネルを通し，刺入部から離れた部位で保護ドレッシング材を用いて固定してもよい。皮下トンネルを通すと，感染性合併症や事故抜去のリスクが減少すると考えられる。

超音波ガイド下での大腿神経カテーテル留置法は，直交法による超音波ガイド下単回投与法の場合と同様である。18ゲージ×2インチ（5 cm）の刺激電極付きTuohy針を超音波断層像で描出しながら，ベベルを頭側に向けて大腿神経付近へ刺入する。生理食塩液やブドウ糖溶液を注入して組織に浸潤させると，針先の位置を確認できる。針先を大腿神経近傍で腸骨筋膜の深部へ適切に進めた後，20ゲージの末梢神経カテーテルを針の先端より4～6 cm挿入する。超音波断層像で神経周囲への局所麻酔薬浸潤を確認しながら，麻酔薬を投与する。神経全周にわたる局所麻酔薬浸潤が認められない場合は，超音波ガイド下のカテーテル位置修正を必要とすることがある。末梢神経カテーテルが適切な位置に留置されたら，滅菌済みの透明ドレッシング材で確実に固定する。

副作用と合併症

　大腿神経ブロックに伴う合併症は，極めてまれである。局所的な皮下出血や圧痛は起こりうるが，臨床的に問題となる血腫形成はほとんどない。ブロックの施行中に適切な監視を怠らず，局所麻酔薬の投与を慎重に行えば，局所麻酔薬中毒や痙攣に関連する重篤な全身性合併症はほとんど起こらない。重篤な感覚障害，運動麻痺，神経損傷も報告されているが，極めてまれである。特に盲目的にブロックを行った場合などは，血管穿刺を合併する可能性がある。大腿動脈人工血管置換術後の患者では，人工血管損傷やグラフト感染が重篤な結果を招くことがあるため，大腿神経ブロックの適否を注意深く検討すべきである。

参考文献

Allen HW, Liu SS, Ware PD, Nairn CS, Owens BD. Peripheral nerve blocks improve analgesia after total knee replacement surgery. Anesth Analg. 1998 Jul; 87(1): 93-7.

Berry FR. Analgesia in patients with fractured shaft of femur. Anaesthesia. 1977 Jun; 32(6): 576-7.

Capdevila X, Barthelet Y, Biboulet P, Ryckwaert Y, Rubenovitch J, D'Athis F. Effects of perioperative analgesic technique on the surgical outcome and duration of rehabilitation after major knee surgery. Anesthesiology. 1999 Jul; 91(1): 8-15.

Capdevila X, Coimbra C, Choquet O. Approaches to the lumbar plexus: success, risks, and outcome. Reg Anesth Pain Med. 2005 Mar-Apr; 30(2): 150-62.

Chelly JE, Greger J, Gebhard R, Coupe K, Clyburn TA, Buckle R, et al. Continuous femoral blocks improve recovery and outcome of patients undergoing total knee arthroplasty. J Arthroplasty. 2001 Jun; 16(4): 436-45.

Enneking FK, Chan V, Greger J, Hadžić A, Lang SA, Horlocker TT. Lower-extremity peripheral nerve blockade: essentials of our current understanding. Reg Anesth Pain Med. 2005 Jan-Feb; 30(1): 4-35.

Gjessing J, Harley N. Sciatic and femoral nerve block with mepivacaine for surgery on the lower limb. Anaesthesia. 1969 Apr; 24(2): 213-8.

Kaloul I, Guay J, Côté C, Fallaha M. The posterior lumbar plexus (psoas compartment) block and the three-in-one femoral nerve block provide similar postoperative analgesia after total knee replacement. Can J Anaesth. 2004 Jan; 51(1): 45-51. Erratum in: Can J Anaesth. 2005 Jan; 52(1): 119.

Marhofer P, Schrögendorfer K, Koinig H, Kapral S, Weinstabl C, Mayer N. Ultrasonographic guidance improves sensory block and onset time of three-in-one blocks. Anesth Analg. 1997 Oct; 85(4): 854-7.

Marhofer P, Schrögendorfer K, Wallner T, Koinig H, Mayer N, Kapral S. Ultrasonographic guidance reduces the amount of local anesthetic for 3-in-1 blocks. Reg Anesth Pain Med. 1998 Nov-Dec; 23(6): 584-8.

Oberndorfer U, Marhofer P, Bösenberg A, Willschke H, Felfernig M, Weintraud M, et al. Ultrasonographic guidance for sciatic and femoral nerve blocks in children. Br J Anaesth. 2007 Jun; 98(6): 797-801.

Patel NJ, Flashburg MH, Paskin S, Grossman R. A regional anesthetic technique compared to general anesthesia for outpatient knee arthroscopy. Anesth Analg. 1986 Feb; 65(2): 185-7.

Singelyn FJ, Deyaert M, Joris D, Pendeville E, Gouverneur JM. Effects of intravenous patient-controlled analgesia with morphine, continuous epidural analgesia, and continuous three-in-one block on postoperative pain and knee rehabilitation after unilateral total knee arthroplasty. Anesth Analg. 1998 Jul; 87(1): 88-92.

Vendittoli PA, Makinen P, Drolet P, Lavigne M, Fallaha M, Guertin MC, et al. A multimodal analgesia protocol for total knee arthroplasty: a randomized, controlled study. J Bone Joint Surg Am. 2006 Feb; 88(2): 282-9.

Vloka JD, Hadžić A, Drobnik L, Ernest A, Reiss W, Thys DM. Anatomical landmarks for femoral nerve block: a comparison of four needle insertion sites. Anesth Analg. 1999 Dec; 89(6): 1467-70.

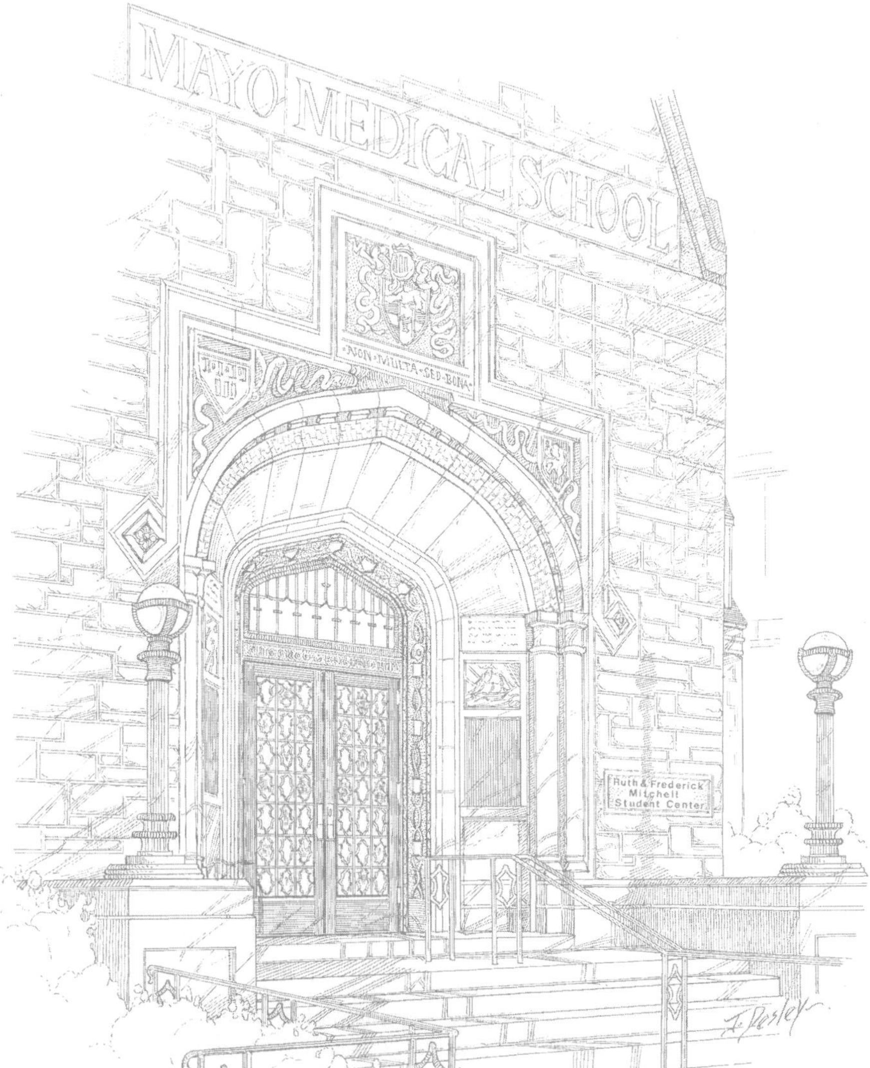

MAYO MEDICAL SCHOOL
NON MULTA SED BONA
Ruth & Frederick Mitchell Student Center

24章

腸骨筋膜ブロック

Thomas J. Jurrens, M.D.
James R. Hebl, M.D.

臨床適応

　1989年にDalensらが初めて，下肢の手術を受ける小児で大腿神経，外側大腿皮神経，閉鎖神経を安全で効果的にブロックする方法として，腸骨筋膜ブロック（fascia iliaca block）を報告した。以後，Dalensなど多くの臨床医により，Winnieの3-in-1ブロック法[訳注1]との比較が行われた。Dalensによれば，大腿神経のブロック効果は同等であるが，外側大腿皮神経と閉鎖神経のブロック効果は腸骨筋膜ブロックの方が勝る。しかしその後，腸骨筋膜ブロックにも効果の限界があり，閉鎖神経のブロックは3回中1回しか得られないことが明らかとなった。腸骨筋膜ブロックは現在，下肢近位部の手術を受ける小児や成人に対して，術後鎮痛を目的として行われる。特に，人工股関節全置換術，大腿骨頸部骨折，大腿骨骨幹部骨折，大腿前面や側面の軟部組織の手術，人工膝関節全置換術などの術後鎮痛によく用いられる。

腸骨筋膜周囲の神経解剖

　腸骨筋膜は，大腰筋，腸骨筋，恥骨筋の筋膜からなる。これらの筋膜が一体となって，

訳注1：前方からの腰神経叢ブロックにより，大腿神経，外側大腿皮神経，閉鎖神経の3本を同時にブロックする方法。

大腿腸骨筋膜コンパートメントと呼ばれる三角腔が大腿近位部に形成される。コンパートメントの屋根にあたる前方境界面は腸骨筋膜であり，腸骨筋膜は外側で腸骨稜に付着し，内側で恥骨筋膜と結合する。腸骨筋膜はまた，縫工筋，腰筋，腰方形筋などの筋膜とも結合する。腸骨筋膜コンパートメントの後方は腸骨筋，内側は脊椎と仙骨上部，外側は腸骨内側縁からなる。

L2〜L4腰神経に由来する腰神経叢の尾側部分は，下肢への太い3本の神経，すなわち外側大腿皮神経，大腿神経，閉鎖神経となる（図24-1）。これらの太い神経は，骨盤前方から出て腸骨筋膜コンパートメント内を走行する。外側大腿皮神経はL2〜L3腰神経前枝後部に由来する。外側大腿皮神経は腹壁後部に沿って走行し，腸骨稜を横切って骨盤に入り，腸骨筋膜後方で腸骨筋前方を下行する。そして，上前腸骨棘内側を走行して鼠径靱帯外側部をくぐり，2本の主要な感覚枝へ分岐する（図24-2）。外側大腿皮神経は，大腿外側皮膚のうち近位側の3分の2のほかに，殿部外側皮膚のうち大転子より遠位部の感覚をさまざまな程度に司っている（図24-3）。

大腿神経は腰神経叢最大の枝で，L2〜L4腰神経前枝後部に由来する（図24-1）。大腰筋と腸骨筋の間の溝を大腰筋外縁沿いに下行し，骨盤内を通過する。腸骨筋膜深部で鼠径靱帯をくぐり，大腿三角に入り，そこで大腿動静脈の外側を走行する（図24-2）。大腿動静脈は通常，腸骨筋膜より前方の大腿神経とは別の筋膜コンパートメント内を走行する（図24-4）。大腿神経は，大腿三角内で前枝と後枝に分岐する。大腿伸筋群を支配し，大腿前面皮膚，大腿骨，膝蓋骨，膝関節の感覚を司る（図24-3）。

閉鎖神経はL2〜L4腰神経前枝前部に由来する（図24-1）。大腰筋後内側縁に沿って骨盤へ下行し，腸骨筋膜の下方を通って閉鎖孔に至る。閉鎖動静脈と並走して閉鎖孔を通過すると，大腿の内側部分に至り前枝と後枝に分岐する（図24-2）。閉鎖神経前枝と後枝は大腿内転筋群を支配し，大腿内側遠位部の皮膚感覚を司る（図24-3）。ただし，閉鎖神経が司る皮膚領域は個人差が極めて大きい。

体表解剖

腸骨筋膜ブロックでは，上前腸骨棘，恥骨結節，大腿動脈が重要な体表ランドマークである。上前腸骨棘と恥骨結節を結んだ線は，鼠径靱帯の位置を示す。大腿動脈の拍動は鼠径靱帯中点のやや尾側で触知される。

患者体位

患者を仰臥位とし，ブロック側の下肢はやや外転し伸展させる。麻酔科医はブロック側に立つことが多い（図24-5）。

ブロック法
神経同定法

腸骨筋膜コンパートメントは抵抗消失法で確認する。ブロック針を刺入していくと，大腿筋膜と腸骨筋膜を貫く際にそれぞれ，針先が"プツン"と抜ける抵抗消失感が得られる（図24-4）。針先が腸骨筋膜コンパートメント内に入ったことがわかり次第，希釈した局所麻酔薬を比較的大量に投与する。局所麻酔薬は筋膜コンパートメント内に広がり，外側大腿皮神経，大腿神経，閉鎖神経がブロックされる。超音波ガイド下法でブロック針を描出しながら，針先を腸骨筋膜後方，すなわち

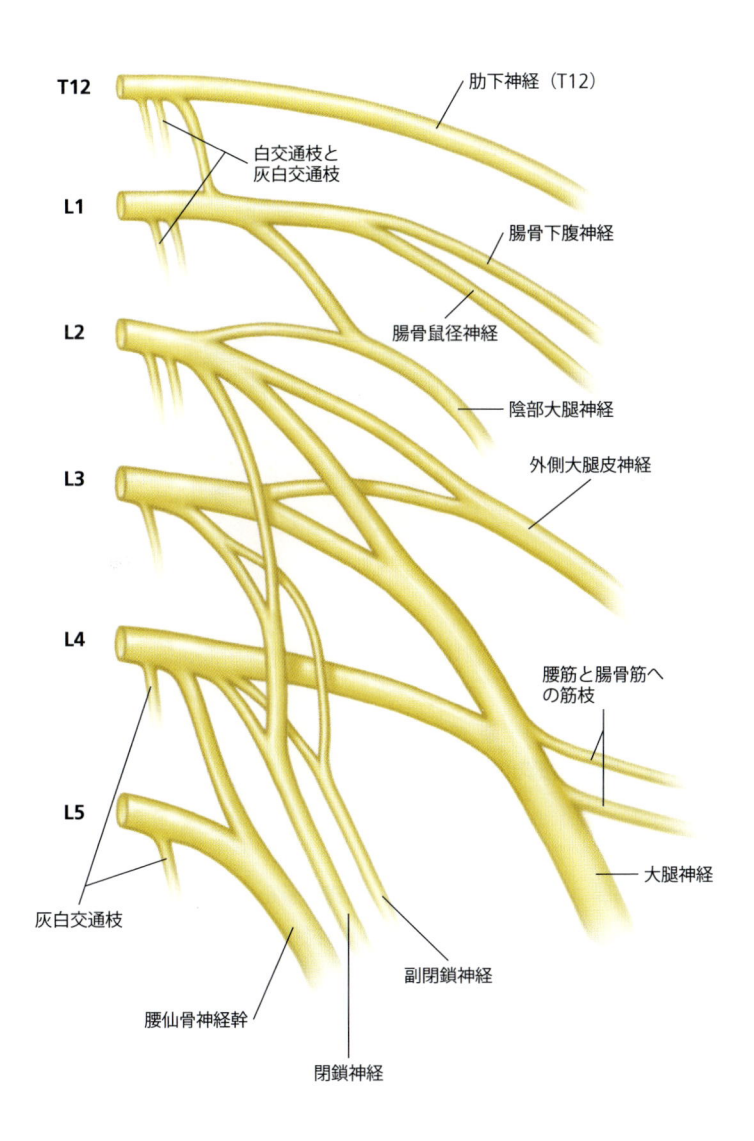

24章 腸骨筋膜ブロック　333

図 24-1　腰神経叢の解剖

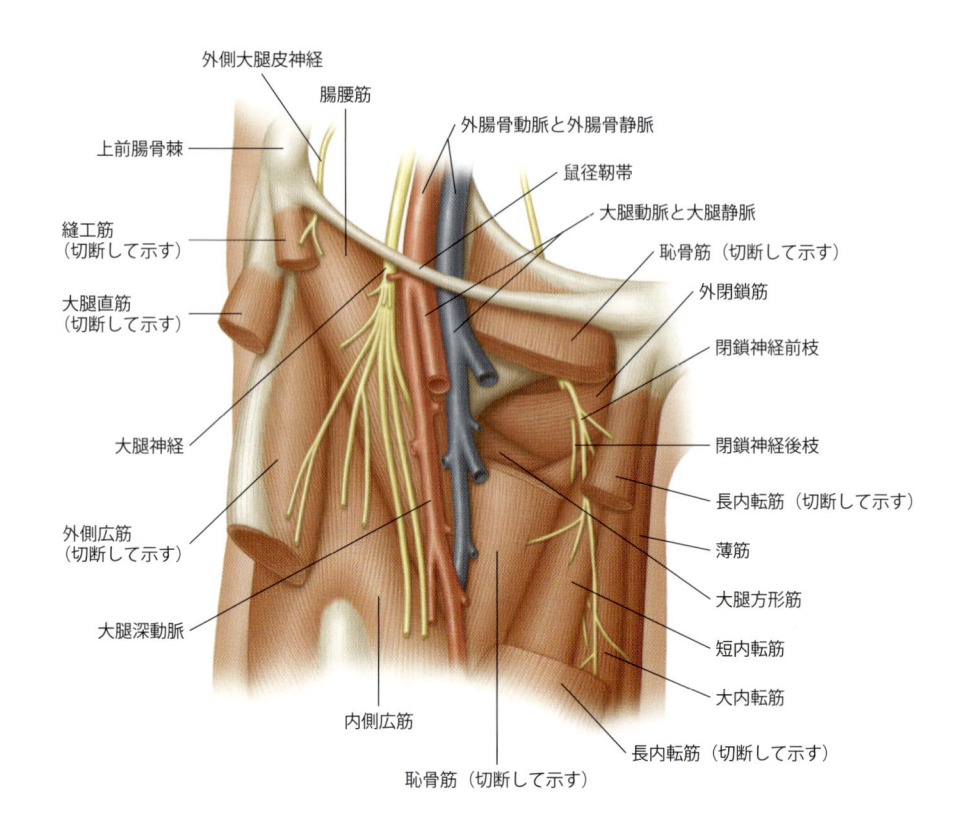

図 24-2 大腿の神経，血管，筋肉の解剖

腸骨筋膜を貫いて腸骨筋膜コンパートメントまで刺入することもできる．

ブロック針の刺入部位

　鼠径靱帯の位置を確認するため，上前腸骨棘と同側の恥骨結節を結ぶ線を引く．この線を3等分し，中央部と外側部の境界から尾側へ1 cmの部位でブロック針を刺入する（図24-6, 図24-7）．18ゲージ（25 kg以下の小児では22ゲージ）のTuohy針のベベルを頭側に向け，皮膚に対して垂直に刺入する（図24-8）．針をゆっくり進めていくと，大腿筋膜を貫く際に，最初の"プツン"と抜ける抵抗消失を感じる．さらに針を進めると，腸骨筋膜を貫いて腸骨筋膜コンパートメント内に入る際に，2回目の抵抗消失を感じる（図24-4）．ここで，血管内誤注入のリスクを最小限にするために吸引テストを繰り返しながら，局所麻酔薬を5 mLずつ，総量で20〜40 mLをゆっくり投与する．腸骨筋膜ブロックでは通常，筋膜コンパートメント内に局所麻酔薬を十分広げて効果的なブロックを得るため，大量の局所麻酔薬が必要である．刺入点より尾側の体表を圧迫すると，局所麻酔薬

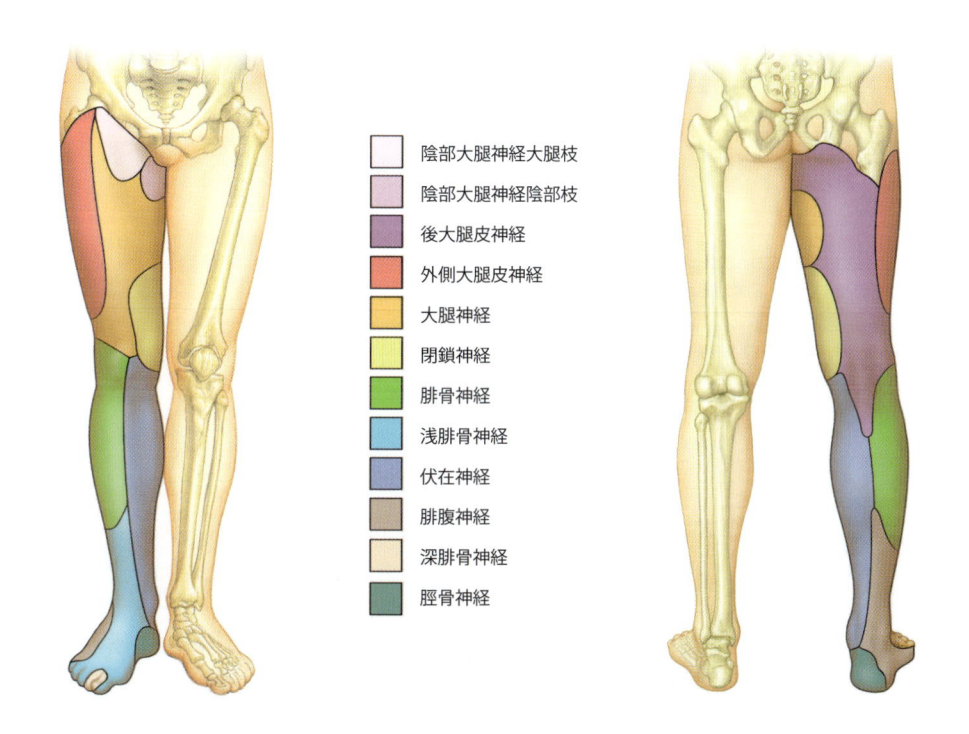

図 24-3　下肢の皮膚神経支配

凡例：
- 陰部大腿神経大腿枝
- 陰部大腿神経陰部枝
- 後大腿皮神経
- 外側大腿皮神経
- 大腿神経
- 閉鎖神経
- 腓骨神経
- 浅腓骨神経
- 伏在神経
- 腓腹神経
- 深腓骨神経
- 脛骨神経

が末梢側へ広がらずに神経近傍にとどまり，ブロック成功率が上がることがある。

穿刺のコツ

　腸骨筋膜ブロックで最もよくある問題は，筋膜を"プツン"と2回抜ける抵抗消失感がはっきりとわからないことである。ブロック針の刺入が内側すぎると，外側に比べて腸骨筋膜が薄いため，抵抗消失感が得られにくいことがある。また，体表ランドマークの同定を間違えた場合や，筋膜への刺入スピードが速すぎた場合も同様である。したがって，腸骨筋膜コンパートメントを正しく同定するには，体表ランドマークを再確認する，ブロック針をさらにゆっくりと刺入する，より外側から刺入する，などが必要である。また，先端が鋭利な針も，筋膜を貫く際の抵抗消失感が得られにくいため，腸骨筋膜ブロックでは使用を避ける。

超音波ガイド下腸骨筋膜ブロック
神経描出法
　超音波プローブを，鼠径部の皺の高さで大腿長軸と垂直にあてる（図24-9，図24-10）。

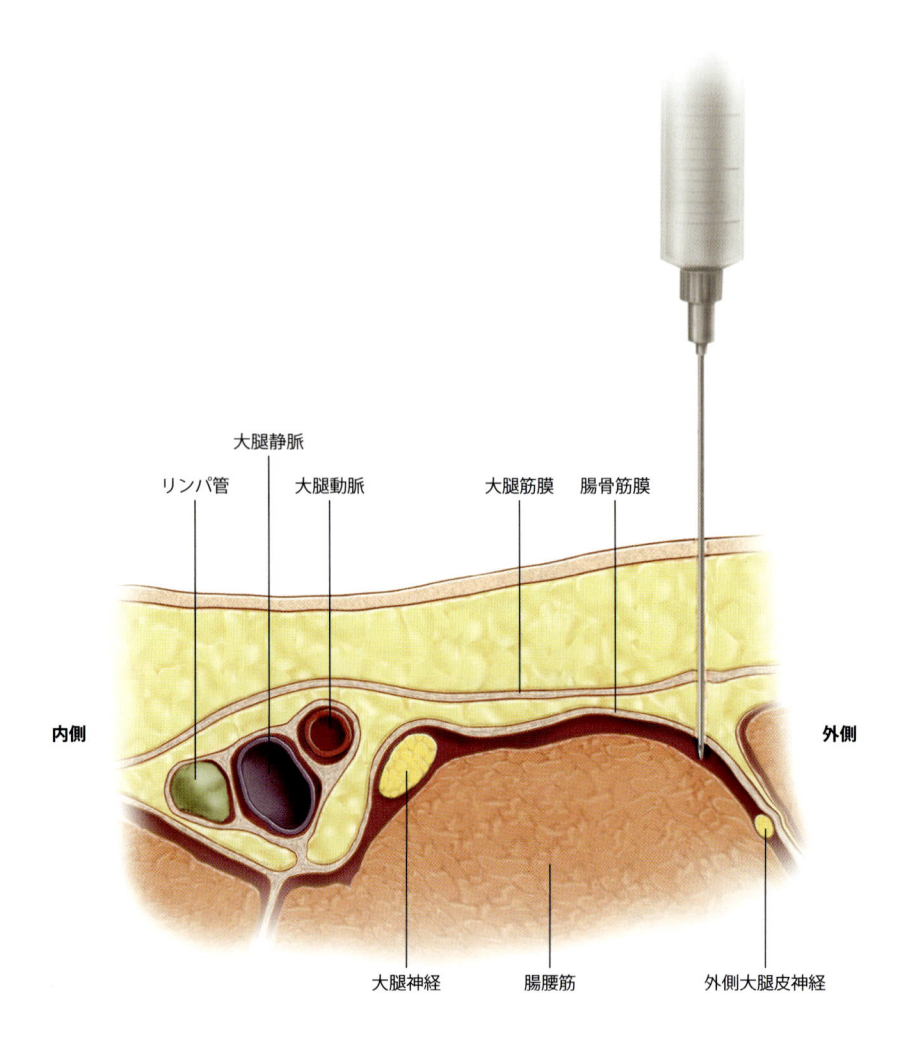

図 24-4　腸骨筋膜コンパートメントの解剖（横断面）

このあて方で，大腿動脈，大腿神経，大腿筋膜，腸骨筋膜などの横断面が最も良好に描出できる。プローブを外側へ向けて，大腿動脈横断像を超音波画像の内側端に描出する。大腿神経と大腿動脈を描出することは，両者の同定に役立つ。しかしブロックの際は，大腿筋膜と腸骨筋膜が，腸骨筋上に 2 層の筋膜としてはっきりと描出されていることが最も重要である（図 24-11）。腸骨筋膜ブロックには，中〜高周波数（8 〜 12 MHz）のプローブが最適である。

超音波解剖学

不均一で低エコー性の暗い腸腰筋とその内側を走行する大腿神経や大腿動静脈を覆うように，大腿筋膜と腸骨筋膜が高エコー性で明

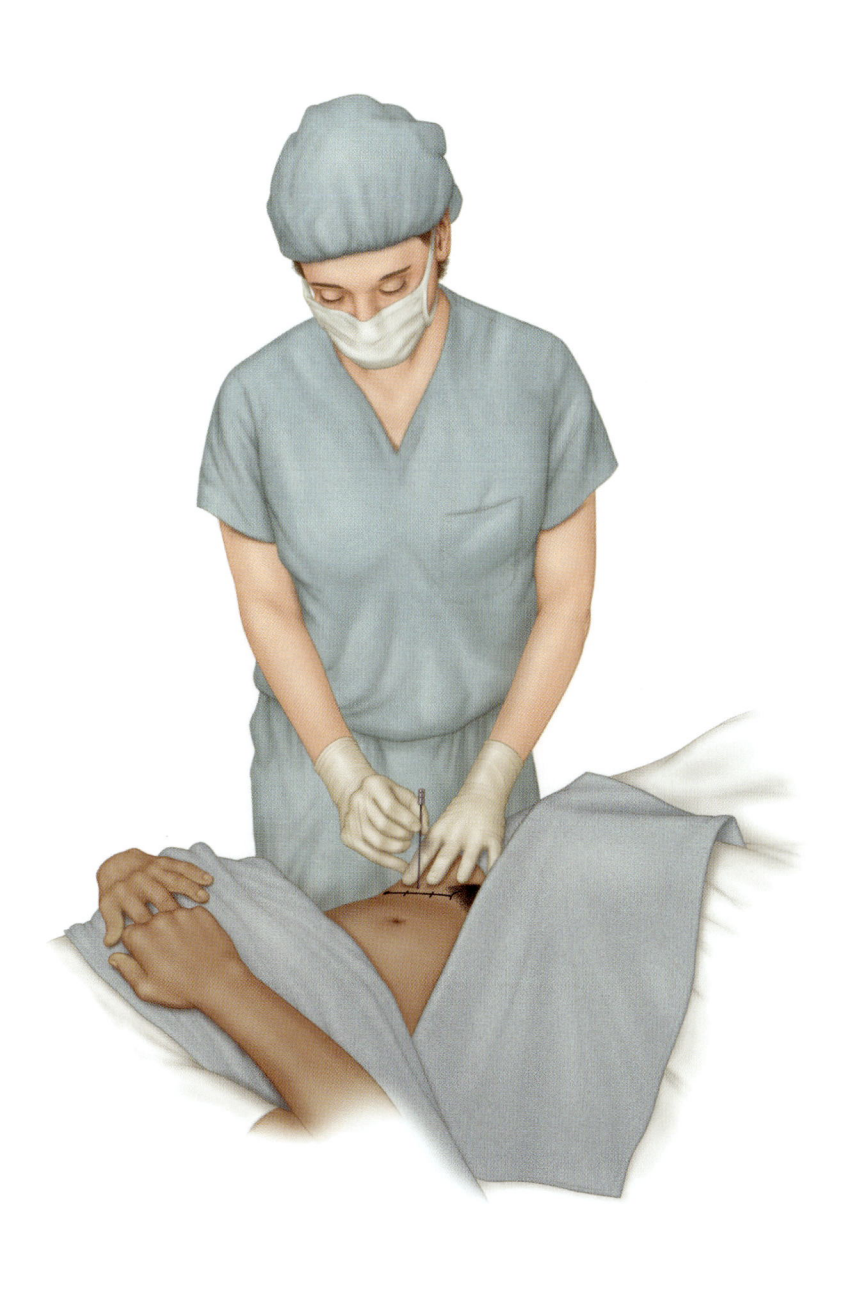

図 24-5　腸骨筋膜ブロックでの患者と麻酔科医の位置

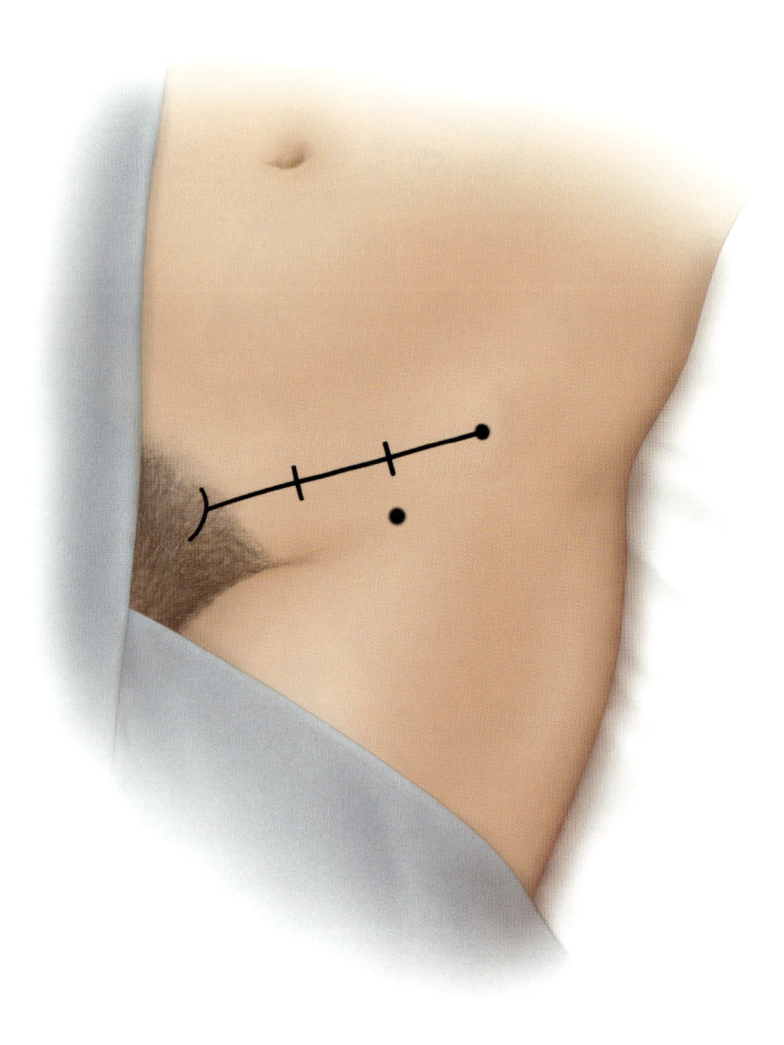

図 24-6　腸骨筋膜ブロックでの体表ランドマーク

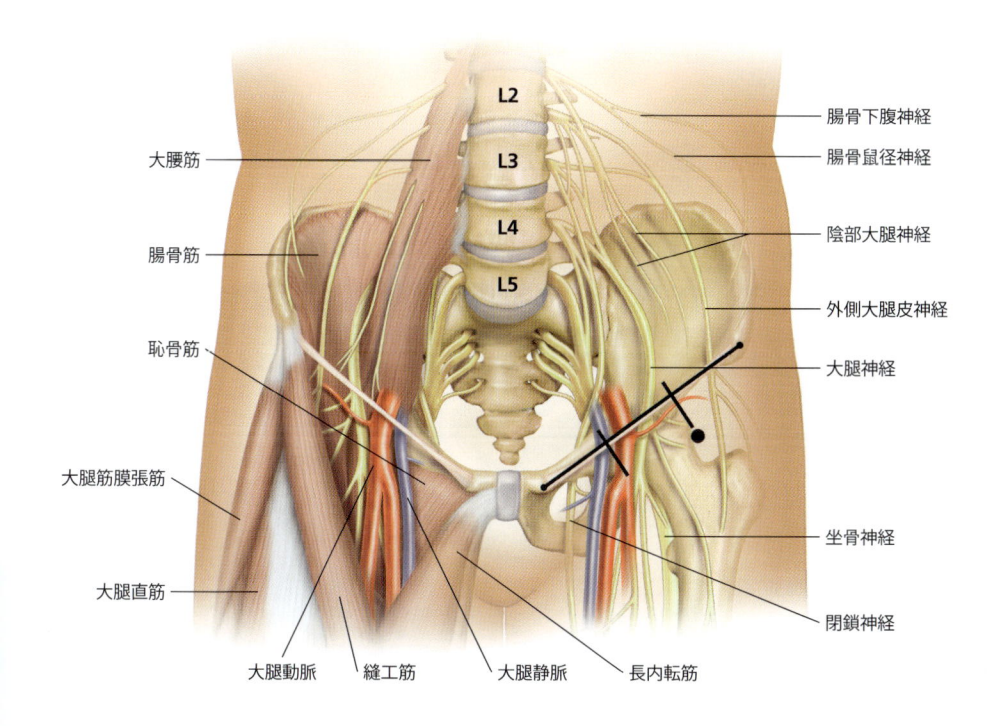

図 24-7 腸骨筋膜ブロックでの解剖学的ランドマークとブロック針の刺入部位

るい 2 本の線として描出された超音波断層像が，腸骨筋膜ブロックに最適である．大腿神経内側に低エコー性の暗い大腿動脈が丸く描出され，圧迫してもつぶれず，拍動することから容易に同定できる．一方，圧迫するとつぶれる大腿静脈は，大腿動脈内側を走行する．大腿動静脈は，Doppler 法を用いても同定できる．大腿神経の超音波断層像は，描出する高さにより異なる．例えば，鼠径靱帯の高さの大腿神経は通常は三角形から楔形で高エコー性に明るく描出され（図 24-12），その中央部は末梢神経の線維束構造により蜂窩状に見える（図 24-13）．一方，鼠径部の皺の高さでは，前枝と後枝の分枝が始まり，より円形に描出されることがある（図 24-11）．

ブロック法

超音波ガイド下腸骨筋膜ブロックは，平行法あるいは直交法[訳注2]のいずれでも可能である．直交法では，上に述べた抵抗消失法におけるブロック針刺入部位のすぐ近位にプローブをあてる．21 ゲージ × 4 インチ（10 cm）の刺激電極付きブロック針を皮膚に対して垂直に刺入し，やや頭側に進める．超音波断層

訳注 2：一般的には"交差法"といわれることが多いが，ブロック針を超音波ビーム面に対し垂直に穿刺することの重要性を強調するため，本書では"直交法"という語を使用した．

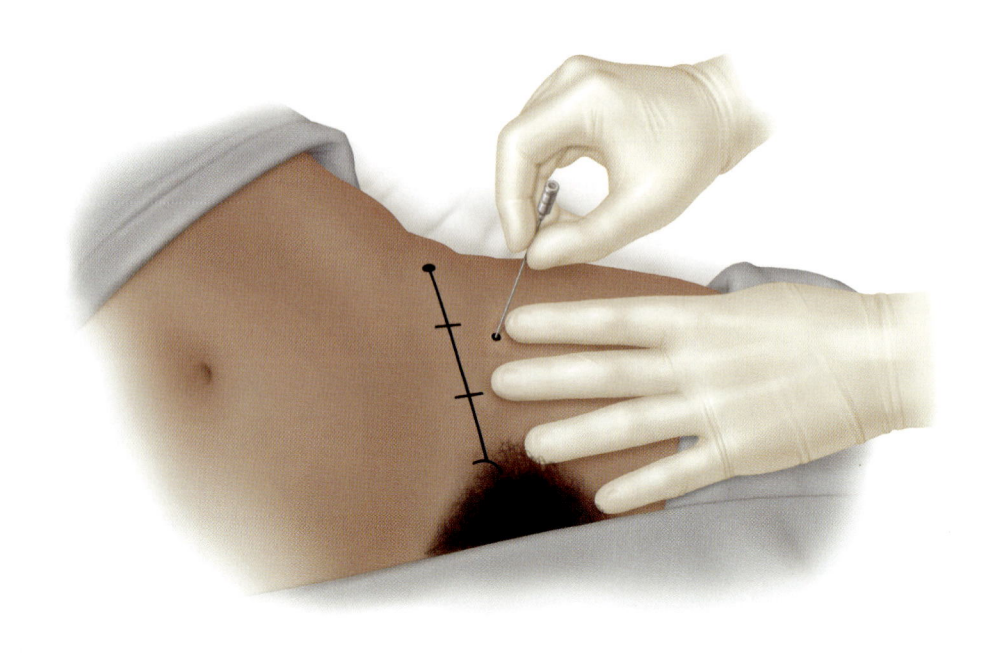

図 24-8 腸骨筋膜ブロックでのブロック針の刺入方向

像で針全体が描出されるわけではないが，筋膜が針先で押し下げられる様子が観察される。腸骨筋膜の深層への局所麻酔薬浸潤が描出されれば，針先が正しい位置にあることが確認できる。まず吸引テストで確認を行い，次に局所麻酔薬を 5 mL ずつ注入しながら吸引テストを繰り返し，総量 20 〜 40 mL をゆっくり投与する。平行法では，21 ゲージ×4 インチ（10 cm）の刺激電極付きブロック針をプローブの外側縁から刺入し，針先が腸骨筋膜後方，すなわち腸骨筋膜の深層へ達するまで，針を描出しながら内側へ進める。まず吸引テストで確認を行い，次に局所麻酔薬を 5 mL ずつ注入しながら吸引テストを繰り返し，総量 20 〜 40 mL をゆっくり投与する。

持続末梢神経ブロック用カテーテル留置

　持続腸骨筋膜ブロックは，術中麻酔の補助や持続的な術後鎮痛を目的として用いられる。患者体位，体表ランドマーク，ブロック針の刺入部位や刺入方向などは，単回投与法の場合と同様である。18 ゲージの Tuohy 針をベベルを頭側に向けて，単回投与法の場合と同様に刺入する。"プツン"と抜ける抵抗消失感が 2 回あれば，針先が腸骨筋膜後方，すなわち腸骨筋膜の深層まで入っている。20 ゲージの多孔カテーテルを針先から頭側に 5 〜 8 cm 挿入する。カテーテルが股関節

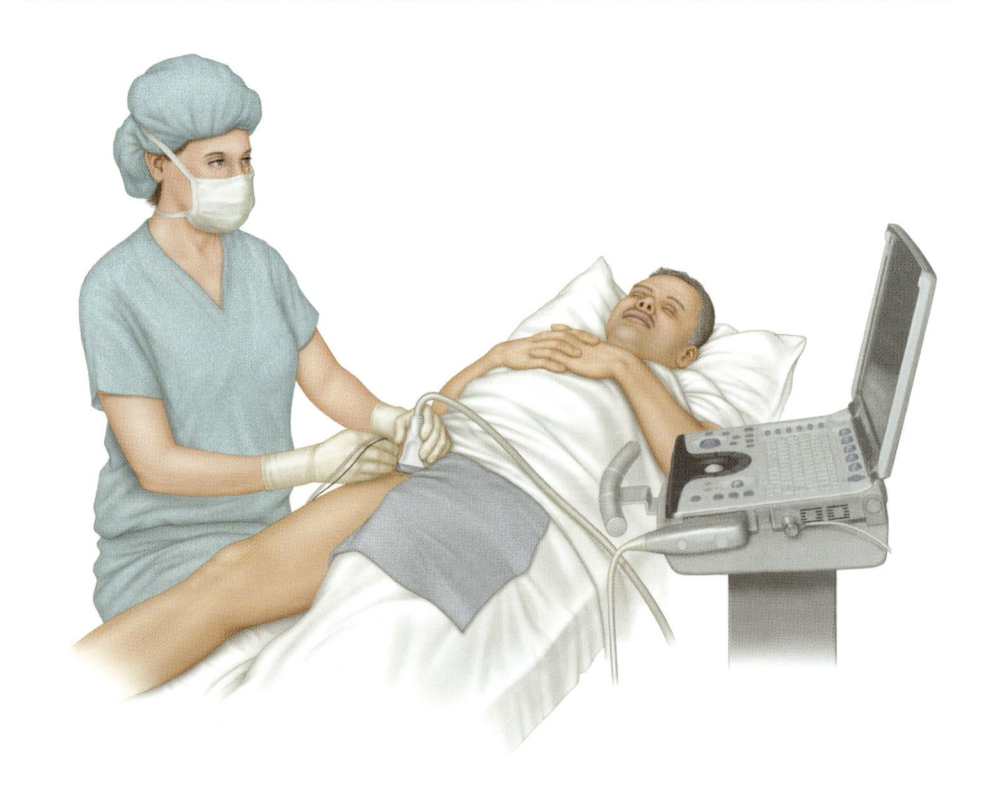

図 24-9　超音波ガイド下腸骨筋膜ブロックでの患者と麻酔科医の位置

包内に迷入するリスクを避けるために，ブロック針をあまり深くまで刺入しない。ブロック針を抜去し，滅菌済みの透明なドレッシング材でカテーテルを固定する。またカテーテルは皮下トンネルを通し，刺入部から離れた部位で保護ドレッシング材を用いて固定してもよい。皮下トンネルを通すと，感染性合併症や事故抜去のリスクが減少すると考えられる。

　超音波ガイド下持続腸骨筋膜ブロックにおける末梢神経カテーテル留置法は，単回投与法における直交法を用いたブロック針の刺入法と同様である。18 ゲージ×2 インチ（5 cm）の刺激電極付き Tuohy 針を皮膚に対して垂直に刺入し，ベベルを頭側に向けて腸骨筋膜へ進める。超音波断層像で描出しながら，針先を大腿神経外側へ向けて刺入する。生理食塩液やブドウ糖溶液を組織に浸潤させると，針先の位置を確認できる。針先を腸骨筋膜のすぐ後方で大腿神経外側まで適切に進めたら，20 ゲージの末梢神経カテーテルを針先から 5〜8 cm 挿入する。超音波断層像で局所麻酔薬の浸潤を確認しながら投与する。腸骨筋膜後方への局所麻酔薬浸潤が認められない場合は，超音波ガイド下でカテーテルを引き抜くなど，位置修正を必要とすることがある。あるいは，カテーテルを留置し直す場合もある。カテーテルが適切な位置に留置されたら，滅菌済みの透明ドレッシング材で確実に固定する。

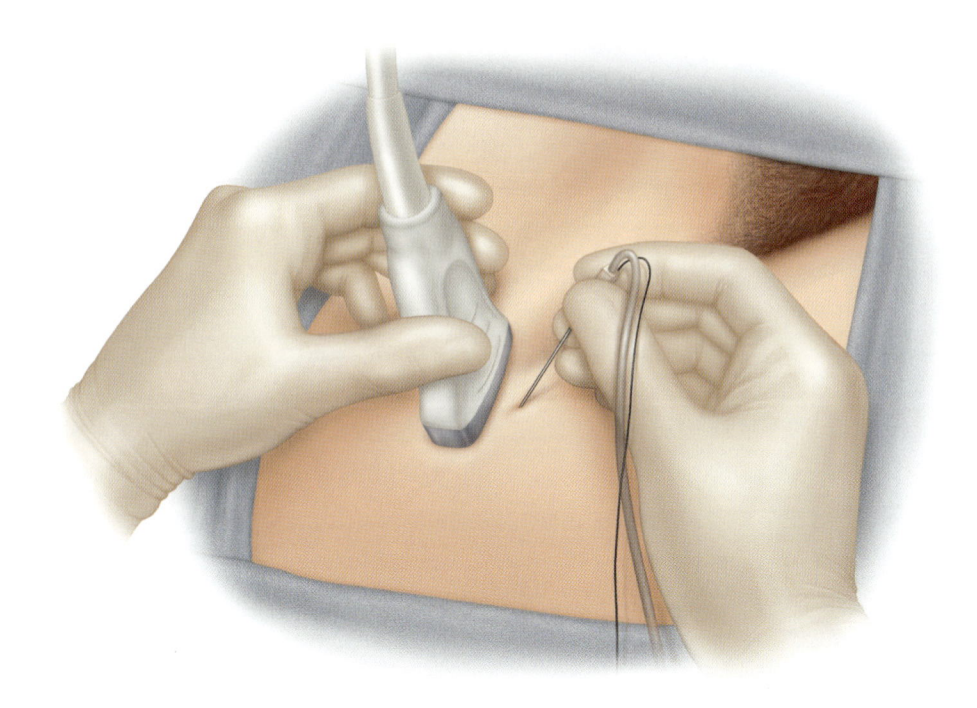

図 24-10 超音波ガイド下腸骨筋膜ブロックでのプローブのあて方とブロック針の刺入方向

副作用と合併症

　腸骨筋膜ブロックは簡単，効果的で低リスクである．ブロック針は太い神経や大血管の数センチメートル外側で刺入するため，血管内投与や神経内注入のリスクは理論的には低い．それにもかかわらず，血管穿刺，血管内投与，一過性の術後神経障害の合併が報告されている．感染や局所麻酔薬中毒なども合併する可能性がある．筋膜コンパートメントの広い内側表面から局所麻酔薬が急速に血管内へ吸収されると，局所麻酔薬中毒が起こりうる．あるいは，腸骨筋膜の深層を走行する細い回旋静脈でも，血管内投与が起こる可能性がある．

参考文献

Capdevila X, Biboulet P, Bouregba M, Barthelet Y, Rubenovitch J, d'Athis F. Comparison of the threein-one and fascia iliaca compartment blocks in adults: clinical and radiographical analysis. Anesth Analg. 1998 May; 86(5): 1039-44.

Dalens B, Vanneuville G, Tanguy A. Comparison of fascia iliaca compartment block with the 3-in-1 block in children. Anesth Analg. 1989 Apr; 69(6): 705-13. Erratum in: Anesth Analg. 1990 Apr; 70(4): 474.

Foss NB, Kristensen BB, Bundgaard M, Bak M, Heiring C, Virkelyst C, et al. Fascia iliaca compartment blockade for acute pain control in hip fracture patients: a randomized, placebo-controlled trial. Anesthesiology. 2007 Apr; 106(4): 773-8.

Lopez S, Gros T, Bernard N, Plasse C, Capdevila X. Fascia iliaca compartment block for femoral bone fractures in prehospital care. Reg Anesth Pain Med. 2003 May-Jun; 28(3): 203-7.

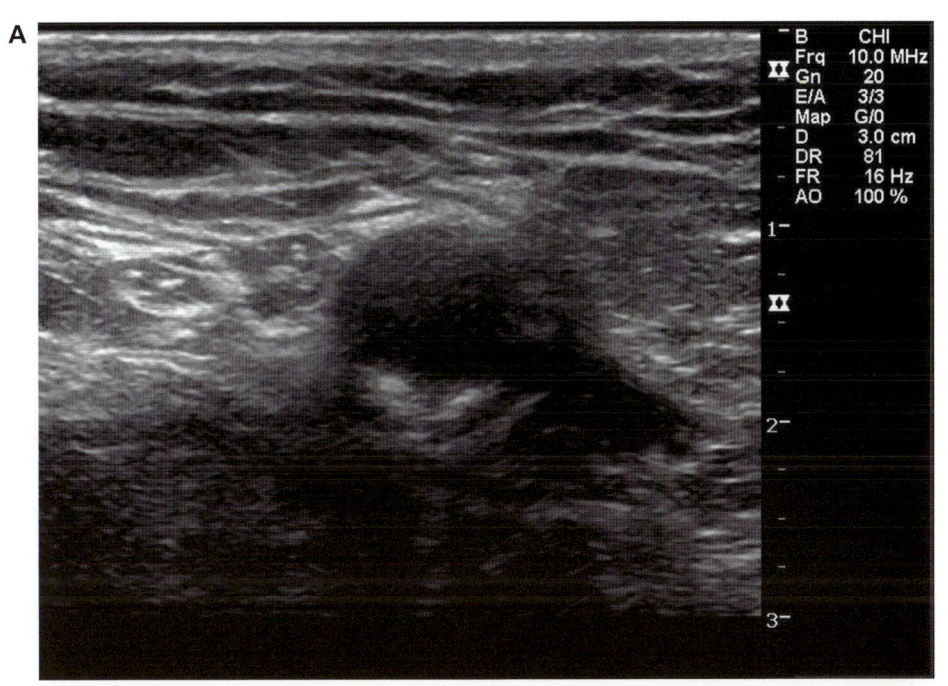

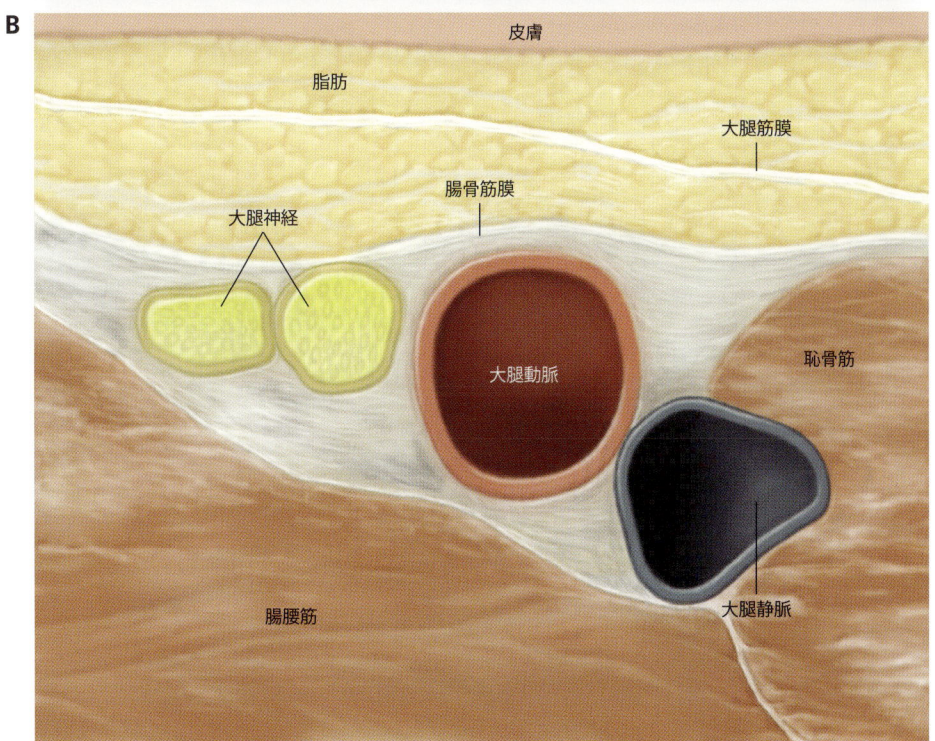

図 24-11 鼠径部皮膚の皺の高さで描出される神経と血管の超音波画像
A：超音波断層像。B：解剖学的模式図。

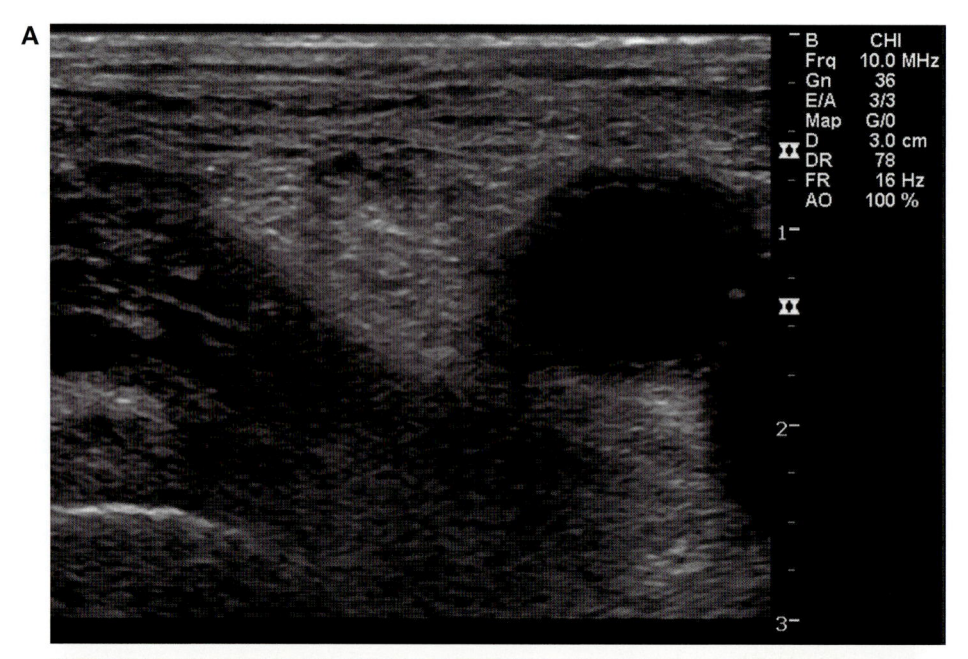

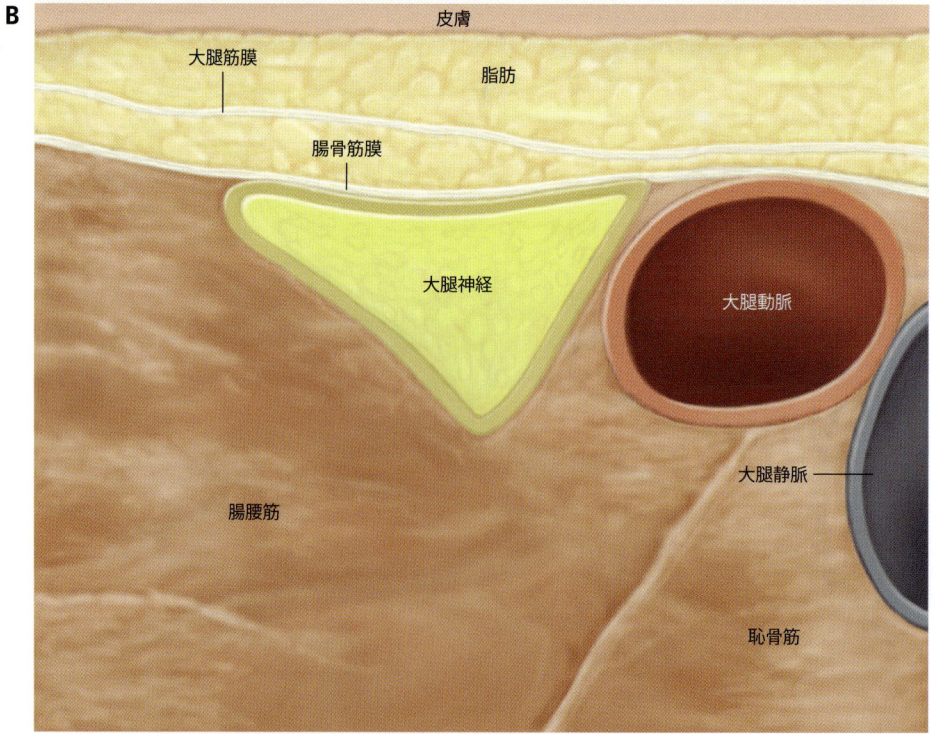

図 24-12　鼠径靭帯の高さで描出される大腿神経の超音波画像
A：超音波断層像。B：解剖学的模式図。

図 24-13　末梢神経の解剖

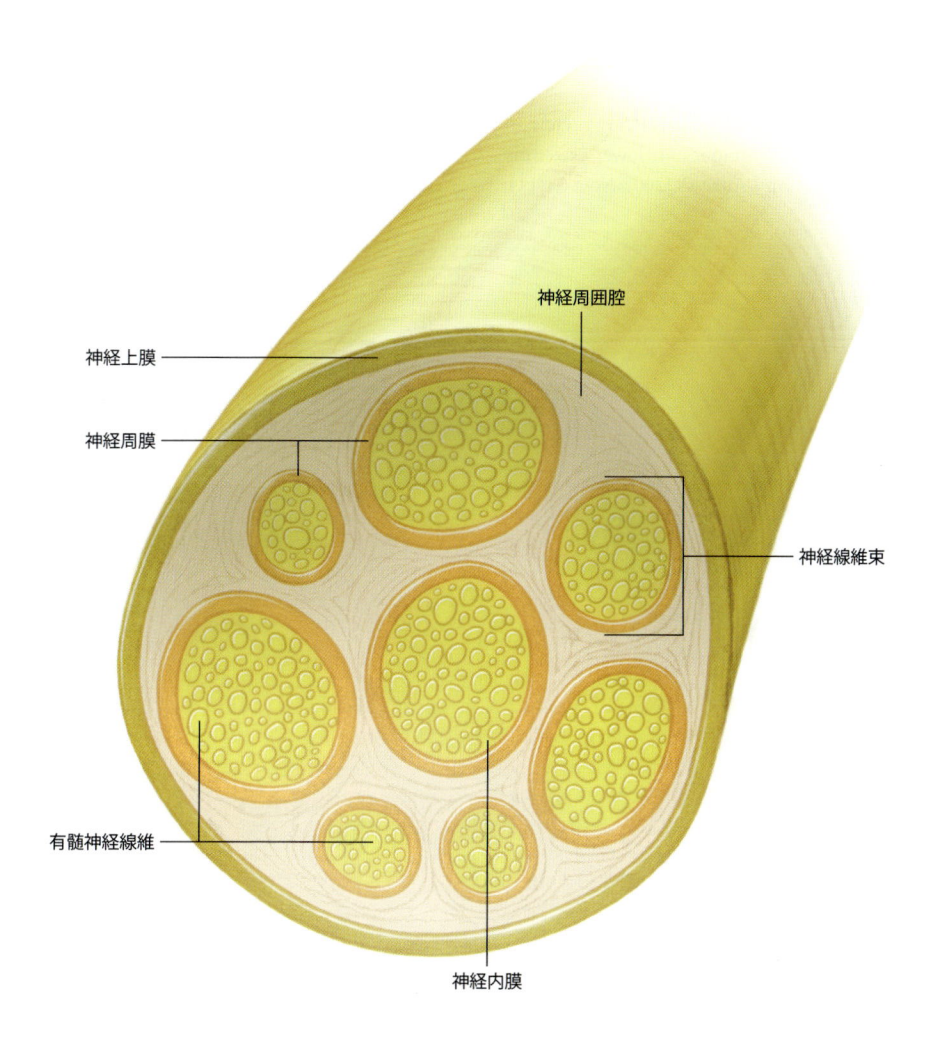

Morau D, Lopez S, Biboulet P, Bernard N, Amar J, Capdevila X. Comparison of continuous 3-in-1 and fascia iliaca compartment blocks for postoperative analgesia: feasibility, catheter migration, distribution of sensory block, and analgesic efficacy. Reg Anesth Pain Med. 2003 Jul-Aug; 28(4): 309-14.

Tran D, Clemente A, Finlayson RJ. A review of approaches and techniques for lower extremity nerve blocks. Can J Anaesth. 2007 Nov; 54(11): 922-34.

Wambold D, Carter C, Rosenberg AD. The fascia iliaca block for postoperative pain relief after knee surgery. Pain Pract. 2001 Sep; 1(3): 274-7.

Wathen JE, Gao D, Merritt G, Georgopoulos G, Battan FK. A randomized controlled trial comparing a fascia iliaca compartment nerve block to a traditional systemic analgesic for femur fractures in a pediatric emergency department. Ann Emerg Med. 2007 Aug; 50(2): 162-71, 171. el. Epub 2007 Jan 8.

25章

外側大腿皮神経ブロック，閉鎖神経ブロック，伏在神経ブロック

Kimberly P. Wynd, M.B., B.Ch.
Hugh M. Smith, M.D., Ph.D.

外側大腿皮神経ブロック
臨床適応
　外側大腿皮神経ブロック（lateral femoral cutaneous nerve block）は，特に人工膝関節全置換術など下肢の麻酔や術後鎮痛目的で，他の神経ブロックと組み合わせて用いられる。また，大腿神経ブロックと組み合わせて，悪性高熱症の診断を目的とした筋生検の麻酔としても用いられてきた。大腿側面からの皮膚移植片採取や，感覚異常性大腿神経痛の診断と治療にも適応する。大腿神経ブロックの際，局所麻酔薬が腸骨筋膜下を広がり，外側大腿皮神経もブロックされることが多い。しかし，外側大腿皮神経の単独ブロックは，通常の大腿神経ブロックとは異なる方法で行う。

外側大腿皮神経の解剖
　外側大腿皮神経(lateral femoral cutaneous nerve）は，L2〜L3 腰神経前枝後部に由来する（図 25-1）。大腰筋外縁から浅層に現れ，腸骨稜を横断して骨盤内に入り，腸骨筋前方を下行する（図 25-2）。腸骨筋膜の下を走行すると，鼠径靱帯の高さで上前腸骨棘の約 2〜3 cm 内側にある筋膜裂孔を通る。鼠径靱帯の下をくぐった後，縫工筋前面を下外側へ向かい，前枝と後枝に分岐する。腸骨筋膜下から皮下組織へ向かう外側大腿皮神経の走行

図 25-1　腰神経叢の解剖

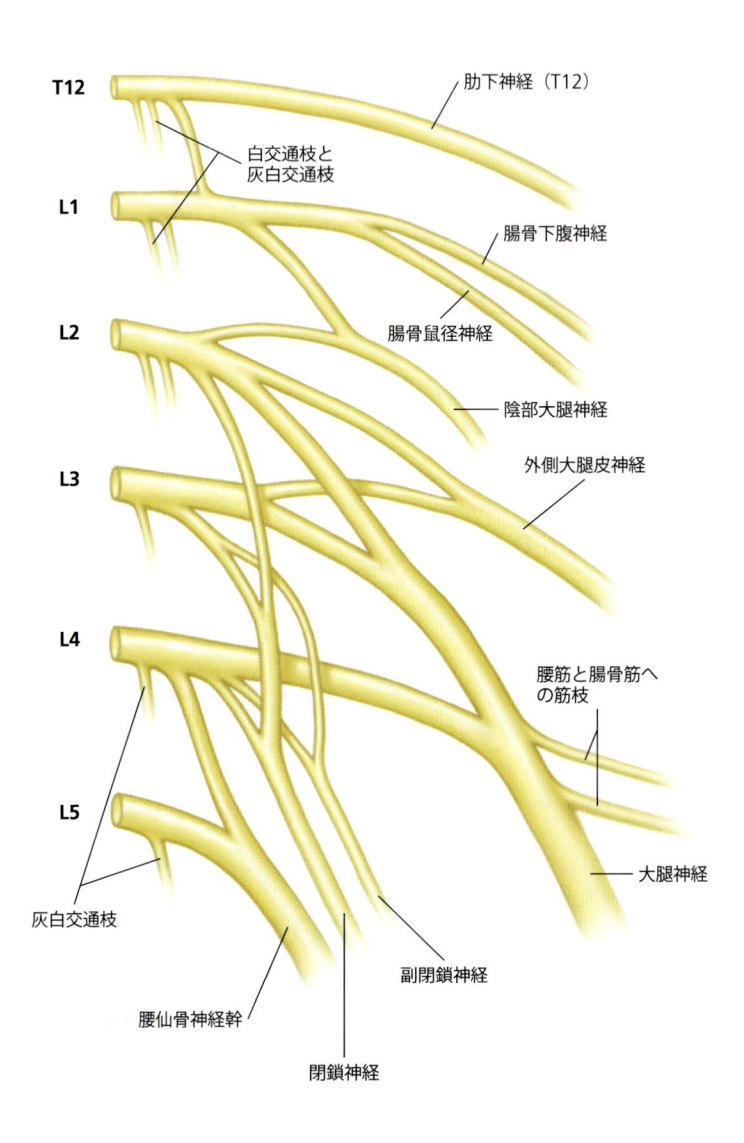

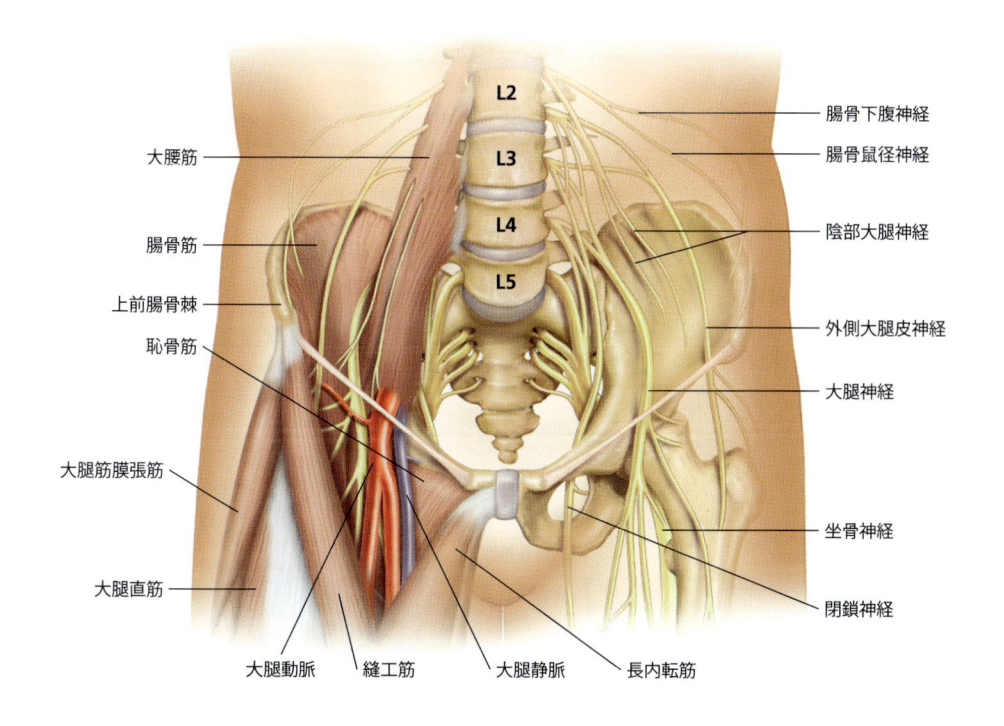

図 25-2 外側大腿皮神経と閉鎖神経の解剖

には，著しい解剖学的変異が認められる．しかし，上前腸骨棘から 2 cm 内側で 8 cm 尾側の位置では，外側大腿皮神経はおおむね大腿筋膜と腸骨筋膜の間を走行することが超音波画像による研究から判明している．外側大腿皮神経前枝はさらに分枝を繰り返し，大腿の前外側面へ向けて皮下を走行する．膝関節周囲の手術では膝蓋神経叢のブロックが必要となるが，この神経叢の一部は外側大腿皮神経前枝からの神経線維で形成される．外側大腿皮神経後枝は，大転子から大腿外側中央部までの皮膚感覚を司る（図 25-3）．

体表解剖

　上前腸骨棘が，外側大腿皮神経ブロックのための主要な体表のランドマークである．上前腸骨棘の 2 cm 尾側，2 cm 内側で鼠径靱帯のすぐ下が刺入部位となる（図 25-2，図 25-4）．

患者体位

　患者を仰臥位とし，膝関節を伸展させる．つま先が天井を向くように，足の長軸をベッドに対して 90 度とする．神経や血管の解剖学的位置関係が変わることがあるので，下肢の内旋や外旋は避ける．麻酔科医はブロック側に立つことが多い．

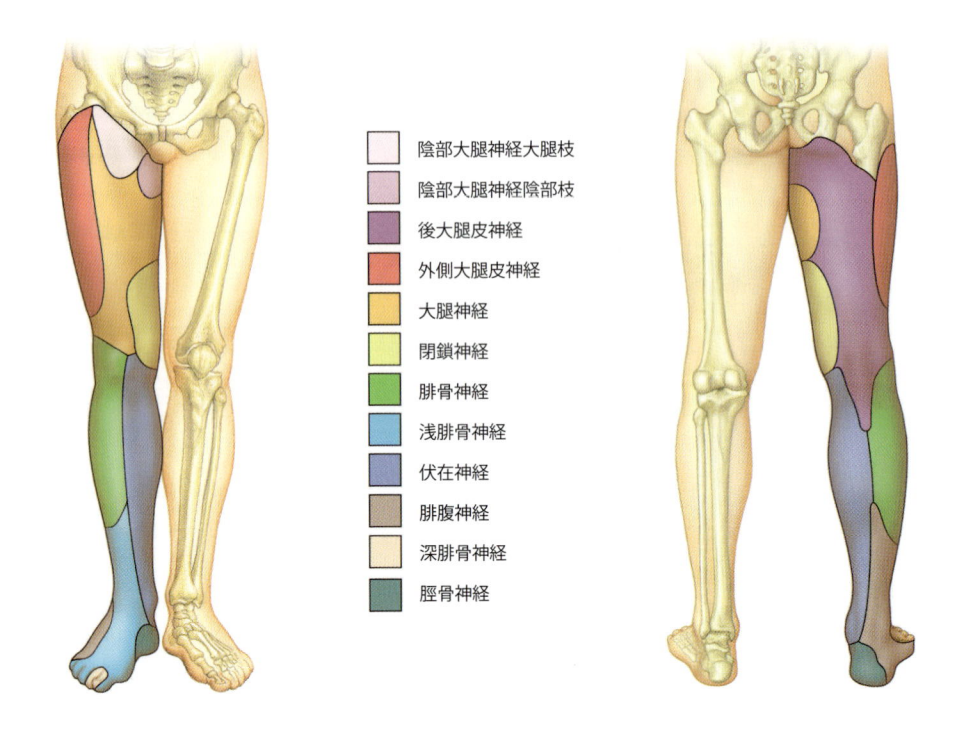

図 25-3　下肢の皮膚神経支配

凡例：
- 陰部大腿神経大腿枝
- 陰部大腿神経陰部枝
- 後大腿皮神経
- 外側大腿皮神経
- 大腿神経
- 閉鎖神経
- 腓骨神経
- 浅腓骨神経
- 伏在神経
- 腓腹神経
- 深腓骨神経
- 脛骨神経

ブロック法

神経同定法

　外側大腿皮神経ブロックは通常，筋膜を貫く際の"プツン"と抜ける抵抗消失感で針先の深さと位置を決め，周囲浸潤麻酔法で行う。感覚異常誘発法や電気刺激法はあまり用いられないが，超音波ガイド下で解剖学的ランドマークや神経を同定することもある。

ブロック針の刺入部位

　上前腸骨棘から 2 cm 尾側，2 cm 内側の部位から，22 ゲージ×1.5 インチ（3.8 cm）の先端が鈍なブロック針を，皮膚に対して垂直に刺入する。針を真っ直ぐ進めると，大腿筋膜を貫く際に"プツン"と抜けるはっきりとした抵抗消失感が得られる。局所麻酔薬を筋膜層の上と下に，針先を外側から内側へ扇状に動かしながら 10～15 mL 投与する（図 25-5）。

外側大腿皮神経ブロックの変法

　外側大腿皮神経ブロックは，上前腸骨棘と下前腸骨棘の間の腸骨に針先をあてる方法でも可能である。ブロック針を上前腸骨棘の下内側で刺入し，下前腸骨棘へ向けて少し尾側へ進め，針先を腸骨にあてる。そこで，10～15 mL ほどの局所麻酔薬を扇状に投与する。または，大腿筋膜と腸骨筋膜の間で縫工筋内側を走行する外側大腿皮神経を，超音波ガイド下に同定してブロックすることもできる。

図 25-4　外側大腿皮神経ブロックでの体表ランドマーク

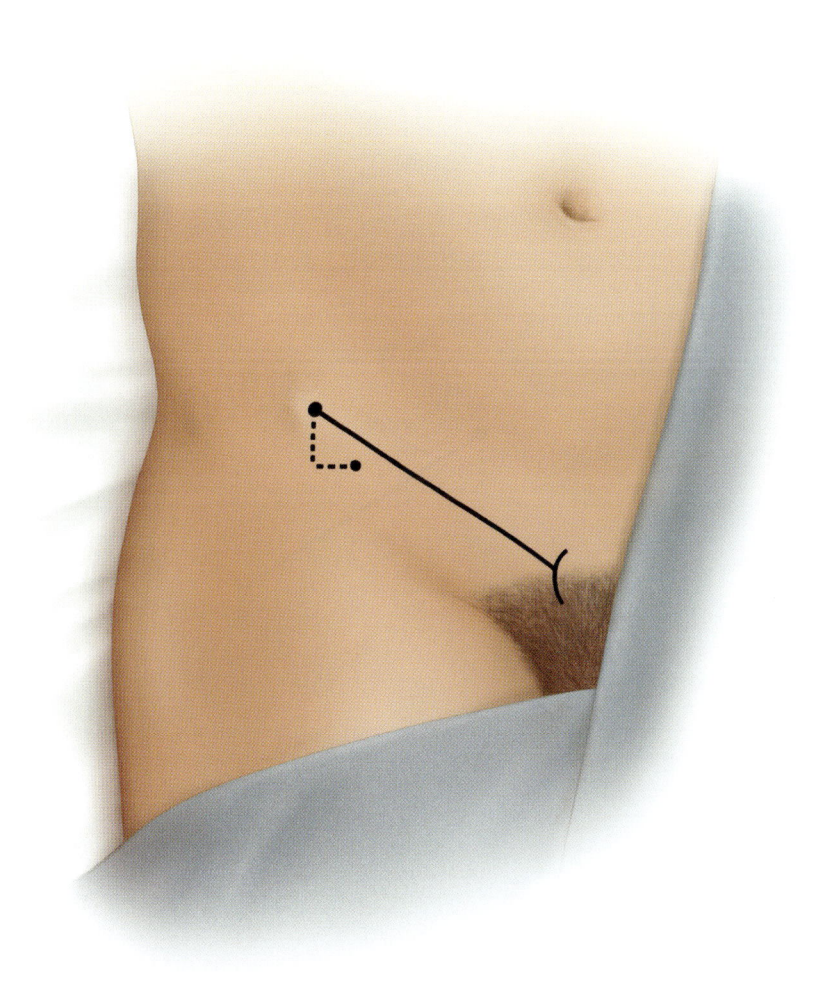

図 25-5　外側大腿皮神経ブロックでのブロック針の刺入部位

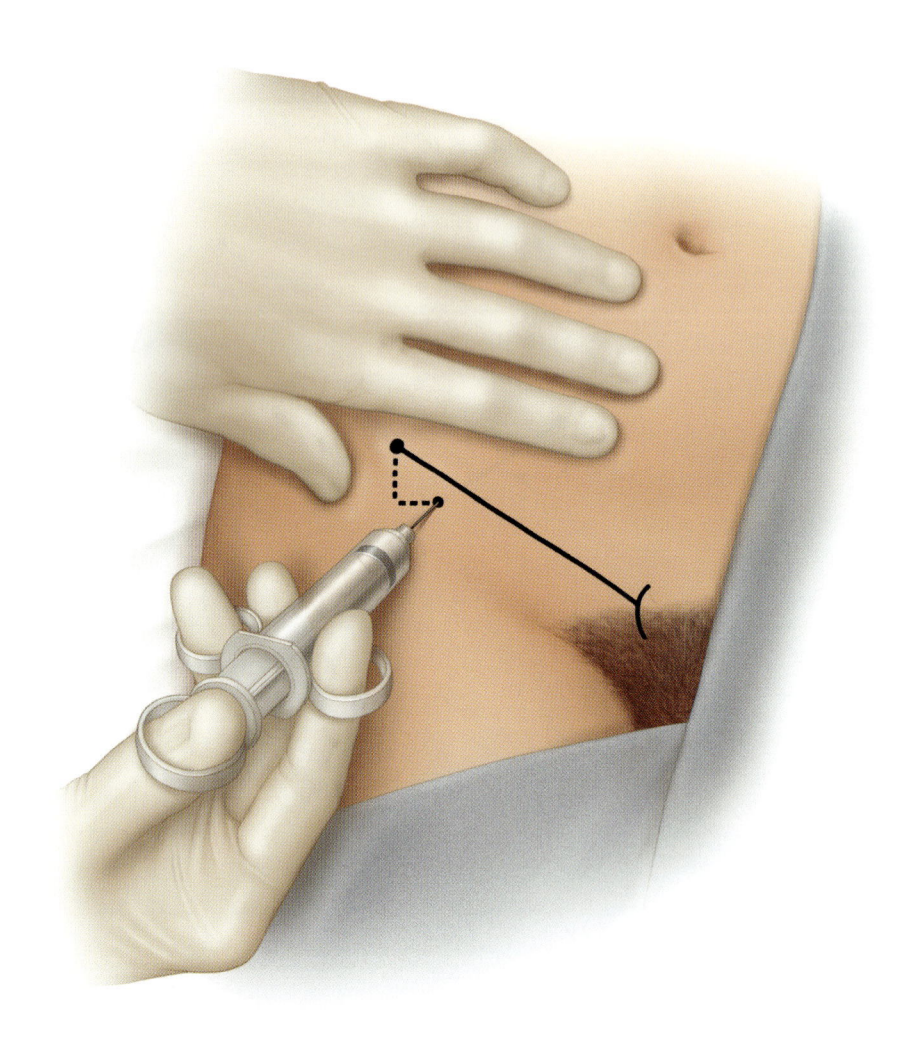

副作用と合併症

　外側大腿皮神経ブロックに伴う副作用や合併症のリスクは非常に低い。理論的には，感染，出血，血管内投与，局所麻酔薬中毒，神経損傷などが起こりうる。解剖学的変異や局所麻酔薬が十分広がらないなどで，ブロックが不完全となることがある。

閉鎖神経ブロック

臨床適応

　閉鎖神経ブロック(obturator nerve block)は，1922 年に Gaston Labat により初めて報告されて以来，大きな変遷を遂げてきた。1973 年に Winnie らは，いわゆる 3-in-1 ブロック法の一環として閉鎖神経ブロックを報告した。このブロック法は，鼠径靭帯の少し遠位部の血管周囲でブロックを行い，1 カ所への局所麻酔薬投与で外側大腿皮神経，大腿神経，閉鎖神経をまとめてブロックする方法である。しかし，その後の研究で，3-in-1 ブロック法では閉鎖神経ブロックが不確実であることが判明した。1993 年に Wassef は，内転筋間法による閉鎖神経ブロックを報告し，その後 1977 年に Pinnock らが，内転筋間法の変法を考案した。閉鎖神経ブロックは通常，前十字靭帯再建術や人工膝関節全置換術などの下肢の手術に対して，大腿神経ブロックや坐骨神経ブロックと併用される。また，股関節痛の診断と治療や，片麻痺，対麻痺，脳性麻痺や多発性硬化症など中枢神経疾患でみられる内転筋痙攣の診断や治療にも用いられてきた。さらに，膀胱側壁に対する経尿道的切除術中の閉鎖神経刺激運動を抑制するために，選択的閉鎖神経ブロックを行うことがある。鼠径リンパ節腫脹，会陰部感染，抗凝固療法，ニューロパチーの既往や進行性ニューロパチーなどは，閉鎖神経ブロックの相対的禁忌である。

閉鎖神経の解剖

　閉鎖神経（obturator nerve）は L2 〜 L4 腰神経前枝前部に由来する（図 25-1）。大腰筋の後内側縁に沿って骨盤へ下行し，L5 椎体の高さで腸骨動静脈をくぐり，恥骨上枝下方を走行する（図 25-2）。閉鎖動静脈と並んで閉鎖管を走行し，大腿内側部に至って前枝と後枝に分岐する。閉鎖神経前枝は，恥骨筋と長内転筋より深部で短内転筋と外閉鎖筋の前方を走行し，薄筋内に終止する（図 25-6）。また閉鎖神経前枝は，短内転筋，長内転筋，恥骨筋，薄筋など下肢浅層の内転筋群を支配し，関節枝は股関節包前内側部の感覚を司り，皮枝は大腿後内側皮膚の感覚を司る（図 25-3）。ただし，皮膚の感覚支配は個人差が非常に大きい。閉鎖神経後枝は，短内転筋後方で大内転筋前方を走行する（図 25-6）。閉鎖神経後枝は外閉鎖筋，大内転筋，短内転筋など下肢深層の内転筋群を支配し，関節枝は膝関節後部を支配する。閉鎖神経後枝には皮枝はない。

　閉鎖神経は解剖学的変異が非常に大きい。例えば，約 75％の患者で，閉鎖神経は閉鎖管内で前枝と後枝に分岐する。しかし，10％の患者では閉鎖管より近位で分岐し，15％は閉鎖管より遠位で分岐する。さらに，副閉鎖神経を有する患者は 20％にのぼる。副閉鎖神経は，L2 〜 L4 腰神経前枝前部に由来するが，その程度はさまざまである（図 25-1）。閉鎖神経と異なり，副閉鎖神経は恥骨上枝前方を走行し，恥骨筋を支配する。副閉鎖神経も股関節に関節枝を送り，大腿近位部で閉鎖神経と合流して終止することが多い。

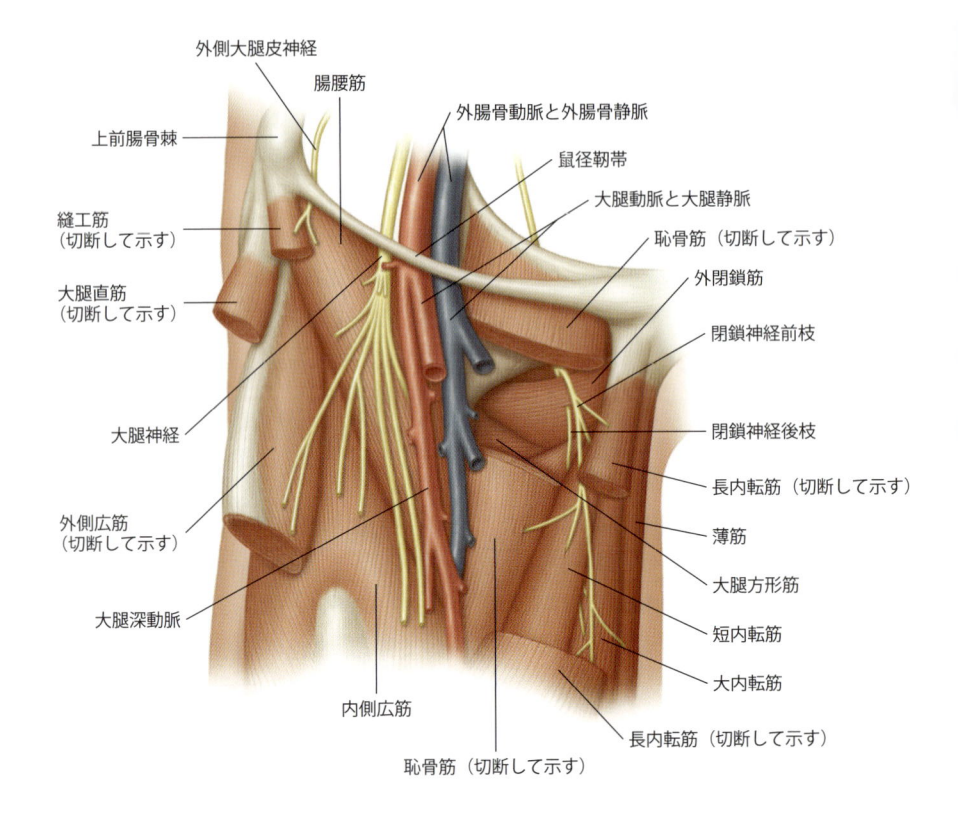

図 25-6　大腿の神経，血管，筋肉の解剖

体表解剖

　閉鎖神経ブロックでは，上前腸骨棘，恥骨結節，大腿動脈，長内転筋起始部，などが重要な体表ランドマークとなる（図25-6）。上前腸骨棘と恥骨結節を結び，鼠径靭帯の上に線を引く。鼠径部の皺の高さで大腿動脈と長内転筋内側縁を触知し，印を付ける（図25-7）。

患者体位

　患者を仰臥位とする。膝関節を伸展させて下肢を外転し，少し外旋させる。麻酔科医はブロック側に立つことが多い。

ブロック法

神経同定法

　超音波ガイド下閉鎖神経ブロックも報告されているが，電気刺激法による神経同定が今でも最もよく用いられている。閉鎖神経を完全にブロックするためには，前枝と後枝の運動反応を両方とも誘発する必要がある。閉鎖神経前枝の刺激により長内転筋と薄筋，すなわち大腿内側の筋収縮が誘発される。閉鎖神経後枝の刺激により大内転筋が収縮し，股関節の内転運動が誘発される。

ブロック針の刺入部位

　鼠径部傍血管法による閉鎖神経ブロックで

図 25-7　閉鎖神経ブロックでの体表ランドマーク

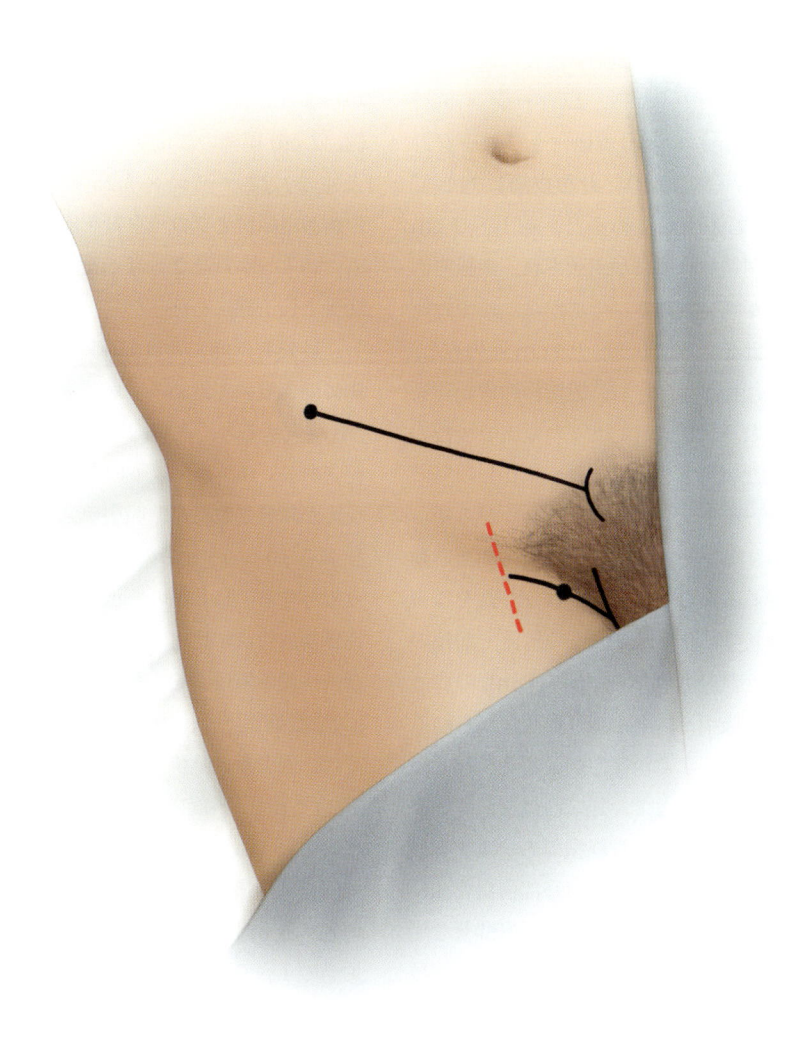

は，鼠径部の皺の高さで大腿動脈拍動と長内転筋内側縁を触知して印を付ける（図25-7）。下肢を大きく外転させると，長内転筋腱が簡単にわかる。大腿動脈と長内転筋内側縁を結んだ線の中点から，22ゲージ×3.25インチ（8 cm）の刺激電極付きブロック針を刺入する（図25-8）。針を皮膚に対して30度傾けて頭側へ進めると，約1〜2 cmの深さで閉鎖神経前枝が刺激され，大腿内側の筋収縮が誘発される。そこから，やや外側へ向けて針をさらに0.5〜1.5 cm進めると，閉鎖神経後枝が刺激され，股関節の内転運動が誘発される。0.5 mA以下の電流で後枝の刺激運動が誘発されたら，5〜7 mLの局所麻酔薬を，吸引テストを繰り返しながらゆっくり投与する。その後再び，前枝の刺激運動が誘発されるところまで，ブロック針をゆっくり引き戻す。0.5 mA以下の電流で前枝の刺激運動が誘発されたら，5〜7 mLの局所麻酔薬を，吸引テストを繰り返しながらゆっくり投与する。より深部を走行する後枝を先にブロックすることで，先に前枝をブロックした場合に起こりうる神経損傷のリスクを最小限とすることができる。鼠径部傍血管法による閉鎖神経ブロックでは，局所麻酔薬を尾側で投与するため，より近位の股関節関節枝をブロックできないことがある。

穿刺のコツ

適切な筋収縮が誘発されない場合は，ブロック針を引き戻し，同じ刺入部位でより内側かつ頭側に針を向き変える。それでも適切な運動反応が誘発されない場合は，針を少しずつ外側に向き変える。この場合，穿刺が大腿静脈近傍であることを肝に銘じておく。

閉鎖神経ブロックの変法

閉鎖神経ブロックのアプローチ法は，他にもいくつかある。Labatの原法では，感覚異常誘発法が用いられた。しかし現在では，このアプローチでは電気刺激法が用いられる。患者を仰臥位とし，ブロック側の下肢を正中から30度外転させる。恥骨結節の2 cm外側，2 cm尾側の部位から，ブロック針を刺入する。22ゲージ×3.25インチ（8 cm）の刺激電極付きブロック針を皮膚に対して垂直に刺入し，針を2〜4 cm進める。針先が恥骨上枝下縁にあたったら，針を少し引き戻し，針先を外側に向けて45度傾け，やや尾側に向き変えて進める。恥骨を越えて2〜3 cm刺入すると，大腿内転筋の運動反応が誘発される。0.5 mA以下の電流で適切な運動反応が誘発されたら，吸引テストを繰り返しながら10〜15 mLの局所麻酔薬をゆっくり投与する。Labatの原法では，上述した鼠径部傍血管法に比べて，より近位である閉鎖管内へ局所麻酔薬を投与する。

内転筋間法（interadductor approach）では，患者を仰臥位とする。下肢を正中から30度外転し，外旋させる。22ゲージ×3.25インチ（8 cm）の刺激電極付きブロック針を，長内転筋の最も近位部である同筋腱後縁から刺入する。針先を閉鎖管，すなわち大腿動脈拍動の1〜2 cm内側で鼠径靭帯直下に向けて3〜6 cm進めると，適切な感覚異常，あるいは大腿内転筋の運動反応が誘発される。吸引テストで確認後，10〜15 mLの局所麻酔薬をゆっくり投与しながら，吸引テストを繰り返す。

副作用と合併症

鼠径部傍血管法による閉鎖神経ブロックに伴う副作用や合併症のリスクは非常に低い。理論的には，感染，出血，血管内投与，局所

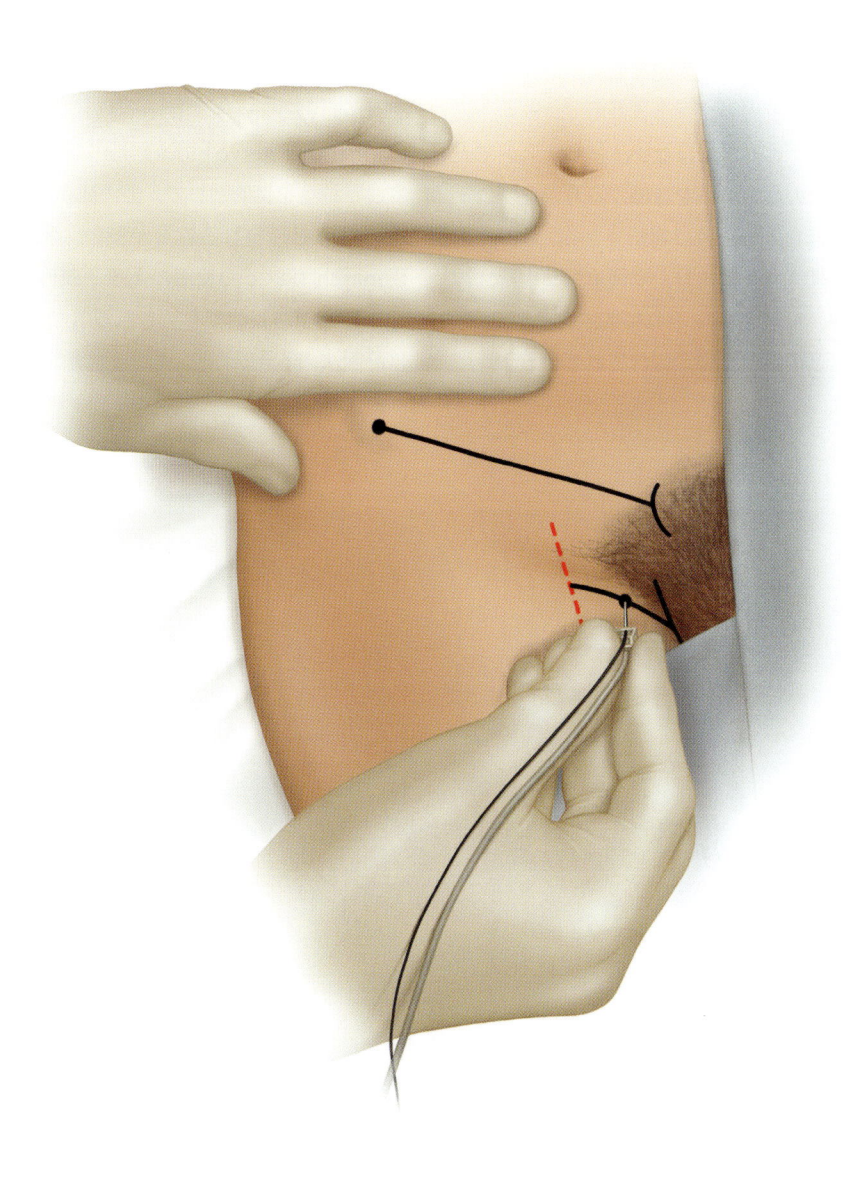

25 章 外側大腿皮神経ブロック，閉鎖神経ブロック，伏在神経ブロック 357

図 25-8 閉鎖神経ブロックでのブロック針の刺入部位

麻酔薬中毒，神経損傷などが起こりうる。解剖学的変異や局所麻酔薬が十分広がらないなどで，ブロックが不完全となることがある。閉鎖神経の皮膚感覚支配は個人差が非常に大きいため，皮膚の感覚テストでブロックの成否を判断するべきではない。運動テストで大腿内転筋の筋力低下を評価する方が，ブロックの成否をより正確に判断できる。Labatの原法では，血管内投与，局所麻酔薬中毒，神経損傷，血腫形成，それに膀胱，直腸，腟，精索などの臓器損傷が報告されている。

伏在神経ブロック
臨床適応

伏在神経（saphenous nerve）は，膝関節から内果にかけての下腿内側皮膚の感覚を支配する（図25-3）。伏在神経ブロック（saphenous nerve block）は，下腿全体の麻酔と鎮痛を目的として，坐骨神経ブロックとの併用で行われることが多い。駆血帯やEsmarchバンドの使用による下肢の痛みや不快感の予防目的でも行われることがある。傍静脈法，経縫工筋法，周囲浸潤麻酔法など，

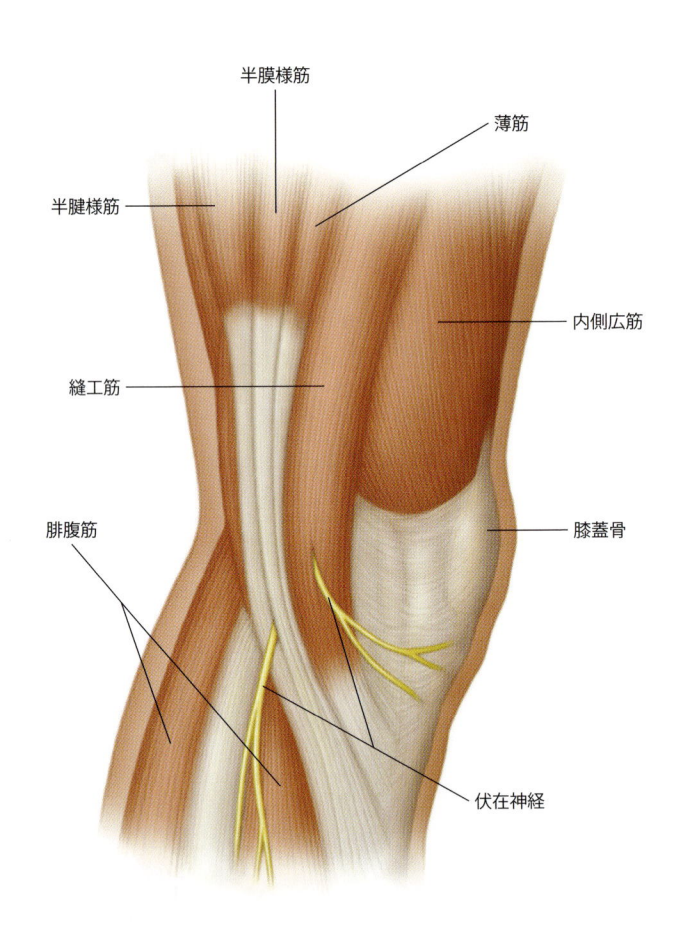

図 25-9 伏在神経の解剖（膝内側）

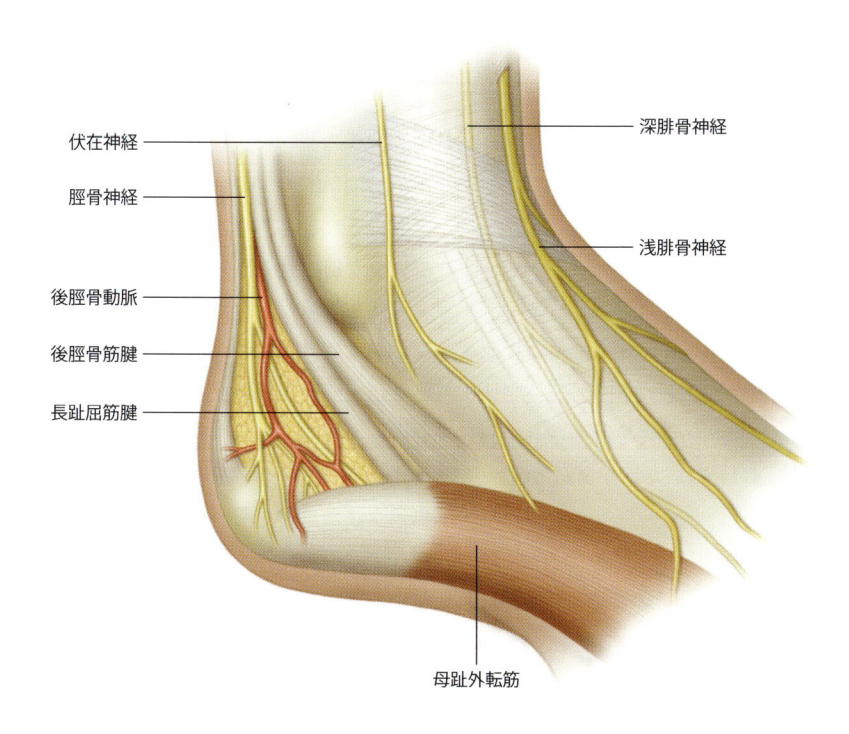

図 25-10 伏在神経の解剖（足関節内側）

伏在神経ブロックの方法がいくつか報告されている。超音波ガイド下で膝より近位で行う経縫工筋法や，同じく膝より遠位で行う傍静脈法も報告がある。足関節の高さで行う伏在神経ブロックについては，28 章で述べる。

伏在神経の解剖

　伏在神経は，大腿神経の最も太い皮枝である（図 25-1，図 25-6）。大腿神経後枝から分枝し，縫工筋後面に沿って内転筋管内を下行する。膝関節の高さで縫工筋と薄筋の間から大腿筋膜を貫いて表層に現れ，膝蓋下枝と下腿皮枝に分岐する（図 25-9）。伏在神経はさらに，脛骨内側縁沿いの皮下組織内で大伏在静脈のすぐ後方を下行する。足関節の高さで，伏在神経は内果前方を広範囲に支配する細い皮枝網に分枝する（図 25-10）。伏在神経による足の感覚支配には個人差があり，第 1 趾基部にまで及ぶこともある。

体表解剖

　伏在神経は通常，脛骨粗面の高さで大伏在静脈の 1 cm 内側，1 cm 後方を走行する。大伏在静脈を同定するには，患者を座位にして大腿遠位を駆血帯で縛り，下腿を手術台の端から垂らす。数分後に，膝関節のすぐ遠位あるいは腓腹筋内側頭の近位部上で，下腿内側を走行する静脈が同定できることが多い。

患者体位

患者を仰臥位とし，膝関節を伸展させて下肢を外転し，やや外旋させる。麻酔科医はブロック側に立つことが多い。あるいは患者を座位とし，下腿を手術台の端から垂らしてもよい。

ブロック法

傍静脈法（paravenous approach）による伏在神経ブロックは，脛骨粗面の高さで大伏在静脈周囲に局所麻酔薬を浸透させて行う。傍静脈法は概して，成功率が非常に高い。

神経同定法

伏在神経は，大腿三角より遠位を走行する純粋な感覚神経である。そのため，伏在神経ブロックに最もよく用いられる方法の1つは，局所浸潤麻酔である。しかし，刺激電極付きブロック針や携帯型皮膚刺激装置を用いて，電気刺激により感覚異常を誘発して神経を同定することもある。また，超音波ガイド下に解剖学的ランドマーク，神経，血管の同定を行うこともある。

ブロック針の刺入部位

大伏在静脈が同定される部位でブロック針を刺入する。25 ゲージ×2 インチ（5 cm）針を用い，大伏在静脈深部の血管周囲に局所麻酔薬を浸潤させる。5〜7 mL の局所麻酔薬を静脈内側と外側から投与する。このブロック法には，局所の出血やわずかな血腫形成がよくみられることを，患者に説明しておく。

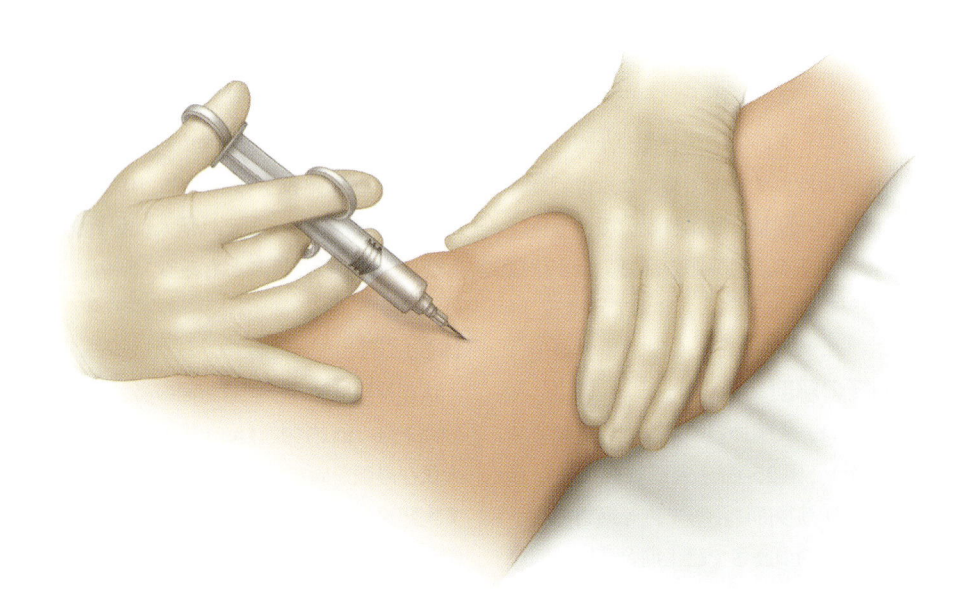

図 25-11　周囲浸潤麻酔法による伏在神経ブロックでのブロック針の刺入部位（下肢内側から見た場合）

伏在神経ブロックの変法

伏在神経ブロックは，周囲浸潤麻酔法（localized field block technique）でも可能である。伏在神経は，膝関節の内縁で縫工筋と薄筋の間から大腿筋膜を貫いて表層に現れ，膝蓋下枝と下腿皮枝に分岐する（図25-9）。25ゲージ×2インチ（5 cm）のブロック針を脛骨内側顆から刺入し，前方は脛骨粗面まで，後方は腓腹筋内側頭までの皮下に，7～10 mLの局所麻酔薬を投与する（図25-11）。伏在神経の膝蓋下枝と下腿皮枝を完全にブロックするためには，局所麻酔薬を皮下へ広範囲に浸潤させる必要がある。周囲浸潤麻酔法の成功率は33～65％である。

経縫工筋法（transsartorial approach）による伏在神経ブロックは通常，抵抗消失法を用いて行われる。経縫工筋法は，伏在神経が縫工筋後面沿いに内転筋管内を下行する部位でブロックを行う。膝蓋骨内側上縁から3～4 cm頭側で6～8 cm後方の部位からブロック針を刺入する。縫工筋遠位部は下肢を外旋すると同定でき，またブロック針刺入部位の触診で触知できることが多い。22ゲージ×2インチ（5 cm）のブロック針を，冠状面に対して45度の角度で刺入する。針を少し尾側に向けて進めると，針先が大腿筋膜と縫工筋筋腹を通過し，続いて筋膜を貫く際の"プツン"と抜ける抵抗消失が感じられる。抵抗消失は，3～5 cmの深さで感じられることが多い。または，22ゲージ×2インチ（5 cm）の刺激電極付きブロック針を用いて，内果へ関連する感覚異常を誘発する方法もある。0.5 mA以下の電流で感覚異常が誘発されたら，吸引テストを繰り返しながら，10 mLの局所麻酔薬をゆっくり投与する。経縫工筋法の成功率は70～80％である。

超音波ガイド下伏在神経ブロック

神経描出法

超音波ガイド下伏在神経ブロックは，膝関節より近位部では経縫工筋法で，遠位部では傍静脈法で，それぞれ行うことができる。傍静脈法では，患者を仰臥位として膝関節を伸展させ，下肢を外転し少し外旋させる。麻酔科医はブロック側に立つことが多い。伏在神経は表層を走行するため，10～12 MHzの高周波プローブを用いると，神経や血管を良好に描出できる。超音波プローブを下腿後内側で脛骨内側顆のすぐ尾側に，下肢の長軸に対して垂直にあてる。傍静脈法による超音波ガイド下伏在神経ブロックでは，大伏在静脈が最も重要なランドマークである。

超音波解剖学

大伏在静脈のすぐ後方，すなわち大伏在静脈より少し深い部位に伏在神経の横断像が描出された断層像が，傍静脈法に最適である（図25-12）。大伏在静脈は下腿後内側の皮下組織内を走行し，円形から楕円形でつぶれやすく，低エコー性に暗く描出される。カラーDopplerでは，非拍動性の持続的な血流シグナルを認める。大腿遠位を駆血帯で縛り，超音波プローブを皮膚に軽くあてると，静脈が同定しやすい。伏在神経は静脈後方，すなわち静脈の深部を走行し，円形で高エコー性に明るく描出される（図25-12）。

超音波ガイド下伏在神経ブロックは，膝関節よりも近位部で経縫工筋法で行うこともできる。経縫工筋法による超音波ガイド下伏在神経ブロックでは，患者を仰臥位として膝を伸展させ，下肢を外転し少し外旋させる。10～12 MHzの高周波超音波プローブを，大腿遠位部内側に，下肢の長軸に対して垂直にあてる。伏在神経は内側広筋内側の筋膜内

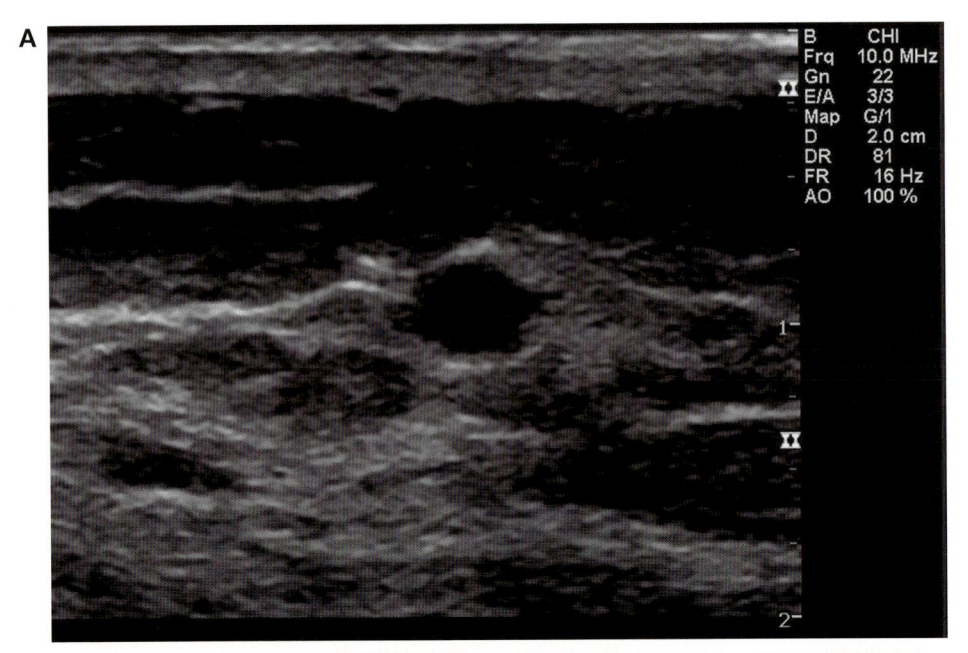

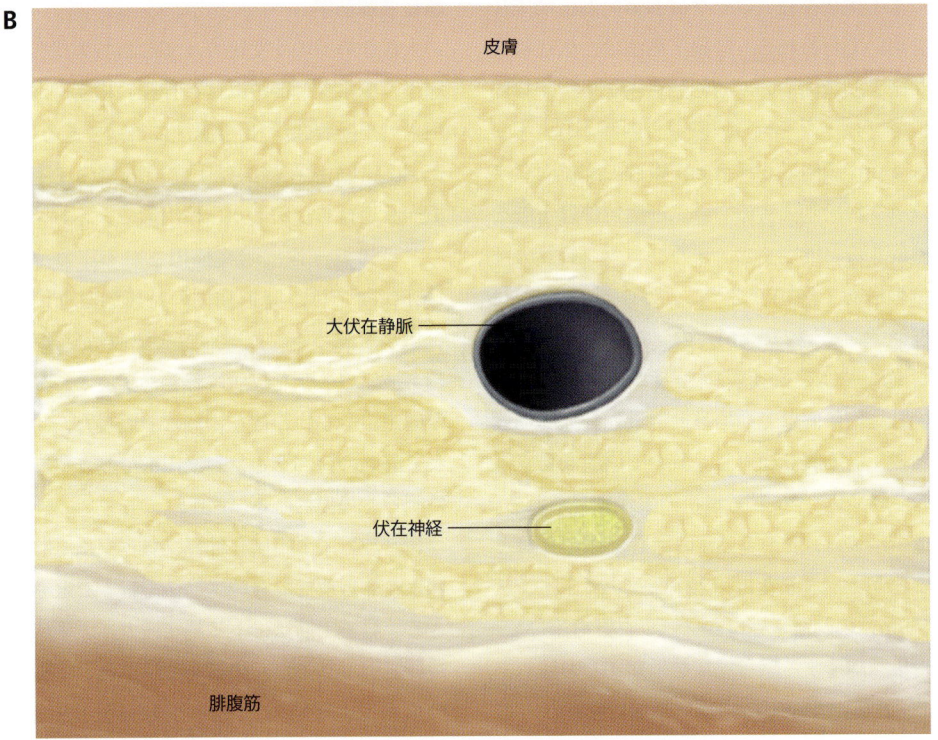

図 25-12　傍静脈法で描出される伏在神経の超音波画像
A：超音波断層像。B：解剖学的模式図。

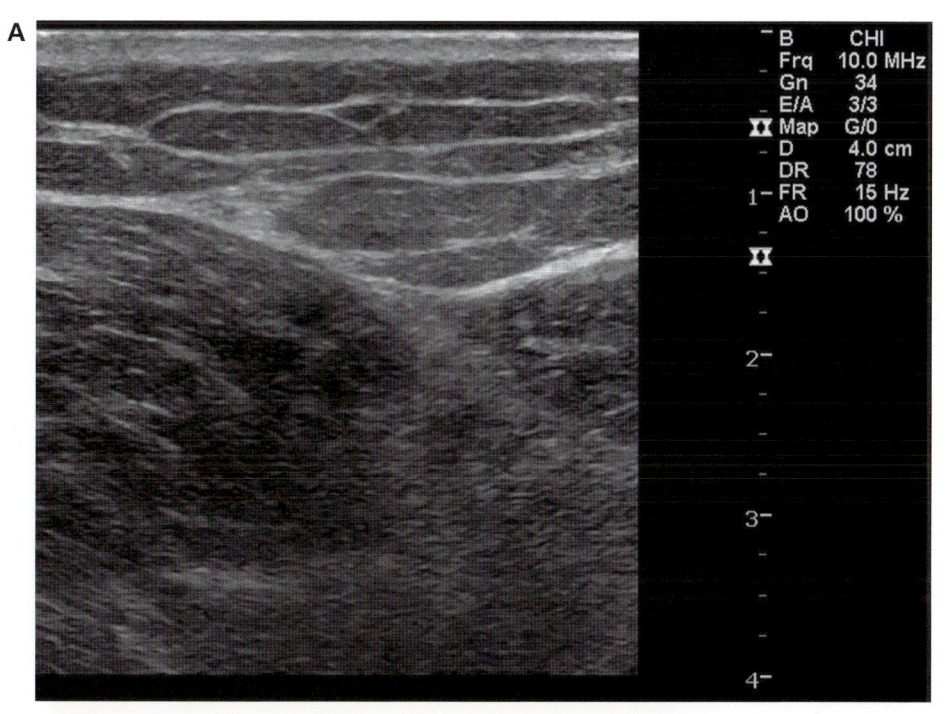

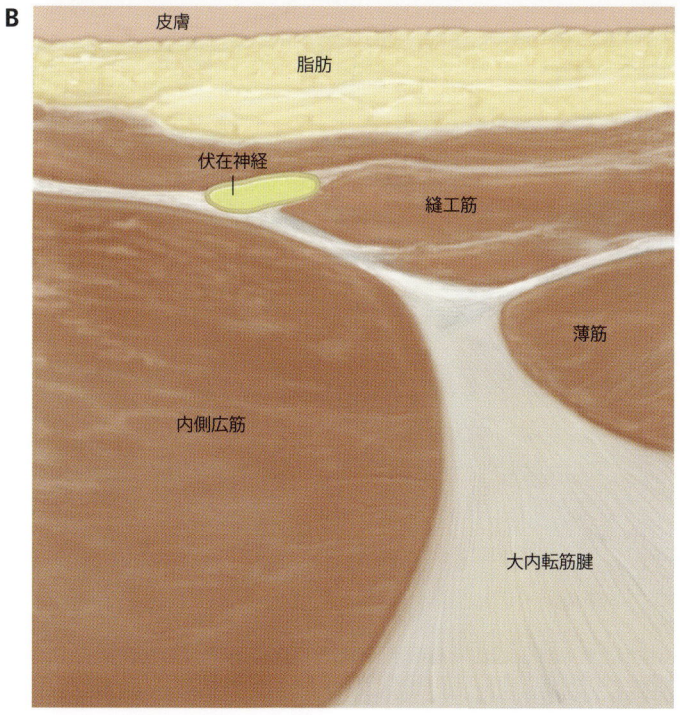

図 25-13　経縫工筋法で描出される伏在神経の超音波画像
A：超音波断層像。B：解剖学的模式図。

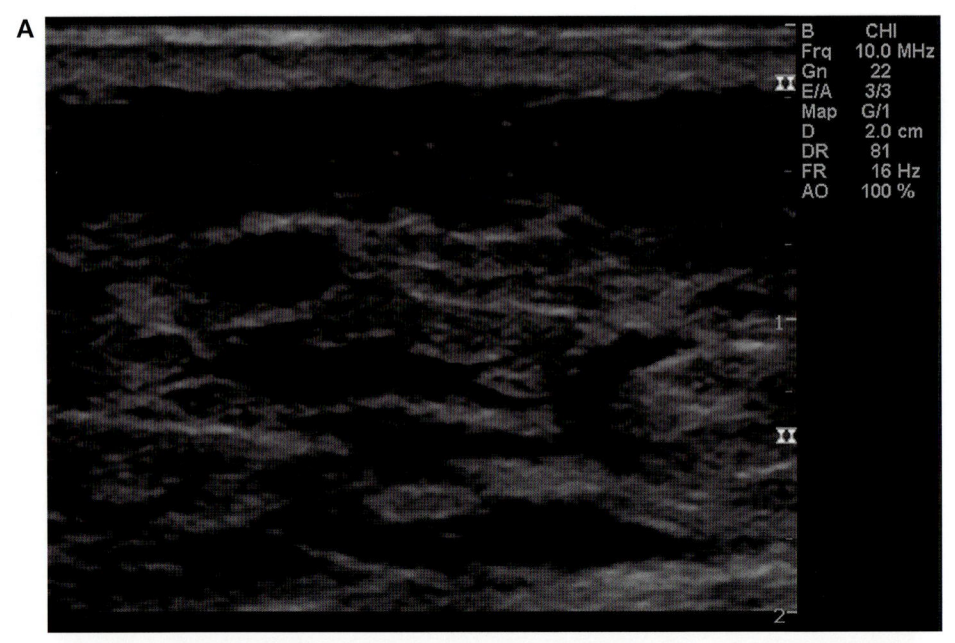

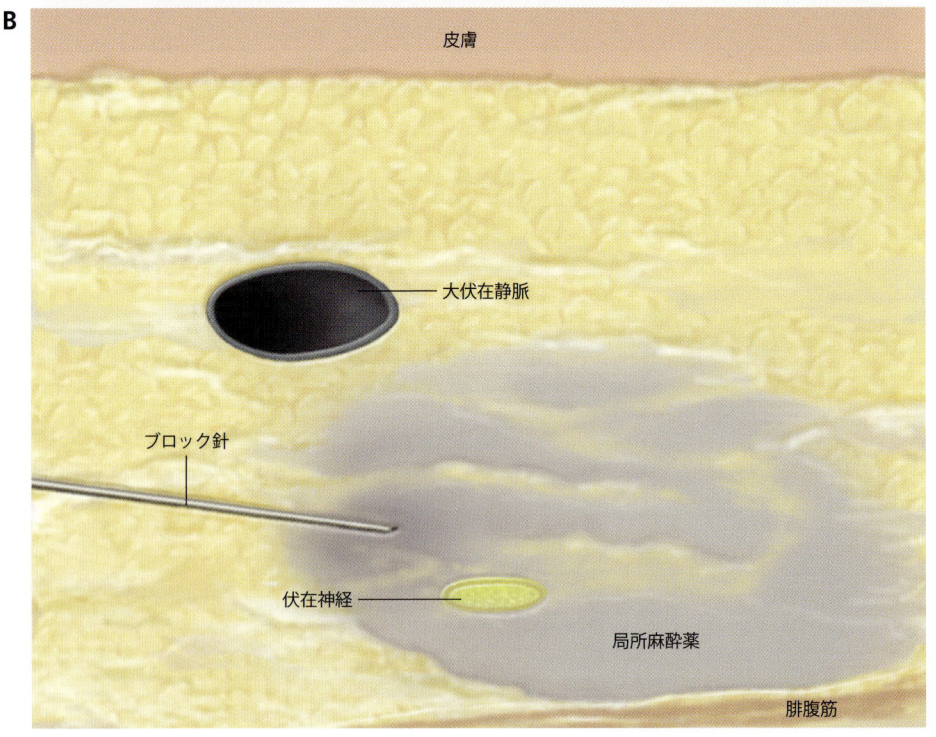

図 25-14 傍静脈法による超音波ガイド下伏在神経ブロック
A：超音波断層像。B：解剖学的模式図。

を走行し，円形で高エコー性に明るく描出される（図25-13）。患者によっては伏在神経が良好に描出されないことがあり，また，膝より近位部や遠位部での伏在神経描出が常に良好とは限らないため，傍静脈法と経縫工筋法の両者に精通しておくのがよい。

ブロック法

超音波ガイド下伏在神経ブロックは通常，ブロック針を完全に描出しながら刺入できるよう，平行法で行われることが多い。傍静脈法による伏在神経ブロックでは，大伏在静脈が画面を3等分した外側部分に描出されるよう，プローブのあて方を調整する。22ゲージ×2インチ（5 cm）の刺激電極付きブロック針を内側から刺入し，外側へ進める。常に針を描出しながら，伏在神経の下方に向けて針先を進める。針先が適切な位置に達したら，吸引テストを繰り返しながら5～8 mLの局所麻酔薬をゆっくり投与する。神経の全周にわたって局所麻酔薬を確実に浸潤させるために，ブロック針を引き戻し，針先を少し向き変えることがある（図25-14）。伏在神経が良好に描出されない場合は，大伏在静脈の下方と内側に5～8 mLの局所麻酔薬を投与する。

副作用と合併症

伏在神経ブロックに伴う副作用や合併症は極めてまれである。しかし，大伏在静脈が伏在神経に近いため，傍静脈法による伏在神経ブロック後に局所の出血や無痛性の血腫形成が起こることがある。局所の出血を認める場合でも，局所麻酔薬の血管内投与や局所麻酔薬中毒は極めてまれである。理論的には，機械的損傷や神経内注入による神経損傷や感染などが起こる可能性がある。

参考文献

Benzon HT, Sharma S, Calimaran A. Comparison of the different approaches to saphenous nerve block. Anesthesiology. 2005 Mar; 102(3): 633-8.

Bouaziz H, Vial F, Jochum D, Macalou D, Heck M, Meuret P, et al. An evaluation of the cutaneous distribution after obturator nerve block. Anesth Analg. 2002 Feb; 94(2): 445-9.

Choquet O, Capdevila X, Bennourine K, Feugeas JL, Bringuier-Branchereau S, Manelli JC. A new inguinal approach for the obturator nerve block: anatomical and randomized clinical studies. Anesthesiology. 2005 Dec; 103(6): 1238-45.

Comfort VK, Lang SA, Yip RW. Saphenous nerve anaesthesia: a nerve stimulator technique. Can J Anaesth. 1996 Aug; 43(8): 852-7.

De Mey JC, Deruyck LJ, Cammu G, De Baerdemaeker LE, Mortier EP. A paravenous approach for the saphenous nerve block. Reg Anesth Pain Med. 2001 Nov-Dec; 26(6): 504-6.

Grothaus MC, Holt M, Mekhail AO, Ebraheim NA, Yeasting RA. Lateral femoral cutaneous nerve: an anatomic study. Clin Orthop Relat Res. 2005 Aug; 437: 164-8.

Hurdle MF, Weingarten TN, Crisostomo RA, Psimos C, Smith J. Ultrasound-guided blockade of the lateral femoral cutaneous nerve: technical description and review of 10 cases. Arch Phys Med Rehabil. 2007 Oct; 88(10): 1362-4.

Jochum D, Iohom G, Choquet O, Macalou D, Ouologuem S, Meuret P, et al. Adding a selective obturator nerve block to the parasacral sciatic nerve block: an evaluation. Anesth Analg. 2004 Nov; 99(5): 1544-9.

Kowbel MA, Comfort VK. Caudal epidural blood patch for the treatment of a paediatric subarachnoid-cutaneous fistula. Can J Anaesth. 1995 Jul; 42(7): 625-7.

Labat G. Regional anesthesia: its technic and clinical application. Philadelphia (PA): WB Saunders Company; 1922.

Macalou D, Trueck S, Meuret P, Heck M, Vial F, Ouologuem S, et al. Postoperative analgesia after total knee replacement: the effect of an obturator nerve block added to the femoral 3-in-1 nerve block. Anesth Analg. 2004 Jul; 99(1): 251-4.

Mansour NY. Sub-sartorial saphenous nerve block

with the aid of nerve stimulator. Reg Anesth. 1993 Jul-Aug; 18(4): 266-8.
Ng I, Vaghadia H, Choi PT, Helmy N. Ultrasound imaging accurately identifies the lateral femoral cutaneous nerve. Anesth Analg. 2008 Sep; 107(3): 1070-4.
Pinnock CA, Fischer HBJ, Jones RP, Pinnock C, editors. Peripheral nerve blockade. Edinburgh: Churchill Livingstone, 1997.
Shannon J, Lang SA, Yip RW, Gerard M. Lateral femoral cutaneous nerve block revisited: a nerve stimulator technique. Reg Anesth. 1995 Mar-Apr; 20(2): 100-4.
van der Wal M, Lang SA, Yip RW. Transsartorial approach for saphenous nerve block. Can J Anaesth. 1993 Jun; 40(6): 542-6.
Wassef MR. Interadductor approach to obturator nerve blockade for spastic conditions of adductor thigh muscles. Reg Anesth. 1993 Jan-Feb; 18(1): 13-7.
Winnie AP, Ramamurthy S, Durrani Z. The inguinal paravascular technic of lumbar plexus anesthesia: the "3-in-1 block." Anesth Analg. 1973 Nov-Dec; 52(6): 989-96.

26章

坐骨神経ブロック

Adam K. Jacob, M.D.

臨床適応

1922年にGaston Labatが初めて，古典的な後方法（posterior approach）による坐骨神経ブロック（sciatic nerve block）を報告した。しかしその後，Côtéらは，LabatがフランスにいたときのFの指導医で同僚外科医でもあるVictor Pauchetがこのブロック法を考案した可能性を明らかにした。Labatの報告に続いて，後方法の変法や別のアプローチ法がいくつか報告された。1963年にBeckは，前方法による坐骨神経ブロックを報告した。1975年に，WinnieはLabat変法を，またRajらは砕石位法を，それぞれ報告した。1993年にMansourは，傍仙骨法による坐骨神経ブロックを報告したが，後にdi Benedettoらがこの変法である殿下部法による坐骨神経ブロックを報告した。坐骨神経ブロックは，下腿前部，下腿後側部，足関節，足など下肢遠位部の麻酔と鎮痛を目的に行われる。人工膝関節全置換術，下肢遠位部の軟部組織手術，Achilles腱再建術，足や足関節の手術などの術中麻酔と術後鎮痛に用いられることが多い。また坐骨神経ブロックは大腿神経ブロックと併用されることが多く，これにより下肢全体の麻酔と鎮痛が得られる。坐骨神経は太いため，中心部の神経軸索まで局所麻酔薬が拡散するのに時間がかかり，麻酔効果の発現が遅い。

坐骨神経の解剖

腰仙骨神経叢（lumbosacral plexus）はL4 腰神経〜S4 仙骨神経前枝に由来し（図26-1），大腿背側の主要な感覚運動支配と，膝より遠位の感覚運動支配の大部分を司る（図26-2）。下肢の神経ブロックでは，後大腿皮神経と坐骨神経が最も重要である。

後大腿皮神経（posterior femoral cutaneous nerve）は，S1〜S3 仙骨神経前枝の前部と後部に由来する（図26-1）。下外側方に走行し，坐骨神経とともに大坐骨孔から骨盤を出る（図26-3）。梨状筋下部で殿部に入り，上双子筋，下双子筋，内閉鎖筋，大腿方形筋の後方を下行し，殿下部から膝窩までの大腿背側皮膚の感覚を司る（図26-2）。

後大腿皮神経会陰枝は坐骨結節の高さで浅層に現れ，大腿二頭筋と半腱様筋の後方を走行する（図26-3）。

坐骨神経（sciatic nerve）は人体で最大の末梢神経であり，2 本の太い神経，脛骨神経と総腓骨神経が1 本となったものである（図26-1）。脛骨神経（tibial nerve）はL4 腰神経〜S3 仙骨神経前枝の前部に由来し，総腓骨神経（common peroneal nerve）はL4 腰神経〜S2 仙骨神経前枝の後部に由来する。坐骨神経は下外側方に走行し，後大腿皮神経とともに大坐骨孔から骨盤を出る（図26-3）。梨状筋下方で殿部に入り，上双子筋，下双子筋，内閉鎖筋，大腿方形筋の後方，坐骨結節外側を下行する。坐骨結節と大転子の

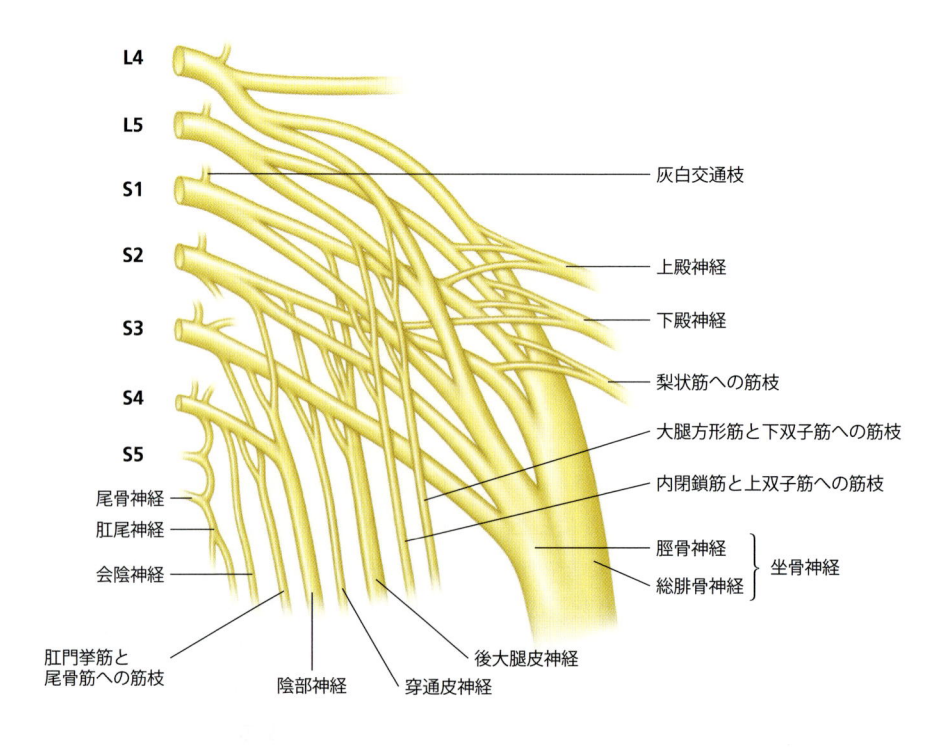

図 26-1 腰仙骨神経叢の解剖

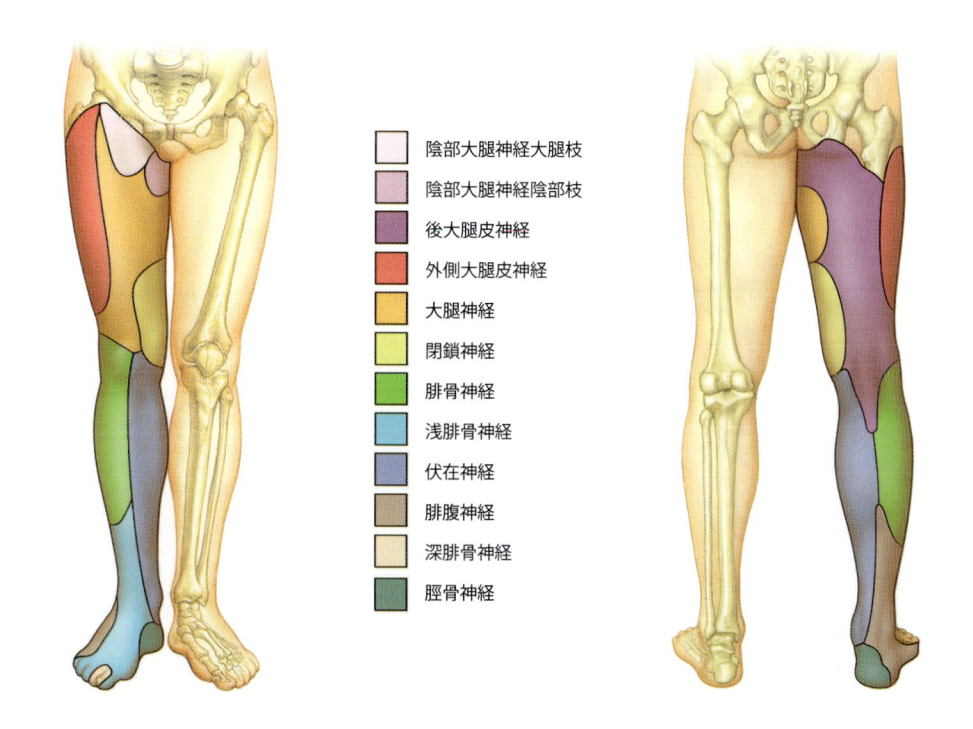

図 26-2　下肢の皮膚神経支配

凡例：
- 陰部大腿神経大腿枝
- 陰部大腿神経陰部枝
- 後大腿皮神経
- 外側大腿皮神経
- 大腿神経
- 閉鎖神経
- 腓骨神経
- 浅腓骨神経
- 伏在神経
- 腓腹神経
- 深腓骨神経
- 脛骨神経

間を走行し，大殿筋下縁，大内転筋後方，大腿二頭筋長頭前方で大腿後部に入る。大腿を下行すると，半膜様筋と半腱様筋を内側，大腿二頭筋長頭を外側とする溝を走行して膝窩に至る（図26-4）。膝窩に至るまでに，坐骨神経の脛骨神経成分から，大内転筋，大腿二頭筋長頭，半腱様筋，半膜様筋への筋枝が分枝する。

体表解剖

　後方法による坐骨神経ブロックの原法では，上後腸骨棘，大転子，仙骨裂孔などの骨隆起が，重要な体表ランドマークである（図26-5）。仙骨裂孔は，脊柱基底部で殿裂の上端近傍に触知される。

患者体位

　後方法の原法，殿下部法，傍仙骨法による坐骨神経ブロックでは，患者をSims位とする（図26-6）。下側の健側下肢は完全に伸展し，上のブロック側下肢を股関節と膝関節で屈曲させ，健側下肢の上に軽く載せる。
　前方法による坐骨神経ブロックでは，患者を仰臥位とし，術側下肢を中間位か少し外転させる。下肢の内旋や外旋は，神経や血管の解剖学的位置関係を変える可能性があるため，避けるべきである。麻酔科医は患者のブロック側に立つことが多い（図26-7）。

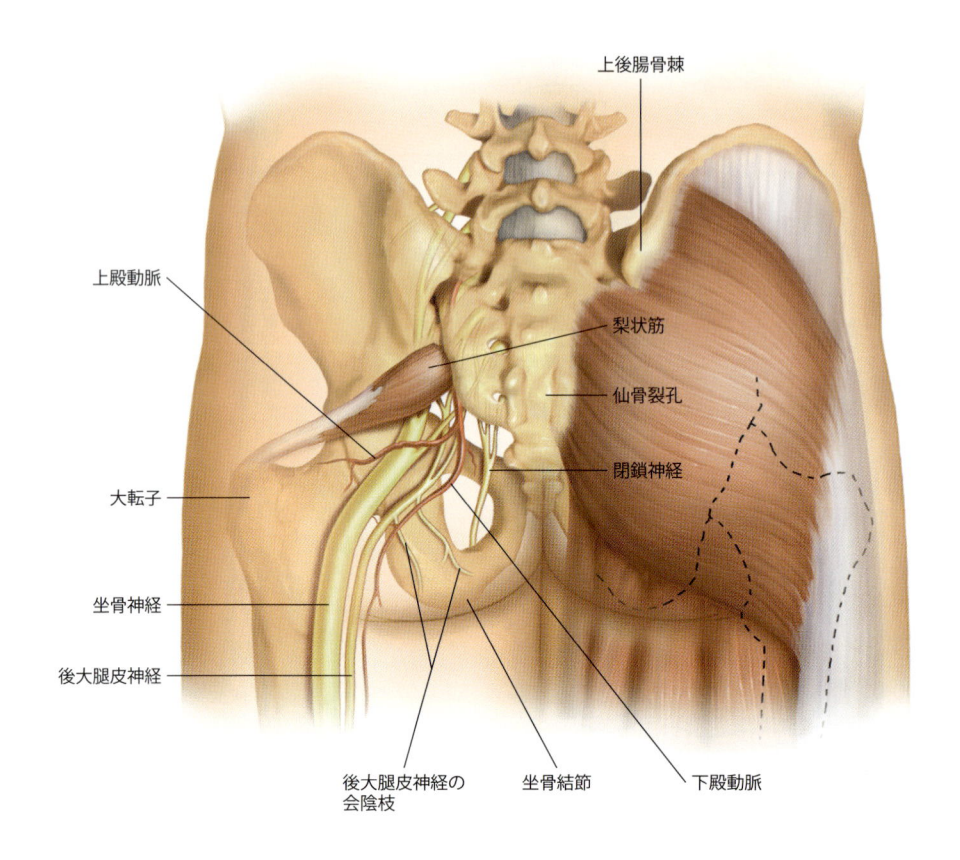

図 26-3 坐骨神経の解剖

ブロック法
神経同定法
　坐骨神経ブロックでは，電気刺激法による神経同定が最もよく行われる。坐骨神経の脛骨神経成分が刺激されると，足関節の足底屈と足の内反が誘発される。総腓骨神経成分が刺激されると，足関節の足背屈と足の外反が誘発される。超音波ガイド下で神経を同定して坐骨神経ブロックを行うこともある。坐骨神経は他の末梢神経に比べて深部に位置するが，大転子や坐骨結節などの重要な解剖学的ランドマークや神経構造を超音波ガイド下法で同定することができる。

ブロック針の刺入部位
　後方法による坐骨神経ブロック原法では，上後腸骨棘，大転子，仙骨裂孔などが重要な解剖学的ランドマークである。ブロック針の刺入部位を決めるために，まず上後腸骨棘と大転子後縁を結ぶ直線を描く。この線の中点

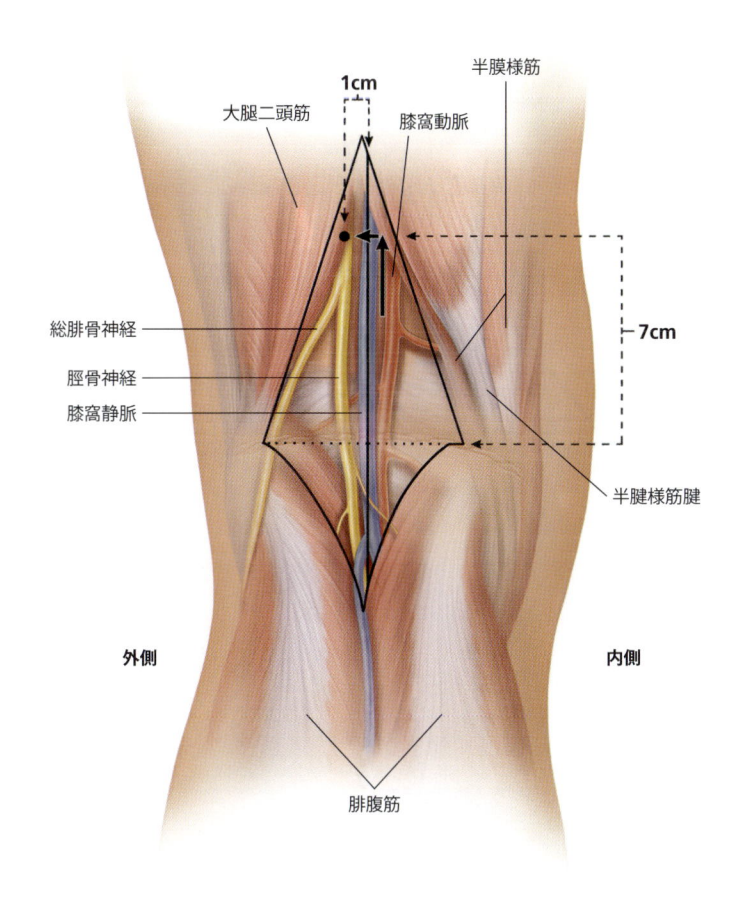

図 26-4 膝窩の神経，血管，筋肉の解剖

から垂線を3～5 cm引いて，大転子と仙骨裂孔を結ぶ直線との交点を求める（図26-5）。この交点が，ブロック針の刺入部位となる。21ゲージ×4インチ（10 cm）の刺激電極付きブロック針を皮膚に対して垂直に刺入し，脛骨神経か総腓骨神経の運動反応が誘発されるまで進める。0.5 mAの電流で適切な運動反応が得られたら，吸引テストを繰り返しながら局所麻酔薬を5 mLずつ，総量で20～30 mLをゆっくり投与する。

穿刺のコツ

最初の刺入で適切な運動反応が誘発されない場合は，仙骨裂孔と大転子を結ぶ線に沿わせて，針を少しずつ外側に向き変える。外側に針を向け直しても運動反応が誘発されない場合は，仙骨裂孔と大転子を結ぶ線に沿わせて，針を少しずつ内側に向き変える。ブロック針の刺入中に血液が吸引されたら，上殿動静脈か下殿動静脈を穿刺した可能性がある。この場合は，針を外側に向け直す。刺入中に

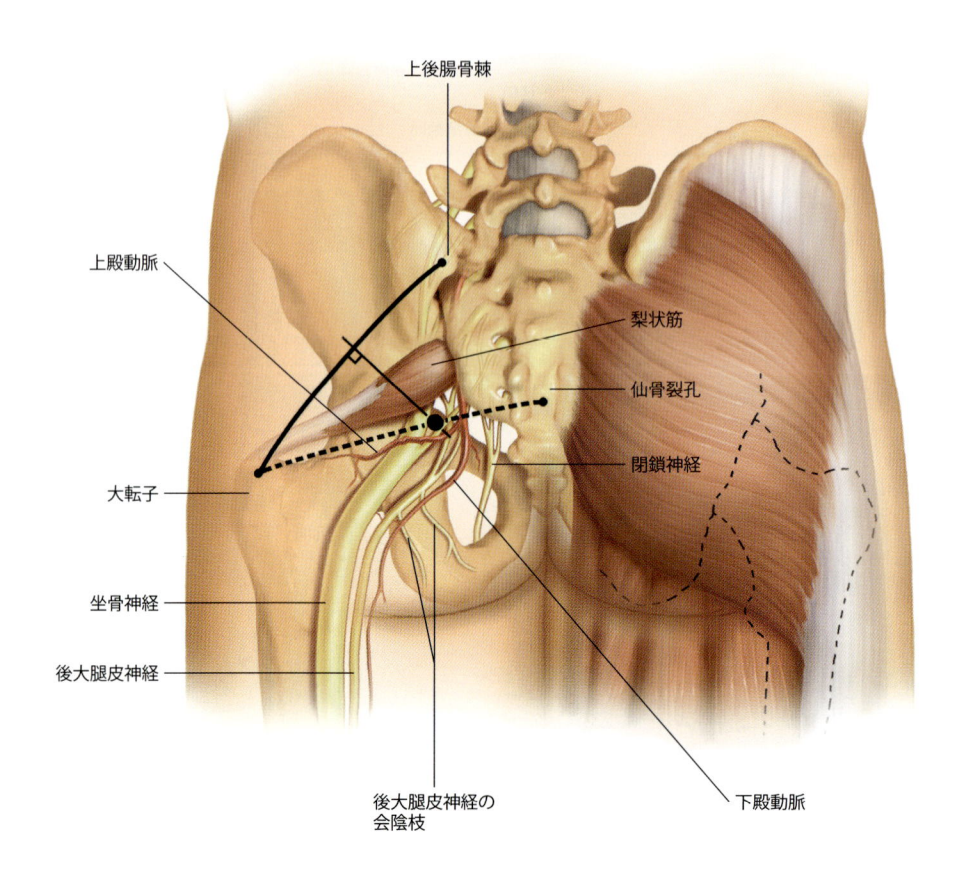

図 26-5 後方法による坐骨神経ブロック原法での解剖学的ランドマークとブロック針の刺入部位

骨にあたったら，針先が腸骨にあたったと考えられる．この場合は，針を内側に向け直す．

坐骨神経ブロックの変法

坐骨神経ブロックには他にも，いくつかのアプローチ法がある．後方からのブロックでは，殿下部法（subgluteal approach）や傍仙骨法（parasacral approach）が最もよく用いられる．後方法による坐骨神経ブロック原法と同様，患者をSims位にする（図26-6）．殿下部法では，坐骨結節と大転子を結ぶ直線を引くが，これは殿溝にほぼ一致する．この線の中点から垂線を引き，尾側に4 cm伸ばす．この垂線の終点が，針の刺入部位となる（図26-8）．この刺入部位が，大腿二頭筋と外側広筋の間の溝にほぼ相当することを，触診で確認する．21ゲージ×4インチ（10 cm）の刺激電極付きブロック針を皮膚に対して垂直に刺入し，脛骨神経か総腓骨神経の運動反応が誘発されるまで進める．0.5 mAの電流で適切な運動反応が誘発されれば，吸引テストを繰り返しながら局所麻酔薬を5

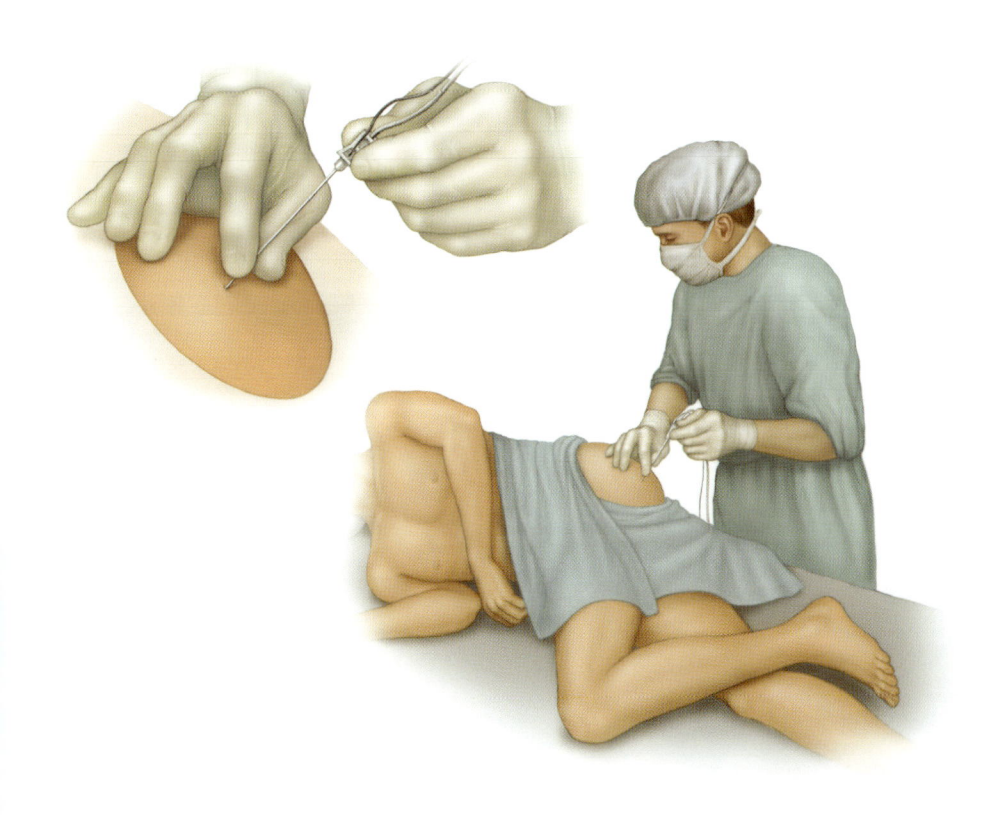

図 26-6　後方法による坐骨神経ブロックでの患者と麻酔科医の位置

mL ずつ，総量で 20 〜 30 mL をゆっくり投与する。殿下部法では坐骨神経のより末梢側でブロックを行うため，後大腿皮神経はブロックの確実性が低下する。

　傍仙骨法による坐骨神経ブロックでは，患者を Sims 位にして，上後腸骨棘と坐骨結節を結ぶ直線を引く。この線上で，上後腸骨棘から 6 cm 尾側の点が，ブロック針の刺入部位となる（図 26-9）。21 ゲージ × 4 インチ（10 cm）の刺激電極付きブロック針を皮膚に対して垂直に刺入し，脛骨神経か総腓骨神経の運動反応が誘発されるまで進める。0.5 mA の電流で適切な運動反応が誘発されれば，吸引テストを繰り返しながら局所麻酔薬を 5 mL ずつ，総量で 20 〜 30 mL をゆっくり投与する。傍仙骨法による坐骨神経ブロックでは，ブロック針を内側で刺入するため，陰部神経ブロックによる尿閉や，閉鎖神経ブロックも起こりうる。

　前方法（anterior approach）による坐骨神経ブロックは，患者を仰臥位にして行う（図 26-7）。前方法は，患者を側臥位にする

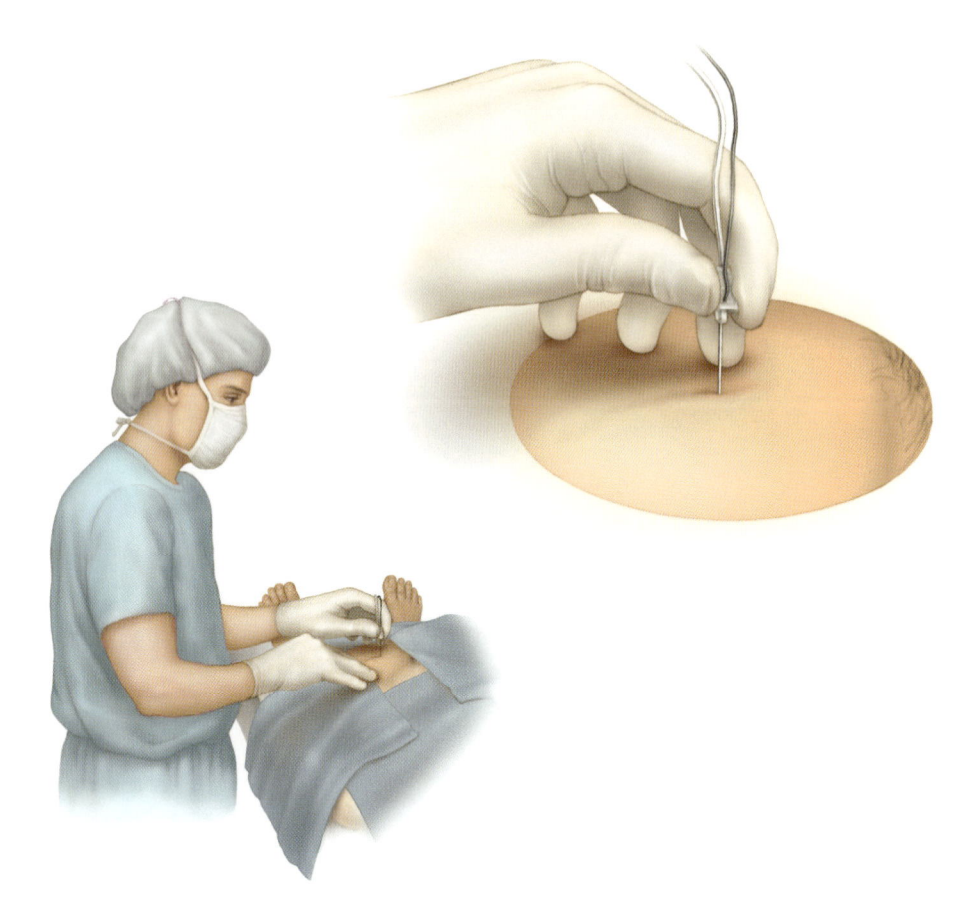

図 26-7 前方法による坐骨神経ブロックでの患者と麻酔科医の位置

ことが難しい場合，あるいは側臥位にすると痛みが伴う場合に有用である。患者を仰臥位とし，術側下肢を中間位か少し外転させる。上前腸骨棘と恥骨結節を結ぶ直線を引き，この直線を3等分する。3等分した中央部と内側部の境界で，最初の線に対して垂線を引き，近位大腿まで尾側へ伸ばす。3本目の直線を，大転子から大腿前部を横切るように鼠径靱帯に平行，すなわち最初の直線と平行に引く。Beck法では，2本目の直線と3本目の直線の交点が，ブロック針の刺入部位となる（図26-10）。Chelly法ではこれと異なり，上前腸骨棘下縁と恥骨結節上角を結ぶ直線を引く。この直線の中点から尾側に垂線を引く。垂線上で中点から尾側に8 cmの点が，ブロック針の刺入部位となる（図26-10）。20ゲージ×6インチ（15 cm）の刺激電極付きブロック針を，皮膚に対して垂直に刺入する。針を少し外側へ向けて進めると，針先が小転子にあたるか，運動反応が誘発される。針先が骨にあたった場合は，針を少しずつ内側へ向き変えて，脛骨神経か総腓骨神経の運

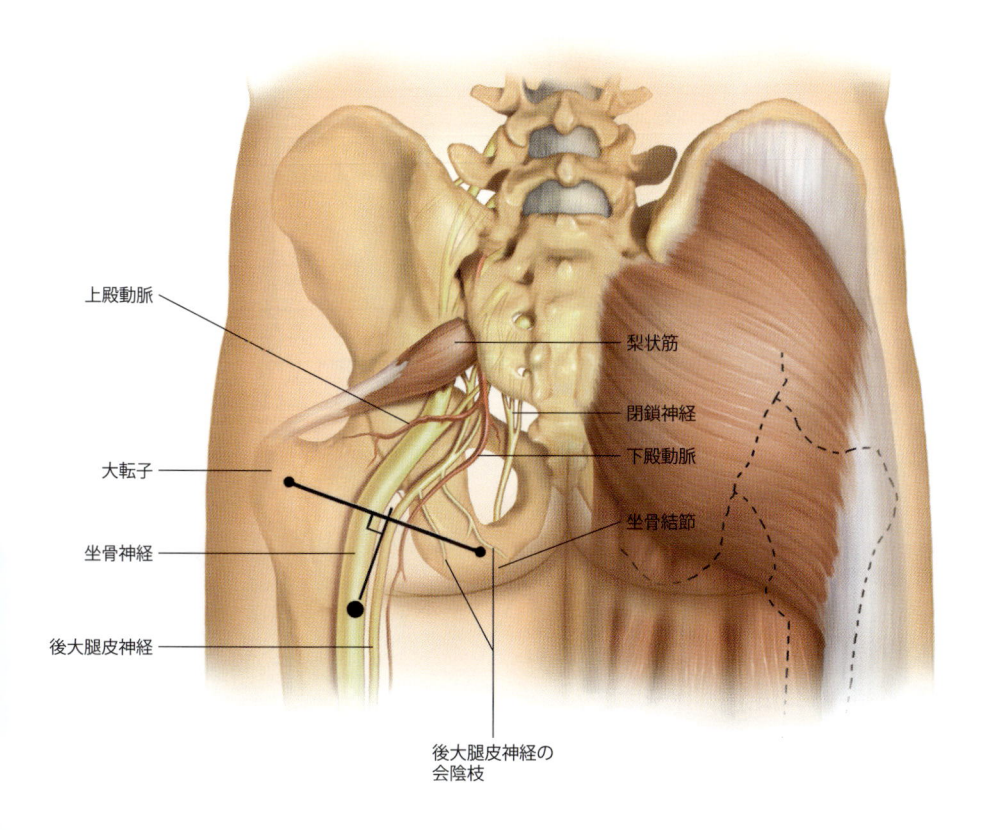

図 26-8 殿下部法による坐骨神経ブロックでの解剖学的ランドマークとブロック針の刺入部位

(ラベル: 上殿動脈、大転子、坐骨神経、後大腿皮神経、梨状筋、閉鎖神経、下殿動脈、坐骨結節、後大腿皮神経の会陰枝)

動反応が誘発されるまで進める。0.5 mA の電流で適切な運動反応が誘発されれば，吸引テストを繰り返しながら局所麻酔薬を 5 mL ずつ，総量で 20 〜 30 mL をゆっくり投与する。

超音波ガイド下坐骨神経ブロック
神経描出法

超音波プローブを殿溝直下の殿下部に，大腿長軸に対して垂直にあてる（図 26-11，図 26-12）。殿下部では，坐骨神経が浅層を走行するため，近位部よりも良好に描出される。殿下部にプローブを適切にあてれば，坐骨神経の横断像を描出できる（図 26-13）。プローブを少し傾けて，隣接した筋肉や筋膜と坐骨神経を鑑別すると，神経を良好に描出できるようになる。ブロックを行うには，プローブ位置をさらに調整して，坐骨神経が超音波断層像の中央に描出されるようにする。殿下部の坐骨神経は痩せた患者でもかなり深部に位置するため，重要な神経や血管を良好に描出するためには低周波数（4 〜 7 MHz）のプ

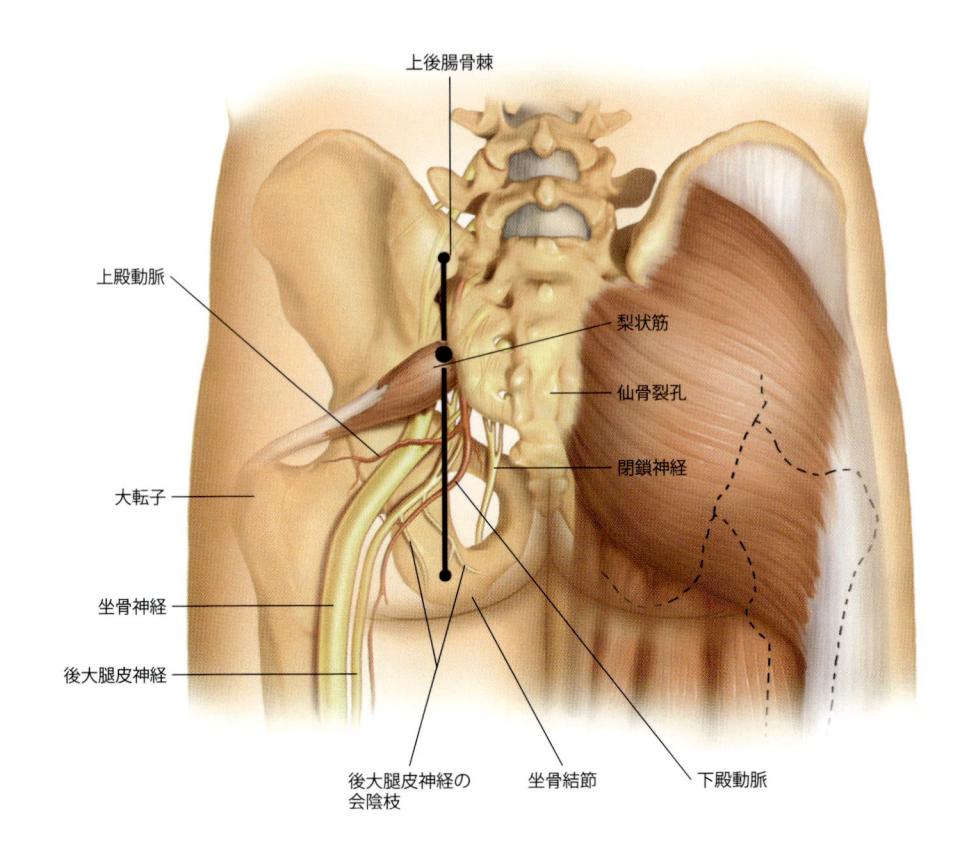

図 26-9 傍仙骨法による坐骨神経ブロックでの解剖学的ランドマークとブロック針の刺入部位

ローブを用いるのが一般的である。

超音波解剖学

　殿下部法には，高エコー性の坐骨結節と大転子の間で，大殿筋深部に坐骨神経が描出される断層像が最も適している（図26-13）。坐骨神経は，末梢神経の線維束構造により蜂窩状に見える。坐骨神経は楕円形をしており，その周辺を囲む周辺筋組織の筋膜が高エコー性に非常に明るく描出されることが多い。

ブロック法

　超音波ガイド下坐骨神経ブロックは通常，平行法で行う。ブロック針の刺入角度を超音波ビームの入射方向に対して垂直に近づけるため，プローブ外側縁から1〜2cm離れた部位で刺入する（図26-12）。21ゲージ×4インチ（10cm）の刺激電極付きブロック針を外側から内側に向けて刺入する。針先端の描出不良により神経損傷を合併するリスクを最小限とするため，ブロック針は神経のすぐ前方，あるいはすぐ後方に向けて進める。電

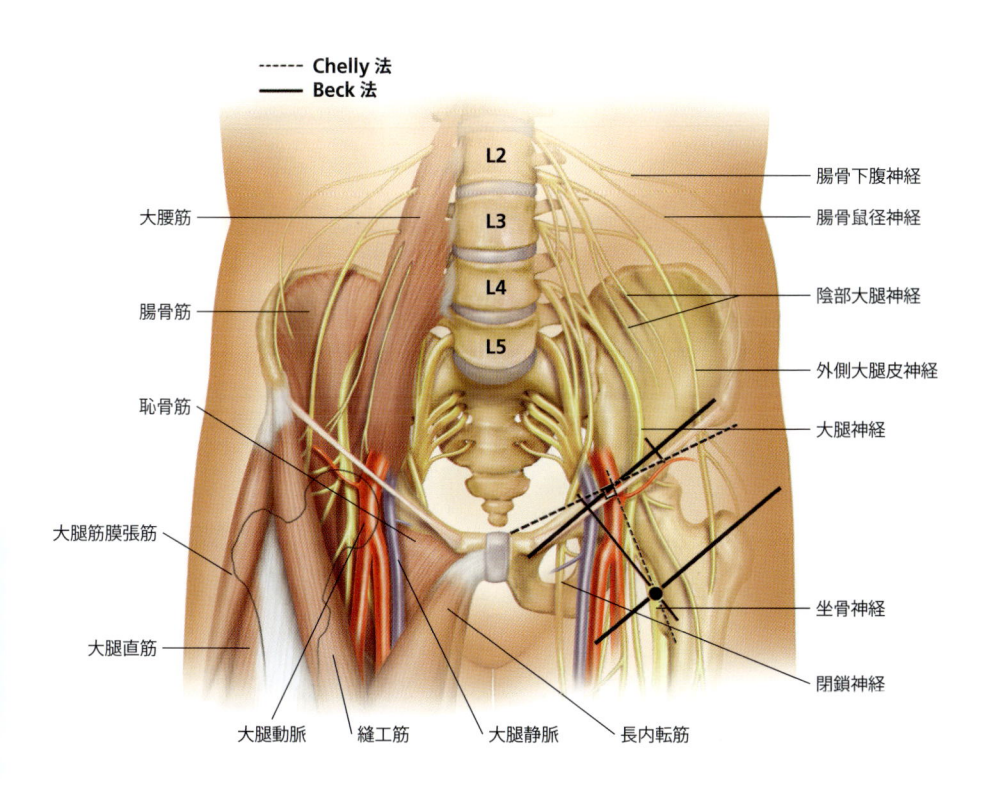

図 26-10 前方法による坐骨神経ブロックでの解剖学的ランドマークとブロック針の刺入部位

気刺激で神経を同定する場合は，運動反応を誘発するために，針先を神経と直接接触させる必要が生じる場合もある．神経同定後，局所麻酔薬を神経全周に浸潤するよう投与する（図 26-14）．

副作用と合併症

坐骨神経ブロックに伴う副作用や合併症は比較的少ない．局所的な皮下出血や圧痛が起こる可能性はあるが，臨床的に問題となる血腫形成はほとんどない．坐骨神経と並走する大血管はないが，坐骨神経周囲の組織は神経栄養血管に富む．痙攣や循環虚脱など，局所麻酔薬中毒による重篤な合併症が報告されているが，これらは極めてまれである．

術後の坐骨神経損傷は，下肢の神経ブロックにおける最も重大な合併症である．坐骨神経ブロックによる神経損傷は，非常にまれであると考えられている．しかし，周術期神経損傷発生に対する神経ブロックの関与は，いまだ明らかではない．わずかであるが，坐骨神経が他の末梢神経に比べて，機械的損傷，

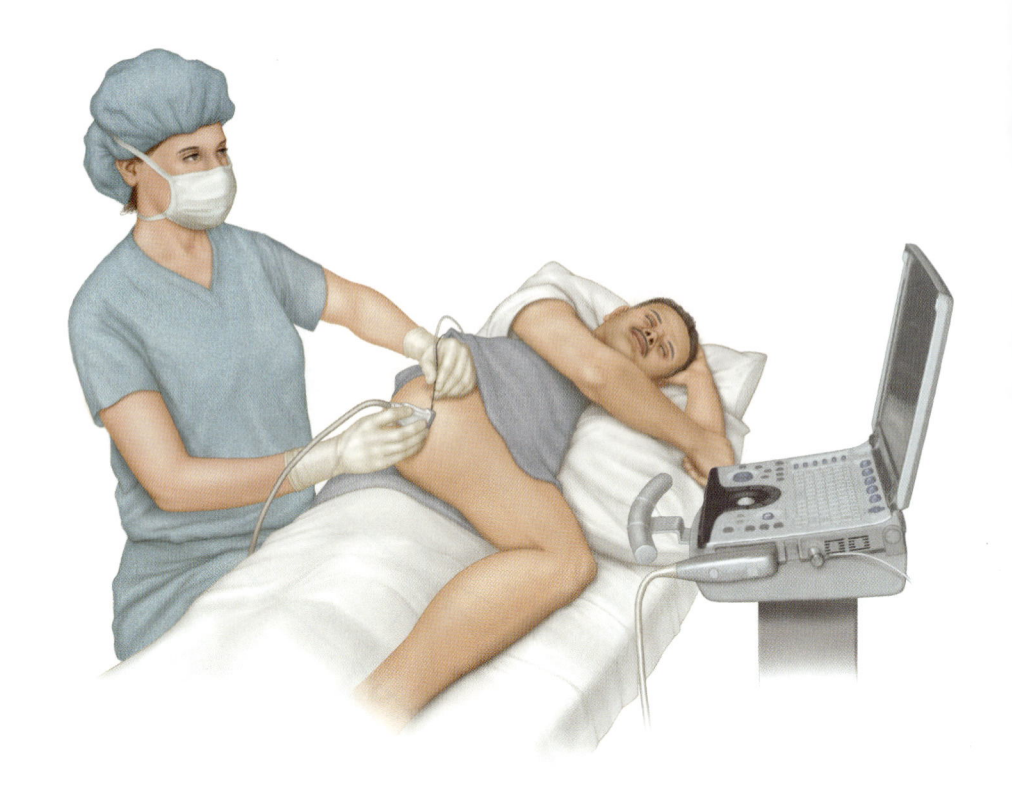

図 26-11 超音波ガイド下坐骨神経ブロックでの患者と麻酔科医の位置

虚血障害，化学的障害を受けやすいことを示唆するデータがある。したがって，明らかなエビデンスには欠けるが，長時間の駆血帯，膝関節の外反変形，新たなあるいは進行性の神経障害など，末梢神経損傷の外科的リスクや患者リスクが高い場合は，坐骨神経ブロックを避けた方が賢明だと思われる。

参考文献

Auroy Y, Benhamou D, Bargues L, Ecoffey C, Falissard B, Mercier FJ, et al. Major complications of regional anesthesia in France: The SOS Regional Anesthesia Hotline Service. Anesthesiology. 2002 Nov; 97(5): 1274-80. Erratum in: Anesthesiology. 2003 Feb; 98(2): 595.

Beck GP. Anterior approach to sciatic nerve block. Anesthesiology. 1963 Mar-Apr; 24: 222-4.

Brown DL. Atlas of regional anesthesia. 2nd ed. Philadelphia: W.B. Saunders, c1999.

Chan VW, Nova H, Abbas S, McCartney CJ, Perlas A, Xu DQ. Ultrasound examination and localization of the sciatic nerve: a volunteer study. Anesthesiology. 2006 Feb; 104(2): 309-14.

Chelly JE, Delauney L. A new anterior approach to the sciatic nerve block. Anesthesiology. 1999 Dec; 91(6): 1655-60.

Côté AV, Vachon CA, Horlocker TT, Bacon DR. From Victor Pauchet to Gaston Labat: the transformation of regional anesthesia from a surgeon's practice to the physician anesthesiologist. Anesth Analg. 2003 Apr; 96(4): 1193-200.

di Benedetto P, Bertini L, Casati A, Borghi B,

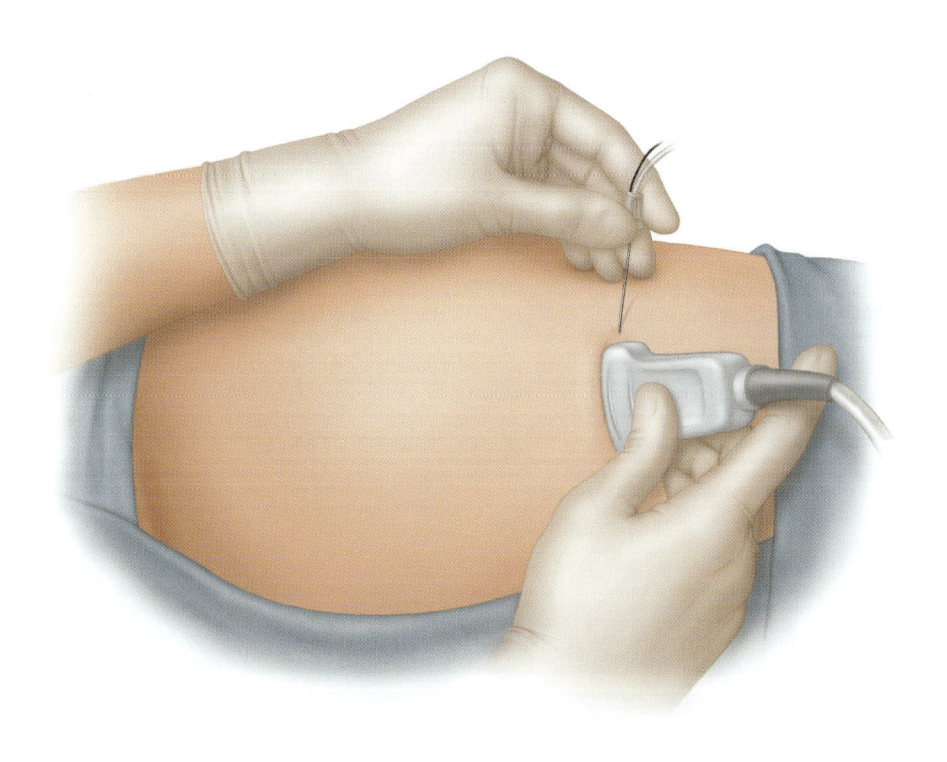

図 26-12 超音波ガイド下坐骨神経ブロックでのプローブのあて方とブロック針の刺入部位

Albertin A, Fanelli G. A new posterior approach to the sciatic nerve block: a prospective, randomized comparison with the classic posterior approach. Anesth Analg. 2001 Oct; 93(4): 1040-4.

Enneking FK, Chan V, Greger J, Hadzić A, Lang SA, Horlocker TT. Lower-extremity peripheral nerve blockade: essentials of our current understanding. Reg Anesth Pain Med. 2005 Jan-Feb; 30(1): 4-35.

Hebl JR. Peripheral nerve injury. In: Neal JM, Rathmell JP, editors. Complications in regional anesthesia and pain medicine. Philadelphia: W.B. Saunders; c2007. p.125-40.

Karmakar MK, Kwok WH, Ho AM, Tsang K, Chui PT, Gin T. Ultrasound-guided sciatic nerve block: description of a new approach at the subgluteal space. Br J Anaesth. 2007 Mar; 98(3): 390-5.

Labat G. Regional anesthesia: its technic and clinical application. Philadelphia: W.B. Saunders; c1922.

Mansour NY. Reevaluating the sciatic nerve block: another landmark for consideration. Reg Anesth. 1993 Sep-Oct; 18(5): 322-3.

Mansour NY, Bennetts FE. An observational study of combined continuous lumbar plexus and single-shot sciatic nerve blocks for post-knee surgery analgesia. Reg Anesth. 1996 Jul-Aug; 21(4): 287-91.

Raj PP, Parks RI, Watson TD, Jenkins MT. A new singleposition supine approach to sciatic-femoral nerve block. Anesth Analg. 1975 Jul-Aug; 54(4): 489-93.

Winnie AP. Regional anesthesia. Surg Clin North Am. 1975 Aug; 55(4): 861-92.

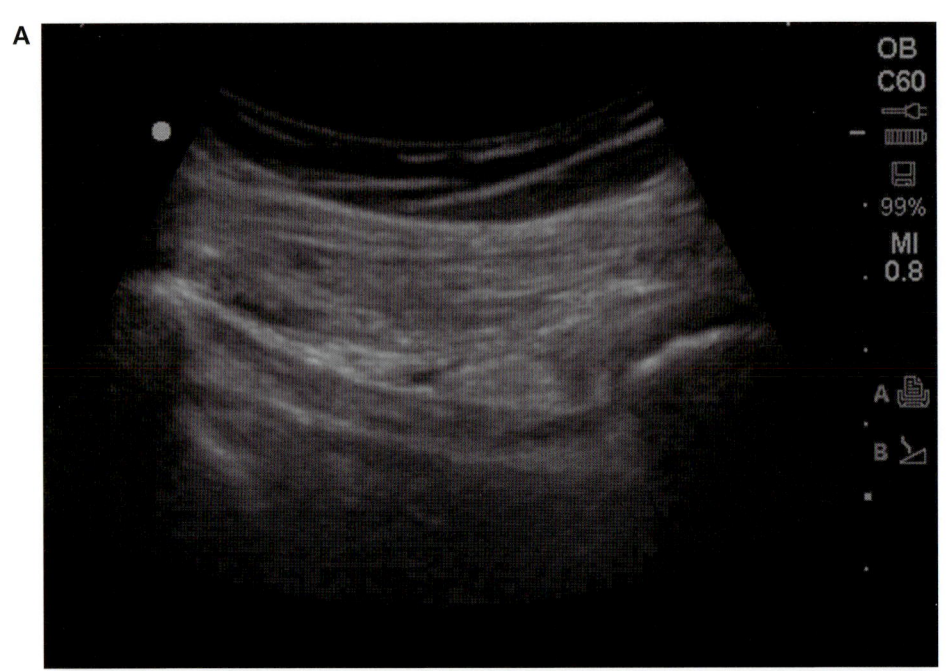

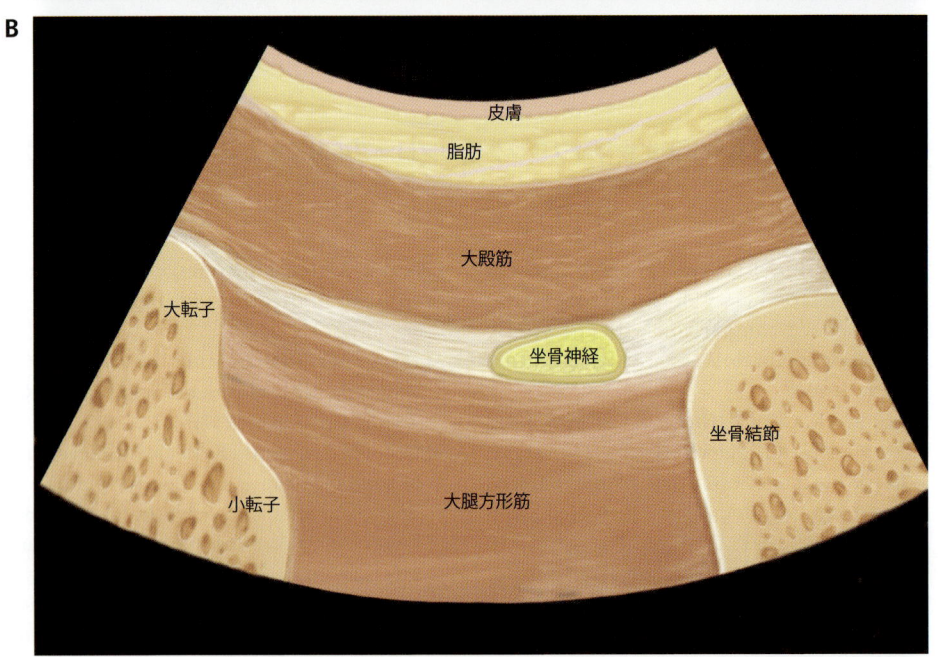

図 26-13　殿下部法で描出される坐骨神経の超音波画像
A：超音波断層像。B：解剖学的模式図。

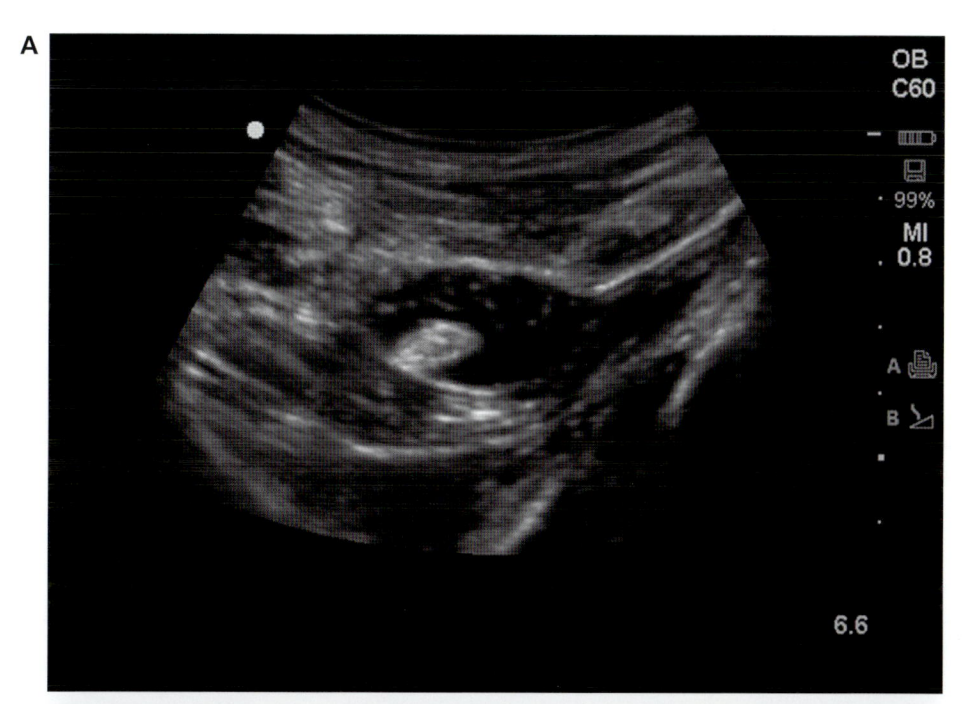

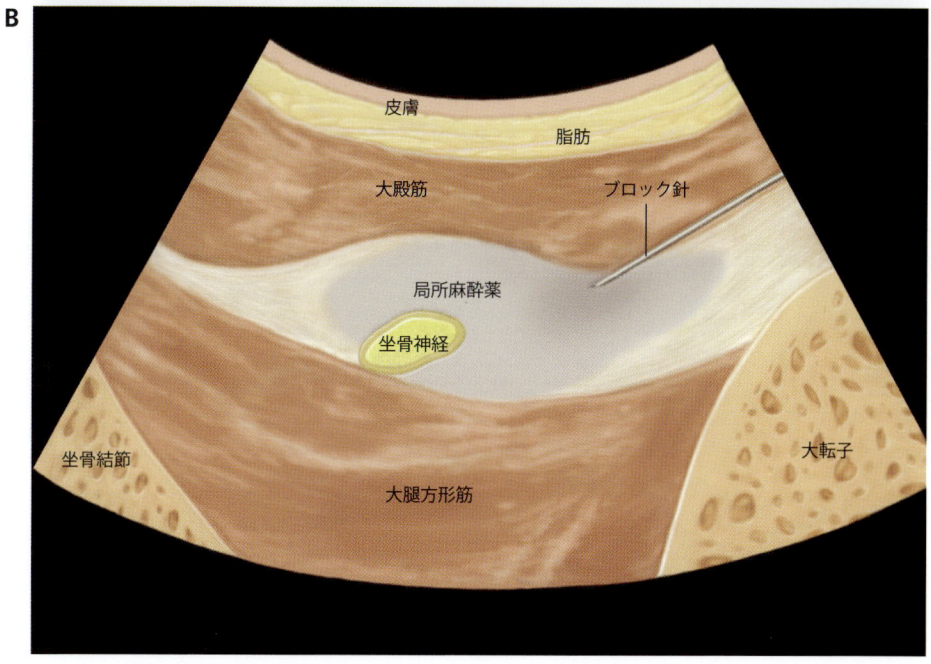

図 26-14 超音波ガイド下坐骨神経ブロック
A：超音波断層像。B：解剖学的模式図。

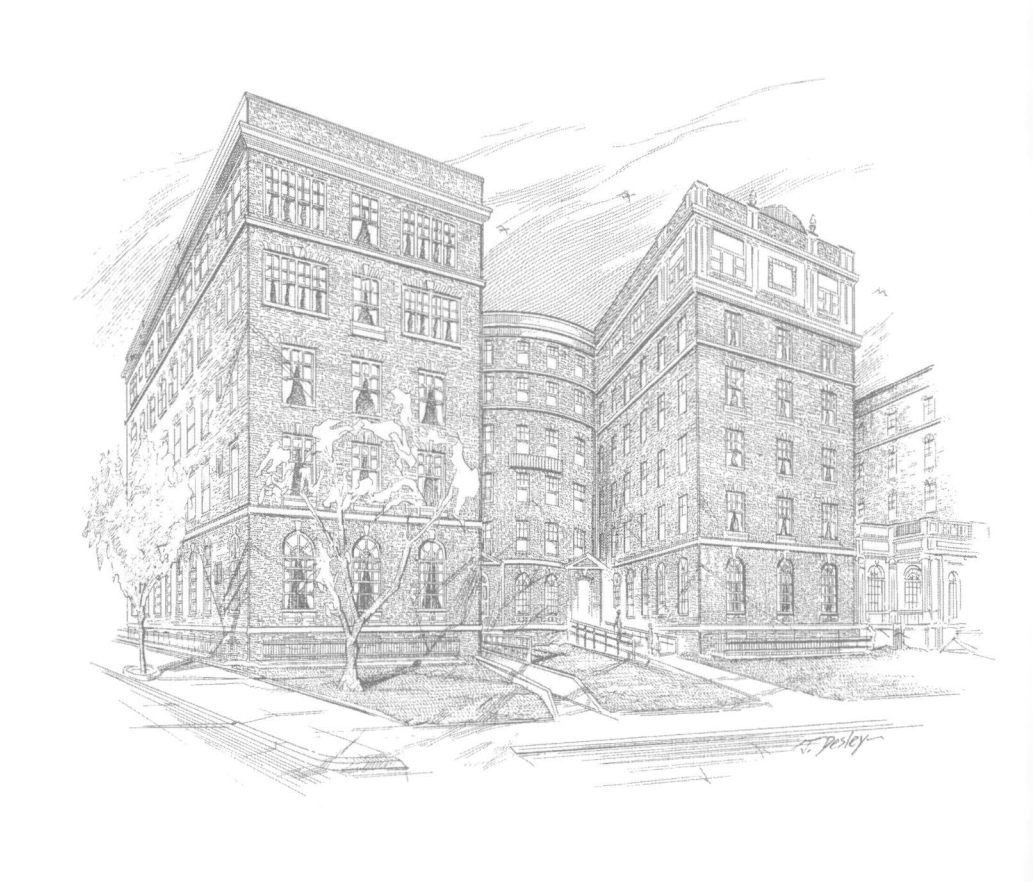

27章

膝窩でのブロック

James R. Hebl, M.D.
Adam K. Jacob, M.D.

臨床適応

1922年にGaston Labatが，膝窩での坐骨神経ブロックを初めて報告した。しかし，膝窩で坐骨神経ブロックを行うと，合併症や感覚異常の発生率が高まることが心配されたため，当初このブロック法はあまり広まらなかった。1980年にRorieらが再評価を行い，膝窩での坐骨神経ブロックは，神経障害など重篤な合併症の発生率が高いわけではなく，安全に行えることを示した。膝窩でのブロック（popliteal block）はこれ以来，下肢手術で最もよく行われる神経ブロックの1つとなった。足や足関節の再建術，軟部組織のデブリドマン，膝下切断術，Achilles腱修復術，足関節固定術，伏在静脈ストリッピングなどによく用いられる。

膝窩での坐骨神経ブロックでは，下肢遠位部全体の麻酔や鎮痛は得られない。下腿と足関節の内側皮膚の感覚は，伏在神経が司る（25章参照）。したがって，膝関節から遠位の下肢全体をブロックするために，伏在神経ブロックの追加が必要となることが多い。より近位での坐骨神経ブロックと異なり，膝窩でのブロックでは大腿二頭筋，半膜様筋，半腱様筋など大腿後側の3筋の運動がブロックされないため，患者は膝関節の屈曲が可能であり，介助により松葉杖歩行ができる。

膝窩の神経解剖

坐骨神経（sciatic nerve）は，2本の太い神経，脛骨神経と総腓骨神経が1本となったものである。脛骨神経は，L4腰神経〜S3仙骨神経前枝の前部に由来する。総腓骨神経は，L4腰神経〜S2仙骨神経前枝の後部に由来する（図27-1）。脛骨神経と総腓骨神経，およびそれらの分枝は，下肢遠位部の感覚と運動の大部分を支配する（図27-2，図27-3）。

坐骨神経は大腿を下行し，半膜様筋と半腱様筋を内側，大腿二頭筋長頭を外側とする溝を走行して膝窩に至る（図27-4）。膝窩への途上で坐骨神経は脛骨神経と総腓骨神経に分岐する。膝窩動静脈は，脛骨神経と総腓骨神経の内側深部を走行する（図27-5）。

脛骨神経（tibial nerve）は膝窩を出てヒラメ筋深部，すなわち前方に向かい，後脛骨動脈とともに下腿後部を下行する。脛骨神経と後脛骨動脈は後脛骨筋と長趾屈筋の間の溝を走行し，内果後方に至る。内果の高さで，脛骨神経は内側足底神経，外側足底神経，内側踵骨神経に分岐する。これらの神経は，足底の感覚と運動を司る（図27-3）。内側腓腹皮神経（medial sural cutaneous nerve）は脛骨神経の近位で分枝し，下腿後外側の皮膚感覚を司る。膝窩で脛骨神経から分枝し，腓腹筋外側頭と内側頭の間で下腿浅部を下行する。ふくらはぎの中央部で外側腓腹皮神経からの交通枝と合流し，腓腹神経となる。腓腹

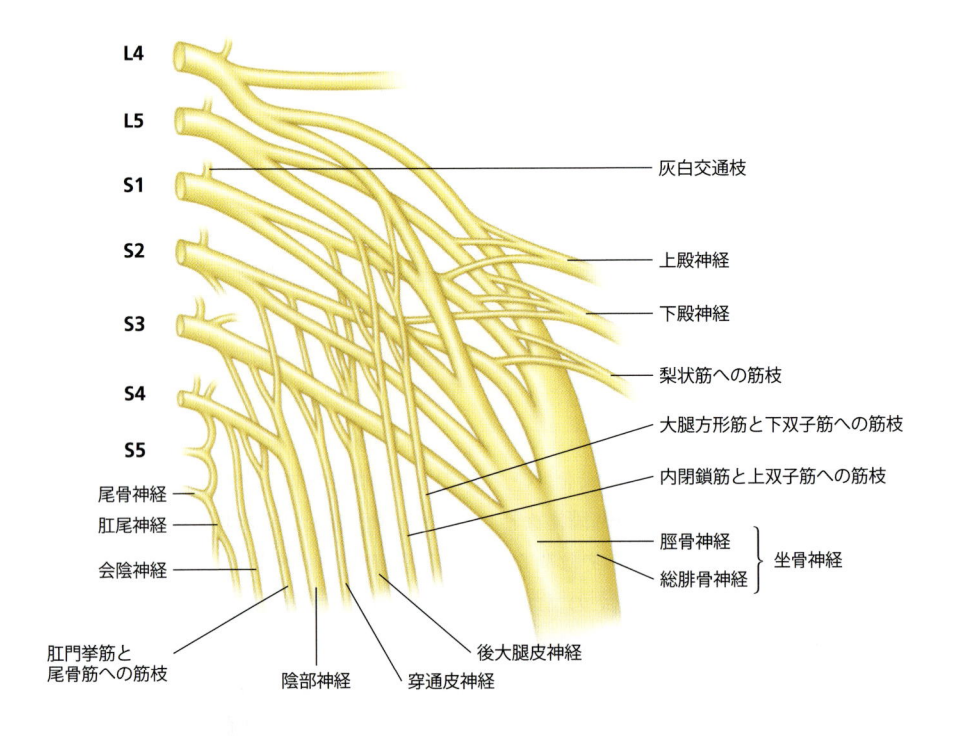

図27-1 腰仙骨神経叢の解剖

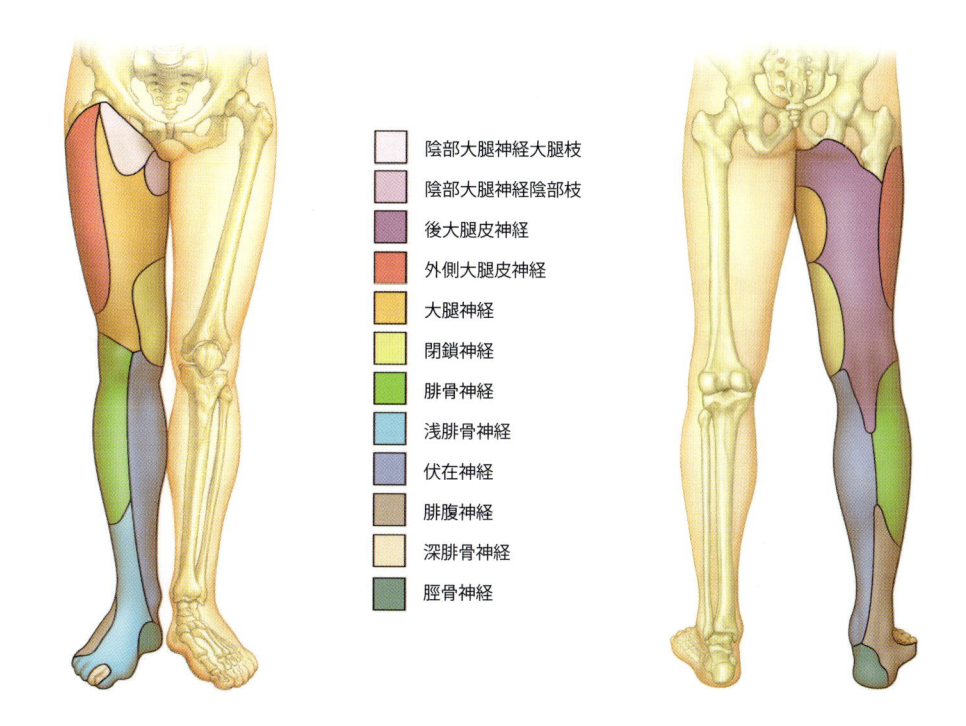

図 27-2　下肢の皮膚神経支配

- 陰部大腿神経大腿枝
- 陰部大腿神経陰部枝
- 後大腿皮神経
- 外側大腿皮神経
- 大腿神経
- 閉鎖神経
- 腓骨神経
- 浅腓骨神経
- 伏在神経
- 腓腹神経
- 深腓骨神経
- 脛骨神経

神経（sural nerve）は Achilles 腱外側縁に沿って下腿を下行し，外果後方に至る。外果の高さで，外側踵骨神経と外側足背皮神経に分岐し，足と足関節の外側皮膚の感覚を司る（図 27-3）。

総腓骨神経（common peroneal nerve）は，大腿二頭筋と腓骨頭に停止する大腿二頭筋腱の外縁に沿って，下外側へ走行する。腓骨下頸部の高さで，総腓骨神経は深腓骨神経と浅腓骨神経に分岐する。深腓骨神経（deep peroneal nerve）は，前脛骨筋と長趾伸筋の間を前脛骨動脈と並走し，下腿前部を下行する。次いで，長母趾伸筋腱のすぐ外側，長趾伸筋腱の内側で足関節を通過する。深腓骨神経は，前脛骨筋，長趾伸筋，短趾伸筋，長母趾伸筋，短母趾伸筋の運動を支配する。また，足背深部と，第 1 趾と第 2 趾の趾間部の感覚を司る（図 27-3）。浅腓骨神経（superficial peroneal nerve）は，長腓骨筋と長趾伸筋の間で下腿外側部を下行し，外果の前内側，つまり内側浅層から足に至る。長腓骨筋と短腓骨筋の運動を支配し，足背の皮膚感覚を司る（図 27-3）。

体表解剖

膝窩で後方法により坐骨神経をブロックする際は，膝窩の皺，大腿二頭筋内側縁，半膜様筋外側縁，半腱様筋外側縁などが重要な体

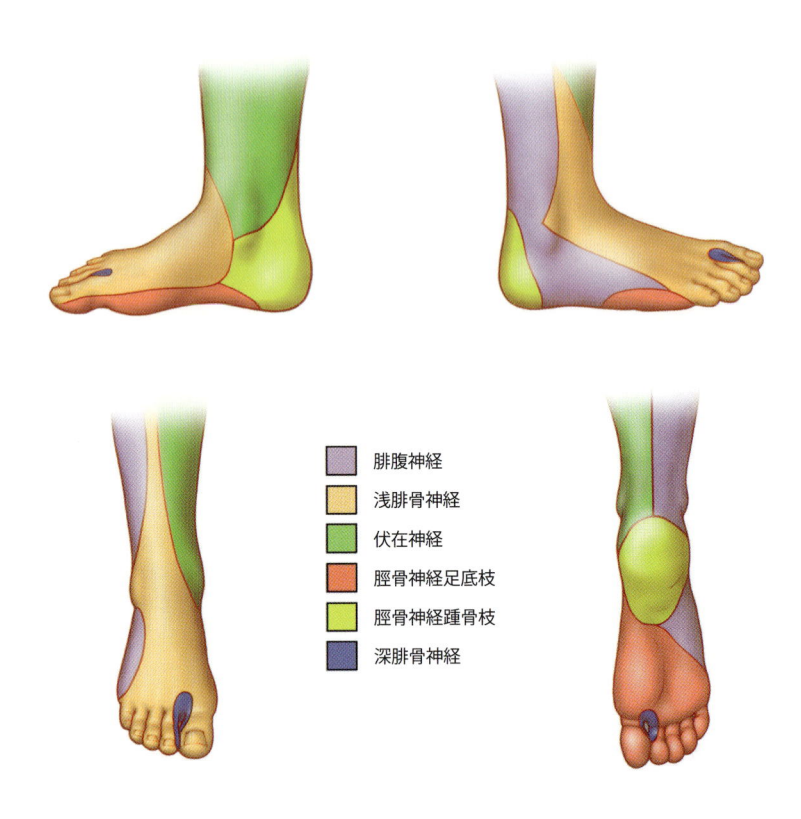

図 27-3　足と足関節の皮膚神経支配

凡例：
- 腓腹神経
- 浅腓骨神経
- 伏在神経
- 脛骨神経足底枝
- 脛骨神経踵骨枝
- 深腓骨神経

表ランドマークとなる（図27-6）。患者を腹臥位とし，足を押さえながら患者に膝関節の屈曲をさせると，これらのランドマークが明瞭になる。

患者体位

膝窩で後方法により坐骨神経をブロックする際は患者を腹臥位とし，下肢は中間位とする。電気刺激によって誘発される運動反応がはっきりわかるように，足を手術台の外へ出す（図27-7）。麻酔科医は，患者のブロック側に立つ場合が多い。

ブロック法

神経同定法

膝窩での坐骨神経同定には，電気刺激法が最もよく用いられる。坐骨神経の脛骨神経成分が刺激されると，足関節の底屈と足の内反が誘発される。総腓骨神経成分の刺激では，足関節の足背屈と足の外反が誘発される。超音波ガイド下で神経を同定することもできる。坐骨神経は他の末梢神経に比べて深在性

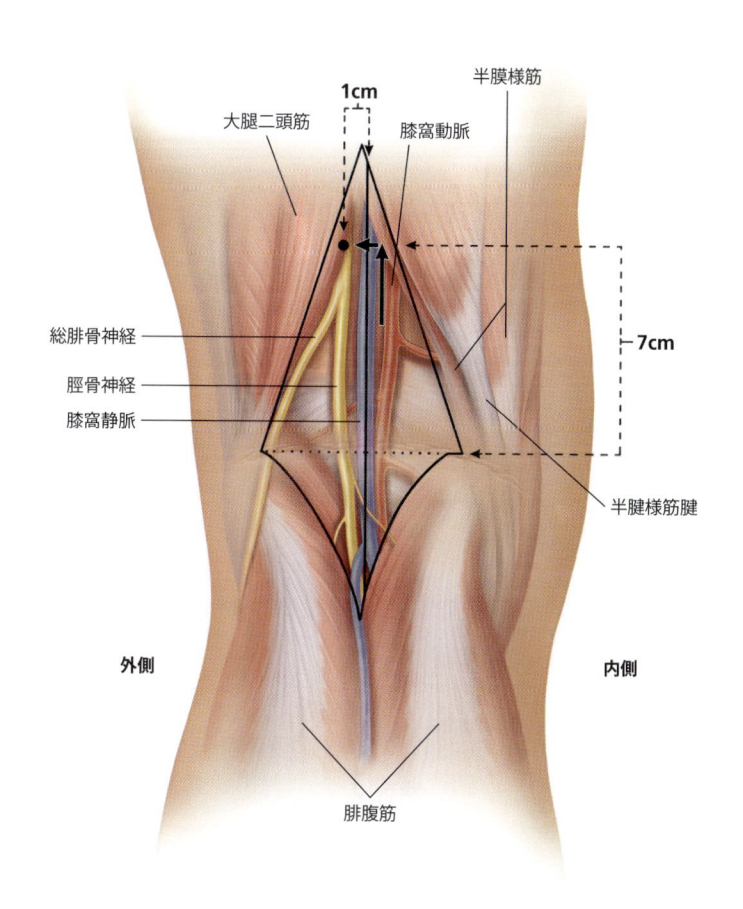

図 27-4 膝窩の神経，血管，筋肉の解剖

であるが，膝窩動静脈などの重要な解剖学的ランドマークや神経を超音波ガイド下で同定できる．

ブロック針の刺入部位

患者を腹臥位とし，(1) 下方は膝窩の皺，(2) 外側は大腿二頭筋内側縁，(3) 内側は半膜様筋外側縁と半腱様筋外側縁に沿って線を引き，三角形を描く（図 27-6）．これらの筋肉や腱の輪郭は，足を押さえながら患者に膝関節を屈曲させると簡単にわかる．大腿二頭筋，半膜様筋，半腱様筋など大腿後側の 3 筋を緊張させることで，これらの腱が触知しやすくなるためである．膝窩の皺から 7 cm 頭側，この三角の中心線から 1 cm 外側の点が，ブロック針の刺入部位となる（図 27-6）．21 ゲージ×4 インチ（10 cm）の刺激電極付きブロック針を，皮膚に対して 45〜60 度の角度で刺入し，頭側に進める（図 27-7）．通常 1.5〜3 cm の深さで，脛骨神経か総腓骨神経の運動反応が誘発される．0.5 mA 以下の電流で適切な運動反応が誘発され

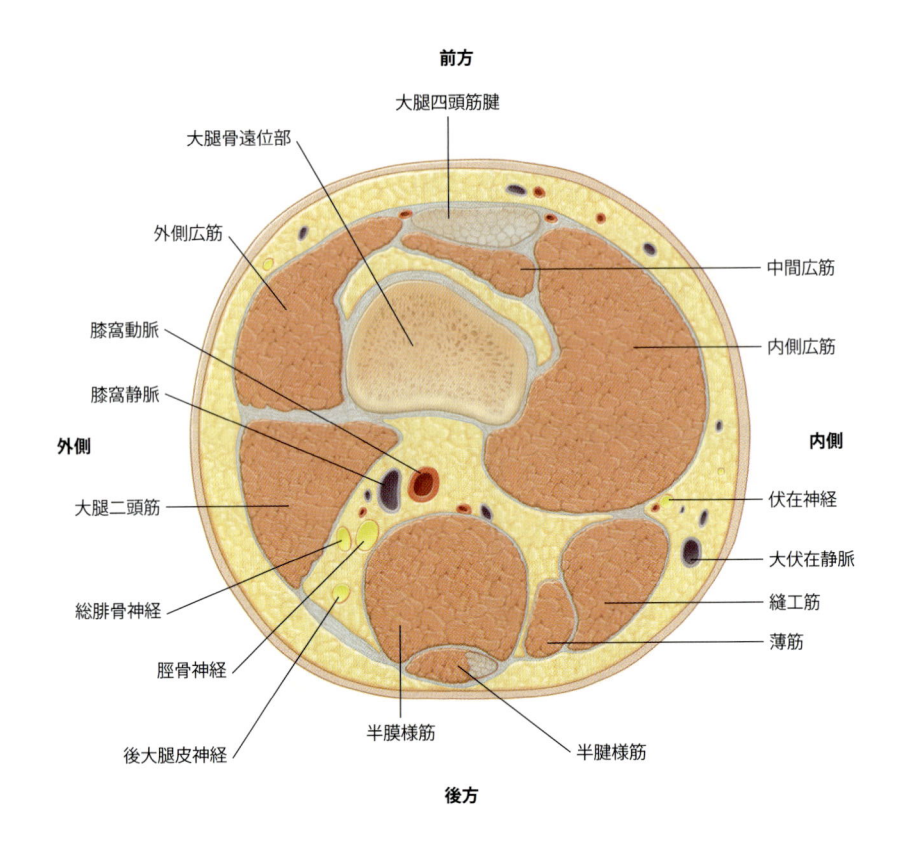

図 27-5　膝窩の解剖（横断面）

たら，吸引テストを繰り返しながら，局所麻酔薬を 5 mL ずつ，総量で 30〜40 mL をゆっくり投与する．膝窩で脛骨神経と総腓骨神経の両者を完全にブロックするためには，一般的に局所麻酔薬量の大量投与が必要である．0.5 mA 以下の電流で運動反応を誘発できなくても，0.5 mA 以上の電流で脛骨神経の運動反応が誘発されれば，ブロックは成功することが多い．

穿刺のコツ

　適切な運動反応が誘発されない場合は，ブロック針を少し引き戻し，針をより外側に向き変える．大腿二頭筋が直接刺激された場合は，針の刺入が外側へ向きすぎている．半腱様筋が直接刺激された場合は，針の刺入が内側へ向きすぎている．このような場合は，反対側へ少しずつ針を向き変える．刺入中に血液逆流を認めた場合は，膝窩動静脈の穿刺が疑われるので，針をより後外側，つまり外側浅層へ向け直す．また，脛骨にあたった場合は針を前方へ深く進めすぎているので，針を引き戻す．

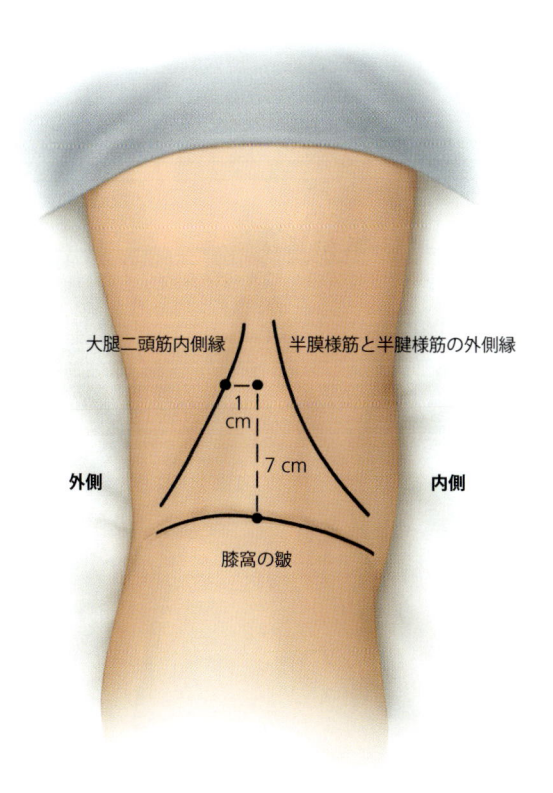

図 27-6 膝窩で行う後方法による坐骨神経ブロックでの体表ランドマーク

膝窩でのブロックの変法

　膝窩での坐骨神経ブロックには，外側法（lateral approach）もよく用いられる。外側法では，膝蓋骨上縁と，大腿二頭筋と外側広筋の間の溝が，重要な体表ランドマークである。患者を仰臥位とし，足を押さえながら患者に下肢を屈曲させると，これらの解剖学的ランドマークが明瞭になる。肥満患者では，大腿二頭筋と外側広筋の間の溝がわかりにくいことがある。

　外側法は患者を仰臥位とし，下肢は中間位で行う（図27-8）。下肢の外旋は，大腿骨や大腿二頭筋と坐骨神経の解剖学的位置関係を変えることがある。膝関節から大腿遠位部に枕をあててブロック側の下肢を挙上し，後方法の場合と同様にブロック側の足を手術台の外へ出して，電気刺激によって誘発されるわずかな運動反応もはっきりわかるようにする。膝蓋骨上縁を触知し，その外側から手術台へ向けて垂線を引く。外側広筋外側縁と大腿二頭筋腱の間の溝を触知して線を引く。これらの2直線の交点から，ブロック針を刺入する。21ゲージ×4インチ（10 cm）の刺激電極付きブロック針を，冠状面に対して

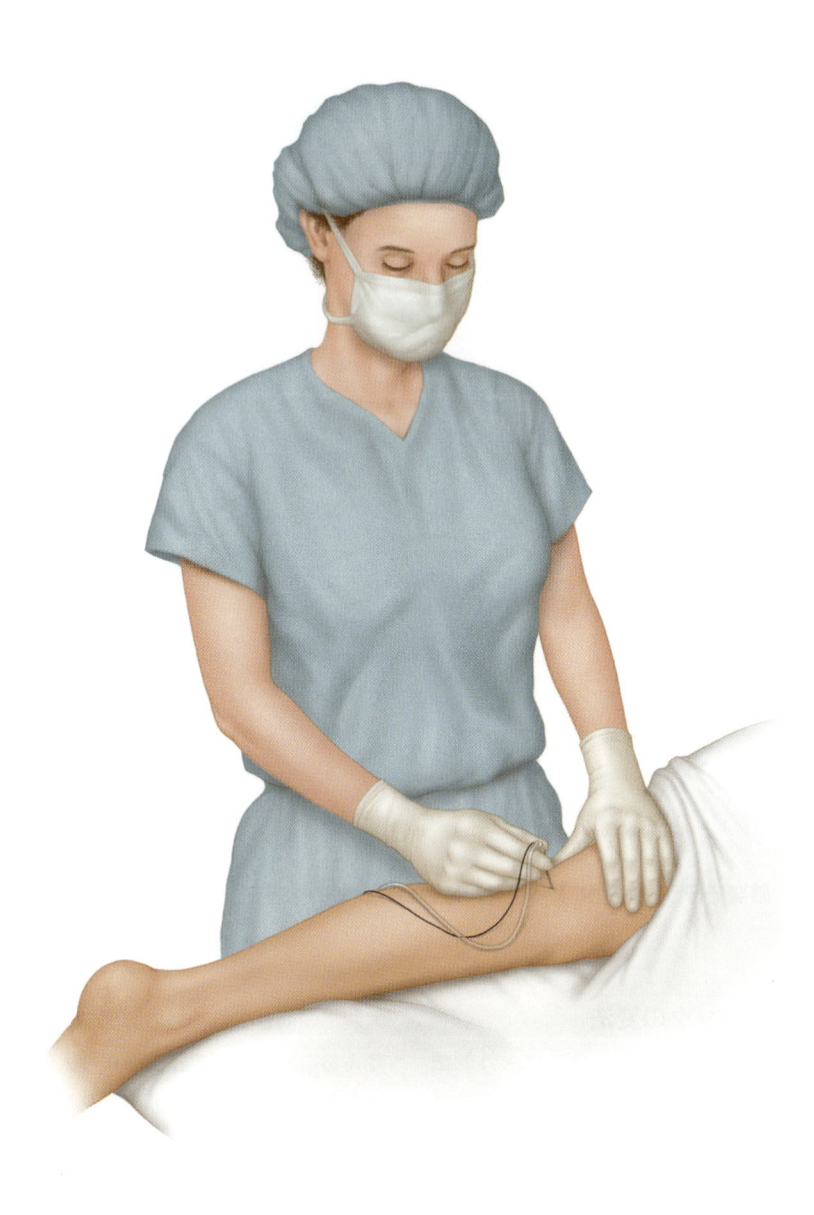

図 27-7　膝窩で行う後方法による坐骨神経ブロックでの患者と麻酔科医の位置

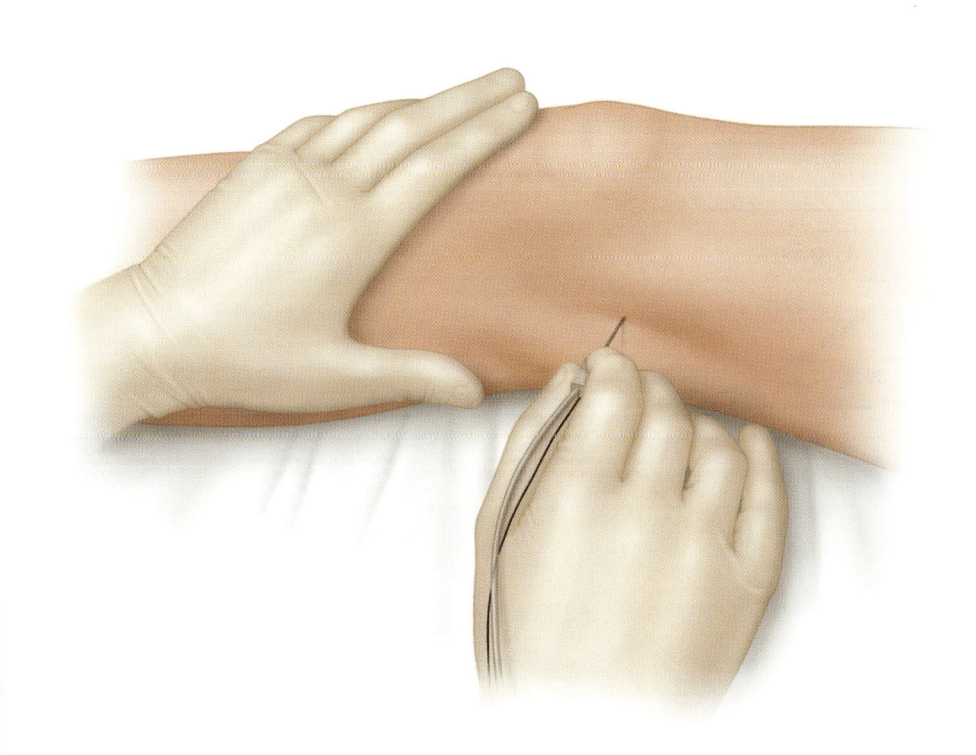

図 27-8 膝窩で行う外側法による坐骨神経ブロックでのブロック針の刺入部位

30度の角度で刺入し，脛骨神経か総腓骨神経の運動反応が誘発されるまで後方に進める（図 27-9）。総腓骨神経は脛骨神経の外側を走行するため，総腓骨神経の運動反応が先に誘発されることが多い。脛骨神経は総腓骨神経の後内側，つまり後方でより深部を走行する。ブロックを成功させるには，総腓骨神経と脛骨神経の運動反応を両方とも誘発する必要がある。0.5 mA 以下の電流で適切な運動反応が誘発されたら，吸引テストを繰り返しながら局所麻酔薬を 5 mL ずつ，脛骨神経と総腓骨神経の両者に総量 15～20 mL をゆっくり投与する。針先が大腿骨にあたった場合は，適切な運動反応が誘発されるまで，針の向きを少しずつ後方に変える。

膝窩での坐骨神経ブロックを成功させるためのポイントがいくつかある。まず，脛骨神経と総腓骨神経の運動反応を両方とも誘発してそれぞれブロックする方が，どちらか一方のみを目安に局所麻酔薬を投与するよりも成功率が高い。次に，一方の神経の運動反応のみを目安にブロックを行う場合は，局所麻酔薬の投与量が重要になる。例えば，局所麻酔薬を 40 mL と多く投与した方が，20 mL の投与に比べて成功率が有意に上がる。さらに，電気刺激で足の内反と足関節の背屈が誘発された場合に，ブロックの成功率が高いことが報告されている。足の内反は前脛骨筋と後脛骨筋の収縮による。これらの筋肉はそれぞれ，脛骨神経と深腓骨神経に支配される。した

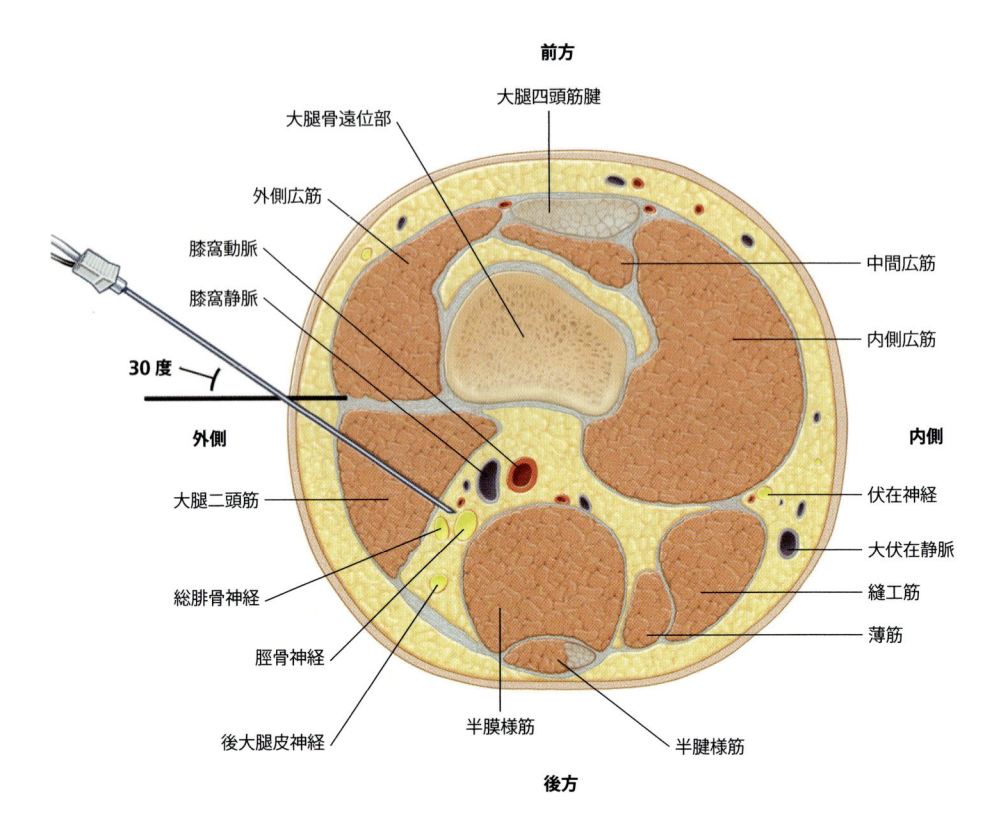

図 27-9 外側法によるブロック針の刺入方向を示す膝窩の解剖図（横断面）

がって，足の強い内反が誘発された場合は，ブロック針先端が脛骨神経と総腓骨神経の両者に近いか，あるいは坐骨神経そのものに近いと考えられる。

膝窩での超音波ガイド下坐骨神経ブロック

神経描出法

　膝窩での超音波ガイド下坐骨神経ブロックは，仰臥位と腹臥位のいずれの体位でも行える。仰臥位の場合は，下肢を高く挙上し，膝窩にプローブをあてるための十分な余裕を確保しなければならない。患者を腹臥位とし，下肢を中間位とする体位の方が一般的である。超音波プローブを膝窩の皺のすぐ近位側へ，下肢の長軸と垂直にあてる。プローブをこのようにあてると，ブロック針を後方から直交法[訳注1]で（図 27-10），あるいは外側から平行法で刺入できる（図 27-11）。

　坐骨神経は，下肢の深部から浅部へ移動し

訳注1：一般的には"交差法"といわれることが多いが，ブロック針を超音波ビーム面に対し垂直に穿刺することの重要性を強調するため，本書では"直交法"という語を使用した。

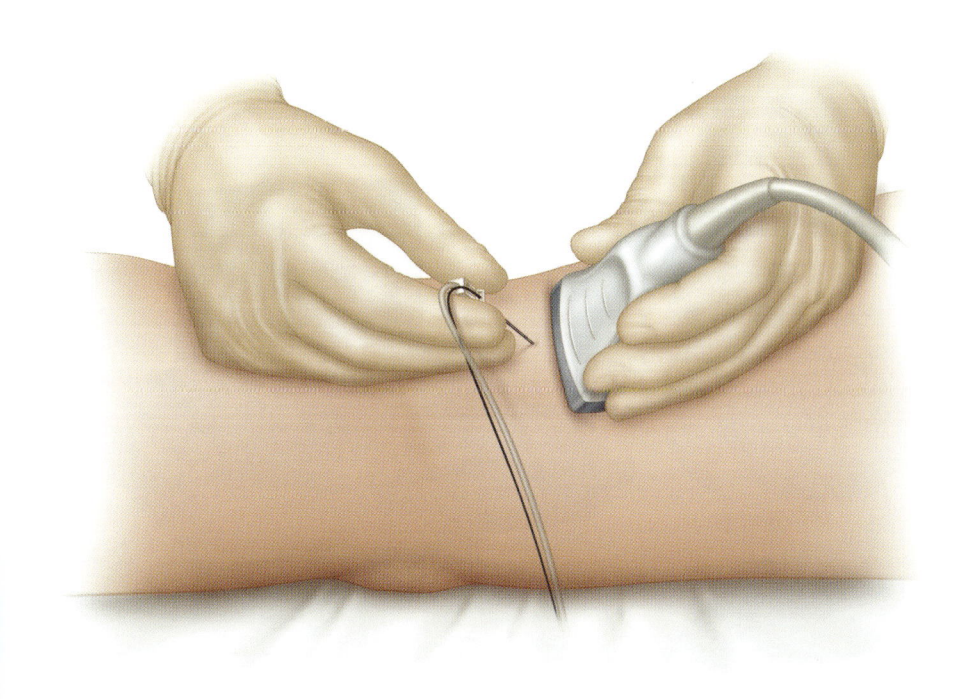

図 27-10 膝窩後方から直交法で超音波ガイド下坐骨神経ブロックを行う際のプローブのあて方とブロック針の刺入方向

ながら下行する。そのため，超音波プローブを皮膚に対して垂直にあてても，神経の正しい横断像は描出されにくい。正しい入射角で良好な断層像を描出するためには，プローブを頭側に 50～70 度傾け，超音波ビームを尾側に振って神経と直交させる（図 27-10）。脛骨神経と総腓骨神経が同定されたら，超音波プローブを頭側へ平行移動させて，2 本の神経が合流する点を探す（図 27-12）。膝窩での神経描出には，中～高周波数（8～12 MHz）の超音波プローブが適している。

超音波解剖学

膝窩動脈と大腿骨は，膝窩の皺の高さですぐに同定できる。脛骨神経と総腓骨神経は，膝窩動静脈の後外側方，すなわち外側浅層を走行する。膝窩の皺より近位では，膝窩動脈の浅層で少し外側寄りに，中心部が蜂窩状で高エコー性の丸い坐骨神経が描出される。膝窩の皺に向けて遠位へ描出していくと，高エコー性の坐骨神経が脛骨神経と総腓骨神経に分岐する様子が描出される（図 27-13）。脛骨神経は総腓骨神経の内側深層を走行し，その深さは通常，皮膚から 2～4 cm である。また，脛骨神経は総腓骨神経よりも太いこと

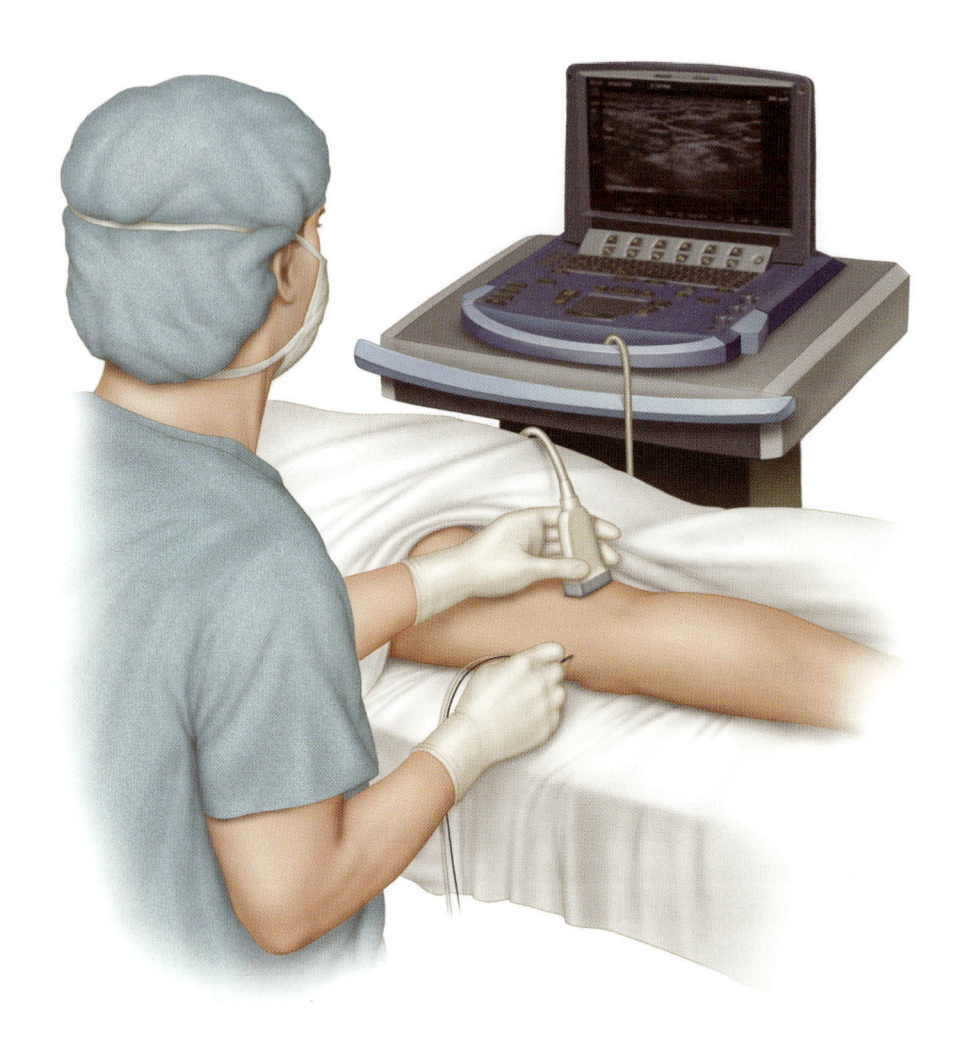

図 27-11　膝窩外側から平行法で超音波ガイド下坐骨神経ブロックを行う際のプローブのあて方とブロック針の刺入方向

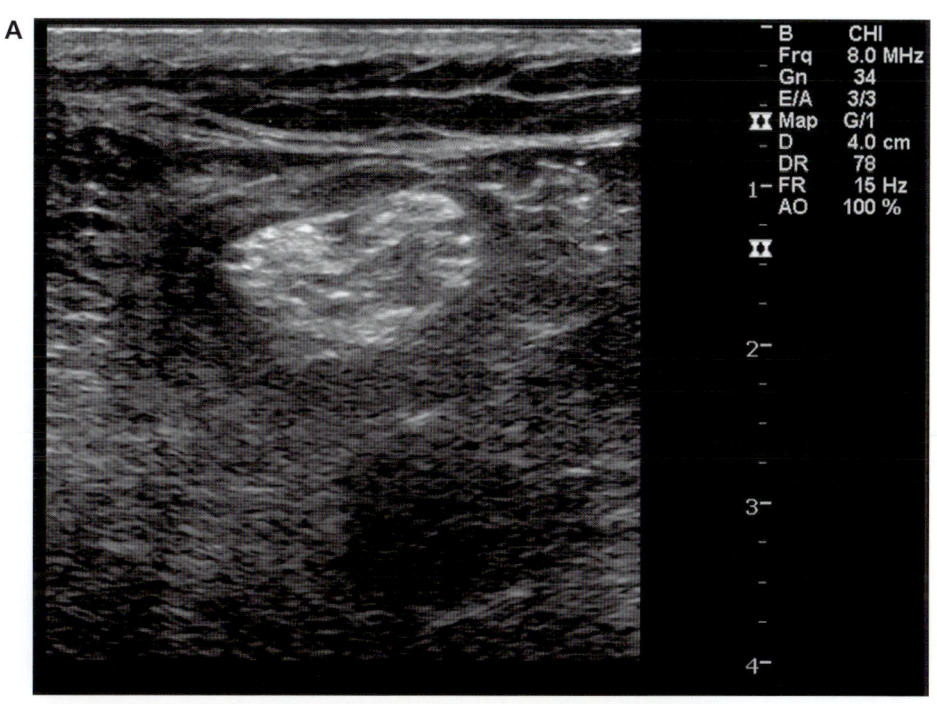

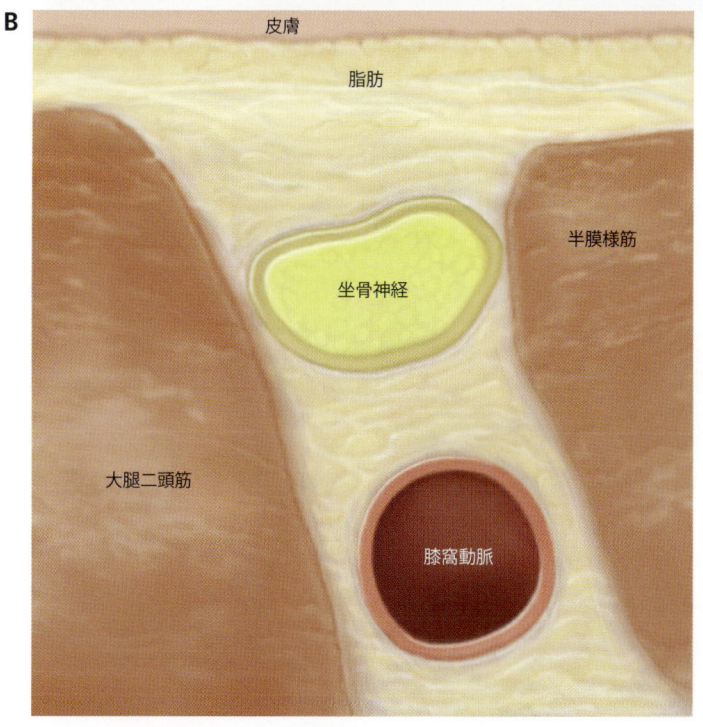

図 27-12　膝窩で描出される坐骨神経の超音波画像
A：超音波断層像。B：解剖学的模式図。

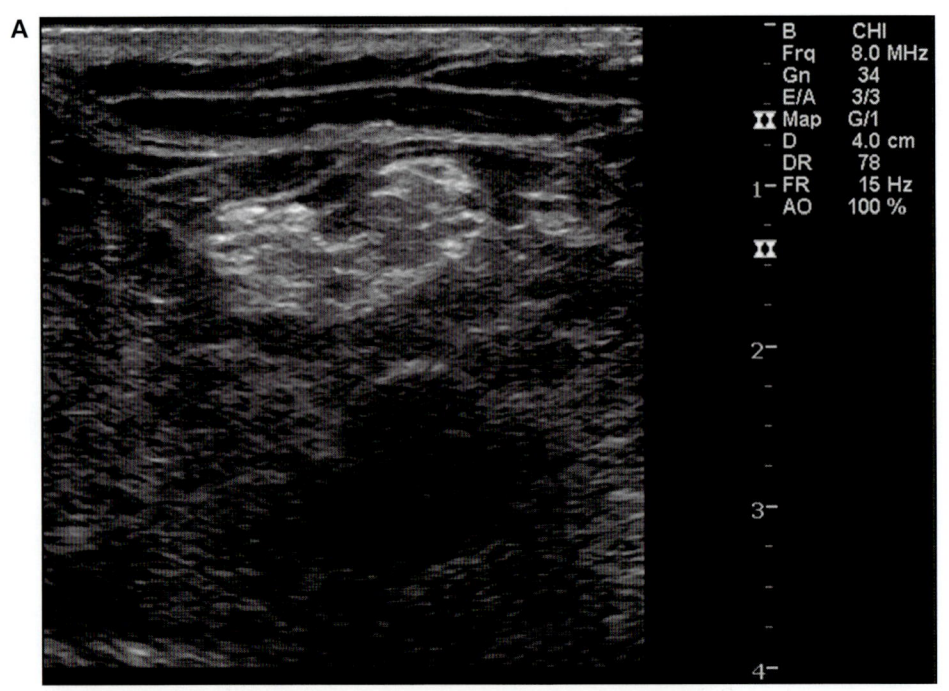

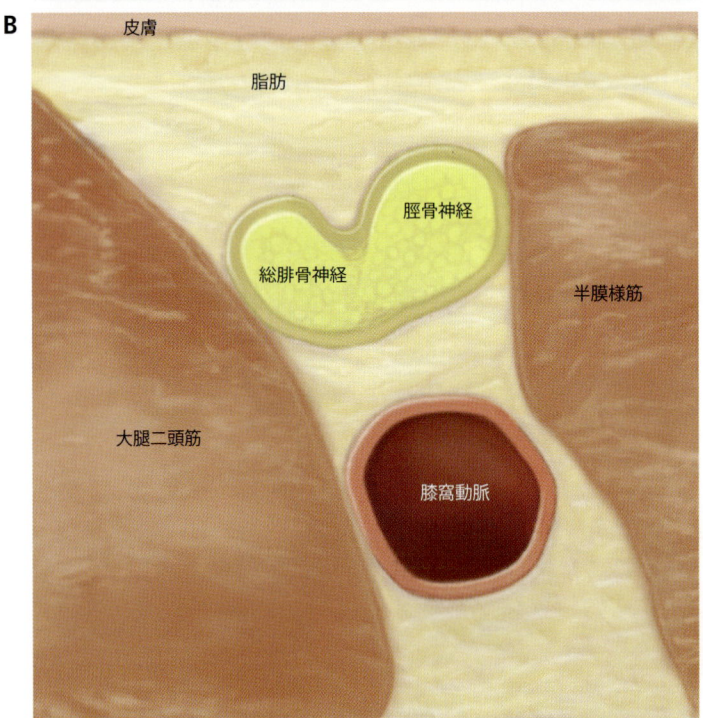

図 27-13　膝窩で描出される脛骨神経と総腓骨神経の超音波画像
A：超音波断層像。B：解剖学的模式図。

が多い。

ブロック法

　膝窩での超音波ガイド下坐骨神経ブロックは，後方からの直交法（図27-10），あるいは外側からの平行法（図27-11）で行う。後方からの直交法では，坐骨神経が超音波断層像の中心近くに描出されるようプローブをあてる。21ゲージ×4インチ（10 cm）の刺激電極付きブロック針を，プローブの尾側縁から1〜2 cm離れた点で，皮膚に対して45〜60度の角度で刺入する（図27-10）。針を坐骨神経のすぐ外側かすぐ内側に向けて進める。針を細かく動かしたり，組織を針で押したり，溶液を浸潤させることは，刺入の方向や針先の位置を知るのに役立つ。電気刺激法で神経を同定することもできる。吸引テストで確認後，局所麻酔薬を5 mLずつ投与し，吸引テストを繰り返しながら神経の全周に浸潤させる。

　ブロック針を外側から平行法で刺入する場合は，外側広筋外側縁と大腿二頭筋腱との間の溝が刺入部位となる。21ゲージ×4インチ（10 cm）の刺激電極付きブロック針を外側から内側に向けてゆっくり進める。針先端の描出不良により神経損傷を合併するリスクを最小限とするため，ブロック針は神経のすぐ前方，あるはすぐ後方に向けて進める。電気刺激で神経を同定する場合は，運動反応を誘発するために，針先を神経と直接接触させる必要が生じる場合もある。神経同定後，局所麻酔薬を神経全周に浸潤するよう投与する（図27-14）。

持続末梢神経ブロック用カテーテル留置

　末梢神経カテーテルによる持続ブロックは通常，術中麻酔の補助や術後鎮痛を目的として用いられる。膝窩での持続ブロックは，刺激電極付きカテーテルや通常の末梢神経カテーテルを用いて行うことができ，手術を受ける入院患者と外来患者の双方で満足のいく結果が得られている。超音波ガイド下に末梢神経カテーテルを正確に留置できるが，従来の電気刺激法に比べて超音波ガイド下法が優れていることを示す十分なエビデンスは得られていない。

　末梢神経カテーテル留置時の電気刺激法による坐骨神経の同定，ブロック針の刺入部位，刺入方向の変更，などは単回投与法の場合と同様である。膝窩で末梢神経カテーテルを留置する場合は，18ゲージ×4インチ（10 cm）の刺激電極付きTuohy針を後方か側方から刺入し，0.5 mA以下の電流で脛骨神経か総腓骨神経の運動反応が誘発されるまで進める。続いて，20ゲージのカテーテルを針先から4〜6 cm挿入し，透明な滅菌済みドレッシング材で固定する。また，カテーテルは皮下トンネルを通し，刺入部から離れた部位で保護ドレッシング材を用いて固定してもよい。皮下トンネルを通すと，感染性合併症や事故抜去のリスクが減少すると考えられる。

　膝窩での超音波ガイド下末梢神経カテーテル留置法は，平行法による超音波ガイド下ブロックの場合と同様である。18ゲージ×4インチ（10 cm）の刺激電極付きTuohy針を外側から平行法で刺入し，針を描出しながら内側へゆっくり進める。少量の生理食塩液またはブドウ糖溶液を注入すれば，その浸潤

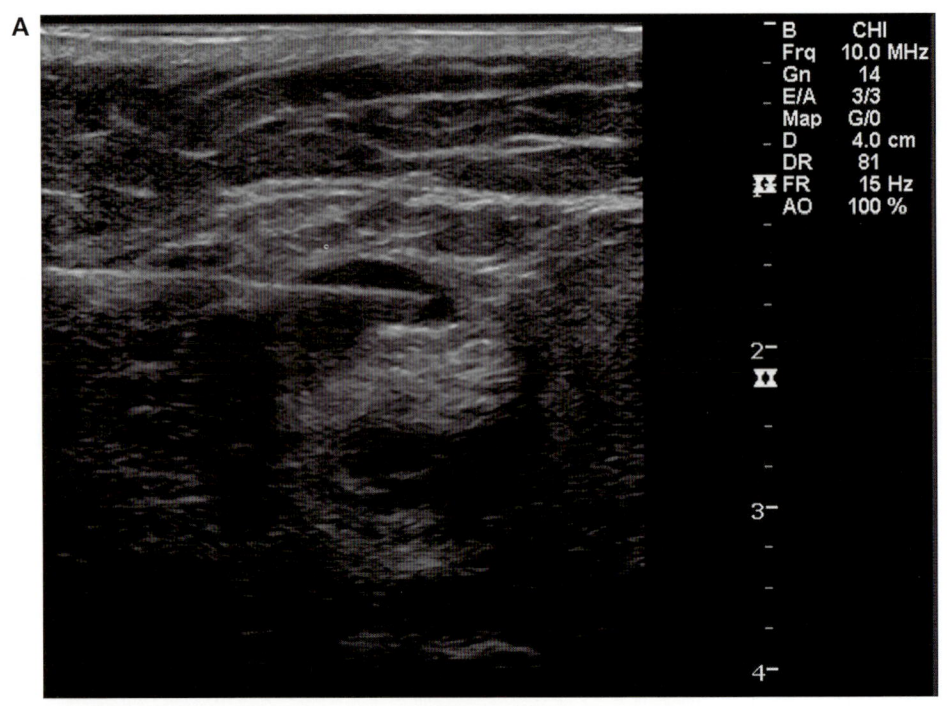

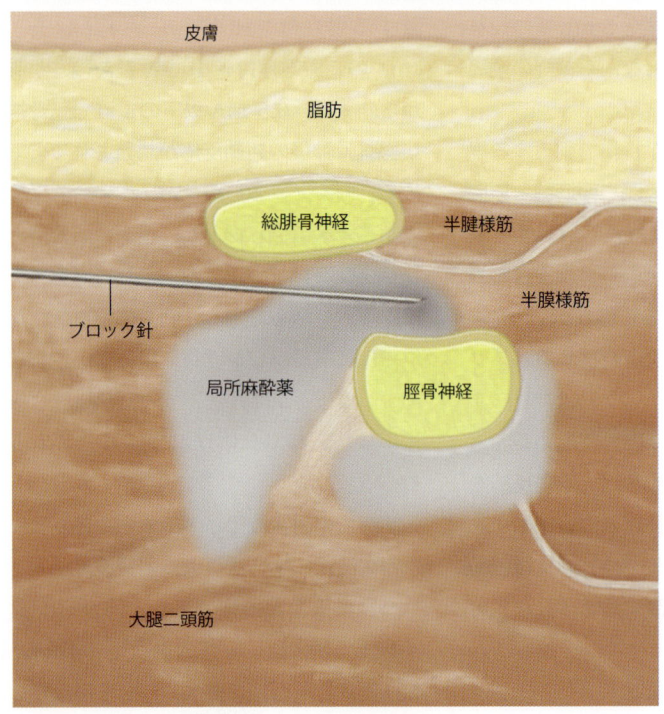

図 27-14 膝窩での超音波ガイド下坐骨神経ブロック

A：超音波断層像。B：解剖学的模式図。

像で針先の位置が確認できる。坐骨神経が脛骨神経と総腓骨神経に分岐し始める部位の直近までブロック針を進め，20ゲージのカテーテルを針先から1～2 cm挿入する。超音波断層像で神経周囲への局所麻酔薬浸潤を確認しながら，局所麻酔薬を投与する。神経全周にわたる局所麻酔薬浸潤が認められない場合は，超音波ガイド下でのカテーテル位置の修正を必要とすることがある。末梢神経カテーテルが適切な位置に留置されたら，滅菌済みの透明ドレッシング材で確実に固定する。

副作用と合併症

膝窩での坐骨神経ブロックに伴う副作用や合併症は比較的少ない。局所的な皮下出血や圧痛は起こりうるが，臨床的に問題となる血腫形成はほとんどない。特に"盲目的"方法でブロックを行う場合などは，血管穿刺も合併しうる。痙攣や循環虚脱など，局所麻酔薬中毒による重篤な合併症が報告されているが，これらは極めてまれである。また，単回投与法とカテーテル留置による持続ブロック法の両者はともに，理論上は感染性合併症のリスクを伴う。

術後の坐骨神経損傷は，下肢の神経ブロックにおける最も重大な合併症である。局所麻酔薬の神経内注入が膝窩での超音波ガイド下坐骨神経ブロックで確認されており，論文報告もある。それにもかかわらず，坐骨神経ブロックによる神経損傷は，非常にまれであると考えられている。しかし，周術期神経損傷発生に対する神経ブロックの関与は，いまだ明らかではない。わずかであるが，坐骨神経が他の末梢神経に比べて，機械的損傷，虚血障害，化学的障害を受けやすいことを示唆するデータがある。したがって，明らかなエビデンスには欠けるが，長時間の駆血帯使用，重篤な末梢血管障害，糖尿病，新たなあるいは進行性の神経障害，など末梢神経損傷の外科的リスクや患者リスクが高い場合は，坐骨神経ブロックを避けた方が賢明だと思われる。

参考文献

Benzon HT, Kim C, Benzon HP, Silverstein ME, Jericho B, Prillaman K, et al. Correlation between evoked motor response of the sciatic nerve and sensory blockade. Anesthesiology. 1997 Sep; 87(3): 547-52.

Borgeat A, Blumenthal S, Lambert M, Theodorou P, Vienne P. The feasibility and complications of the continuous popliteal nerve block: a 1001-case survey. Anesth Analg. 2006 Jul; 103(1): 229-33.

Chelly JE, Greger J, Casati A, Al-Samsam T, McGarvey W, Clanton T. Continuous lateral sciatic blocks for acute postoperative pain management after major ankle and foot surgery. Foot Ankle Int. 2002 Aug; 23(8): 749-52.

Enneking FK, Chan V, Greger J, Hadzić A, Lang SA, Horlocker TT. Lower-extremity peripheral nerve blockade: essentials of our current understanding. Reg Anesth Pain Med. 2005 Jan-Feb; 30(1): 4-35.

Feinglass NG, Clendenen SR, Torp KD, Wang RD, Castello R, Greengrass RA. Real-time three-dimensional ultrasound for continuous popliteal blockade: a case report and image description. Anesth Analg. 2007 Jul; 105(1): 272-4.

Grosser DM, Herr MJ, Claridge RJ, Barker LG. Preoperative lateral popliteal nerve block for intraoperative and postoperative pain control in elective foot and ankle surgery: a prospective analysis. Foot Ankle Int. 2007 Dec; 28(12): 1271-5.

Hadzić A, Vloka JD. A comparison of the posterior versus lateral approaches to the block of the sciatic nerve in the popliteal fossa. Anesthesiology. 1998 Jun; 88(6): 1480-6.

Ilfeld BM, Morey TE, Wand DR, Enneking FK. Continuous popliteal sciatic nerve block for postoperative pain control at home: a randomized, doubleblinded, placebo-controlled study. Anesthesiology. 2002 Oct; 97(4): 959-65.

Paqueron X, Bouaziz H, Macalou D, Labaille T, Merle M, Laxenaire MC, et al. The lateral approach to the sciatic nerve at the popliteal fossa: one or two injections? Anesth Analg. 1999 Nov; 89(5): 1221-5.

Rorie DK, Byer DE, Nelson DO, Sittipong R, Johnson KA. Assessment of block of the sciatic nerve in the popliteal fossa. Anesth Analg. 1980 May; 59(5): 371-6.

Vloka JD, Hadzić A, April E, Thys DM. The division of the sciatic nerve in the popliteal fossa: anatomical implications for popliteal nerve blockade. Anesth Analg. 2001 Jan; 92(1): 215-7.

Zetlaoui PJ, Bouaziz H. Lateral approach to the sciatic nerve in the popliteal fossa. Anesth Analg. 1998 Jul; 87(1): 79-82.

28章

足関節でのブロック

Adam K. Jacob, M.D.
James R. Hebl, M.D.

臨床適応

　1922年にGaston Labatが，足関節でのブロック（ankle block）について初めて報告した．Labatが執筆した『Regional Anesthesia: Its Technic and Clinical Application』という教科書の中に，足や足関節の手術に対する前脛骨神経と後脛骨神経のブロック法が記載されている．しかし，1976年にSchurmanが足関節でのブロック法を再評価するまで，このブロック法は普及しなかった．再評価がなされて以降，足関節でのブロック法は足と足関節の手術に対する安全かつ効果的で快適な麻酔法となった．足関節でのブロックにはいくつかの変法が報告されているが，標準的なブロックは内果と外果の高さで行われる．持続的な足の麻酔と無痛を得るために，坐骨神経や大腿神経の5本の末梢枝をそれぞれブロックする．手術中に大腿や下腿で駆血を行う場合は，足関節でのブロックは駆血帯による疼痛や不快感に対して効果がないため，術後鎮痛用として考える．

足関節の神経解剖

　完全なブロックを足関節で行うためには，坐骨神経の末梢枝である脛骨神経，腓腹神経，深腓骨神経，浅腓骨神経，および大腿神経の末梢枝である伏在神経の，5本の神経が重要

となる。脛骨神経（tibial nerve）と脛骨動脈は，後脛骨筋と長趾屈筋の間の溝を走行し，内果後方を通過する（図28-1）。内果の高さで脛骨神経は内側足底神経，外側足底神経，内側踵骨神経に分岐し，これらの神経は足底部の運動支配と皮膚感覚を司る（図28-2）。

腓腹神経（sural nerve）は，脛骨神経の枝である下肢近位部の内側腓腹神経と，総腓骨神経の枝である下肢近位部の外側腓腹皮神経に由来する。Achilles腱外側縁沿いに下行し，外果後方を通過する。外果の高さで腓腹神経は外側踵骨神経と外側足背皮神経に分岐し，これらの神経は足と足関節の外側部の皮膚感覚を司る（図28-2）。

深腓骨神経（deep peroneal nerve）は前脛骨動脈とともに，前脛骨筋と長趾伸筋の間で下腿前部を下行する。長母趾伸筋腱のすぐ外側，長趾伸筋腱内側で足関節を通過する（図28-1，図28-3）。深腓骨神経は，前脛骨筋，長趾伸筋，短趾伸筋，長母趾伸筋，短母趾伸筋の運動を支配する。また足背深部と，第1趾と第2趾の趾間部の皮膚感覚を司る（図28-2）。

浅腓骨神経（superficial peroneal nerve）は，長腓骨筋と長趾伸筋の間で下腿外側部を下行して足に達し，外果内側前方，すなわち外果内側の表層に終わる（図28-1，図28-3）。長腓骨筋と短腓骨筋の運動を支配し，足背の皮膚感覚を司る（図28-2）。

伏在神経（saphenous nerve）は大腿神経

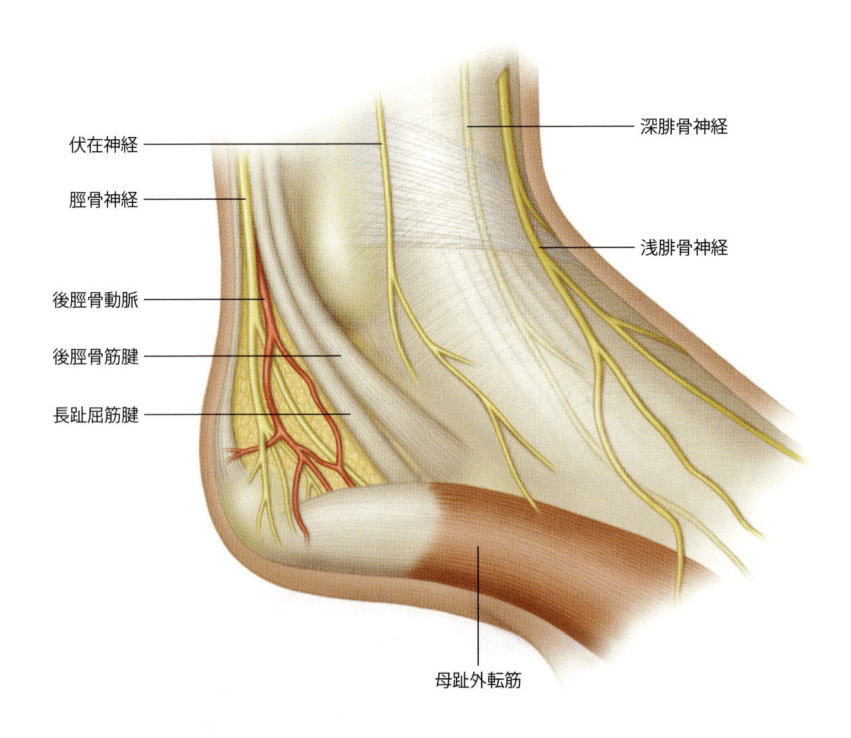

図28-1 足と足関節の神経と血管の解剖（内側）

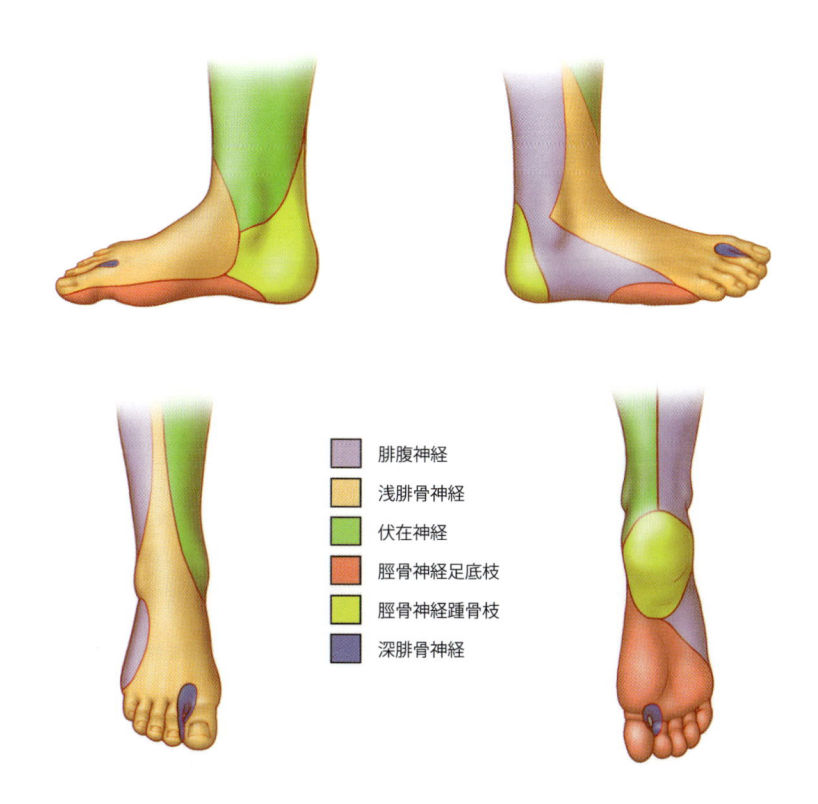

図 28-2 足と足関節の皮膚神経支配

凡例:
- 腓腹神経
- 浅腓骨神経
- 伏在神経
- 脛骨神経足底枝
- 脛骨神経踵骨枝
- 深腓骨神経

後枝の分枝である。脛骨内側縁沿いの皮下組織内で大伏在静脈のすぐ後方を下行する。足関節の高さで，伏在神経は内果前方を通過し（図 28-1，図 28-3），足と足関節の内側皮膚感覚を広範囲に司る細い皮下神経網に分枝する（図 28-2）。伏在神経による足の感覚支配には個人差があり，第 1 趾基部にまで及ぶこともある。

体表解剖

足関節でブロックを行う際は，内果と外果の骨表面，後脛骨動脈の拍動，長母趾伸筋腱などの体表ランドマークをまず同定する。内果と Achilles 腱内縁の間の溝で後脛骨動脈を触知し，印を付ける（図 28-1，図 28-4）。長母趾伸筋腱は，内果の高さで足関節前面に同定される（図 28-3）。母趾を押し下げながら患者に第 1 趾を伸展させると，長母趾伸筋腱が同定しやすくなる。長母趾伸筋腱のすぐ近くで前脛骨動脈が触知されることもある。

患者体位

患者を仰臥位とする。ブロック側の下腿をクッション付きの支持台か枕に載せて，足を挙上する（図 28-5）。

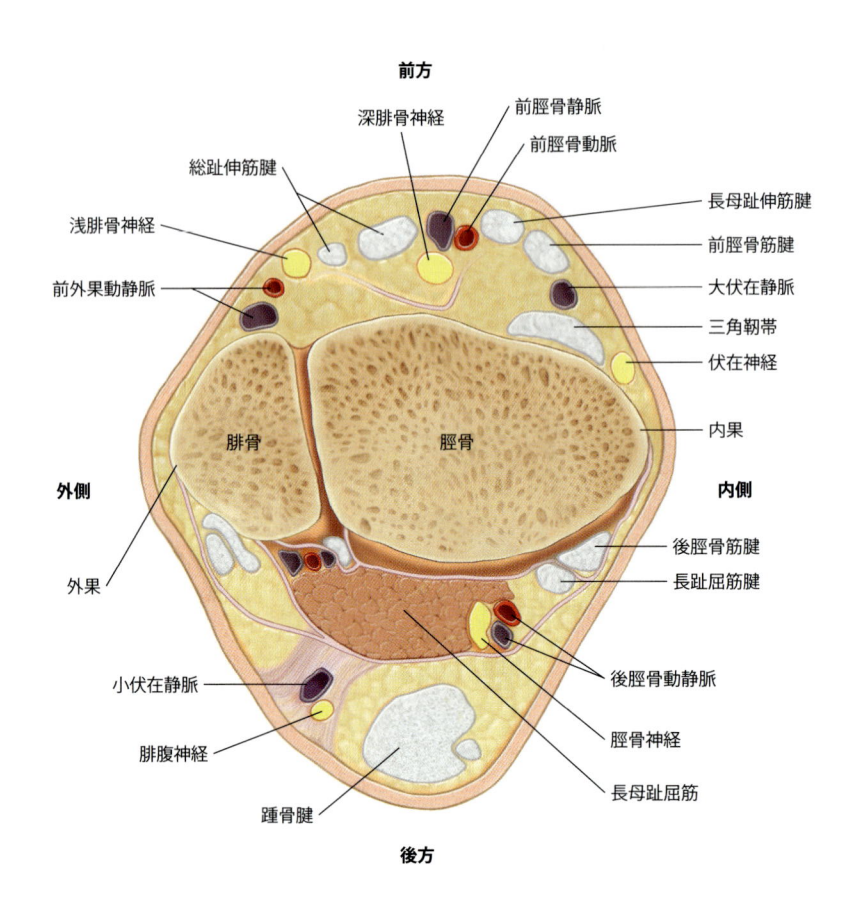

図 28-3　足関節の解剖（横断面）

ブロック法
神経同定法
　足関節でのブロックは通常，周囲浸潤麻酔法で行う．脛骨神経は，電気刺激法や超音波ガイド下法で同定することもある．

ブロック針の刺入部位
脛骨神経
　25 ゲージ × 1.5 インチ（3.8 cm）のブロック針を内果の高さで後脛骨動脈拍動のすぐ後方から刺入し，脛骨後縁に向けて進める（図 28-4，図 28-6）．後脛骨動脈の拍動が触知されない場合は，内果後縁と Achilles 腱の間の中央部からブロック針を刺入する．針を進めると患者が感覚異常を訴えるので，8〜10 mL の局所麻酔薬をゆっくり投与する．感覚異常が誘発されない場合は，針先が脛骨後縁にあたるまで進める．そこから針を少し引き戻し，吸引テストで確認した後，8〜10 mL の局所麻酔薬を投与する．

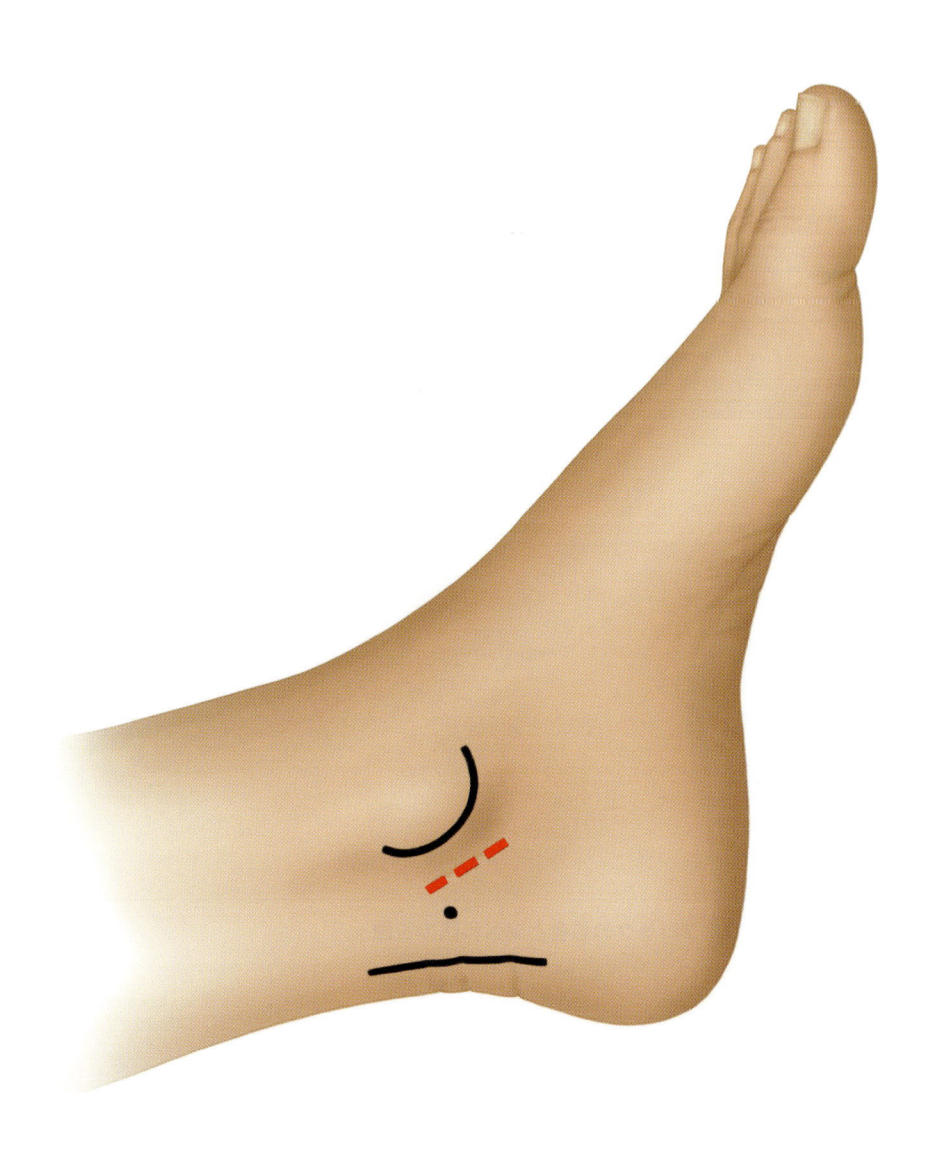

図 28-4　脛骨神経ブロックでの体表ランドマーク

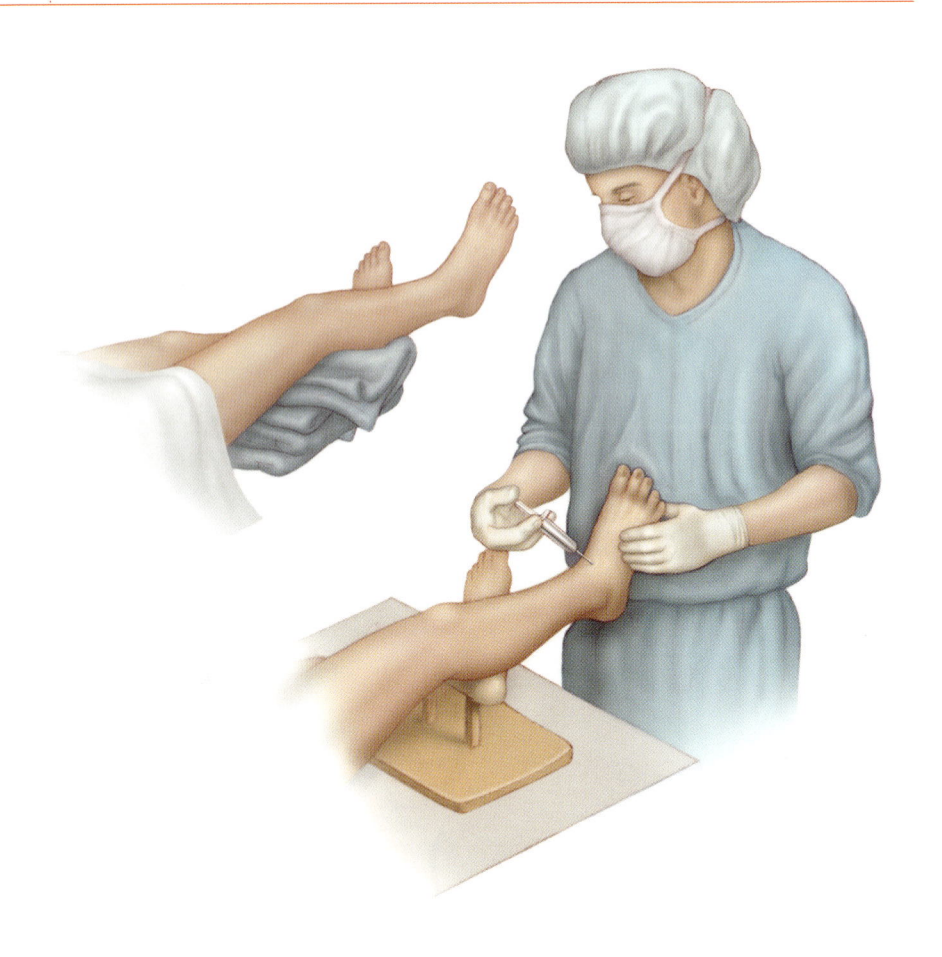

図 28-5 足関節でのブロックの患者と麻酔科医の位置

深腓骨神経

　深腓骨神経ブロックではまず，母趾を押し下げながら患者に第1趾を伸展させて，長母趾伸筋腱を同定する。25 ゲージ×1.5 インチ（3.8 cm）のブロック針を，内果の高さで長母趾伸筋腱のすぐ外側から皮膚に対して垂直に刺入する（図 28-6，図 28-7）。針先が脛骨にあたるまで進めたら，針を少し引き戻して 5～8 mL の局所麻酔薬をゆっくり投与する。

浅腓骨神経

　25 ゲージ×1.5 インチ（3.8 cm）のブロック針を用いて，深腓骨神経ブロックにおける刺入部位から外果に至る皮下に，5～7 mL の局所麻酔薬を浸潤させる（図 28-6）。浅腓骨神経を確実にブロックするためには，広範囲の皮下浸潤が必要である。

伏在神経

　25 ゲージ×1.5 インチ（3.8 cm）のブロック針を用いて，深腓骨神経ブロックにおける

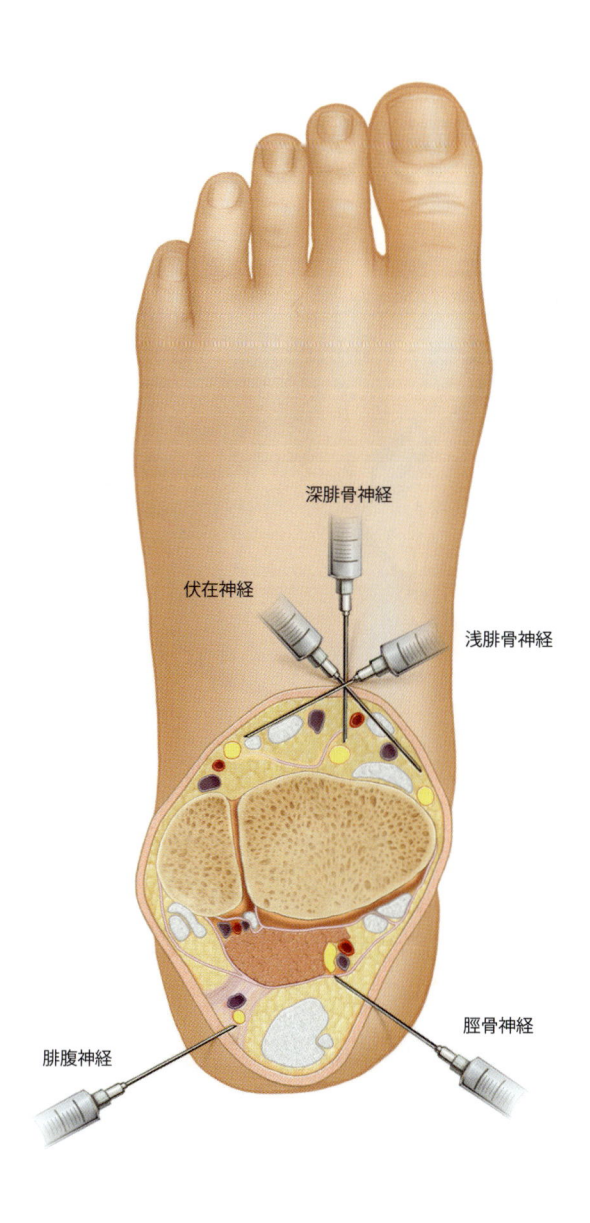

図 28-6　足関節でのブロックのブロック針刺入部位

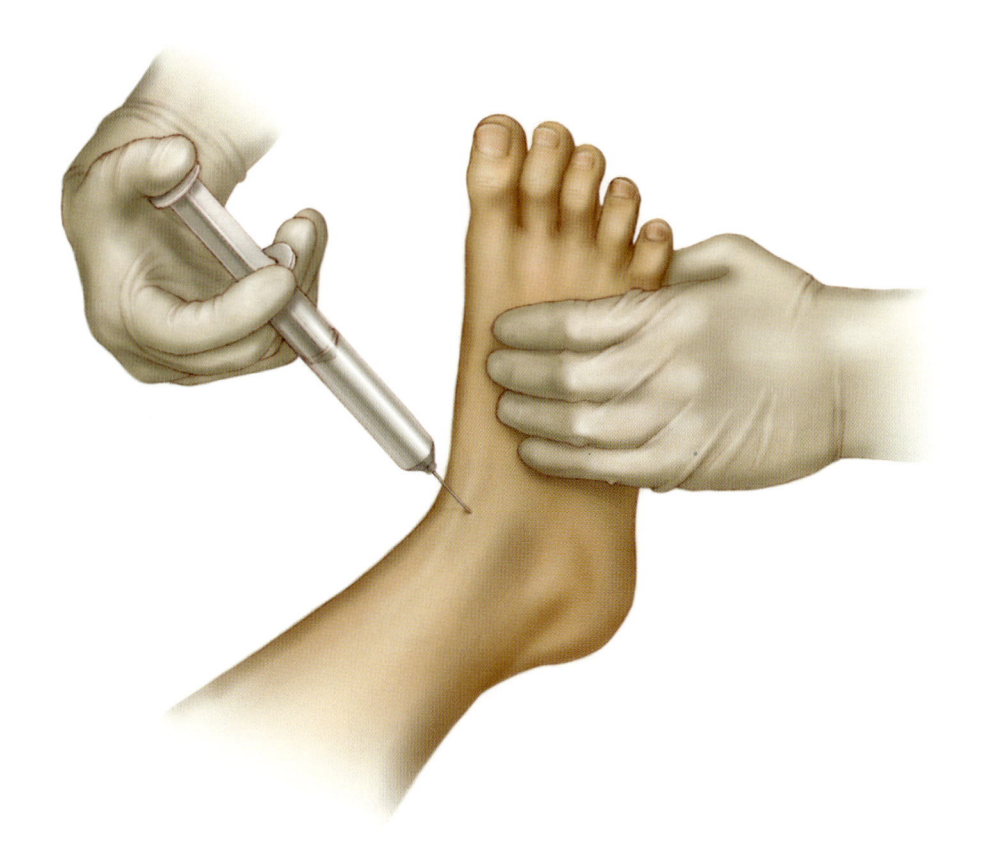

図 28-7 深腓骨神経ブロック

刺入部位から内果に至る皮下に，5〜7 mL の局所麻酔薬を浸潤させる（図 28-6）。伏在神経を確実にブロックするためには，広範囲の皮下浸潤が必要である。

腓腹神経

外果頭側縁の高さで Achilles 腱外側面沿いに 25 ゲージ×1.5 インチ（3.8 cm）のブロック針を刺入し，腓骨後縁に向けて進める（図 28-6）。皮下から外果後縁までの組織内に，5〜8 mL の局所麻酔薬を浸潤させる。

副作用と合併症

　足関節でのブロックに伴う副作用や合併症は非常にまれである。術後一過性のチクチクする痛みや感覚異常が，2〜25％の症例で報告されている。しかしこうした症状が，神経ブロックの遷延，手術に伴う外傷，駆血帯による虚血，神経損傷などのうち，いずれによるのかは不明である。足関節でのブロック後には，局所の皮下出血や圧痛が起こることもある。しかし，臨床的に問題となる血腫形成は極めてまれである。理論的には他にも，

感染，出血，静脈内投与，局所麻酔薬中毒などが起こりうる。足関節でブロックを行う際，特に足関節周囲に局所麻酔薬を浸潤させる場合は，アドレナリンを添加した局所麻酔薬は使用すべきではない。なぜなら，細い末梢血管が収縮し，末梢組織の虚血を起こす可能性があるためである。

参考文献

Brown DL. Atlas of regional anesthesia. 2nd ed. Philadelphia: W.B. Saunders; c1999.

Hebl JR. Peripheral nerve injury. In: Neal JM, Rathmell JP, editors. Complications in regional anesthesia and pain medicine. Philadelphia: W.B. Saunders; c2007. p.125-40.

Labat G. Regional anesthesia: its technic and clinical application. Philadelphia: W.B. Saunders; c1922.

Schabort D, Boon JM, Becker PJ, Meiring JH. Easily identifiable bony landmarks as an aid in targeted regional ankle blockade. Clin Anat. 2005 Oct; 18(7): 518-26.

Schurman DJ. Ankle block anesthesia for foot surgery. Anesthesiology. 1976 Apr; 44(4): 348-52.

Turan I, Assareh H, Rolf C, Jakobsson J. Multi-modalanalgesia for pain management after Hallux Valgus surgery: a prospective randomised study on the effect of ankle block. J Orthop Surg Res. 2007 Dec 18; 2: 26.

索引

（ページ番号の後のtは表，fは図，＊は超音波画像を示す）

数字・欧文索引

3-in-1 ブロック　331, 353

acoustic enhancement　96
acoustic impedance　92
acoustic shadow　96
anisotropy　110
ankle block　401
anterior approach　373
artifact　94
axillary approach　229
axillary sheath　61

Beck 法　374

cervical plexus　163
cervical plexus block　163
Chelly 法　374
common palmar digital nerve　285
common peroneal nerve　69, 368
compound ultrasonography　97
coracoid approach　217

deep cervical plexus block　167
deep peroneal nerve　69
dermatome　72
differential block　249
digital nerve block　285
dorsal digital nerve　285

elbow block　259
Esmarch バンド　290f

fascia iliaca block　331
femoral nerve　64, 315
femoral nerve block　315

Gaston Labat　5f
genitofemoral nerve　64

iliohypogastric nerve　64
ilioinguinal nerve　64

infraclavicular approach　217
in-plane needle approach　146
interadductor approach　356
intercostobrachial nerve　62
interscalene approach　175
intersternocleidomastoid approach　199
intravenous regional anesthesia　289

lateral approach　389
lateral femoral cutaneous nerve　64, 347
lateral femoral cutaneous nerve block　347
lateral infraclavicular approach　222
lateral sural cutaneous nerve　70
localized field block technique　361
lumbar plexus　63
lumbosacral plexus　63, 66, 368

medial sural cutaneous nerve　68
midhumeral block　249
multiple reflection　94
musculocutaneous nerve block　237
myotome　73

obturator nerve　64, 353
obturator nerve block　353
osteotome　73
out-of-plane needle approach　146

parasacral approach　372
paravenous approach　360
paravertebral block　295
phrenic nerve　57, 165
popliteal block　383
posterior approach　367
posterior femoral cutaneous nerve　67, 368
posterior triangle of neck　51
postfixed plexus　61
prefixed plexus　61
proper palmar digital nerve　285
psoas compartment block　303

resolution　93

saphenous nerve　66, 358
saphenous nerve block　358
sciatic nerve　67, 368
sciatic nerve block　367
Sims 位　369
subgluteal approach　372
superficial cervical plexus block　171

superficial peroneal nerve　69
supraclavicular approach　207
supraclavicular nerve　62
suprascapular nerve　62, 191
suprascapular nerve block　191
sural nerve　68

tibial nerve　68, 368
transsartorial approach　361

wrist block　277

正中神経　242f*
　穿刺のコツ　237
　体表解剖　231
　超音波解剖学　239
　副作用と合併症　247
　ブロック針刺入部位　232
　ブロック針刺入方向　238f
　　　　超音波ガイド下　240f
　ブロック法, 超音波ガイド下　239
　プローブのあて方　240f
　末梢神経カテーテル留置　240, 246f*
　臨床適応　229
　腕神経叢の描出　118, 241f*

和文索引

あ
アーチファクト　94
　　　音響増強　98f*
　　　多重反射　95f*

い
異方性　110
陰部大腿神経　64

う
烏口法　217
運動神経支配
　　　下肢　84t
　　　上肢　83t
　　　足関節　85t
運動反応
　　　筋皮神経刺激　234t, 237f
　　　尺骨神経刺激　234t, 235f
　　　正中神経刺激　234t, 235f
　　　大腿神経ブロック　320t
　　　橈骨神経刺激　234t, 236f

え
腋窩神経　55
腋窩法（筋皮神経ブロック）　245f*
腋窩法（腕神経叢ブロック）　229, 244f*
　　　解剖　231f
　　　患者体位　231
　　　患者と麻酔科医の位置　234f
　　　尺骨神経　242f*
　　　神経解剖　229, 232f
　　　神経同定法　232
　　　神経描出法　238

お
横隔神経　57, 165
横隔神経麻痺　188
音響陰影　96
音響インピーダンス　92
音響増強　96
音波　92

か
外側胸筋神経　55
外側鎖骨下法　222
外側大腿皮神経　64, 347, 349f
外側大腿皮神経ブロック　347
　　　患者体位　349
　　　神経解剖　347, 349f
　　　神経同定法　350
　　　体表解剖　349
　　　体表ランドマーク　351f
　　　副作用と合併症　353
　　　ブロック針刺入部位　350, 352f
　　　変法　350
　　　臨床適応　347
外側腓腹皮神経　70
外側法（坐骨神経ブロック）　389
　　　ブロック針刺入方向　392f
解剖　45
　　　陰部大腿神経　64
　　　腋窩　61, 231f
　　　腋窩神経　55
　　　横隔神経　57
　　　外側胸筋神経　55
　　　外側大腿皮神経　64, 349f
　　　下肩甲下神経　55
　　　胸背神経　55
　　　筋皮神経　53
　　　脛骨神経　68

頸部　60f
肩甲上神経　62
後頸三角　51, 57f
後大腿皮神経　67
固有掌側指神経　285
鎖骨下　58f
鎖骨上神経　62
坐骨神経　67, 72f, 368
膝窩　73f, 74f, 371f
尺骨神経　263f
手関節　278f
上肩甲下神経　55
上腕　251f, 252f
深腓骨神経　69
脊椎背側　297f
浅頸神経叢　63f
前肘窩　261f, 262f
浅腓骨神経　69
総掌側指神経　285
総腓骨神経　69
足関節　75f, 76f
大腿神経　64
大腿部　68f
腸骨下腹神経　64
腸骨筋膜　331, 336f
腸骨鼠径神経　64
内側胸筋神経　57
内側上腕皮神経　55
内側前腕皮神経　55
内側腓腹皮神経　68
腓腹神経　68
伏在神経　66, 69f, 358f, 359f
閉鎖神経　64, 349f
傍脊椎腔　295, 296f
末梢神経　77f
指　285, 286f
腰神経叢　63, 65f, 66f
腰仙骨神経叢　63, 66, 71f
腰部　312f
腕神経叢　51, 56f, 176f
合併症　23
　感染性　30
　出血性　29
　神経——　24
　体位による　35
感覚異常誘発法　237

き

仰臥位，合併症　36, 38, 41f
胸郭出口症候群　61

胸鎖乳突筋間法（腕神経叢ブロック）　199
　患者体位　200
　患者と麻酔科医の位置　203f
　神経同定法　201
　穿刺のコツ　204
　体表解剖　200
　体表ランドマーク　202f
　副作用と合併症　205
　ブロック針刺入部位　201
　ブロック針刺入方向　204f
　臨床適応　199
胸背神経　55
局所麻酔薬
　アドレナリン添加　20
　クロニジン添加　21
　血管内注入　154
　最大投与量　18t
　作用機序　17
　作用発現　18
　持続発現　18
　神経内注入　154
　全身毒性　19
　代謝　18
　毒性　19
　用量　18
　力価　18
　利点　23t
局所麻酔薬中毒，治療　20
筋皮神経　53
筋皮神経ブロック　237
　腋窩法　245f*
筋分節　72
　上肢　82f

け

脛骨神経　68, 368
　膝窩での描出　134, 396f*
脛骨神経ブロック
　足関節での——　404
　体表ランドマーク　405f
頸神経叢　163, 164f
頸神経叢ブロック　163
経縫工筋法（伏在神経ブロック）　361
頸肋　61
ゲイン　100
血管内注入　154
肩甲上神経　62, 191
　運動支配　194f
肩甲上神経ブロック　191
　患者体位　192, 195f

神経同定法　192
穿刺のコツ　195
体表解剖　192
体表ランドマーク　196f
副作用と合併症　195
ブロック針刺入部位　192, 196f
臨床適応　191

こ

後頸三角　51, 57f, 201f
交差法→直交法
後大腿皮神経　67, 368
後方法（坐骨神経ブロック）　367, 370
骨分節　72
　　下肢　79f
　　上肢　81f
　　足関節　80f
個別的ブロック法　249
固有掌側指神経　285
コンパウンド画像　96
コンパウンド超音波断層法　97, 99f

さ

最小斜角筋　61
鎖骨下法（腕神経叢ブロック）　217, 226f*
　　患者体位　218
　　患者と麻酔科医の位置　220f
　　　　超音波ガイド下　225f
　　神経解剖　217, 218f
　　神経叢描出法　222
　　神経同定法　220
　　穿刺のコツ　221
　　体表解剖　218
　　体表ランドマーク　219f
　　超音波解剖学　222
　　副作用と合併症　227
　　ブロック針刺入部位　221
　　ブロック針刺入方向　221f
　　　　超音波ガイド下　223f
　　ブロック法　223
　　プローブのあて方　223f
　　変法　221
　　末梢神経カテーテル留置　223
　　臨床適応　217
　　腕神経叢の描出　116, 224f*
鎖骨上神経　62
鎖骨上法（腕神経叢ブロック）　207, 214f*
　　患者体位　208
　　患者と麻酔科医の位置，超音波ガイド下　211f
　　神経解剖　207, 209f

神経叢描出法　211
神経同定法　208
穿刺のコツ　210
体表解剖　208
体表ランドマーク　210f
超音波解剖学　211
副作用と合併症　215
ブロック針刺入部位　209, 210f
ブロック針刺入方向，超音波ガイド下　212f
ブロック法　215
プローブのあて方　212f
臨床適応　207
腕神経叢の描出　111, 213f*
坐骨神経　67, 368, 370f
　　解剖　72f, 368
　　膝窩での描出　134, 395f*
　　殿下部法による描出　130, 380f*
坐骨神経損傷　377, 399
坐骨神経ブロック　367, 381f*
　　解剖学的ランドマーク
　　　　後方法　372f
　　　　前方法　377f
　　　　殿下部法　375f
　　　　傍仙骨法　376f
　　患者体位　369
　　患者と麻酔科医の位置
　　　　外側法　391f
　　　　後方法　373f, 390f
　　　　前方法　374f
　　　　超音波ガイド下　378f
　　　　傍仙骨法　376f
　　後方法　370
　　坐骨神経　67, 368, 370f
　　膝窩での──　383, 398f*
　　　　体表ランドマーク　389f
　　神経解剖　368
　　神経同定法　370
　　神経描出法　375
　　穿刺のコツ　371
　　前方法　373
　　体表解剖　369
　　超音波解剖学　376
　　殿下部法　372, 380f*
　　副作用と合併症　377
　　ブロック針刺入部位　370
　　　　後方法　372f
　　　　前方法　377f
　　　　超音波ガイド下　379f
　　　　殿下部法　375f
　　　　傍仙骨法　376f

　　　　　膝窩での直交法　393f
　　　　　膝窩での平行法　394f
　　ブロック法　370
　　　　　超音波ガイド下　376
　　　　　　　膝窩でのブロック　397
　　　　プローブのあて方　379f
　　　　　　膝窩での直交法　393f
　　　　　　膝窩での平行法　394f
　　変法　372
　　傍仙骨法　373
　　臨床適応　367

し

持続神経ブロック法　157
膝窩でのブロック　383
　　外側法による坐骨神経ブロック　389
　　患者体位　386
　　患者と麻酔科医の位置
　　　　　外側法　391f
　　　　　後方法　390f
　　坐骨神経の描出　395f*
　　坐骨神経ブロック　389, 398f*
　　神経解剖　384, 387f, 388f
　　神経同定法　386
　　神経描出法　392
　　穿刺のコツ　388
　　体表解剖　385
　　体表ランドマーク　389f
　　超音波解剖学　393
　　副作用と合併症　399
　　ブロック針刺入部位　387
　　ブロック針刺入方向　392f
　　ブロック法，超音波ガイド下　397
　　末梢神経カテーテル留置　397
　　臨床適応　383
斜角筋間溝　180f
斜角筋間法（腕神経叢ブロック）　175
　　患者体位　176
　　患者と麻酔科医の位置　181f
　　神経解剖　175
　　神経叢描出法　182
　　穿刺のコツ　182
　　体表解剖　176
　　超音波解剖学　183
　　副作用と合併症　188
　　ブロック針刺入部位　180
　　ブロック針刺入方向　182f
　　　　超音波ガイド下　183f
　　ブロック法　180, 185
　　プローブのあて方　123f, 183f

　　　平行法　187f*
　　末梢神経カテーテル留置　185
　　臨床適応　175
　　腕神経叢の描出　122, 184f*
尺骨神経　263f
　　腋窩法による描出　242f*
　　肘関節での描出　274f*
尺骨神経障害　37
尺骨神経ブロック
　　手関節での——　282f
　　肘関節での——　266f
周囲浸潤麻酔法，伏在神経ブロック　360f, 361
周波数　100
手関節でのブロック　277
　　患者体位　280
　　尺骨神経ブロック　282f
　　神経解剖　277, 278f
　　神経同定法　280
　　正中神経ブロック　281f
　　体表解剖　280
　　橈骨神経ブロック　283f
　　副作用と合併症　281
　　ブロック針刺入部位　280
　　変法　280
　　臨床適応　277
上肩甲下神経　55
焦点，超音波ビーム　101
静脈内区域麻酔　289
　　患者体位　290
　　体表解剖　290
　　副作用と合併症　292
　　ブロック法　290
　　臨床適応　289
上腕でのブロック　249
　　患者体位　251, 253f
　　神経解剖　249, 251f, 252f
　　神経同定法　253
　　体表解剖　251
　　副作用と合併症　254
　　ブロック針刺入部位　253f, 254
　　変法　254
　　臨床適応　249
神経合併症　24
　　Closed Claims 調査　25
　　原因　24
　　頻度　24
　　リスク因子　27t, 33
神経血管鞘　61
深頚神経叢　163
　　皮膚神経支配　168f

深頸神経叢ブロック　167，170f
　　　患者体位　167，169f
　　　穿刺のコツ　167
　　　体表解剖　167
　　　体表ランドマーク　169f
　　　副作用と合併症　171
　　　ブロック法　167
　　　臨床適応　167
神経損傷　24
　　　患者のリスク因子　26，27t
　　　手術のリスク因子　27t，28
　　　麻酔のリスク因子　27t，28
神経内注入　154
神経ブロック
　　　合併症　23
　　　体位による障害　35
　　　薬理学　17
　　　歴史　3
深度，超音波画像　100
深腓骨神経　69
深腓骨神経ブロック　408f
　　　足関節での——　406
深部到達度　93

せ

正中神経　128f*
　　　腋窩法による描出　242f*
　　　肘関節での描出　273f*
正中神経障害　36
正中神経ブロック
　　　手関節での——　281f
　　　肘関節での——　271f
脊髄神経皮膚分節
　　　下肢　79f
　　　上肢　78f
　　　足関節　80f
浅頸神経叢　63f，163，165f
　　　皮膚神経支配　172f
浅頸神経叢ブロック　171
　　　患者体位　171，173f
　　　穿刺のコツ　171
　　　体表解剖　171
　　　副作用と合併症　171
　　　ブロック針刺入部位　173f
　　　ブロック法　171
　　　臨床適応　171
浅腓骨神経　69
浅腓骨神経ブロック，足関節での——　406
前方法（坐骨神経ブロック）　373

そ

総掌側指神経　285
総腓骨神経　69，368
　　　膝窩での描出　134，396f*
側臥位，合併症　36，37，40f
足関節でのブロック　401
　　　患者体位　403
　　　患者と麻酔科医の位置　406f
　　　脛骨神経　404
　　　神経解剖　401
　　　神経同定法　404
　　　深腓骨神経　406
　　　浅腓骨神経　406
　　　体表解剖　403
　　　腓腹神経　408
　　　伏在神経　406
　　　副作用と合併症　408
　　　ブロック針刺入部位　404，407f
　　　臨床適応　401
鼠径部傍血管法（閉鎖神経ブロック）　354

た

大腿神経　64，315
　　　描出　130，324f*，326f*，343f*，344f*
大腿神経ブロック　315，327f*
　　　解剖学的ランドマーク　321f
　　　患者体位　317
　　　患者と麻酔科医の位置　320f
　　　　　超音波ガイド下　322f
　　　神経解剖　315，317f
　　　神経同定法　318
　　　神経描出法　130，322，324f*，326f*，343f*，344f*
　　　穿刺のコツ　321
　　　体表解剖　317
　　　体表ランドマーク　319f
　　　超音波解剖学　322
　　　直交法　327f*
　　　副作用と合併症　329
　　　ブロック針刺入部位　318，321f
　　　ブロック針刺入方向，超音波ガイド下　323f
　　　ブロック法，超音波ガイド下　323
　　　プローブのあて方　323f
　　　末梢神経カテーテル留置　328
　　　臨床適応　315
大腰筋筋溝ブロック　303
　　　患者体位　306
　　　患者と麻酔科医の位置　309f
　　　神経解剖　303
　　　神経同定法　306

穿刺のコツ　308
　　　体表解剖　305
　　　体表ランドマーク　308f，310f
　　　副作用と合併症　309
　　　ブロック針ウォーキング　311f
　　　ブロック針刺入部位　307，310f
　　　末梢神経カテーテル挿入　313f
　　　末梢神経カテーテル留置　308
　　　臨床適応　303
多重反射　94
ダブルカフ駆血帯　291f
探触子→超音波プローブ

ち
肘関節でのブロック　259
　　　患者体位　260
　　　患者と麻酔科医の位置　265f
　　　尺骨神経ブロック　266f
　　　神経解剖　259，261f，262f
　　　神経同定法　260
　　　神経描出法　267
　　　正中神経ブロック，超音波ガイド下　271f
　　　体表解剖　260
　　　超音波解剖学　269
　　　橈骨神経ブロック　272f*
　　　　　　超音波ガイド下　270f
　　　副作用と合併症　270
　　　ブロック針刺入部位　261
　　　ブロック法，超音波ガイド下　269
　　　臨床適応　259
超音波　91
　　　減衰　93
超音波ガイド下持続神経ブロック法　157
超音波ガイド下神経ブロック　89
　　　適応　143
　　　ブロックのコツ　152
超音波ゲル　102
超音波装置　91，98，107f
超音波プローブ　98
　　　動かし方　108，111f，146f
　　　カバー　145f
　　　曲線配列型　101f
　　　選択　98
　　　直線配列型　101f
超音波プローブスタンド　102，103f
腸骨下腹神経　64
腸骨筋膜ブロック　331
　　　解剖学的ランドマーク　339f
　　　患者体位　331
　　　患者と麻酔科医の位置　337f

　　　超音波ガイド下　341f
　　　神経解剖　331
　　　神経同定法　331
　　　神経描出法　335
　　　穿刺のコツ　335
　　　大腿神経　343f*，344f*
　　　体表解剖　331
　　　体表ランドマーク　338f
　　　超音波解剖学　336
　　　副作用と合併症　342
　　　ブロック針刺入部位　334，339f
　　　ブロック針刺入方向　340f
　　　　　　超音波ガイド下　342f
　　　ブロック法　339
　　　プローブのあて方　342f
　　　末梢神経カテーテル留置　340
　　　臨床適応　331
腸骨鼠径神経　64
直交法　146，149f

て
抵抗消失法　332
手関節→しゅかんせつ
殿下部法（坐骨神経ブロック）　372
　　　神経描出法　130，380f*
　　　プローブのあて方　134f
電気刺激法，原理　9

と
橈骨神経　126f*
橈骨神経障害　38，41f
橈骨神経ブロック
　　　手関節での——　283f
　　　肘関節での——　270f，272f*
動脈貫通法　238
ドーナツサイン　150

な
内側上腕皮神経　55
内側前腕皮神経　55
内側腓腹皮神経　68
内転筋管法（閉鎖神経ブロック）　356

は
背側指神経　285

ひ
ビーチチェア体位，合併症　36，37
腓腹神経　68
腓腹神経ブロック，足関節での——　408

皮膚神経支配
　　下肢　67f
　　上肢　59f
　　深頸神経叢　168f
　　浅頸神経叢　172f
　　足関節　70f
皮膚分節　72
　　下肢　79f
　　上肢　78f
　　足関節　80f

ふ

伏在神経　66，358
　　解剖　69f，358f，359f
　　描出　136
　　　　経縫工筋法　363f*
　　　　傍静脈法　362f*
伏在神経ブロック　358
　　患者体位　360
　　経縫工筋法　363f*
　　神経解剖　359
　　神経描出法　361，362f*，363f*
　　足関節での──　406
　　体表解剖　359
　　超音波解剖学　361
　　副作用と合併症　365
　　ブロック針刺入部位　360，360f
　　ブロック法　360
　　　　超音波ガイド下　365
　　変法　361
　　傍静脈法　360，364f*
　　臨床適応　358
プローブ→超音波プローブ
プローブスタンド→超音波プローブスタンド
分解能　93

へ

平行法　146，148f
閉鎖神経　64，349f，353
閉鎖神経ブロック　353
　　Labat原法　356
　　患者体位　354
　　神経解剖　353
　　神経同定法　354
　　穿刺のコツ　356
　　鼠径部傍血管法　354
　　体表解剖　354
　　体表ランドマーク　355f
　　内転筋間法　356
　　副作用と合併症　356

　　ブロック針刺入部位　354，357f
　　変法　356
　　臨床適応　353

ほ

傍静脈法（伏在神経ブロック）　360，364f*
傍脊椎ブロック　295
　　患者体位　298
　　患者と麻酔科医の位置　298f
　　頸部　300
　　神経解剖　295，296f
　　神経同定法　298
　　穿刺のコツ　299
　　体表解剖　296
　　体表ランドマーク　297f
　　副作用と合併症　300
　　ブロック針刺入部位　299
　　腰部　300
　　臨床適応　295
傍仙骨法（坐骨神経ブロック）　373

ま

末梢神経　77f
末梢神経カテーテル留置
　　腋窩法　240，246f*
　　合併症　32
　　感染性合併症　31t
　　鎖骨下法　223
　　斜角筋間法　185
　　大腿神経ブロック　328
　　大腰筋筋溝ブロック　308
　　有害事象　32t

ゆ

指ブロック　285，287f
　　患者体位　286
　　神経解剖　285
　　体表解剖　286
　　副作用と合併症　287
　　ブロック針刺入部位　286
　　変法　286
　　臨床適応　285

よ

腰神経叢　63，65f，66f
腰仙骨神経叢　63，66，71f，368

ろ

肋間上腕神経　62
肋間上腕神経ブロック　237

わ

腕神経叢　51，56f，100f*，176f
　　腋窩法による描出　118，241f*
　　解剖　51，56f，175，176f
　　解剖学的変異　120f*，121f*，186f*
　　鎖骨下法による描出　116，224f*
　　鎖骨上法による描出　111，213f*
　　斜角筋間法による描出　122，184f*
腕神経叢ブロック
　　腋窩法　229，244f*
　　胸鎖乳突筋間法　199
　　鎖骨下法　217，226f*
　　鎖骨上法　207，214f*
　　斜角筋間法　175

メイヨー・クリニック
超音波ガイド下神経ブロックの手引　　定価（本体7,600円＋税）
2011年 5月16日発行　第1版第1刷 ©
2012年10月 1日発行　第1版第2刷

編　者　　ジェームス R. ヘブル
　　　　　ロバート L. レノン

監訳者　　岡本　健志
　　　　　おかもと　たけし

発行者　　株式会社 メディカル・サイエンス・インターナショナル
　　　　　代表取締役　若松　博
　　　　　東京都文京区本郷 1-28-36
　　　　　郵便番号 113-0033　電話 (03) 5804-6050

印刷：日本制作センター／ブックデザイン：GRID CO., LTD.

ISBN 978-4-89592-677-5　C3047

本書の複製権・翻訳権・上映権・譲渡権・公衆送信権（送信可能化権を含む）は (株) メディカル・サイエンス・インターナショナルが保有します。
本書を無断で複製する行為（複写，スキャン，デジタルデータ化など）は，「私的使用のための複製」など著作権法上の限られた例外を除き禁じられています。大学，病院，診療所，企業などにおいて，業務上使用する目的（診療，研究活動を含む）で上記の行為を行うことは，その使用範囲が内部的であっても，私的使用には該当せず，違法です。また私的使用に該当する場合であっても，代行業者等の第三者に依頼して上記の行為を行うことは違法となります。

JCOPY 〈(社) 出版者著作権管理機構 委託出版物〉
本書の無断複写は著作権法上での例外を除き禁じられています。複写される場合は，そのつど事前に，(社) 出版者著作権管理機構（電話 03-3513-6969，FAX 03-3513-6979，info@jcopy.or.jp）の許諾を得てください。